全国高职高专院校药学类与食品药品类专业"十三五"规划教材

U0267244

药 物 检 测 技 术

（供药品生产技术专业用）

主　编　王文洁　张亚红

副主编　平欲晖　刘红煜　李桂香

编　者　（以姓氏笔画为序）

王文洁（天津医学高等专科学校）

平欲晖（江西中医药大学）

甘淋玲（重庆医药高等专科学校）

吕　霞（江苏省连云港中医药高等职业技术学校）

刘　灿（中国药科大学）

刘红煜（黑龙江生物科技职业学院）

刘彩红（泰山医学院）

李　悦（天津医学高等专科学校）

李桂香（曲靖医学高等专科学校）

张亚红（重庆医药高等专科学校）

殷　玥（长春医学高等专科学校）

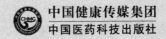

中国健康传媒集团

中国医药科技出版社

内 容 提 要

　　本书是全国高职高专院校药学类与食品药品类专业规划教材之一，根据药物检测技术教学大纲的基本要求和课程特点，并结合药品质量检测相关工作岗位对知识技能需求编写而成。以药品质量检测分析技术为主线设计教材内容，内容上涵盖药品检验基本知识、药品质量标准、药物性状与鉴别、杂质检查、制剂检查、生物检定、含量测定技术以及典型药物分析、中药制剂分析和体内药物分析内容。设计典型药物质量检测任务为实训项目，运用所学分析技术完成药物质量检测。附有药品检验记录及常用仪器操作规程。本书具有岗位针对性强、先进实用的特点。

　　本教材供高职高专药品生产技术专业教学使用。

图书在版编目（CIP）数据

药物检测技术／王文洁，张亚红主编．—北京：中国医药科技出版社，2017.1
全国高职高专院校药学类与食品药品类专业"十三五"规划教材
ISBN 978-7-5067-8791-8

Ⅰ．①药…　Ⅱ．①王…②张…　Ⅲ．①药品检定-高等职业教育-教材
Ⅳ．①R927.1

中国版本图书馆 CIP 数据核字（2016）第 305517 号

美术编辑　陈君杞
版式设计　锋尚设计

出版　中国医药科技出版社
地址　北京市海淀区文慧园北路甲 22 号
邮编　100082
电话　发行：010-62227427　邮购：010-62236938
网址　www.cmstp.com
规格　787×1092mm ¹⁄₁₆
印张　20¼
字数　467 千字
版次　2017 年 1 月第 1 版
印次　2020 年 5 月第 3 次印刷
印刷　三河市航远印刷有限公司
经销　全国各地新华书店
书号　ISBN 978-7-5067-8791-8
定价　48.00 元

获取新书信息、投稿、为图书纠错，请扫码联系我们。

全国高职高专院校药学类与食品药品类专业
"十三五"规划教材

出 版 说 明

全国高职高专院校药学类与食品药品类专业"十三五"规划教材（第三轮规划教材），是在教育部、国家食品药品监督管理总局领导下，在全国食品药品职业教育教学指导委员会和全国卫生职业教育教学指导委员会专家的指导下，在全国高职高专院校药学类与食品药品类专业"十三五"规划教材建设指导委员会的支持下，中国医药科技出版社在2013年修订出版"全国医药高等职业教育药学类规划教材"（第二轮规划教材）（共40门教材，其中24门为教育部"十二五"国家规划教材）的基础上，根据高等职业教育教改新精神和《普通高等学校高等职业教育（专科）专业目录（2015年）》（以下简称《专业目录（2015年）》）的新要求，于2016年4月组织全国70余所高职高专院校及相关单位和企业1000余名教学与实践经验丰富的专家、教师悉心编撰而成。

本套教材共计57种，其中19种教材配套"爱慕课"在线学习平台。主要供全国高职高专院校药学类、药品制造类、食品药品管理类、食品类有关专业〔即：药学专业、中药学专业、中药生产与加工专业、制药设备应用技术专业、药品生产技术专业（药物制剂、生物药物生产技术、化学药生产技术、中药生产技术方向）、药品质量与安全专业（药品质量检测、食品药品监督管理方向）、药品经营与管理专业（药品营销方向）、药品服务与管理专业（药品管理方向）、食品质量与安全专业、食品检测技术专业〕及其相关专业师生教学使用，也可供医药卫生行业从业人员继续教育和培训使用。

本套教材定位清晰，特点鲜明，主要体现在如下几个方面。

1.坚持职教改革精神，科学规划准确定位

编写教材，坚持现代职教改革方向，体现高职教育特色，根据新《专业目录》要求，以培养目标为依据，以岗位需求为导向，以学生就业创业能力培养为核心，以培养满足岗位需求、教学需求和社会需求的高素质技能型人才为根本。并做到衔接中职相应专业、接续本科相关专业。科学规划、准确定位教材。

2.体现行业准入要求，注重学生持续发展

紧密结合《中国药典》（2015年版）、国家执业药师资格考试、GSP（2016年）、《中华人民共和国职业分类大典》（2015年）等标准要求，按照行业用人要求，以职业资格准入为指导，做到教考、课证融合。同时注重职业素质教育和培养可持续发展能力，满足培养应用型、复合型、技能型人才的要求，为学生持续发展奠定扎实基础。

3. 遵循教材编写规律，强化实践技能训练

遵循"三基、五性、三特定"的教材编写规律。准确把握教材理论知识的深浅度，做到理论知识"必需、够用"为度；坚持与时俱进，重视吸收新知识、新技术、新方法；注重实践技能训练，将实验实训类内容与主干教材贯穿一起。

4. 注重教材科学架构，有机衔接前后内容

科学设计教材内容，既体现专业课程的培养目标与任务要求，又符合教学规律、循序渐进。使相关教材之间有机衔接，坚持上游课程教材为下游服务，专业课教材内容与学生就业岗位的知识和能力要求相对接。

5. 工学结合产教对接，优化编者组建团队

专业技能课教材，吸纳具有丰富实践经验的医疗、食品药品监管与质量检测单位及食品药品生产与经营企业人员参与编写，保证教材内容与岗位实际密切衔接。

6. 创新教材编写形式，设计模块便教易学

在保持教材主体内容基础上，设计了"案例导入""案例讨论""课堂互动""拓展阅读""岗位对接"等编写模块。通过"案例导入"或"案例讨论"模块，列举在专业岗位或现实生活中常见的问题，引导学生讨论与思考，提升教材的可读性，提高学生的学习兴趣和联系实际的能力。

7. 纸质数字教材同步，多媒融合增值服务

在纸质教材建设的同时，本套教材的部分教材搭建了与纸质教材配套的"爱慕课"在线学习平台（如电子教材、课程PPT、试题、视频、动画等），使教材内容更加生动化、形象化。纸质教材与数字教材融合，提供师生多种形式的教学资源共享，以满足教学的需要。

8. 教材大纲配套开发，方便教师开展教学

依据教改精神和行业要求，在科学、准确定位各门课程之后，研究起草了各门课程的《教学大纲》（《课程标准》），并以此为依据编写相应教材，使教材与《教学大纲》相配套。同时，有利于教师参考《教学大纲》开展教学。

编写出版本套高质量教材，得到了全国食品药品职业教育教学指导委员会和全国卫生职业教育教学指导委员会有关专家和全国各有关院校领导与编者的大力支持，在此一并表示衷心感谢。出版发行本套教材，希望受到广大师生欢迎，并在教学中积极使用本套教材和提出宝贵意见，以便修订完善，共同打造精品教材，为促进我国高职高专院校药学类与食品药品类相关专业教育教学改革和人才培养作出积极贡献。

中国医药科技出版社

2016年11月

教材目录

序号	书 名	主 编	适用专业
1	高等数学（第2版）	方媛璐　孙永霞	药学类、药品制造类、食品药品管理类、食品类专业
2	医药数理统计*（第3版）	高祖新　刘更新	药学类、药品制造类、食品药品管理类、食品类专业
3	计算机基础（第2版）	叶　青　刘中军	药学类、药品制造类、食品药品管理类、食品类专业
4	文献检索△	章新友	药学类、药品制造类、食品药品管理类、食品类专业
5	医药英语（第2版）	崔成红　李正亚	药学类、药品制造类、食品药品管理类、食品类专业
6	公共关系实务	李朝霞　李占文	药学类、药品制造类、食品药品管理类、食品类专业
7	医药应用文写作（第2版）	廖楚珍　梁建青	药学类、药品制造类、食品药品管理类、食品类专业
8	大学生就业创业指导△	贾　强　包有或	药学类、药品制造类、食品药品管理类、食品类专业
9	大学生心理健康	徐贤淑	药学类、药品制造类、食品药品管理类、食品类专业
10	人体解剖生理学*△（第3版）	唐晓伟　唐省三	药学类、药品制造类、食品药品管理类、食品类专业
11	无机化学△（第3版）	蔡自由　叶国华	药学类、药品制造类、食品药品管理类、食品类专业
12	有机化学△（第3版）	张雪昀　宋海南	药学类、药品制造类、食品药品管理类、食品类专业
13	分析化学*△（第3版）	冉启文　黄月君	药学类、药品制造类、食品药品管理类、食品类专业
14	生物化学*△（第3版）	毕见州　何文胜	药学类、药品制造类、食品药品管理类、食品类专业
15	药用微生物学基础（第3版）	陈明琪	药品制造类、药学类、食品药品管理类专业
16	病原生物与免疫学	甘晓玲　刘文辉	药学类、食品药品管理类专业
17	天然药物学△	祖炬雄　李本俊	药学、药品经营与管理、药品服务与管理、药品生产技术专业
18	药学服务实务	陈地龙　张　庆	药学类及药品经营与管理、药品服务与管理专业
19	天然药物化学△（第3版）	张雷红　杨　红	药学类及药品生产技术、药品质量与安全专业
20	药物化学*（第3版）	刘文娟　李群力	药学类、药品制造类专业
21	药理学*（第3版）	张　虹　秦红兵	药学类，食品药品管理类及药品服务与管理、药品质量与安全专业
22	临床药物治疗学	方士英　赵　文	药学类及药品经营与管理、药品服务与管理专业
23	药剂学	朱照静　张荷兰	药学、药品生产技术、药品质量与安全、药品经营与管理专业
24	仪器分析技术*△（第2版）	毛金银　杜学勤	药品质量与管理、药品生产技术、食品检测技术专业
25	药物分析*△（第3版）	欧阳卉　唐　倩	药学、药品质量与安全、药品生产技术专业
26	药品储存与养护技术（第3版）	秦泽平　张万隆	药学类与食品药品管理类专业
27	GMP实务教程*△（第3版）	何思煌　罗文华	药品制造类、生物技术类和食品药品管理类专业
28	GSP实用教程（第2版）	丛淑芹　丁　静	药学类与食品药品类专业

1

序号	书 名	主 编	适用专业
29	药事管理与法规*（第3版）	沈 力 吴美香	药学类、药品制造类、食品药品管理类专业
30	实用药物学基础	邸利芝 邓庆华	药品生产技术专业
31	药物制剂技术*（第3版）	胡 英 王晓娟	药品生产技术专业
32	药物检测技术	王文洁 张亚红	药品生产技术专业
33	药物制剂辅料与包装材料△	关志宇	药学、药品生产技术专业
34	药物制剂设备（第2版）	杨宗发 董天梅	药学、中药学、药品生产技术专业
35	化工制图技术	朱金艳	药学、中药学、药品生产技术专业
36	实用发酵工程技术	臧学丽 胡莉娟	药品生产技术、药品生物技术、药学专业
37	生物制药工艺技术	陈梁军	药品生产技术专业
38	生物药物检测技术	杨元娟	药品生产技术、药品生物技术专业
39	医药市场营销实务*△（第3版）	甘湘宁 周凤莲	药学类及药品经营与管理、药品服务与管理专业
40	实用医药商务礼仪（第3版）	张 丽 位汶军	药学类及药品经营与管理、药品服务与管理专业
41	药店经营与管理（第2版）	梁春贤 俞双燕	药学类及药品经营与管理、药品服务与管理专业
42	医药伦理学	周鸿艳 郝军燕	药学类、药品制造类、食品药品管理类、食品类专业
43	医药商品学*△（第2版）	王雁群	药品经营与管理、药学专业
44	制药过程原理与设备*（第2版）	姜爱霞 吴建明	药品生产技术、制药设备应用技术、药品质量与安全、药学专业
45	中医学基础△（第2版）	周少林 宋诚挚	中医药类专业
46	中药学（第3版）	陈信云 黄丽平	中药学专业
47	实用方剂与中成药△	赵宝林 陆鸿奎	药学、中药学、药品经营与管理、药品质量与安全、药品生产技术专业
48	中药调剂技术*（第2版）	黄欣碧 傅 红	中药学、药品生产技术及药品服务与管理专业
49	中药药剂学（第2版）	易东阳 刘 葵	中药学、药品生产技术、中药生产与加工专业
50	中药制剂检测技术*△（第2版）	卓 菊 宋金玉	药品制造类、药学类专业
51	中药鉴定技术*（第3版）	姚荣林 刘耀武	中药学专业
52	中药炮制技术（第3版）	陈秀瑷 吕桂凤	中药学、药品生产技术专业
53	中药药膳技术	梁 军 许慧艳	中药学专业
54	化学基础与分析技术	林 珍 潘志斌	食品药品类专业用
55	食品化学	马丽杰	食品营养与卫生、食品质量与安全、食品检测技术专业
56	公共营养学	周建军 詹 杰	食品与营养相关专业用
57	食品理化分析技术△	胡雪琴	食品质量与安全、食品检测技术专业

*为"十二五"职业教育国家规划教材，△为配备"爱慕课"在线学习平台的教材。

全国高职高专院校药学类与食品药品类专业
"十三五"规划教材

建设指导委员会

为贯彻国家中长期教育改革和发展规划纲要（2010-2020年），落实《国务院关于加快发展现代职业教育的决定》要求，充分体现教育部《关于深化职业教育教学改革，全面提高人才培养质量的若干意见》，深入贯彻落实教育部《普通高等学校高等职业教育（专科）专业目录（2015年）》（以下简称《专业目录》）等文件精神，进一步推动高等职业教育教学改革，中国医药科技出版社组织规划全国高职高专院校药学类与食品药品类"十三五"规划教材的出版工作。本套教材力求教材内容与工作岗位的紧密结合，以理论知识"必需、够用、实用"为原则，突出知识和技能的实际应用，突出"工学结合"的教学思想，体现职业活动的真实性。

药物检测技术是药品生产技术专业的专业核心课程。通过课程学习，要求学生掌握药品检验的规范操作技术，逐渐养成尊重原始记录的习惯，形成"质量第一"的意识，严格控制药品质量，为未来从事药品生产、质量控制相关岗位工作奠定知识、技能与素质基础；学习《中国药典》的组成、内容和查阅方法，常用药品检验方法的原理及在实际工作中的应用；使学生具备较强的动手能力，能够独立按照药品质量标准的要求实施药品检验，并对照标准完成药品检验报告，同时养成严谨、踏实的工作作风和实事求是的工作态度，为今后从事药品检验工作打下基础。

本教材特点如下。

（1）本教材编写以内容"够用"为度，兼顾各专业方向对药物检测技术的需求，以通用技术为主，突出教学重点；同时兼顾各专业方向的具体情况，有选择地突出个性需求。

（2）本教材在编写中以质量检测技术为主线，即：药品质量标准、药物鉴别、检查（含杂质、制剂质量）、含量测定、中药制剂检测技术、生物鉴定技术，更加突出了以分析技术应用为特色的教学内容。

（3）在内容编写上，突出技术在药品质量检测中的应用，凸显其实用性。设计实际药物检测任务，运用所学分析技术完成该药物质量检测项目，强化学以致用。

（4）模块设计合理丰富。每章设有【学习目标】【案例导入】【拓展阅读】【重点小结】【目标检测】模块。【学习目标】使学习者掌握本章教学的重点内容，学习有的放矢；【案例导入】为与本章内容相关的真实案例或事件，引发学习兴趣；【拓展阅读】是教材内容的延伸，拓宽知识深度与广度；【重点小结】对本章重点掌握内容进行系统总结，便于对本学科知识理解记忆；【目标检测】基于学习内容设计练习题，考查学习效果。

（5）理实一体，对接岗位，突出技能培养。设计经典药物质量检测为实训项目，药品涉及原料药与制剂，采用分析方法涉及容量分析法、光谱法、色谱法、微生物检定法。附录中收录了药品检验原始记录、检验报告书、仪器操作规程，将实际工作岗位标准引入教材内容中。

全书共分十章、13个实训项目、5个附录。内容以国家各项标准为准则，兼顾职业资格考试，由十所高职院校一线教师编写而成，天津医学高等专科学校王文洁编写第一章，实训一、十三；黑龙江生物科技职业学院刘红煜编写第五章第一至四节；中国药科大学刘灿编写第二章；泰山医学院刘彩红编写第五章第五至八节；重庆医药高等专科学校甘淋玲编写第六章第一节、第八章；江西中医药大学平欲晖编写第三章第三节、第六章第二至三节；天津医学高等专科学校李悦编写第三章第一至二节，第九章第一节、第四至第六节，第十章，实训二、五、六；曲靖医学高等专科学校李桂香编写第九章第二至三节，实训三、四；江苏省连云港中医药高等职业技术学校吕霞编写第七章，实训十一、十二；重庆医药高等专科学校张亚红编写第四章；长春医学高等专科学校殷玥编写第九章第七至九节，实训七至十。全书由平欲晖、刘红煜、李桂香初审，王文洁、张亚红终审统稿，王文洁负责全书整理统稿。

在编写过程中各位编委及所在院校领导给予了大力支持和帮助，谨此一并致谢。

由于编者水平所限，疏漏或不妥之处，敬请使用者批评指正。

编　者

2016 年 9 月

目 录
CONTENTS

第九章
典型药物分析

第一章

药品检验基本知识

学习目标

知识要求　**1. 掌握**　药品检验基本程序；常用玻璃仪器的使用与校正；原始数据管理。

　　　　　2. 熟悉　药品检验的任务；常用玻璃仪器洗涤；实验室记录要求。

　　　　　3. 了解　药品检验的工作性质。

技能要求　1. 熟练掌握正确校正、使用容量仪器的技术；规范管理原始数据的方法；药品检验基本程序。

　　　　　2. 学会根据药物质量检测目的不同正确选择玻璃仪器。

案例导入

案例：质量是安全用药的根本，保证药品质量是药品生产企业的责任与义务。我国《药品生产质量管理规范》（Good Manufacture Practice，GMP）明确提出了质量管理体系的概念，将建立质量管理体系提到了新高度。大幅提高对生产企业质量管理的具体要求，包括：质量管理原则、质量保证、生产质量管理、质量控制等，细化了对构建实用、有效质量管理体系的要求，强化药品生产关键环节的控制和管理，以促进企业质量管理水平的提高，不断提升药品质量。

讨论：1. 药物分析在保证药品质量方面起到哪些作用？

　　　　2. 在实际工作中应如何实施药品检验？

　　药物分析是药学相关专业知识的重要组成部分，对于从事药品质量控制与管理工作具有重要作用。它主要运用化学、物理化学或生物化学的方法和技术，研究化学结构已经明确的合成药物或天然药物及其制剂的质量控制方法。通过药物分析的学习，有助于树立药品质量第一的观念，推进现代分析技术在药品质量管理中的应用，提高药品质量水平，保证安全有效用药。

第一节　药品检验的工作性质与任务

一、药品检验的工作性质

　　药品是指用于预防、治疗、诊断人的疾病，有目的地调节人的生理功能并规定有适应证或者功能主治、用法和用量的物质，包括中药材、中药饮片、中成药、化学原料药及其制剂、抗生素、生化药品、放射性药品、血清、疫苗、血液制品和诊断药品等。药品是一种特殊的商品。从使用方面来看，药品的使用对象是人，具有一定的适应证与用法用量，在医生指导下，合理应用方可治病救人，用之不当或管理不当反而会"致病"，甚至致命。从质量方面来看，药品内在质量优劣也直接影响其疗效及用药者生命安全，确保其质量符合标准对于安全用药尤为关键。因此，正确合理运用药物分析方法与技术，不仅能真实客观的反映药品质量好坏，而且可以促进药品质量及其标准的全面提高。

二、药品检验的任务

药品检验的任务就是对药物进行全面的分析研究，确立药物的质量规律，建立合理有效的药物质量控制方法和标准，保证药品的质量稳定与可控，提高药品质量，保障药品使用的安全、合理和有效。药品检验的具体任务如下。

（一）新药研发工具

药物分析通过对活性成分的结构分析鉴定，为新药的发现提供技术保障；对药物进行质量分析、有关物质、稳定性研究，确保开发的新药质量合理与可控；对新药进行体内药物分析研究，揭示药物吸收、分布、代谢和排泄的特征和机制，保障药品使用安全有效。

（二）生产过程质量控制

药品的质量是生产出来的，而不是检验出来的。药物分析不仅要对最终产品进行分析检验，还要深入药品生产各个环节，对生产全过程进行质量控制和管理，及时发现并解决生产过程中的问题，如：原辅料质量、中间体质量、工艺条件等，实现动态质量控制，保障生产正常运转，提高生产效率。生产各环节正常运转方可保证最终产品质量合格，避免不必要的浪费。

（三）储存过程质量控制

药品在储存过程中易受温度、湿度、光线等环境因素影响，发生降解而影响其质量。为了保证药效，药品流通过程中应严格按照规定储存保管，并定期进行质量跟踪考察其质量变化，有利于制定合理的贮藏条件，提高药物稳定性。

（四）临床药物治疗检测

开展临床药物治疗检测可掌握药物在体内吸收、分布、代谢、排泄过程与规律，有利于指导临床合理用药，并可根据患者性别、年龄、疾病状态等情况实现个体化给药。有效的药物分析方法是临床安全、合理、有效用药的重要保障。

药物分析贯穿于药品研发、生产、流通、使用全过程，是药品质量控制的重要工具与手段。对药品进行质量控制不是一个单位或部门的工作，所涉及的内容也不是一个学科可以完成的，是一个涉及多方面、多学科的综合性学科。

第二节 药品检验的基本程序

一、取样

（一）基本原则

药品检验的首要工作就是取样。从大量的药品中取出少量的样品进行分析时，取样必须具有科学性、真实性和代表性。取样的基本原则是均匀、合理。

（二）取样量

取样量需要根据被取样品件数确定。假定包装总数为 n，当 $n \leq 3$ 时，每件取样；当 $3 <$

$n \leqslant 300$ 时，按 $\sqrt{n}+1$ 件取样；当 $n>300$ 时，按 $\frac{\sqrt{n}}{2}+1$ 件取样。取样数量为一次全项检验用量的三倍，数量不够不予收检。

（三）基本要求

1. 人员要求 选择取样人员时应考虑以下几方面。

（1）有良好的视力和对颜色分辨、识别的能力。

（2）能够根据观察到的现象做出可靠的质量判断和评估。

（3）有传染性疾病和在身体暴露部分有伤口的人员不应该被安排进行取样操作。

（4）取样人员还要对物料安全知识、职业卫生要求有一定了解。

（5）取样人员必须掌握取样技术和取样工具的使用，必须意识到在取样过程中样品被污染的风险并采取相应的安全防护措施，同时应该在专业技术和个人技能领域得到持续的培训。

2. 取样器具 根据样品选择合适的取样器具。取样器具一般来说应该具有光滑表面，易于清洁和灭菌。取样器具使用完后应该尽快清洁，必须在洁净、干燥的状态下保存，再次使用前应用 75% 乙醇擦拭消毒。一般用来取样的取样器具有铲子、液位探测管、分层式取样器、取样袋和取样棒等，应从有资质的供应商处购买此类取样器具。常用取样器具见表 1-1。

表 1-1　常用取样器具

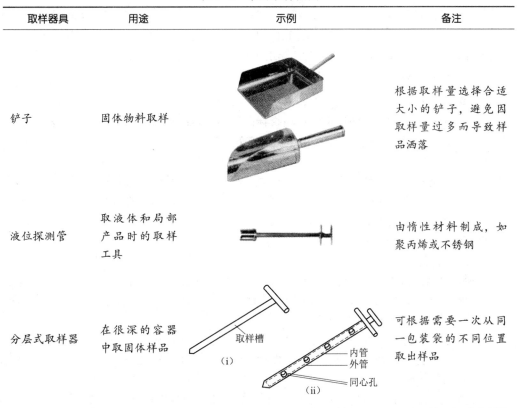

取样器具	用途	示例	备注
铲子	固体物料取样		根据取样量选择合适大小的铲子，避免因取样量过多而导致样品洒落
液位探测管	取液体和局部产品时的取样工具		由惰性材料制成，如聚丙烯或不锈钢
分层式取样器	在很深的容器中取固体样品	取样槽（i）　内管　外管　同心孔（ii）	可根据需要一次从同一包装袋的不同位置取出样品

续表

取样器具	用途	示例	备注
取样袋和取样棒	最常用的取样工具	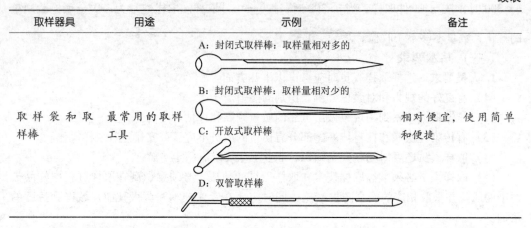	相对便宜，使用简单和便捷

A：封闭式取样棒：取样量相对多的

B：封闭式取样棒：取样量相对少的

C：开放式取样棒

D：双管取样棒

（四）注意事项

1. 绝对不允许同时打开两个物料包装以防止物料的交叉污染。

2. 取不同种类的物料时必须更换套袖。

3. 从不同的包装中取样时必须更换一次性塑料手套。对于只接触外箱和外层包装的取样协助人员不作此要求。

4. 如果在同一天需要在同一取样间进行不同种类物料取样，最好按照包装材料、辅料、原料药的顺序进行取样操作，不同各类物料之间必须要根据规程要求进行取样间的清洁。

5. 取样后，要对剩余部分做好处置和标识。对于桶装物料，将内层塑料袋用扎丝扎紧，将桶盖封好后，贴上有取样人员签字及日期的取样标签。对于袋装物料，需要将取样口用专用封口贴封好，贴上有取样人员签字及日期的取样标签。

二、检验

检验是依据药品质量标准规定的各项指标，运用一定的检验方法和技术，对药品质量进行综合评定，是保证药品质量的重要措施和有效手段。

（一）性状

性状检查包括外观、臭、味、溶解度及物理常数等，既是内在特性的体现，又是其质量的重要表征。外观是对颜色、晶型等感官规定；溶解度是药品物理性质；物理常数包括相对密度、熔点、折光率、比旋度等。药品如有变质，其外观、物理常数等会发生改变，一定程度上反映了药品质量。

（二）鉴别

鉴别是根据药物的化学结构和理化性质，采用化学分析法、光谱法、色谱法等分析方法，来判断药物及其制剂的真伪。用于区分药物类别的试验称为"一般鉴别试验"，证实具体药物的试验称为"专属鉴别试验"。

鉴别试验要选择专属性强、灵敏度高、重复性好，操作简便的方法。一般应采用药典已收载方法，并选用两种（或两种以上）原理不同的方法进行鉴别。

（三）检查

检查分为三个方面，包括杂质检查、制剂通则检查、卫生学检查。

杂质是影响药物纯度的物质，有些杂质没有治疗作用，有些杂质影响药物稳定性及疗效，杂质检查就是要对这些杂质进行检查和控制，以使药品达到一定纯净程度满足用药安全。

制剂通则是按照药物剂型分类，针对剂型特点所规定的统一技术要求。药品以制剂形式存在，使用过程中保证其有效性尤为重要，因此要检查制剂质量。制剂质量检查项目与剂型有关，与药品品种无关。

卫生学检查的目的是保证用药安全性，合格药品在正常的用法用量下，不应引起与用药目的无关和意外的严重不良反应，卫生学检查包括无菌、热原、微生物、细菌内毒素、异常毒性、升压物质等。

（四）含量测定

含量测定是采用规定的分析方法对药物中的有效成分含量进行测定。含量可以直接反映药品质量，前提是性状、鉴别、检查均合格。常用的含量测定方法包括容量分析法、光谱分析法、色谱分析法和生物检定法等。

在分析方法的选择上，一般化学原料药选择准确度高、精密度好的分析方法，首选容量分析法；制剂含量测定选择具有良好的专属性和准确性的分析方法，首选色谱法。色谱法中采用率较高的是高效液相色谱法。

检验过程中，每批物料和产品检验需及时如实进行检验记录，严禁事先记录、补记或转抄，并逐项填写检验项目，得出检验结果，据此出具检验报告书。检验记录是进行科学研究和技术总结的原始资料，为保证药品检验工作的科学性和规范化，检验记录必须做到：记录原始、真实，内容完整、齐全，书写清晰、整洁。检验原始记录格式见附录。

三、留样

企业按规定保存的、用于药品质量追溯或调查的物料、产品样品为留样。用于产品稳定性考察的样品不属于留样。各企业应按照 GMP 具体要求制定操作规程。一般情况下，留样仅在有特殊目的时才能使用，例如调查、投诉。使用前需得到质量管理负责人的批准。

原辅料留样的包装形式应与市场包装相同或模拟市售包装，存放留样的容器必须贴有标签，标签上至少应有产品名称、批号、取样日期、储存条件、期限等信息。成品的留样必须使用其商业包装，依据产品注册批准的贮藏条件储存在相应的区域，留样外箱上应有留样标签，标明产品名称、批号、失效期及留样的保留时间。

制药企业应根据产品特性，如不影响留样的外观完整性，应制定相应的规程对产品留样进行外观检查。其中应规定留样数量、频次、判定标准，及有相应的记录。

四、检验报告

药品检验报告书是对药品质量做出的技术鉴定，是具有法律效力的技术文件。药品检验报告书要做到依据准确、数据无误、结论明确、文字简洁、书写清晰、格式规范，一张药品检验报告书只针对一个批号。

药检人员应本着严肃负责的态度，根据检验记录，认真填写检验结果，经质量控制负责人或其授权人审核批准后方可发放。药品检验报告书格式见附录。

第三节 常用玻璃仪器

一、常用玻璃仪器

各种玻璃仪器是进行药品检验的重要工具，正确选择、使用玻璃仪器是对药品检验人员的基本要求，也是保证药品检测结果准确的前提。药品检验常用玻璃仪器、主要用途及注意事项见表 1-2。玻璃量器按其准确度不同分为 A 级和 B 级（A 级较 B 级准确度高），其中量筒和量杯不分级。

表 1-2 药品检验常用玻璃仪器

名称	用途	注意事项
试剂瓶	细口瓶用于存放液体试剂；广口瓶用于装固体试剂；棕色瓶用于存放见光易分解的试剂	不能加热；不能在瓶内配制在操作过程放出大量热量的溶液；磨口塞要保持原配；放碱液的瓶子应使用橡皮塞，以免日久打不开
烧瓶	用于加热条件下的反应及液体蒸馏	直接加热需垫石棉网，也可水、油浴加热，内容物不得超过容积的 2/3
烧杯	配制粗略浓度的溶液；溶解样品	加热时应置于石棉网上，使其受热均匀，烧杯内液体不得超过容积的 2/3，不可烧干
锥形瓶	加热处理试样和容量分析滴定	加热时应置于石棉网上，磨口锥形瓶加热时要打开塞，非标准磨口要保持原配塞
量筒、量杯	粗略地量取一定体积的液体	不能加热，不能在其中配制溶液，不能在烘箱中烘烤，操作时要沿壁加入或倒出溶液
容量瓶	配制准确体积的标准溶液或被测溶液	非标准的磨口塞要保持原配；漏水的不能用；不能在烘箱内烘烤，不能用直火加热，可水浴加热，不能用于存放溶液
滴定管	容量分析滴定操作。分酸式、碱式滴定管，按滴定方式分为自动和普通滴定管	活塞要原配；漏水不能使用；不能加热；不能长期存放碱液；碱式滴定管不能存放与橡皮作用的滴定液
移液管、吸量管	精密量取液体体积	不能加热、烘烤；上端和尖端不可磕破

二、常用玻璃仪器洗涤方法

（一）实验室常用洗液

1. 合成洗涤剂 主要是肥皂、洗衣粉、洗洁精等，一般用于可以用刷子刷洗的仪器，如锥形瓶、烧杯、试管等。

2. 铬酸洗液 配制方法：称取 10g $K_2Cr_2O_7$（工业纯）置 500ml 烧杯中，加约 20ml 水加热溶解，放冷后，将烧杯置于冷却水中，缓慢加入 180ml 工业纯硫酸，边加边搅拌，混合均匀，溶液呈红褐色。待溶液冷却后转入玻璃瓶中备用。

适用范围：适用于洗涤合成洗涤剂难以洗净，或不能用刷子刷洗的容量瓶、移液管、吸量管、滴定管和比色皿等玻璃仪器。可采用短时间浸洗或长时间浸泡的方法洗去污渍。

注意事项：铬酸洗液氧化能力强，腐蚀性强，易烫伤皮肤、烧坏衣物，使用时应特别小心。洗液会腐蚀金属管道，禁止倒入下水道。洗液可反复使用，变绿色后表明已失效，须重新配制。

3. 有机溶剂洗涤液（如 KOH 的乙醇溶液） 配制方法：称取 100g KOH，溶于 50ml 水中，放冷后加工业乙醇稀释成 1000ml，即得。

适用范围：适用于洗涤被油脂或某些有机物沾污的器皿。

4. 碱性洗液　常用的有 5%～10% 的碳酸钠、碳酸氢钠溶液，特别难洗的油污可用 5% 氢氧化钠溶液。

适用范围：采用浸泡法或浸煮法洗涤油腻的非容量型玻璃仪器。

（二）玻璃仪器的洗涤

玻璃仪器在使用前必须仔细洗净，内、外壁应能被水均匀润湿且不挂水珠。

实验中常用的烧杯、锥形瓶、量筒、量杯等一般的玻璃器皿，可用毛刷蘸肥皂或合成洗涤剂刷洗，再用自来水冲洗干净，然后用蒸馏水或去离子水润洗三次。滴定管、移液管、吸量管、容量瓶等具有精确刻度的仪器，可采用合成洗涤剂洗涤。将洗涤液倒入容器中，摇动几分钟，弃去，用自来水冲洗干净后，再用蒸馏水或去离子水润洗三次。如果未洗干净，可用铬酸洗液进行洗涤。

一般的玻璃仪器可采用自然晾干或烘干的方式干燥，容量仪器只能晾干，不能受热，以免造成体积不准。

三、常用容量仪器的使用与注意事项

（一）移液管与吸量管

移液前，可用吸水纸将洗干净的移液管（吸量管）尖端内外的水除去，然后用待吸溶液润洗 3 次，以保证吸量的液体浓度不变。吸取溶液时，将管尖端插入溶液液面以下，用洗耳球吸取液体，当溶液高于刻线 1cm 左右时，移开洗耳球，立即用食指按住移液管（吸量管）顶部的管口，取出移液管（吸量管），将管尖端外壁的液体拭净，然后将管垂直，倾斜试液瓶，使管尖端靠在试液瓶内壁上，稍松食指，缓缓放液，双眼平视刻度，当缓缓下移的液面最凹处与刻线相切时，立即按紧食指。将管垂直放入接收溶液的容器中，尖端靠在倾斜的容器内壁上，放松食指，使液体自然流出。放液毕，应等待 15 秒左右再拿开移液管（吸量管），尖端残留液体不得吹出。使用后，应立即洗净放在移液管（吸量管）架上。

用同一根移液管（吸量管）吸取不同液体或不同浓度液体时，第一种液体取完后，一定要用蒸馏水洗净移液管（吸量管），然后才能按上述方法吸取第二种液体，以免两种液体混杂或相互反应。对于不同浓度的同种液体，应先吸取低浓度液体，然后用高浓度液体润洗 3 次后，再定量吸取高浓度液体为宜。

（二）滴定管

滴定管分为酸式滴定管和碱式滴定管两种。酸式滴定管下端有玻璃活塞，可盛放酸性滴定液及氧化性滴定液，如高锰酸钾滴定液、碘液等，不能盛放碱液；碱式滴定管的下端连接一橡皮管，内放一玻璃珠以控制溶液流出，只能盛放碱性滴定液。

滴定管使用时首先要进行检漏。对于酸式滴定管，将已洗净的滴定管活塞拔出，用滤纸将活塞套擦干，在活塞粗端和细端均匀涂抹一薄层凡士林，不要涂在塞孔处以防堵住塞孔眼，然后将活塞插入活塞套内，旋转活塞数次直至透明。对于碱式滴定管，要注意乳胶管的大小与其内的玻璃珠大小相适宜，玻璃珠太小，液体会渗漏，玻璃珠太大，挤压玻璃珠时难以使滴定液流出。然后在滴定管内装入蒸馏水，置滴定管架上直立 2 分钟观察，没有漏水即可。

其次进行润洗。用滴定液润洗滴定管三次，以保证滴定液浓度不变。装滴定液时要直接从试剂瓶倒入滴定管内，不得经过漏斗等其他容器。

然后检查气泡。滴定管内装滴定液量要超过 0 刻度。酸式滴定管可完全旋开旋塞，让滴定液快速流出，将气泡冲出；碱式滴定管可将乳胶管弯曲向上，使乳胶管下端的玻璃管稍向上，向一侧挤压玻璃珠，使气泡随流出的滴定液冲出。排出气泡后，再将滴定液调整到 0 刻度，开始滴定。若有多份供试液需要滴定，选用同一段滴定管流出的滴定液，以消除不同段滴定管的体积刻度误差对滴定结果的影响。

滴定结束后，用手指轻轻捏住高于溶液面的玻璃管处，并将管下端悬挂的液滴除去。读数时，双目平视滴定液凹液面，记下凹液面与刻度相切的读数。若为不透明液体，可用白色纸片做背景，视线水平于凹液面，读取最高点。滴定液颜色太深，可以读液面两侧最高点，此时视线与该点成水平。

（三）容量瓶

容量瓶在使用前先要检查是否漏水。在使用中，先向瓶内加入溶液至容量瓶容积的 2/3，振动容量瓶，使溶液混匀。然后用滴管少量分次加入液体，至近刻度时，慢慢滴加，直至溶液弯月面最低处与瓶颈上的刻线相切。此时需注意，刻度上方不得有挂壁的液珠。容量瓶不能用于长时间储存溶液，配制好后应转移至磨口试剂瓶中。

四、容量仪器校正

由于长时间使用、热胀冷缩等原因，容量仪器的真实体积会与其所示体积有一定偏差，因此，需要定期校正容量仪器，以确保分析数据的准确。

（一）原理

精密称定充满该容器（容量瓶）的水质量或精密称定从量具（滴定管、移液管）中放出一定体积的水的质量，根据实验环境的温度以及该温度下水的相对密度，计算出量器的精密体积。

（二）注意事项

1. 欲校正的滴定管、移液管和容量瓶必须洁净，溶液流下时，内壁不挂水珠。

2. 水温与仪器温度要一致。校正所用蒸馏水及需校正的仪器应在天平室至少放置 1 小时以上，以使水温与仪器、环境温度一致。

3. 重复校正，减少误差。每个容量仪器至少要校正 2 次，取各次校正的平均值为最终校正值。

4. 操作方法要正确。滴定管校正时要控制好蒸馏水放下的速度，以 3~4 滴/秒滴下为宜，水液面降至需校正刻度的上方 1cm 左右时，需缓慢放至该刻度。

（三）容量仪器计量性能要求

在标准温度 20℃时，滴定管、吸量管的标称总容量和零至任意分量，以及任意两检定点之间的最大误差，均应符合表 1-3、表 1-4 规定。容量瓶的标称容量允差，应符合表 1-5 的规定。

表 1-3　滴定管计量要求

标称容量/ml		1	2	5	10	25	50	100
分度值/ml		0.01		0.02	0.05	0.1	0.1	0.2
容量允差/ml	A	±0.010		±0.010	±0.025	±0.04	±0.05	±0.10
	B	±0.020		±0.020	±0.050	±0.08	±0.10	±0.20
等待时间/s		30						
分度线宽度/mm		≤0.3						

表 1-4　吸量管计量要求

标称容量/ml		1	2	3	5	10	15	20	25	50	100
容量允差/ml	A	±0.007	±0.010	±0.015		±0.020	±0.025	±0.030		±0.05	±0.08
	B	±0.015	±0.020	±0.030		±0.040	±0.050	±0.060		±0.10	±0.16
分度线宽度/mm		≤0.4									

表 1-5　容量瓶计量要求

标称容量/ml		1	2	5	10	25	50	100	200	250	500
容量允差/ml	A	±0.010	±0.015	±0.020	±0.020	±0.03	±0.05	±0.10	±0.15	±0.15	±0.25
	B	±0.020	±0.030	±0.040	±0.040	±0.06	±0.10	±0.20	±0.30	±0.30	±0.50
分度线宽度/mm		≤0.4									

拓展阅读

计量器具控制

计量器具广泛应用于生产、科研领域和人民生活等各方面，计量准确一致应为其基本性质。容量仪器属计量器具，其计量准确对于保证药物分析数据准确具有重要作用。《中华人民共和国国家计量检定规程》JJG 196-2006 中对计量器具控制做了检定条件、项目、方法具体规定。在检定条件中规定，室温为 20℃±5℃，水温与室温之差不得大于 2℃，检定介质为纯水。检定项目包括外观、应力、密合性、流出时间、容量示值。容量仪器采用衡量法、容量比较法检定，以衡量法为仲裁检定方法。

第四节　实验室记录基本要求

原始数据的管理涉及自原辅料到成品检验的各个环节。数据的可靠性、准确性、完整性和可追溯性非常关键。它不仅是完善的质量保证体系的需要，同时也为审计提供强有力的证据。

数据的可靠性是指数据真实、安全、可追溯、可使用。数据的可靠性对于药品生产企业非常关键，它不仅关系到病人的安全，而且关系到企业和个人的名誉。作为质量控制人员，报告准确和正确的数据是需履行的法律义务。

一、实验室记录要求

实验室的记录应该包含完全根据已建立的标准进行的检测项目中所得到的所有数据，包括如下几方面。

1. 取样记录。

2. 检验记录或实验室工作记事簿，以及报告。

3. 从检验设备中打印的记录、图谱和曲线图等，如液（气）相色谱图、紫外-可见光谱图，红外光谱图，天平的打印记录等。

4. 实验室日志，包括检验台账、仪器的维护和使用日志、色谱柱使用记录、标准品使用记录等。

5. 电子数据处理系统、照相技术或其他可靠方式记录的数据资料。

6. 检验设备和仪器的确认和校准记录。

7. 计量器具的校准记录。

8. 验证方案和报告。

二、原始数据管理

（一）记录的填写

1. 记录应保持清洁，不得撕毁和任意涂改。不得使用铅笔、涂改液和橡皮。

2. 在检验过程中应当及时记录检验过程和结果，并及时填写相应的记录、台账和日志。内容真实、完整准确、字迹清晰、易读、不易擦除。不得追溯性记录和提前记录。

3. 若填写内容和前项相同，应重复填写，不得使用"..."或"同上"等形式表示。

4. 原始记录不应留有空白区域或空白页。

5. 所有原始数据应真实、及时、清晰、完整和准确。

6. 活页文件必须系统收集并统一编号。不得将原始数据随意写在零碎的纸片、记事贴或另一面已使用的废纸上。

（二）记录的复核

1. 原始数据需由第二个有资质的人进行复核，并签注姓名和日期。

2. 检验记录和报告的复核必须由第二个有资质的人根据批准的操作规程和质量标准进行。复核的内容应在相应的操作规程规定。

3. 实验室日志（包括检验台账、仪器的维护和使用日志、色谱柱使用记录、标准品使用记录等），如必要，可由责任人员定期复核。

4. 复核过程中如果发现错误，由检验人员进行更正，并签注姓名和日期。必要时，应当说明更改的理由。

（三）记录的更改

记录填写的任何更改都应当遵循以下原则：在错误的地方画一条横线并使原有信息仍清晰可辨，书写正确信息后签注姓名和日期。对于更改的记录，可采用必要时说明理由的方式，也可采用所有更改必须加注更改理由的方式。各企业所用的更改方式在操作规程中明确规定。为避免文字描述内容过多，可使用缩写形式表示，这种缩写形式在操作规程中明确规定。

记录如因污损需重新誊写，需经批准同意后方可进行。原有记录不得销毁，而应作为重新誊写记录的附件保存，同时还应说明誊写的原因。原则上记录不应当进行誊写。

（四）原始数据保存

1. 所有原始数据必须保存。原则上不得使用热敏纸，如果不可避免，可复印并在复印件上签注姓名和日期。

2. 如果原始数据没有作为最终实验结果出具，它仍需保存并注明其结果不被提供的原因。

3. 对于某些数据如环境监测数据、制药用水的微生物和理化监测数据，宜对数据进行趋势分析并保存趋势分析报告以便了解体系的整体状况。

4. 所有原始数据在审核批准后，原件均应在专门的储存区域集中存档，并由专门人员采用安全有序的方式进行管理和保存，以便受权人在文件的规定保存期内能够容易查阅。储存区域应有人员进入的限制，且储存环境不应有导致记录被损害的因素（如水、火、潮湿、油烟、虫蛀等）。

5. 用电子方法保存的原始数据，应进行备份，以确保记录的安全，且数据资料在保存期内便于查阅。

6. 借阅已存档的原始数据应当遵循相应的操作规程，避免遗失。

7. 建立相应的操作规程规定所有记录的保留期限，其中批检验记录按规定至少保存至药品有效期后一年。稳定性考察、确认、验证等其他重要文件应长期保存。

8. 超过保存期的文件应按相关规定进行粉碎或其他方式销毁，不得随意丢弃。

拓展阅读

数据可靠性

数据记录是记载过程状态和过程结果的文件，是质量管理体系文件的一个重要组成部分。记录必须如实记载产品质量的形成过程和最终状态，真实、有效地反映企业质量控制的状况。国家食品药品监督管理总局高度重视数据完整性，出台相关法规，将数据完整性正式更名为数据可靠性。药品生产企业从"人机料法测环"各个方面、生产制造全过程、全生命周期形成所有可靠的"信息"的"表达和承载"，一切数据必须保证其可靠：真实、安全、可追溯、可使用。

岗位对接

国家 GMP 中明确指出，制药企业应设立独立的质量管理部门，履行质量保证和质量控制职责。质量管理部门分别设立质量保证部门和质量控制部门。质量保证（Quality Assurance，QA）强调的是达到质量要求应提供的保证，它涵盖影响产品质量的所有因素，是为确保药品符合其预定用途并达到规定的质量要求所采取的所有措施的总和。QA 岗位职责主要是对生产过程中影响药品质量的外部因素、易产生的人为差错和易引入的污物与异物等，进行系统严格管理，以保证生产出合格药品。质量控制（Quality Control，QC）强调的是质量要求，按照规定的方法和规程对原辅料、包装材料、中间品和成品进行取样、检验和复核，以保证这些物料和产品的成分、含量、纯度和其他性状符合已经确定的质量标准。QC 岗位职责主要是根据药品及相关的技术质量标准，应用控制与分析方法和技术，在药品生产过程中对原材料、中间体、产品的质量进行检验，对生产过程进行质量控制。

目标检测

一、单选题

1. 药品检验的任务不包括 （　　）
   A. 药物的化学结构特征　　　　　　　B. 药物的结构鉴定、质量研究
   C. 药物的稳定性研究　　　　　　　　D. 药物在线监测与分析技术研究
   E. 药物在动物或人体内浓度分析方法的研究

2. 不需要校正体积的容器是 （　　）
   A. 容量瓶　　　　　　B. 滴定管　　　　　　C. 移液管
   D. 碘量瓶　　　　　　E. 吸量管

二、配伍选择题

[1~3]
   A. 量筒　　　　　　　B. 烧杯　　　　　　　C. 容量瓶
   D. 移液管　　　　　　E. 分析天平

根据实验操作需要选择合适的量具

1. 量取溶液 5.0ml （　　）
2. 量取溶液 5ml （　　）
3. 稀释供试品至 25ml （　　）

[4~5]
   A. 洗衣粉　　　　　　B. 铬酸洗液　　　　　C. 高锰酸钾洗液
   D. KOH 乙醇溶液　　　E. 碳酸钠溶液

针对常用玻璃仪器选择正确洗涤液

4. 普通烧杯 （　　）
5. 滴定管 （　　）

三、多项选择题

1. 取样应满足 （　　）
   A. 真实性　　　　　　B. 代表性　　　　　　C. 科学性
   D. 均匀　　　　　　　E. 合理

2. 关于数据记录叙述正确的是 （　　）
   A. 数据要保证可靠、准确、完整、具有可追溯性
   B. 数据记录要真实、完整、字迹清晰，不得追溯性记录和提前记录
   C. 原始记录不应留有空白区域或空白页
   D. 原始数据需由第二个有资质的人进行复核
   E. 所有原始数据必须保存

四、简答题

1. 药品检验的基本程序。
2. 容量仪器校正原理及注意事项。

第二章

药品质量标准

学习目标

知识要求　1. **掌握**　药品质量标准组成；《中国药典》（2015 年版）的基本结构及内容；药品质量标准的内容；分析方法验证。

　　　　　2. **熟悉**　我国现行的药品质量标准；制定药品质量标准的原则。

　　　　　3. **了解**　《中国药典》的历史沿革；中国药品检验标准操作规范；药品检验仪器操作规程。

技能要求　1. 熟练掌握《中国药典》的查阅方法。

　　　　　2. 学会正确解读质量标准；对分析方法进行验证。

案例导入

案例：2016 年 6 月 2 日，国家食品药品监督管理总局网站上发布了"广西收回药品 GMP 证书公告（2016 年第 4 号）"，对广西忠宁制药有限公司监督检查情况做了通报。

其中有关质量保证体系涉嫌违法违规的行为包括：①物料和成品的质量标准和检验规程未按照《中国药典》（2015 年版）的要求进行修订；②部分原辅料未经质量管理部门批准放行即用于药品生产；③部分检验记录无复核人签字，抽查野菊花（批号 150702）药材检验记录，未见高效液相纸质图谱，经查询电子图谱，发现检验人员选择性地采用实验数据，未如实记录。抽查蔗糖（批号 151001）检验记录，无检验用标准硫酸钾溶液、草酸铵试液、标准钙溶液等试液的配制记录，现场也未见上述溶液及配制溶液所用试剂的实物。广西忠宁制药有限公司上述行为已严重违反《中华人民共和国药品管理法》及 GMP 相关规定，广西壮族自治区监局收回该企业 GMP 证书，责令企业停止生产，并对发现的违法违规行为依法立案查处。

讨论：1. 我国药品质量标准有哪些，其重要作用有哪些？

　　　2. 质量标准包括哪些内容？

第一节　药品质量标准与药典

药品质量可以理解为药品的物理、化学、生物药剂学、安全性、有效性、稳定性、均一性等指标符合规定标准的程度，各指标内涵见表 2-1。

表 2-1　药品质量指标及其内涵

指标	内涵
物理	药品活性成分、辅料含量、制剂重量、外观等
化学	药品活性成分化学、生物化学特性变化等
生物药剂学	药品的崩解、溶出、吸收、分布、代谢、排泄等
安全性	药品的致癌、致畸、致突变、毒性、不良反应和副作用、药物相互作用和配伍、使用禁忌等
有效性	药品针对规定的适应证在规定的用法、用量条件下治疗疾病的有效程度
稳定性	药品在规定的储藏条件下在规定的有效期内保持其物理、化学、生物药剂学、安全性、有效性指标稳定
均一性	药品活性成分在每一单位（片、粒、瓶、支、袋）药品中的物理、化学、生物药剂学、安全性、有效性、稳定性等指标等同程度

一、药品质量标准

药品质量标准是国家为保证药品质量，对药品的质量指标、检验方法和生产工艺等所作的技术规定，是药品研究、生产、经营、使用及监督管理等各环节必须共同遵守的，具有强制性的技术准则和法定依据。

《中华人民共和国药品管理法》第三十二条规定：药品必须符合国家药品标准。国务院药品监督管理部门颁布的《中华人民共和国药典》和药品标准为国家药品标准。国务院药品监督管理部门组织药典委员会，负责国家药品标准的制定和修订。国务院药品监督管理部门的药品检验机构负责标定国家药品标准品、对照品。

目前世界上已有数十个国家和地区编制出版药典，主要国外药典有美国药典（United States Pharmacopoeia, USP）、英国药典（British Pharmacopoeia, BP）、欧洲药典（European Pharmacopoeia, EP）、日本药局方（Japanese Pharmacopoeia, JP）和国际药典（International Pharmacopoeia, Ph. Int.）。

拓展阅读

主要国外药典

《美国药典》由美国药典委员会编制出版，和《美国国家处方集》合并出版，缩写为 USP-NF。每年修订出版一次，分类收载了药物原料、制剂、药用辅料、食品补充剂及其组分的标准。《美国药典》官网：http://www.usp.org/。

《英国药典》由英国药典委员会编制出版，收载英国药物原料、制剂和其他医药产品的法定标准。每年修订出版一次，分为 6 卷。

《欧洲药典》由欧洲药品质量管理局起草和出版，每三年修订出版一次。

二、我国现行药品质量标准

国家药品标准体系的组成是以《中华人民共和国药典》为核心，局（部）颁标准为外延，药品注册标准为基础，三种药品标准是相互依存、互动提高的关系。

（一）《中华人民共和国药典》

《中华人民共和国药典》简称《中国药典》，由国家食品药品监督管理部门组织国家药典委员会制定与修订，是具有国家法律效力的、记载药品标准及规格的法典。《中国药典》收载的品种须经过严格的医药学专家委员会进行遴选。主要收载我国临床常用、疗效肯定、质量稳定（工艺成熟）、质控标准较完善的品种。其他不能满足上述条件（包括上市时间较短）或有特殊情况的品种均收载于局颁或部颁标准。

（二）部/局颁标准

《中华人民共和国卫生部药品标准》（简称《部颁标准》）、《国家食品药品监督管理局国家药品标准》（简称《局颁标准》），是卫计委或国家食品药品监督管理总局组织国家药典委员会对不同企业的药品注册标准进行统一规范后的药品标准，收载尚未载入药典的品种。一般来说，《中国药典》和部（局）颁标准是对药品的最基本质量要求。药品标准开头字母 WS 是卫计委批准的，药品标准开头字母 YB 是国家食药监管总局批准的。

（三）药品注册标准

药品注册标准是国家食品药品监督管理总局批准给申请人特定药品的标准，生产该药品的药品生产企业必须执行该注册标准。药品注册标准的规定不得低于《中国药典》的规定。药品注册标准是由国家食品药品监督管理总局组织药品审评中心和技术专家对申请人申报的药物研究资料进行安全性、有效性和质量可控性审查后批准产品上市执行的药品质量控制标准。

1. 临床研究用药品质量标准　新药研制单位制定，用以保证临床用药安全和临床结论的可靠，是临时性的质量标准，该标准仅在临床试验期间有效，仅供研制单位与临床试验单位使用。

2. 暂行或试行药品标准　药品经临床试验后报试生产时，所执行的质量标准为暂行药品标准，经暂行药品标准执行两年后，正式生产时所执行的质量标准为试行药品标准。该标准执行两年后，如果质量好的再转为正式标准。

3. 进口药品标准　经国家食品药品监督管理总局审查批准注册的进口药品，其复核后的质量标准为进口药品注册标准，作为进口药品检验的法定标准。该标准由中国药品生物制品检定所印发各口岸药品检验所，在进口药品口岸检验时使用。

（四）企业标准（非国家标准）

除以上各标准外，各个药品生产企业还会制定自己的"企业标准"，也称为"内控标准"，一般是按照《中国药典》或部（局）颁标准制定，但是检验指标比《中国药典》或者部（局）颁标准要求都要高。主要是考虑到药品在运输、存储、销售过程中可能引起的药品质量的变化，以确保药品的安全有效，所以制药企业在药品生产过程中要制定更高一些的标准。

第二节　《中国药典》

根据《中华人民共和国药品管理法》的规定，《中华人民共和国药典》（简称《中国药典》）由国家药品监督管理部门组织国家药典委员会负责编纂。《中国药典》是国家为保证人民用药安全有效、质量可控而制定的技术规范，是药品生产、供应、使用单位、检验机构和监督管理部门共同遵循的法定依据。《中国药典》是国家药品标准的重要组成部分，是国家药品标准体系的核心。

《中国药典》的英文名称为 Pharmacopoeia of the People's Republic of China；英文简称为 Chinese Pharmacopoeia；英文缩写为 ChP。

一、历史沿革

中华人民共和国成立以后，1950 年成立了第一届药典委员会，并于 1953 年颁布了第一版《中国药典》。此后陆续颁布了 1963 年版、1977 年版、1985 年版、1990 年版、1995 年版、2000 年版、2005 年版、2010 年版、2015 年版，共 10 版，在相邻两部药典之间出版药典增补本。增补本是将《中国药典》编制工作常态化的重要手段，以便及时跟上国际、国内医药工业的发展步伐，根据临床需求，积极吸纳科研成果。历版药典不断淘汰工艺落后、质量不高、安全性、稳定性差、剂型不合理的品种，及时收载新批准注册的品种，收载药品品种越来越多，质量标准越来越高，分析方法越来越先进，与国际水平越来越接近。各版药典概况见表 2-2。

表 2-2 各版《中国药典》概况

版本	分部	收载品种	特色
1953	一部	531 种，其中化学药 215 种，植物药与油脂类 65 种，动物药 13 种，抗生素 2 种，生物制品 25 种，各类制剂 211 种	由卫生部编印发行。1957 年出版《中国药典》1953 年版增补本
1963	两部	1310 种，一部收载中药材 446 种和中药成方制剂 197 种；二部收载化学药品 667 种	各部均有凡例和有关的附录，一部记载药品功能与主治，二部增加药品作用与用途
1977	两部	1925 种，一部收载中草药（包括少数民族药材）、中草药提取物、植物油脂以及单味制剂等 882 种，成方制剂（包括少数民族药成方）270 种，共 1152 种；二部收载化学药品、生物制品等 773 种	首次采用显微鉴别法用于中药的鉴别
1985	两部	1489 种，一部收载中药材、植物油脂及单味制剂、成方制剂，共 713 种；二部收载化学药品、生物制品等 776 种	出版第一部英文版《中国药典》、药典二部注释选编
1990	两部	1751 种，一部收载中药材、植物油脂、中药成方及单味制剂，共 784 种；二部收载化学药品、生物制品等 967 种	出版《临床用药须知》《药品红外光谱集》
1995	两部	2375 种，一部收载 920 种；二部收载化学药、抗生素、生化药、放射性药品、生物制品及辅料 1455 种	二部药品外文名称改用英文名，取消拉丁名；中文名称只收载药品通用名称，不再列副名。首次出版《中药彩色图集》《中药薄层色谱彩色图集》《中国药品通用名称》
2000	两部	2691 种，一部收载 992 种；二部收载 1699 种	二部附录首次收载了药品标准分析方法验证要求等六项指导原则
2005	三部	3217 种，一部收载 1146 种；二部收载 1970 种；三部收载 101 种	将生物制品单独成册，首次将《中国生物制品规程》并入药典并编制首部中成药《临床用药须知》

版本	分部	收载品种	特色
2010	三部	4567 种，一部收载 2165 种；二部收载 2271 种；三部收载 131 种	新增微生物相关指导原则，加强对重金属和有害元素、杂质、残留溶剂的控制

现行《中国药典》是 2015 年版，由第十届国家药典委员会编制完成，2015 年 6 月 5 日由国家食品药品监督管理总局发布，自 2015 年 12 月 1 日起实施。每年一版增补本，与之配套的丛书有《临床用药须知》《中国药典注释》《中国药品检验标准操作规范》《中国药品通用名称》《药品红外光谱集》《国家药品标准工作手册》《中药薄层色谱图集》《中药材粉末显微鉴别图谱》《中药材及原植物彩色图鉴》等。

本版药典进一步扩大药品品种的收载和修订，共收载品种 5608 种。一部收载品种 2598 种，二部收载品种 2603 种，三部收载品种 137 种。首次将上版药典附录整合为通则，并与药用辅料单独成卷作为《中国药典》四部。四部收载通则 317 个，药用辅料收载 270 种。四部将通用性附录整合后，除生物制品收载个性通则外，一部、二部不再单独收载通则，对中药和生物制品的特殊性检定方法通则予以单列。

《中国药典》（2015 年版）首次将国家药品标准物质制备、药包材以及药用玻璃材料和容器等指导原则纳入药典，形成了涵盖原料药及其制剂、药用辅料、标准物质、药包材的药品标准体系。

《中国药典》勘误由国家药典委员会同时在网站及《中国药品标准》杂志上予以刊发。

二、基本结构和主要内容

《中国药典》（2015 年版）分为四部出版，一部收载中药（中药材、中药饮片、植物油脂和提取物、成方制剂和单味制剂等）；二部收载化学药品、抗生素、生化药品以及放射性药品等；三部收载生物制品；四部为通则（原附录）和药用辅料。

《中国药典》（2015 年版）一、二、三部主要组成部分为凡例、品名目次、正文、索引四个部分。四部主要组成部分为凡例、通则、药用辅料质量标准三个部分。

（一）凡例

凡例是正确使用《中国药典》进行药品质量检定的基本原则，是对《中国药典》正文、通则及与质量检定有关的共性问题的统一规定，避免重复说明。凡例中的有关规定具有法定约束力。

凡例中采用的"除另有规定外"这一用语，表示存在与凡例有关规定不一致的情况时，则在正文中另作规定，并按此规定执行。

凡例中有关药品质量检定项目规定包括：名称及编排，项目与要求，检验方法和限度，标准品与对照品，计量，精确度，试药、试液、指示剂，动物试验，说明书、包装、标签。这些规定是正确解读药品质量标准的基础，药品检验人员需熟练掌握。

1. 性状相关规定 性状项下记载药品的外观、臭、味，溶解度以及物理常数等，在一定程度上反映药品的质量特性。

（1）外观性状是对药品的色泽和外表感观的规定。

（2）溶解度是药品的一种物理性质。各品种项下选用的部分溶剂及其在该溶剂中的溶解性能，可供精制或制备溶液时参考；对在特定溶剂中的溶解性能需作质量控制时，应在该品种检查项下另作具体规定。

极易溶解系指溶质 1g（ml）能在溶剂不到 1ml 中溶解；

易溶系指溶质 1g（ml）能在溶剂 1~不到 10ml 中溶解；

溶解系指溶质 1g（ml）能在溶剂 10~不到 30ml 中溶解；

略溶系指溶质 1g（ml）能在溶剂 30~不到 100ml 中溶解；

微溶系指溶质 1g（ml）能在溶剂 100~不到 1000ml 中溶解；

极微溶解系指溶质 1g（ml）能在溶剂 1000~不到 10000ml 中溶解；

几乎不溶或不溶系指溶质 1g（ml）在溶剂 10000ml 中不能完全溶解。

试验法：除另有规定外，称取研成细粉的供试品或量取液体供试品，置于 25℃±2℃ 一定容量的溶剂中，每隔 5 分钟强力振摇 30 秒钟；观察 30 分钟内的溶解情况，如无目视可见的溶质颗粒或液滴时，即视为完全溶解。

物理常数包括相对密度、馏程、熔点、凝点、比旋度、折光率、黏度、吸收系数、碘值、皂化值和酸值等；其测定结果不仅对药品具有鉴别意义，也可反映药品的纯度，是评价药品质量的主要指标之一。

2. 贮藏相关规定 贮藏项下的规定，系为避免污染和降解而对药品贮存与保管的基本要求。

遮光系指用不透光的容器包装，例如棕色容器或黑色包装材料包裹的无色透明、半透明容器；

避光系指避免日光直射；

密闭系指将容器密闭，以防止尘土及异物进入；

密封系指将容器密封以防止风化、吸潮、挥发或异物进入；

熔封或严封系指将容器熔封或用适宜的材料严封，以防止空气与水分的侵入并防止污染；

阴凉处系指不超过 20℃；

凉暗处系指避光并不超过 20℃；

冷处系指 2~10℃；

常温系指 10~30℃。

除另有规定外，贮藏项下未规定贮存温度的一般系指常温。

3. 检验方法和限度相关规定

（1）采用本版药典规定的方法进行检验时，应对方法的适用性进行确认。

（2）原料药的含量（%），除另有注明者外，均按重量计。如规定上限为 100% 以上时，系指用本药典规定的分析方法测定时可能达到的数值，它为药典规定的限度或允许偏差，并非真实含有量；如未规定上限时，系指不超过 101.0%。

4. 标准品与对照品相关规定 标准品与对照品系指用于鉴别、检查、含量或效价测定的标准物质。

标准品系指用于生物检定或效价测定的标准物质，其特性量值一般按效价单位（或 μg）计；对照品系指采用理化方法进行鉴别、检查或含量测定时所用的标准物质，其特性量值一般按纯度（%）计。

标准品与对照品均应附有使用说明书，一般应标明批号、特性量值、用途、使用方法、贮藏条件和装量等。

标准品与对照品均应按其标签或使用说明书所示的内容使用和贮藏。

5. 计量相关规定

（1）有关温度的描述，一般以下列名词术语表示。

水浴温度除另有规定外，均指 98~100℃；

热水系指 70~80℃；

微温或温水系指 40~50℃；

室温（常温）系指 10~30℃；

冷水系指 2~10℃；

冰浴系指约 0℃；

放冷系指放冷至室温。

（2）符号"%"表示百分比，系指重量的比例；但溶液的百分比，除另有规定外，系指溶液 100ml 中含有溶质若干克；乙醇的百分比，系指在 20℃时容量的比例。此外，根据需要可采用下列符号。

%（g/g）表示溶液 100g 中含有溶质若干克；

%（ml/ml）表示溶液 100ml 中含有溶质若干毫升；

%（ml/g）表示溶液 100g 中含有溶质若干毫升；

%（g/ml）表示溶液 100ml 中含有溶质若干克。

（3）液体的滴，系指在 20℃时，以 1.0ml 水为 20 滴进行换算。

（4）溶液后示的"（1→10）"等符号，系指固体溶质 1.0g 或液体溶质 1.0ml 加溶剂使成 10ml 的溶液；未指明用何种溶剂时，均系指水溶液；两种或两种以上液体的混合物，名称间用半字线"－"隔开，其后括号内所示的"："符号，系指各液体混合时的体积（重量）比例。

（5）乙醇未指明浓度时，均系指 95%（ml/ml）的乙醇。

6. 精确度相关规定

（1）试验中供试品与试药等"称重"或"量取"的量，均以阿拉伯数码表示，其精确度可根据数值的有效数位来确定，如称取"0.1g"系指称取重量可为 0.06~0.14g；称取"2g"，系指称取重量可为 1.5~2.5g；称取"2.0g"，系指称取重量可为 1.95~2.05g；称取"2.00g"，系指称取重量可为 1.995~2.005g。

"精密称定"系指称取重量应准确至所取重量的千分之一；"称定"系指称取重量应准确至所取重量的百分之一；"精密量取"系指量取体积的准确度应符合国家标准中对该体积移液管的精确度要求；"量取"系指可用量筒或按照量取体积的有效数位选用量具。取用量为"约"若干时，系指取用量不得超过规定量的±10%。

（2）恒重，除另有规定外，系指供试品连续两次干燥或炽灼后称重的差异在 0.3mg 以下的重量；干燥至恒重的第二次及以后各次称重均应在规定条件下继续干燥 1 小时后进行；炽灼至恒重的第二次称重应在继续炽灼 30 分钟后进行。

（3）试验中规定"按干燥品（或无水物，或无溶剂）计算"时，除另有规定外，应取未经干燥（或未去水、或未去溶剂）的供试品进行试验，并将计算中的取用量按检查项下测得的干燥失重（或水分、或溶剂）扣除。

（4）试验中的"空白试验"，系指在不加供试品或以等量溶剂替代供试液的情况下，按同法操作所得的结果；含量测定中的"并将滴定的结果用空白试验校正"，系指按供试品所耗滴定液的量（ml）与空白试验中所耗滴定液量（ml）之差进行计算。

（5）试验时的温度，未注明者，系指在室温下进行；温度高低对试验结果有显著影响者，除另有规定外，应以 25℃±2℃为准。

7. 试药、试液、指示剂相关规定

（1）试验用水，除另有规定外，均系指纯化水。酸碱度检查所用的水，均系指新沸并放冷至室温的水。

（2）酸碱性试验时，如未指明用何种指示剂，均系指石蕊试纸。

8. 说明书、包装、标签相关规定

（1）直接接触药品的包装材料和容器应符合国务院药品监督管理部门的有关规定，均应无毒、洁净，与内容药品应不发生化学反应，并不得影响内容药品的质量。

（2）麻醉药品、精神药品、医疗用毒性药品、放射性药品、外用药品和非处方药品的说明书和包装标签，必须印有规定的标识。

（二）品名目次

药品品种按中文笔画顺序编排于品名目次中。

（三）正文

《中国药典》各品种项下收载的内容统称为标准正文。正文系根据药物自身的理化与生物学特性，按照批准的处方来源、生产工艺、贮藏运输条件等所制定的、用以检测药品质量是否达到用药要求并衡量其质量是否稳定均一的技术规定。

正文内容根据品种和剂型不同，按顺序可分别列有：①品名（包括中文名称、汉语拼音与英文名）；②有机药物的结构式；③分子式与分子量；④来源或有机药物的化学名称；⑤含量或效价规定；⑥处方；⑦制法；⑧性状；⑨鉴别；⑩检查；⑪含量或效价测定；⑫类别；⑬规格；⑭贮藏；⑮制剂；⑯杂质信息等。原料药与制剂中已知杂质的名称与结构式等信息一般均在原料药正文中列出，相应制剂正文直接引用，复方制剂中活性成分相互作用产生的杂质，一般列在该品种正文项下。

阿司匹林

Asipilin

Asipirin

$C_9H_8O_4$ 180.16

本品为 2-（乙酰氧基）苯甲酸。按干燥品计算，含 $C_9H_8O_4$ 不得少于 99.5%。

【性状】 本品为白色结晶或结晶性粉末；无臭或微带醋酸臭；遇湿气即缓缓水解。

本品在乙醇中易溶，在三氯甲烷或乙醚中溶解，在水或无水乙醚中微溶；在氢氧化钠溶液或碳酸钠溶液中溶解，但同时分解。

【鉴别】（1）取本品约 0.1g，加水 10ml，煮沸，放冷，加三氯化铁试液 1 滴，即显紫堇色。

（2）取本品约 0.5g，加碳酸钠试液 10ml，煮沸 2 分钟后，放冷，加过量的稀硫酸，即析出白色沉淀，并发生醋酸的臭气。

（3）本品的红外光吸收图谱应与对照的图谱（光谱集 5 图）一致。

【检查】溶液的澄清度 取本品 0.50g，加温热至约 45℃ 的碳酸钠试液 10ml 溶解后，溶液应澄清。

游离水杨酸 临用新制。取本品约 0.1g，精密称定，置 10ml 量瓶中，加 1% 冰醋酸的甲醇溶液适量，振摇使溶解，并稀释至刻度，摇匀，作为供试品溶液；取水杨酸对照品约 10mg，精密称定，置 100ml 量瓶中，加 1% 冰醋酸的甲醇溶液适量使溶解并稀释至刻度，摇匀，精密量取 5ml，置 50ml 量瓶中，用 1% 冰醋酸甲醇溶液稀释至刻度，摇匀，作为对照品溶液。照高效液相色谱法（通则 0512）试验。用十八烷基硅烷键合硅胶为填充剂；以乙腈-四氢呋喃-冰醋酸-水（20：5：5：70）为流动相；检测波长为 303nm。理论板数按水杨酸峰计算不低于 5000，阿司匹林峰与水杨酸峰的分离度应符合要求。立即精密量取对照品溶液与供试品溶液各 10μl，分别注入液相色谱仪，记录色谱图。供试品溶液色谱图中如有与水杨酸峰保留时间一致的色谱峰，按外标法以峰面积计算，不得过 0.1%。

易炭化物 取本品 0.5g，依法检查（通则 0842），与对照液（取比色用氯化钴液 0.25ml、比色用重铬酸钾液 0.25ml、比色用硫酸铜液 0.40ml，加水使成 5ml）比较，不得更深。

有关物质 取本品约 0.1g，置 10ml 量瓶中，加 1% 冰醋酸的甲醇溶液适量，振摇使溶解并稀释至刻度，摇匀，作为供试品溶液；精密量取 1ml，置 200ml 量瓶中，用 1% 冰醋酸甲醇溶液稀释至刻度，摇匀，作为对照溶液；精密量取对照溶液 1ml，置 10ml 量瓶中，用 1% 冰醋酸甲醇溶液稀释至刻度，摇匀，作为灵敏度试验溶液。照高效液相色谱法（通则 0512）试验。用十八烷基硅烷键合硅胶为填充剂；以乙腈-四氢呋喃-冰醋酸-水（20：5：5：70）为流动相 A，乙腈为流动相 B，按下表进行梯度洗脱；检测波长为 276nm。阿司匹林峰的保留时间约为 8 分钟，阿司匹林峰与水杨酸峰的分离度应符合要求。分别精密量取供试品溶液、对照溶液、灵敏度溶液及游离水杨酸检查项下的水杨酸对照品溶液各 10μl，注入液相色谱仪，记录色谱图。供试品溶液色谱图中如有杂质峰，除水杨酸峰外，其他各杂质峰面积的和不得大于对照溶液主峰面积（0.5%）。供试品溶液色谱图中小于灵敏度试验溶液主峰面积的色谱峰忽略不计。

时间（分钟）	流动相 A（%）	流动相 B（%）
0	100	0
60	20	80

干燥失重 取本品，置五氧化二磷为干燥剂的干燥器中，在 60℃减压干燥至恒重，减失重量不得过 0.5%（通则 0831）。

炽灼残渣 不得过 0.1%（通则 0841）。

重金属 取本品 1.0g，加乙醇 23ml 溶解后，加醋酸盐缓冲液（pH 3.5）2ml，依法检查（通则 0821 第一法），含重金属不得过百万分之十。

【含量测定】 取本品约 0.4g，精密称定，加中性乙醇（对酚酞指示液显中性）20ml 溶解后，加酚酞指示液 3 滴，用氢氧化钠滴定液（0.1mol/L）滴定。每 1ml 氢氧化钠滴定液（0.1mol/L）相当于 18.02mg 的 $C_9H_8O_4$。

【类别】 解热镇痛、非甾体抗炎药，抗血小板聚集药。

【贮藏】 密封，在干燥处保存。

【制剂】（1）阿司匹林片（2）阿司匹林肠溶片（3）阿司匹林肠溶胶囊（4）阿司匹林泡腾片（5）阿司匹林栓

（四）索引

为方便使用和检索，《中国药典》书末列有索引。一部列有中文、汉语拼音、拉丁名、拉丁学名索引，二、三部列有中文、英文索引。索引可供方便快速地查阅药典中的有关内容。

（五）通则

通则主要收载制剂通则、通用检测方法和指导原则。制剂通则系按照药物剂型分类，针对剂型特点所规定的基本技术要求；通用检测方法系各正文品种进行相同检查项目的检测时所应采用的统一的设备、程序、方法及限度等；指导原则系为执行药典、考察药品质量、起草与复核药品标准等所制定的指导性规定。《中国药典》（2015年版）通则编码及对应类别见表2-3。每一类项下又包括多个单项内容。

表2-3　《中国药典》（2015年版）通则编码及类别

编码系列	类别	编码系列	类别
0100系列	制剂通则	2000系列	中药相关检测方法
0200系列	其他通则	2400系列	注射剂有关物质检查法
0300系列	一般鉴别试验	3000系列	生物制品相关检查方法
0400系列	光谱法	3100系列	含量测定法
0500系列	色谱法	3200系列	化学残留物测定法
0600系列	物理常数测定法	3300系列	微生物检查法
0700系列	其他测定法	3400系列	生物测定法
0800系列	限量检查法	3500系列	生物活性/效价测定法
0900系列	特性检查法	3600系列	特定生物原材料/动物
1000系列	分子生物学技术	3700系列	生物制品国家标准物质目录
1100系列	生物检查法	8000系列	试剂与标准物质
1200系列	生物活性测定法	9000系列	指导原则

拓展阅读

《中国药典》（2015年版）主要特点

1. 收载品种大幅提高，满足国家基本药物目录、国家基本医疗保险用药目录的需要。

2. 通过凡例、通则的全面修订，更加全面完善药典标准规定，进一步提升对药品质量控制的要求。使化学药和生物制品标准达到或接近国际标准，中药标准主导国际标准。

3. 增加药用辅料、标准物质、药包材相关指导原则，以《中国药典》为核心的国家药品标准体系更加健全完善。

4. 整合原一、二、三部附录部分，规范统一原各部附录的相同方法，解决各部之间相同方法要求不统一的问题。

5. 药用辅料标准水平明显提高，收载品种增加105%，可供注射用药用辅料品种由2种增加至23种。

第三节 药品质量标准的制定

一、制定药品质量标准的目的

药品是用于预防、治疗、诊断人的疾病，有目的地调节人的生理功能并规定有适应证或者功能主治、用法用量的物质，是特殊的商品。药品质量的优劣直接影响到药品的安全性和有效性，关系到用药者的健康与生命安全。因药品质量受生产厂家的生产工艺、技术水平、设备条件等因素的影响，为了加强对药品质量的控制与管理，确保用药的安全和有效，必须制定一个统一的药品质量标准。制定并贯彻执行药品质量标准，对指导药品生产、提高药品质量、保证用药安全有效、促进对外贸易等方面均具有非常重要的意义。

二、制定药品质量标准的原则

药品质量标准的制定，是药品科研、生产、经营及临床应用等的总和成果。一个完整、合理、具有科学性的药品质量标准的制定，需要各个方面、各个环节的精心配合、通力合作，既要切合我国实际情况，又要借鉴国外有益的先进成果。制定药品质量标准必须坚持质量第一，充分体现"安全有效、技术先进、经济合理、不断完善"的总原则，制定出既符合我国国情，又具有较高水平的药品质量标准。具体地说，制定药品质量标准应遵循安全有效、先进性、针对性和规范性四项原则。

（一）安全有效

保证用药的安全有效，是制定药品质量标准的最基本原则。药物的毒副反应，一方面是由药物本身造成的，另一方面可能是由引入的杂质造成的。因此，对毒性较大的杂质应严格控制。药物的晶型及异构体可能对药品生物利用度及临床疗效影响较大，尤其对难溶性药物，其晶型如果有可能影响药品的有效性、安全性及稳定性时，则必须进行晶型的研究。

（二）先进性

制定药品质量标准时，应在我国国情允许的情况下尽可能采用较先进的方法与技术，如果研制的新药国外已经有质量标准，那么国内的应尽可能达到或超过国外的质量标准。同时，药品质量标准也将随着科学技术不断地发展而相应地提高，原有的质量标准不足以控制药品质量时，应进行修订。

（三）针对性

根据生产和使用情况，有针对性地规定检查项目和确定合理的限度，并考虑使用要求。一般而言，对内服药品要求严格，注射用药和麻醉用药更严格，而对外用药品要求可以适当放宽。

（四）规范化

按照国家食品药品监督管理总局制订的基本原则、基本要求和一般格式规范地进行。

三、药品质量标准的内容

（一）名称

药品名称包括中文名、汉语拼音、英文名。列入国家药品标准的药品名称为药品通用名，已经用作通用名的不得作为药品商标使用。

中文名：按照《中国药品通用名称》（China Approved Drug Names，CADN）收载的名称及其命名原则命名。

英文名（或拉丁名）：尽量采用世界卫生组织（World Health Organization，WHO）编订的国际非专利药名（International Nonproprietary Names for Pharmaceutical Substances，INN）；INN 没有的，可采用其他合适的英文名称。

化学名：根据中国化学会编撰的《有机化学命名原则》命名，参考国际纯粹与应用化学联合会（International Union of Pure and Applied Chemistry，IUPAC）公布的《Nomenclature of Organic Chemistry》（有机化学命名法）命名。

我国对新药命名有若干规定。

1. 原则上按照 INN 命名原则确定英文名或拉丁文名，再译成中文名。

2. 对属于某一相同药效的药物命名，应采用该类药物的词干，如组胺类药物的词干为"-astine"译为"-斯丁"。在制订某类新药的第一个药名时，应考虑该药物名称的系列化而制订一个新的词干。

3. 仿制药物的中文名称，可根据药物的具体情况采用音译、意译或音意合译，但对商品名和专利名不能译。

4. 对化学结构不清楚或天然来源的药品，可以该药来源或化学分类来考虑，如大黄素、黄芩苷等。

5. 复方制剂的命名，由于含两种以上药物，可采用简缩的方法或按处方中的主药来命名。

6. 避免采用有关解剖学、生理学、病理学、药理作用或治疗学给患者以暗示的药名，如风湿灵、抗癌灵等。

7. 制剂名称的命名，应与原料名称一致。

8. 药物在使用上有不同要求时，名称也应作不同的规定。如乙醚和麻醉乙醚、蒸馏水和注射用水。有的药品化学成分相同，但性状不同，名称也各异，如黄氧化汞和红氧化汞、氧化镁和轻质氧化镁等。

（二）性状

性状是对药物的外观色泽、臭、味、溶解度以及物理常数等的规定，反映了药物特有的物理性质。

1. 外观　指药物的聚集状态、晶形、色泽以及臭、味等性质。例如，《中国药典》（2015 年版）对二巯丁二钠的描述为"本品为白色至微黄色粉末；有类似蒜的特臭"。

此项目没有严格的检测方法和判断标准，仅用文字作一般性的描述，但如果药品的晶型、细度等对质量有较大影响须作严格控制时，应在检查项下另作具体规定。有引湿、风化、遇光变质等与贮藏条件有关的性质，也应记述。剧毒药不作"味"描述。

2. 晶型　不同的晶型可能会有不同的生物利用度、稳定性和溶出速率等。区别晶型的最好方法是测定其 X 射线衍射图谱，以确定药物的晶型归属。同时 X 射线衍射图谱作为基础档案资料之一，便于当该药物由于合成、提取步骤以及制剂过程中的变动而发生药效或生物利用度问题时进行追踪研究。如果熔点（melting point）或红外吸收光谱图可以反映出晶型的区别，则可在质量标准中选用较简易的方法进行控制。

3. 溶解度　溶解度是药物的一种物理性质，在一定程度上反映了药品的纯度。《中国药典》（2015 年版）采用"极易溶解""易溶""溶解""略溶""微溶""极微溶解""几乎不溶或不溶"来描述药品在不同溶剂中的溶解性能。如：磺胺嘧啶在乙醇或丙酮中微溶，在水中几乎不溶；在氢氧化钠试液或氨试液中易溶，在稀盐酸中溶解。

4. 物理常数　物理常数是表示药物的物理性质的特征常数，在一定条件下是固定不变的。测定药物物理常数，既可以判断其真伪，又可以检验其纯度，有些物理常数还可用于药物含量测定。如维生素 C 的比旋度：取本品，精密称定，加水溶解并定量稀释制成每 1ml 中约含 0.10g 的溶液，依法测定（通则 0621），比旋度为 +20.5° ~ +21.5°。本教材第三章中介绍物理常数测定。

（三）鉴别

鉴别是根据药物的分子结构、理化性质，采用物理、化学或生物学方法判断药物的真伪。只有药物在鉴别无误的前提下，药物的杂质检查、含量测定等分析才有意义。鉴别试验分为一般鉴别试验与专属鉴别试验。一般鉴别试验以一类药物具有的共同化学结构为依据，根据其相同的物理化学性质进行药物真伪鉴别，区别不同"类"的药物。专属鉴别试验利用各种药物的化学结构差异，区别同类药物或具有相同化学结构部分的各"种"药物。

在鉴别方法的选择上，要求专属性强、耐用性好、灵敏度高、操作简便快速等。尽可能采用药典已收载的方法。在制订标准时应采用化学法和仪器法相结合，一般选用 2~4 种不同类型的方法进行鉴别试验。化学药鉴别常用方法有化学法、光谱法、色谱法和生物学法。中药材及其提取物和制剂常用的鉴别方法还有显微鉴别法和指纹图谱鉴别法。本教材第三章中介绍常用药物鉴别技术。

（四）检查

检查包括有效性、均一性、安全性和纯度要求四方面。

药品内在的有效性大多数情况下均是以动物试验为基础，并最终以临床疗效来评价。药品有效性大都通过剂型来实现，所以制剂有效性检查尤为重要。制剂有效性可通过《中国药典》（2015 年版）第四部中收载的崩解时限、溶出度、含量均匀度、片剂脆碎度等检查项目进行控制。

药品质量控制的有效性则是指研究建立的药品标准所使用的分析检测方法必须有效地满足药品质量检定的专属灵敏、准确可靠的要求，所设置的项目和指标限度必须达到对药品的特定临床使用目标的有效控制。

原料药的均一性主要体现为纯杂组成不变、程度可控、质量恒定。制剂的均一性体现为各单位制剂之间的均匀程度，如：重量差异、含量均匀度等。

药品中存在的某些微量杂质可能对生物体产生特殊的生理作用，影响用药的安全性。体现药品安全性的主要指标包括异常毒性、热原、细菌内毒素等。这些指标大都采用生物检定法检查，对于注射剂质量控制尤为重要。本教材第八章中介绍药品安全性检查。

药品的纯度检查系指对药品中所含杂质进行检查和控制，任何影响药品纯度的物质均称为杂质。纯度要求即对杂质检查项目及量的要求，以保证药品质量，保障临床用药安全有效。

（五）含量测定及其限度

药物含量是评价药物质量的重要指标。药物含量测定是运用化学、物理学或生物学及微生物学的方法，针对有效成分含量的测定，是评价药品质量的主要手段，也是药品质量标准的重要内容。药物含量测定可以分为两大类，一类是基于化学或物理学原理的"含量测定"，结果一般用百分率（%）来表示；另一类是基于生物学原理的"效价测定"，结果一般用效价来表示。本教材第六章介绍药物含量测定技术。

1. 含量测定方法选择　含量测定应选择专属性强、准确、灵敏和简便的方法。通常有容量分析法、重量法、光谱法、色谱法、其他测定法等。

原料药纯度高，含量限度规定严，应侧重于测定方法的准确性，首选容量分析法，一般不提倡用紫外-可见分光光度法。制剂含量测定应考虑辅料对有效成分、有效成分相互间的干扰，首选专属性强的分析方法，如色谱法。在无干扰情况下，也可采用分光光度法。

酶类药物首选酶分析法，抗生素类药物首选高效液相色谱法和微生物法，放射性药物首选放射性测定法。

2. 含量限度的确定　在制订含量限度时，应考虑生产水平、剂型、主药含量、分析方法等因素。

（1）根据实际生产水平　从动植物中提取的药物，其纯度由提取分离的实际水平而定。如：硫酸长春新碱，含量限度最初为 92.0%，但随着生产水平的提高，《中国药典》（1990年版）以来改为 95.0% ~ 105.0%。如：盐酸罂粟碱提取方法成熟稳定，含量为不得少于 99.0%。

（2）根据剂型不同　原料药的含量（或效价）均按所含有效物质的重量百分数表示（%），含量限度范围大多数均规定为不得少于 98.5%。制剂的含量限度按标示量的百分数表示，大多均规定为标示量的 95.0% ~ 105.0%。如：维生素 B_1 原料含量限度为不得少于 99.0%，片剂、注射剂含量限度分别为 90.0% ~ 110.0% 和 93.0% ~ 107.0%。

（3）根据主药含量　主药含量高的，一般为标示量的 95.0% ~ 105.0%；主药含量居中的片剂（1~30mg/片），一般为标示量的 93.0% ~ 107.0%；主药含量低的片剂（5~750μg/片），一般为标示量的 90.0% ~ 110.0%。

（4）根据不同的分析方法　容量分析法下限一般为 98.5% 或 99.0%，上限一般不列出，根据药典凡例规定不得超过 101.0%。取样量应满足滴定精度要求（消耗滴定液约 20ml）；滴定终点判断要明确，指示剂变色敏锐；需做空白试验校正。

比色法通常为 97.0% ~ 103.0%。紫外－可见分光光度法中，采用吸收系数法，通常为 97.0% ~ 103.0%，百分吸收系数（$E_{1cm}^{1\%}$）值小于 100 的一般不宜采用。色谱法中，采用内标法或外标法定量，含量限度一般定为 98.0% ~ 102.0%。

（六）类别

按药品的主要作用与主要用途或学科的归属划分，不排除在临床实践基础上作其他类别药物使用。如：抗结核药、祛痰药等。

（七）贮藏

贮藏项下的规定，系为避免污染和降解而对药品贮存与保管的基本要求。药品贮藏要求及有效期限设置主要通过其质量和稳定性试验研究确定。

稳定性试验分为影响因素试验、加速试验与长期试验。以原料药稳定性试验为例说明。

1. 影响因素试验（一批样）

（1）强光照射试验　将样品置光照度为 4500lx±500lx 灯下放置 10 天，分别于 5 天、10 天取样，按考察项目进行分析。

（2）高温试验　取供试品，准确称重，置 60℃温度下放置 10 天，分别于 5 天、10 天取样，称重（考察原料药风化失重），按考察项目进行分析。若供试品有明显变化（如含量低于规定限度），则在 40℃条件下同样进行试验。若 60℃无明显变化，不再进行 40℃试验。

（3）高湿度试验　取供试品，准确称重，置温度为 25℃、相对湿度 90%±5% 的密闭容器内放置 10 天，分别于 5 天、10 天取样，称重（考察原料药吸潮性能），按考察项目进行分析。若吸湿增重 5% 以上，则在相对湿度 75%±5% 条件下，同法试验，若吸湿增重 5% 以下，其他考察项目符合要求，不再进行此项试验。

2. 加速试验（三批样）　在上市药品包装条件下，于温度 40℃±2℃、相对湿度 75%±5% 条件下放置 6 个月，分别于 1 个月、2 个月、3 个月、6 个月末取样测定，按考察项目进行分析。

3. 长期试验（三批样） 按市售包装，在温度 25℃±2℃，相对湿度 60%±10% 的条件下放置 12 个月，或在温度 30℃±2℃、相对湿度 65%±5% 的条件下放置 12 个月，于 0 个月、3 个月、6 个月、9 个月、12 个月、18 个月、24 个月、36 个月取样测定，结果与 0 个月相比，以确定药物有效期。

4. 原料药及常用制剂稳定性考察项目 原料药：性状、熔点、有关物质、含量、吸湿性；片剂：性状、溶出度、有关物质、含量、崩解时限或溶出度或释放度；胶囊：性状、溶出度、有关物质、含量；注射剂：性状、pH、可见异物、无菌、有关物质、含量。

四、分析方法验证

药品质量标准分析方法的验证是通过实验室研究，确立该方法的性能特征符合预定分析申报要求，以证明该分析方法的适用性，目的是证明采用的方法适合于相应检测要求。在建立药品质量标准时，分析方法需经验证；在药品生产工艺变更、制剂的组分变更、原分析方法进行修订时，质量标准分析方法也需进行验证。验证理由、过程和结果均应记载在药品质量标准起草说明或修订说明中。

在分析方法验证中，须采用标准物质进行试验。由于分析方法具有各自的特点，并随分析对象而变化，因此需要视具体方法拟定验证的指标。药品质量标准中需验证的检验项目与验证指标见表 2-4。

表 2-4 检验项目与验证指标

内容 \ 项目	鉴别	杂质测定		含量测定及溶出量测定	校正因子
		定量	限度		
准确度	-	+	-	+	+
精密度 重复性	-	+	-	+	+
精密度 中间精密度	-	+①	-	+①	+
专属性②	+	+	+	+	+
检测限	-	-③	+	-	-
定量限	-	+	-	-	+
线性	-	+	-	+	+
范围	-	+	-	+	+
耐用性	+	+	+	+	+

①已有重现性验证，不需验证中间精密度。

②如一种方法不够专属，可用其他分析方法予以补充。

③视具体情况予以验证。

（一）准确度

准确度（accuracy）系指用该方法测定的结果与真实值或参考值接近的程度，一般以回收率（%）表示。准确度应在规定的范围内测定。用紫外-可见分光光度法和高效液相色谱法时，一般回收率可达到 98%～102%。容量分析法的回收率一般可达 99.7%～100.3%。回收率的相对标准偏差（RSD）一般应在 2% 以内。

1. 化学药含量测定方法的准确度 原料药采用对照品进行测定，或用本法所测得结果与已知准确度的另一个方法测得的结果进行比较。制剂可在处方量空白辅料中，加入已知量被测物对照品进行测得。如不能得到制剂辅料的全部组分，可向待测制剂中加入已知量的被测物对照品进行测得，或用所建立方法的测得结果与已知准确度的另一种方法测得结果进行比较。

2. 化学药杂质定量测定的准确度 可向原料药或制剂处方量空白辅料中加入已知量杂质进行测定。如不能得到杂质或降解产物对照品，可用所建立方法测定的结果与另一成熟的方法进行比较，如药典标准方法或经过验证的方法。在不能测得杂质或降解产物的校正因子或不能测得对主成分的相对校正因子的情况下，可用不加校正因子的主成分自身对照法计算杂质含量。应明确表明单个杂质和杂质总量相当于主成分的重量比（％）或面积比（％）。

3. 中药化学成分测定方法的准确度 可用对照品进行加样回收率测定，即向已知被测成分含量的供试品中再精密加入一定量的被测成分对照品，依法测定。用实测值与供试品中含有量之差，除以加入对照品量计算回收率。在加样回收实验中需注意对照品的加入量与供试品中被测成分含有量之和必须在标准曲线线性范围之内；加入对照品的量要适当，过小则引起较大的相对误差，过大则干扰成分相对减少，真实性差。

$$回收率\% = (C-A)/B\times100\%$$

式中，A 为供试品所含被测成分量；B 为加入对照品量；C 为实测值。

4. 校正因子的准确度 对色谱方法而言，绝对（或定量）校正因子是指单位面积的色谱峰代表的待测物质的量。待测定物质与所选定的参照物质的绝对校正因子之比，即为相对校正因子。相对校正因子计算法常应用于化学药有关物质的测定、中药材及其复方制剂中多指标成分的测定。校正因子的表示方法很多，本文中的校正因子是指气相色谱法和高效液相色谱法中的相对重量校正因子。

相对校正因子可采用替代物（对照品）和被替代物（待测物）标准曲线斜率比值进行比较获得；采用紫外吸收检测器时，可将替代物（对照品）和被替代物（待测物）在规定波长和溶剂条件下的吸收系数比值进行比较，计算获得。

5. 数据要求 在规定范围内，取同一浓度（相当于100%浓度水平）的供试品，用至少测定6份样品的结果进行评价；或设计3种不同浓度，每种浓度分别制备3份供试品溶液进行测定，用9份样品的测定结果进行评价。对于化学药，一般中间浓度加入量与所取供试品中待测成分量之比控制在1∶1左右，建议高、中、低浓度对照品加入量与所取供试品中待测定成分量之比控制在1.2∶1，1∶1，0.8∶1左右，应报告已知加入量的回收率（％），或测定结果平均值与真实值之差及其相对标准偏差或置信区间（置信度一般为95%）；对于中药，一般中间浓度加入量与所取供试品中待测定成分量之比控制在1∶1左右，建议高、中、低浓度对照品加入量与所取供试品中待测定量之比控制在1.5∶1，1∶1，0.5∶1左右，应报告供试品取样量、供试品中含有量、对照品加入量、测定结果和回收率（％）计算值，以及回收率（％）的相对标准偏差或置信区间。对于校正因子，应报告测定方法、测定结果和RSD。在基质复杂、组分含量低于0.01%及多成分等分析中，回收率限度可适当放宽。样品中待测定成分含量和回收率限度关系参考见表2-5。

表2-5 样品中待测定成分含量和回收率限度

待测定成分含量	回收率限度（％）
100%	98~101
10%	95~102

续表

待测定成分含量	回收率限度（%）
1%	92~105
0.1%	90~108
0.01%	85~110
10μg/g	80~115
1μg/g	75~120
10μg/kg	70~125

（二）精密度

精密度（precision）系指在规定的条件下，同一份均匀供试品，经多次取样测定所得结果之间的接近程度。精密度一般用偏差（deviation，d）、标准偏差（standard deviation，SD）或相对标准偏差（relative standard deviation，RSD）表示。

$$d = x_i - \bar{x}$$

$$SD = \sqrt{\frac{\sum (x_i - \bar{x})^2}{n-1}}$$

$$RSD = \frac{SD}{\bar{x}} \times 100\%$$

在相同条件下，由同一个分析人员测定所得结果的精密度称为重复性；在同一个实验室，不同时间由不同分析人员用不同设备测定结果之间的精密度，称为中间精密度；在不同实验室由不同分析人员测定结果之间的精密度，称为重现性。

含量测定和杂质的定量测定应考察方法的精密度。

1. 重复性 在规定范围内，取同一浓度（相当于100%浓度水平）的供试品，用至少测定6份的结果进行评价；或设计3种不同浓度，每种浓度分别制备3份供试品溶液进行测定，用9份样品的测定结果进行评价。采用9份测定结果进行评价时，对于化学药，一般中间浓度加入量与所取供试品中待测定成分量之比控制在1:1左右，建议高、中、低浓度对照品加入量与所取供试品中待测定成分量之比控制在1.2:1，1:1，0.8:1左右；对于中药，一般中间浓度加入量与所取供试品中待测定成分量之比控制在1:1左右，建议高、中、低浓度对照品加入量与所取供试品中待测定成分量之比控制在1.5:1，1:1，0.5:1左右。

2. 中间精密度 考察随机变动因素如不同日期、不同分析人员、不同仪器对精密度的影响，应设计方案进行中间精密度试验。

3. 重现性 国家药品质量标准采用的分析方法，应进行重现性试验，如通过不同实验室检验获得重现性结果。协同检验的目的、过程和重现性结果均应记载在起草说明中。应注意重现性试验用样品质量的一致性及贮存运输中的环境对该一致性的影响，以免影响重现性结果。

4. 数据要求 均应报告偏差、标准偏差、相对标准偏差或置信区间。在基质复杂、含量低于0.01%及多成分等分析中，精密度接受范围可适当放宽。样品中待测定成分含量和精密度可接受范围参考见表2-6。

表2-6 样品中待测定成分含量和精密度 RSD 可接受范围

待测定成分含量	重复性（RSD）	重现性（RSD）
100%	1	2

待测定成分含量	重复性（RSD）	重现性（RSD）
10%	1.5	3
1%	2	4
0.1%	3	6
0.01%	4	8
10μg/g	6	11
1μg/g	8	16
10μg/kg	15	32

（三）专属性

专属性（specificity）系指在其他成分（如杂质、降解产物、辅料等）存在下，采用的分析方法能正确测定被测物的能力。鉴别反应、杂质检查和含量测定方法，均应考察其专属性。如方法专属性不强，应采用多种不同原理的方法予以补充。

1. 鉴别反应 应能区分可能共存的物质或结构相似化合物。不含被测成分的供试品，以及结构相似或组分中的有关化合物，应均呈阴性反应。

2. 含量测定和杂质测定 采用色谱法和其他分离方法，应附代表性图谱，以说明方法的专属性，并应标明各成分在图中的位置，色谱法中的分离度应符合要求。

在杂质对照品可获得的情况下，对于含量测定，试样中可加入杂质或辅料，考察测定结果是否受干扰，并可与未加杂质或辅料的试样比较测定结果；对于杂质检查，也可向试样中加入一定量的杂质，考察各成分包括杂质之间能否实现分离。

在杂质或降解产物不能获得的情况下，可将含有杂质或降解产物的试样进行测定，与另一个经验证了的方法或药典方法比较结果；也可用强光照射、高温、高湿、酸（碱）水解或氧化等方法进行加速破坏，以研究可能存在的降解产物和降解途径对含量测定和杂质测定的影响。含量测定方法应对比两种方法的结果，杂质检查应对比检出的杂质个数，必要时可采用光电二极管阵列检测和质谱检测，进行纯度检查。

（四）检测限

检测限（limit of detection，LOD）系指试样中被测物能被检测出的最低量。药品的鉴别试验和杂质检查方法，均应通过测试确定方法的检测限。检测限仅作为限度试验指标和定性鉴别的依据，没有定量意义。常用的方法如下。

1. 直观法 用已知浓度的被测物，试验出能被可靠地检测出的最低浓度或量。

2. 信噪比法 用于能显示基线噪声的分析方法，即把已知低浓度试样测出的信号与空白样品测出的信号进行比较，计算出能被可靠地检测出的被测物质最低浓度或量。一般以信噪比为3:1或2:1时相应浓度或注入仪器的量确定检测限。

3. 基于响应值标准偏差和标准曲线斜率法 按照 $LOD = 3.3\delta/S$ 公式计算。式中 LOD：检测限；δ：响应值的偏差；S：标准曲线的斜率。δ 可以通过下列方法测得：①测定空白值的标准偏差；②标准曲线的剩余标准偏差或截距的标准偏差来代替。

4. 数据要求 上述计算方法获得的检测限数据须用含量相近的样品进行验证。应附测定图谱，说明试验过程和检测限结果。

（五）定量限

定量限（limit of quantitation，LOQ）系指试样中被测物能被定量测定的最低量，其测定结果应符合准确度和精密度要求。对微量或痕量药物分析、定量测定药物杂质和降解产物时，应确定方法的定量限。常用的方法如下。

1. 直观法 用已知浓度的被测物，试验出能被可靠地定量测定的最低浓度或量。

2. 信噪比法 用于能显示基线噪声的分析方法，即把已知低浓度试样测出的信号与空白样品测出的信号进行比较，计算出能被可靠地定量的被测物质的最低浓度或量。一般以信噪比为 10：1 时相应浓度或注入仪器的量确定定量限。

3. 基于响应值标准偏差和标准曲线斜率法 按照 $LOQ = 10\delta/S$ 公式计算。式中 LOQ：定量限；δ：响应值的偏差；S：标准曲线的斜率。δ 可以通过下列方法测得：①测定空白值的标准偏差；②采用标准曲线的剩余标准偏差或是截距的标准偏差来代替。

4. 数据要求 上述计算方法获得的定量限数据须用含量相近的样品进行验证。应附测定图谱，说明测试过程和定量限结果，包括准确度和精密度验证数据。

（六）线性

线性（linearity）系指在设计的范围内，测定响应值与试样中被测物浓度呈比例关系的程度。

应在规定的范围内测定线性关系。可用同一对照品贮备液经精密稀释，或分别精密称取对照品，制备一系列对照品溶液的方法进行测定，至少制备 5 份不同浓度的对照品溶液。以测得的响应信号对被测物的浓度作图，观察是否呈线性，再用最小二乘法进行线性回归。必要时，响应信号可经数学转换，再进行线性回归计算。或者可采用描述浓度-响应关系的非线性模型。

（七）范围

范围（range）系指分析方法能达到一定精密度、准确度和线性要求时的高低限浓度或量的区间。

范围应根据分析方法的具体应用及其线性、准确度、精密度结果和要求确定。原料药和制剂含量测定，范围一般为测定浓度的 80%～120%；制剂含量均匀度检查，范围一般为测定浓度的 70%～130%；特殊剂型，如气雾剂和喷雾剂，范围可适当放宽；溶出度或释放度中的溶出量测定，范围一般为限度的 ±30%，如规定了限度范围，则应为下限的 -20% 至上限的 +20%；杂质测定，范围应根据初步实际测定数据，拟订为规定限度的 ±20%。如果含量测定与杂质检查同时进行，用峰面积归一化法进行计算，则线性范围应为杂质规定限度的 -20% 至含量限度（或上限）的 +20%。

在中药分析中，范围应根据分析方法的具体应用和线性、准确度、精密度结果及要求确定。对于有毒的、具特殊功效或药理作用的成分，其验证范围应大于被限定含量的区间。

校正因子测定时，范围一般应根据其应用对象的测定范围确定。

（八）耐用性

耐用性（robustness）系指在测定条件有小的变动时，测定结果不受影响的承受程度，为所建立的方法用于日常检验提供依据。开始研究分析方法时，就应考虑其耐用性。如果测定条件要求苛刻，则应在方法中写明，并注明可以接受变动的范围，可以先采用均匀设计确定主要影响因素，再通过单因素分析等确定变动范围。典型的变动因素有：被测溶液的稳定性、样品的提取次数、时间等。高效液相色谱法中典型的变动因素有：流动相的组成和 pH、不同品牌或不同批号的同类型色谱柱、柱温、流速等。气相色谱法变动因素有：不同品牌或批号的色谱柱、固定相、不同类型的担体、载气流速、柱温、进样口和检测器温度等。

经试验，测定条件小的变动应能满足系统适用性试验要求，以确保方法的可靠性。

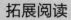

拓展阅读

含量测定方法验证的可接受标准

1. 容量分析法　用原料药精制品（含量>99.5%）或对照品考察方法的精密度，RSD 一般不大于 0.2%；进行回收率试验，回收率一般在 99.7% ~ 100.3% 之间。

2. 紫外-可见分光光度法　用适当浓度的精制品进行测定，其 RSD 一般不大于 1%。制剂的测定，回收率一般应在 98% ~ 102% 之间；线性：吸光度 A 一般在 0.2 ~ 0.8，浓度点 n = 5，用浓度 c 对 A 作线性回归处理，得一直线方程，r 应达到 0.9996（n = 5），方程的截距应近于零。

3. 高效液相色谱法　要求 RSD < 2%，回收率 98% ~ 102% 之间。线性范围：用精制品配制一系列标准溶液，浓度点 n 应为 5 ~ 7，用浓度 c 对峰高 h 或被测物的响应值之比进行回归处理，建立回归方程，r 应大于 0.9990，截距应趋于零。

第四节　检验标准操作规范与操作规程

一、中国药品检验标准操作规范

《中国药品检验标准操作规范》是执行药典标准的主要依据和补充，基本包括了药品检验的所有方法和标准，内容丰富，描述明确详细，实用性、可操作性强，是一部可以其正确指导药品检验人员进行药品检验工作的工具书，同时也适合药品检验人员的培训和药品研究、生产和药品经营部门、医院制剂室的质检人员使用。

该书由中国药品生物制品检定所组织全国各药品检验所共同编写。现行版本是《中国药品检验标准操作规范》（2010 年版），是根据《中国药典》（2010 年版）附录中收载的剂型和相关检测方法而编写的，基本上包涵了《中国药典》（2010 年版）一部和二部附录中相关内容，生物制品由于其检验方法的要求与药品检验不同之处较多，故未收载于本书。

本版《中国药品检验标准操作规范》新增了检验检测方法 19 个，其中包括制剂通则 2 个、检验方法和指导原则 13 个以及生物检定法和微生物检定法 4 个，同时还对已有的检验检测方法进行了修订，共计 45 个。

该书使得我国药品检验工作有规可循，同时将对培养药检人才、指导相关专业实验技术工作和学科发展，确保药品检验工作的科学准确发挥重要作用，最终达到保证药品质量和人民用药安全有效的目的。

二、药品检验仪器操作规程

现行《药品检验仪器操作规程》为 2010 年版，是《中国药典》（2010 年版）配套用书，由中国药品生物制品检定所组织编写。其收载内容主要是各种仪器，如紫外-可见分光光度计、高效液相色谱仪、溶出度检测仪等的操作规程，共分为 23 大类，合计 436 项。该书对于药品质量检验的标准化和规范化发挥着巨大作用。

岗位对接

　　药物检验工系指对药品成品、半成品、原辅料及包装材料进行检验、验收、质检的人员。分为初、中、高三个级别，由各市食品药品监督管理局组织考试并颁发证书，适用范围是药品生产企业药品检验部门，需具备一定的专业背景和相关从业经验方有资格取得。各级别均从药品质量标准、药品质量检验（包括：量取的洗涤与选取、药物物理常数测定、药物鉴别技术、杂质检查、制剂检查项目、含量测定方法、生物测定）、安全知识等方面对从业人员进行考核。

　　执业药师考试中要求掌握国家药品标准的组成及效力、国家药品标准的制定原则、国际药品标准的主要内容和特点、《中国药典》的主要内容和结构、药品检验程序与项目。

目标检测

一、单选题

1. 药典所指的"精密称定"，系指称取重量应准确至所取重量的（　　）
   A. 百分之一　　　　　　B. 千分之一　　　　　　C. 万分之一
   D. 十万分之一　　　　　E. 百万分之一

2. 《中国药典》（2015 年版）规定，称取"2.00g"系指（　　）
   A. 称取重量可为 1.5~2.5g　　　　　　　B. 称取重量可为 1.95~2.05g
   C. 称取重量可为 1.995~2.005g　　　　　D. 称取量量可为 1.9995~2.0005g
   E. 称取重量可为 1~3g

3. 药典规定取用量为"约"若干时，系指取用量不得超过规定量的（　　）
   A. ±0.1%　　　　　　B. ±1%　　　　　　C. ±5%
   D. ±10%　　　　　　E. ±2%

4. 《中国药典》（2015 年版）规定，室温是指（　　）
   A. 20℃　　　　　　B. 25℃　　　　　　C. 10~30℃
   D. 15℃　　　　　　E. 5~30℃

5. 原料药含量百分数如未规定上限，系指不超过（　　）
   A. 100.1%　　　　　B. 101.0%　　　　　C. 100.0%
   D. 100%　　　　　　E. 110.0%

6. 药典中所用乙醇未指明浓度时，系指（　　）
   A. 95%（ml/ml）乙醇　　　　　　B. 95%（g/ml）乙醇
   C. 95%（g/g）乙醇　　　　　　　D. 无水乙醇
   E. 75%（g/g）乙醇

7. 药品质量标准的基本内容包括（　　）
   A. 凡例、注释、附录、用法与用途　　　　B. 正文、索引、通则

C. 取样、鉴别、检查、含量测定　　　　D. 凡例、正文、索引

E. 性状、鉴别、检查、含量测定、贮藏

二、配伍选择题

[1~5]

A. 标准品　　　　B. 供试品　　　　C. 对照品

D. 滴定液　　　　E. 指示剂

1. 以颜色突变指示滴定终点的化合物是（　　　）

2. 用于鉴别、检查、含量测定的标准物质是（　　　）

3. 用于生物检定、抗生素或生化药品中含量或效价测定的标准物质是（　　　）

4. 浓度准确已知的标准溶液是（　　　）

5. 待测药品是（　　　）

[6~10]

药典规定的药品贮藏条件

A. 阴凉处　　　　B. 遮光　　　　C. 冷处

D. 密闭　　　　E. 凉暗处

6. 用不透光的容器包装（　　　）

7. 将容器密闭，以防止尘土及异物进入（　　　）

8. 不超过 20℃（　　　）

9. 2~10℃（　　　）

10. 避光并不超过 20℃（　　　）

三、多项选择题

1. 区别晶形的方法有（　　　）

A. 紫外-可见分光光度法　　　　B. 红外分光光度法

C. 熔点测定法　　　　D. X 射线衍射法

E. 手性色谱法

2. 《中国药典》（2015 年版）通则内容包括（　　　）

A. 红外光谱图　　　　B. 制剂通则

C. 对照品（标准品）色谱图　　　　D. 标准溶液的配制与标定

E. 物理常数测定法

3. 药物的稳定性考察包括（　　　）

A. 强光照射试验　　　　B. 高温试验　　　　C. 高压试验

D. 高湿试验　　　　E. 长期留样考察

4. 药品质量标准制订内容包括（　　　）

A. 名称　　　　B. 性状　　　　C. 鉴别

D. 杂质检查　　　　E. 含量测定

5. 药典中溶液后标示的"1→10"符号系指（　　　）

A. 固体溶质 1.0g 加溶剂 10ml 的溶液

B. 液体溶质 1.0ml 加溶剂 10ml 的溶液

C. 固体溶质 1.0g 加溶剂使成 10ml 的溶液

D. 液体溶质 1.0ml 加溶剂使成 10ml 的溶液

E. 固体溶质 1.0g 加水（未指明何种溶剂时）10ml 的溶液

6. 药物的性状项下包括（　　　　）

    A. 比旋度　　　　　　B. 熔点　　　　　　　C. 溶解度

    D. 晶型　　　　　　　E. 吸收系数

7. 分析方法验证指标有（　　　　）

    A. 精密度　　　　　　B. 线性　　　　　　　C. 稳定性

    D. 灵敏度　　　　　　E. 准确度

第三章

药物性状与鉴别技术

学习目标

知识要求 **1. 掌握** 相对密度、熔点、比旋度的测定原理、方法、注意事项、应用；药物鉴别试验方法的分类、基本原理和方法特点。

2. 熟悉 折光率、pH 的测定原理、方法、注意事项、应用；药物一般鉴别实验的方法。

3. 了解 制药用水电导率测定法。

技能要求 1. 熟练掌握相对密度、熔点（第一法）、旋光度、折光率测定技术；并能利用旋光度测定法计算药物含量；药物鉴别的基本操作方法，并根据鉴别结果判断药物真伪。

2. 学会操作自动熔点仪、旋光计、折光计、紫外-可见分光光度计、高效液相色谱仪等分析仪器。

案例导入

案例：《中国药典》（2015 年版）中抗痛风药丙磺舒的【性状】、【鉴别】项下记录内容。

【性状】本品为白色结晶性粉末；无臭。

本品在丙酮中溶解，在乙醇或三氯甲烷中略溶，在水中几乎不溶；在稀氢氧化钠溶液中溶解，在稀酸中几乎不溶。

熔点 本品的熔点（通则 0612）为 198～201℃。

【鉴别】取本品约 5mg，加 0.1mol/L 氢氧化钠溶液……即生成米黄色沉淀。

取本品 0.1g，加氢氧化钠 1 粒……滤液显硫酸盐的鉴别反应。

取本品，加含有盐酸的乙醇……在 225nm 和 249nm 的波长处有最大吸收，在 249nm 波长处的吸光度约为 0.67。

本品的红外光吸收图谱应与对照的图谱（光谱集 73 图）一致。

讨论：1. 性状项下记录包括哪些内容？

2. 鉴别的方法有哪些，如何进行结果判断？

3. 性状检查、鉴别的意义是什么？

第一节 药物性状

药物的性状反映了药物特有的物理性质，一般包括外观、臭、味、溶解度和物理常数等。药物性状一定程度上反映了药物纯杂程度及含量高低。

一、外观、臭、味

外观是指药品的外表感观和色泽，包括药品的聚集状态、晶型、颜色以及臭、味等性状。臭是药品本身固有的或应有的臭味。味是药品具有的特殊味觉，但毒、剧、麻药一般不作"味"记述（不主张用嘴尝试）。如《中国药典》（2015 年版）对维生素 C 的外观描述为"本品为白色结晶或结晶性粉末；无臭，味酸；久置色渐变微黄；水溶液显酸性反应。"

二、溶解度

溶解度是药物的一种物理性质，在一定程度上反映了药物的纯度。《中国药典》（2015 年版）中采用极易溶解、易溶、溶解、略溶、微溶、极微溶解、几乎不溶或不溶等来描述药物在不同溶剂中的溶解性能。如《中国药典》（2015 年版）中对丙酸睾酮溶解度的描述为"本品在三氯甲烷中极易溶解，在甲醇、乙醇或乙醚中易溶，在乙酸乙酯中溶解，在植物油中略溶，在水中不溶。"溶解度试验法及溶解性能见本教材第二章。

三、物理常数

物理常数是反映药物物理性质的特征常数，在一定条件下是固定不变的，是评价药物质量的重要指标之一。其测定结果不仅对药物鉴别有一定意义，同时也在一定程度上反映了药物的纯度，有些物理常数还可用于药物的含量测定。《中国药典》（2015 年版）收载的物理常数有：相对密度、馏程、熔点、凝点、比旋度、折光率、pH、黏度、渗透压摩尔浓度、制药用水电导率等。具体内容见本章第二节。

第二节　药物物理常数测定法

一、相对密度测定法

（一）概念

相对密度（relative density）系指在相同温度、压力条件下，某物质的密度与水的密度之比。除另有规定外，温度为 20℃。

用比重瓶测定时的环境（指比重瓶和天平的放置环境）温度略低于 20℃ 或各品种项下规定的温度。

（二）测定方法

《中国药典》（2015 年版）规定：液体药品的相对密度，一般用比重瓶测定；测定易挥发液体的相对密度，可用韦氏比重秤。

1. 比重瓶法

（1）取洁净、干燥并精密称定质量的比重瓶，见图 3-1a，装满供试品（温度应低于 20℃ 或各品种项下规定的温度）后，装上温度计（瓶中应无气泡），置 20℃（或各品种项下规定的温度）的水浴中放置若干分钟，使内容物的温度达到 20℃（或各品种项下规定的温度），用滤纸除去溢出侧管的液体，立即盖上罩。然后将比重瓶自水浴中取出，再用滤纸将比重瓶的外面擦净，精密称定，减去比重瓶的重量，求得供试品的重量后，将供试品倾去，洗净比重瓶，装满新沸过的冷水，再照上法测得同一温度时水的重量，按下式计算，即得。

$$供试品的相对密度 = \frac{供试品重量}{水重量}$$

（2）取洁净、干燥并精密称定质量的比重瓶，见图3-1b，装满供试品（温度应低于20℃或各品种项下规定的温度）后，插入中心有毛细孔的瓶塞，用滤纸将从塞孔溢出的液体擦干，置20℃（或各品种项下规定的温度）恒温水浴中，放置若干分钟，随着供试液温度的上升，过多的液体将不断从塞孔溢出，随时用滤纸将瓶塞顶端擦干，待液体不再由塞孔溢出，迅即将比重瓶自水浴中取出，照上述（1）法，自"再用滤纸将比重瓶的外面擦净"起，依法测定，即得。

2. 韦氏比重秤法 本法是根据一定体积的玻璃锤在待测液体中所受浮力与该液体的密度成正比的原理，利用浮力大小间接反映待测液体的相对密度。

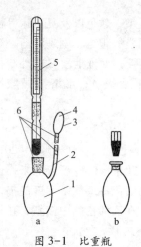

图 3-1 比重瓶

1. 比重瓶主体 2. 侧管 3. 侧孔
4. 罩 5. 温度计 6. 玻璃磨口

韦氏比重秤由支架、横梁、游码、玻璃锤和玻璃圆筒五部分组成（见图3-2）。横梁左端有一指针，当比重秤平衡时，可与支架左上方的另一指针对准。横梁的右半臂刻有等距离的9个格，将其分为10等份，在第10等份处有一秤钩，用来挂玻璃锤和砝码。比重秤配有大小不等的4种游码，分别为5g、500mg、50mg、5mg，每种2个，各游码在横梁最右端（第10等份处）悬挂时，分别表示相对密度为1、0.1、0.01和0.001，如果挂在第5个格时，分别表示相对密度为0.5、0.05、0.005、0.0005。

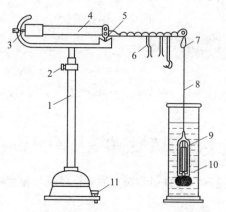

图 3-2 韦氏比重秤

1. 支架 2. 调节器 3. 指针 4. 横梁 5. 刀口 6. 游码 7. 小钩 8. 细铂丝
9. 玻璃锤 10. 玻璃圆筒 11. 调整螺丝

韦氏比重秤法的具体操作过程为：取20℃时相对密度为1的韦氏比重秤，用新沸过的冷水将所附玻璃圆筒装至八分满，置20℃（或各品种项下规定的温度）的水浴中，搅动玻璃圆筒内的水，调节温度至20℃（或各品种项下规定的温度），将悬于秤端的玻璃锤浸入圆筒内的水中，秤臂右端悬挂游码于1.0000处，调节秤臂左端平衡用的螺旋使平衡，然后将玻璃圆筒内的水倾去，拭干，装入供试液至相同高度，并用同法调节温度后，再把拭干的玻璃锤浸入供试液中，调节秤臂上游码的数量与位置使平衡，读取数值，即得供试品的相对密度。

如该比重秤系在4℃时相对密度为1，则用水校准时游码应悬挂于0.9982处，并应将在

20℃测得的供试液的相对密度除以 0.9982。

（三）注意事项

1. 比重瓶在每次使用前都要保持干燥、清洁。

2. 比重瓶内盛装水或供试液时不得有气泡，一旦出现气泡，应将其排出后再调节温度。

3. 当环境温度高于20℃时，瓶内温度升至20℃后，应迅速盖上罩，并尽快称量；否则供试液的温度可随环境温度而升高，导致液体继续溢出。

4. 当温度调好后，盖上罩子，比重瓶内必须充满供试液，外部溢出的液体必须用滤纸擦拭干净。

5. 供试品如为油类，测定后，应尽量倾出比重瓶中的油滴，连同瓶塞一起用乙醚、乙醇和水依次冲洗数次，方能向比重瓶中加入水，再进行后续的测定。

6. 比重秤应安装在稳固的水平台上，周围不得有强烈气流及腐蚀性气体，以免对测定造成干扰。

7. 玻璃锤和玻璃圆筒在每次使用前应保持洁净、干燥。

8. 安装好比重秤后，先用等重砝码调整水平螺丝使两指针对齐，整个系统平衡，然后取下游码，更换玻璃锤，此时横梁应保持平衡。

9. 测定供试液和水时，玻璃圆筒内盛装的液体量应相等，保证玻璃锤两次浸入液面的深度一致；测定时，玻璃锤应全部浸入液面以下。

10. 比重瓶法和韦氏比重秤法都要求使用新沸过的冷水，以除去水中的空气对密度测定的干扰。

（四）应用

纯物质的相对密度在特定条件下为不变的常数。但如物质的纯度不够，则其相对密度的测定值会随着纯度的变化而改变。因此，测定药品的相对密度，可用于检查药品的纯度。如《中国药典》（2015 年版）对二甲硅油相对密度的描述：本品的相对密度（通则0601）为 0.970~0.980。

二、熔点测定法

（一）概念

熔点（melting point）系指物质按照规定方法测定，由固态转化为液态的温度、熔融同时分解的温度或在熔化时自初熔至全熔的一段温度范围（熔程、熔距）。熔融同时分解是指药品在一定温度时产生气泡、上升、变色或浑浊等现象。初熔是指供试品开始局部液化出现明显液滴时的温度。全熔是指供试品全部液化时的温度。

熔点是大多数固体有机物的重要物理常数，其大小与固体药物分子间的相互作用力类型及晶型有关。故测定熔点可以反映药物的分子结构和作用，有助于判断待测药物与已知药物是否具有相同结构，便于进行真伪鉴别。如果药物中混有大量杂质，造成分子间作用力的改变，也会造成熔点下降，熔程加大，因此测定熔点也有助于进行药物纯度的检查。

测定熔点的药物，在测定过程中晶型不应转化，否则受热会导致熔点不稳定，难以辨认，对测定结果造成干扰。

（二）测定方法

依照待测物质的性质不同，《中国药典》（2015 年版）中熔点测定法分为下列三种，其中最常用的是测定易粉碎固体药品的第一法。各品种项下未注明时，均系指第一法。

第一法 测定易粉碎的固体药品

1. 传温液加热法

(1) 取样，干燥：取供试品适量，研成细粉，除另有规定外，应按照各品种项下干燥失重的条件进行干燥。若该药品为不检查干燥失重、熔点范围低限在135℃以上、受热不分解的供试品，可采用105℃干燥；熔点在135℃以下或受热分解的供试品，可在五氧化二磷干燥器中干燥过夜或用其他适宜的干燥方法干燥，如恒温减压干燥。

(2) 毛细管装样：分取供试品适量，置熔点测定用毛细管（简称毛细管，由中性硬质玻璃管制成，长9cm以上，内径0.9~1.1mm，壁厚0.10~0.15mm，一端熔封；当所用温度计浸入传温液6cm以上时，管长应适当增加，使露出液面3cm以上）中，轻击管壁或借助长短适宜的洁净玻璃管，垂直放在表面皿或其他适宜的硬质物体上，将毛细管自上口放入使自由落下，反复数次，使粉末紧密集结在毛细管的熔封端。装入供试品的高度为3mm。仪器装置如图3-3所示。

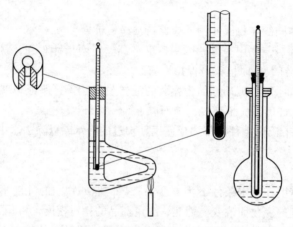

图3-3 传温液熔点测定法仪器装置

(3) 装入分浸式温度计和传温液：另将温度计（分浸式，具有0.5℃刻度，经熔点测定用对照品校正）放入盛装传温液（熔点在80℃以下者，用水；熔点在80℃以上者，用硅油或液状石蜡）的容器中，使温度计汞球部的底端与容器的底部距离2.5cm以上（用内加热的容器，温度计汞球与加热器上表面距离为2.5cm以上）；加入传温液以使传温液受热后的液面在温度计的分浸线处。将传温液加热，待温度上升至较规定熔点低限约低10℃时，将装有供试品的毛细管浸入传温液，贴附在温度计上（可用橡皮圈或毛细管夹固定），位置须使毛细管的内容物部分位于温度计汞球中部；继续加热，调节升温速率为每分钟上升1.0~1.5℃，加热时须不断搅拌使传温液温度保持均匀，记录供试品自初熔至全熔时的温度，重复测定3次，取其平均值，即得。

(4) 测定熔融同时分解的供试品：测定方法基本同上，但调节升温速率使每分钟上升2.5~3.0℃；供试品开始局部液化时（或开始产生气泡时）的温度作为初熔温度；供试品固相消失全部液化时的温度作为全熔温度。遇有固相消失不明显时，应以供试品分解物开始膨胀上升时的温度作为全熔温度。某些药品无法分辨其初熔、全熔时，可以其发生突变时的温度作为熔点，此时只有一个温度数据。

2. 电热块空气加热法 本法采用自动熔点仪进行熔点测定。自动熔点仪有两种测光方式：一种是透射光方式，一种是反射光方式；某些仪器兼有两种测光方式。大部分自动熔点仪可置多根毛细管同时测定。

分取经干燥处理（同"传温液加热法"）的供试品适量，置熔点测定用毛细管中；将自动熔点仪加热块加热至较规定的熔点低限约低 10℃ 时，将装有供试品的毛细管插入加热块中，继续加热，调节升温速率为每分钟上升 1.0~1.5℃，重复测定 3 次，取其平均值，即得。

测定熔融同时分解的样品时，方法如上述，但调节升温速率使每分钟上升 2.5~3.0℃。

自动熔点仪的温度示值要定期采用熔点标准品进行校正。必要时，供试品测定应随行采用标准品校正。

若对电热块空气加热法测定结果持有异议，应以传温液加热法测定结果为准。

第二法　测定不易粉碎的固体药品（如脂肪、脂肪酸、石蜡、羊毛脂等）

取供试品，注意用尽可能低的温度熔融后，吸入两端开口的毛细管（同第一法，但管端不熔封）中，使高达约 10mm。在 10℃ 或 10℃ 以下的冷处静置 24 小时，或置冰上放冷不少于 2 小时，凝固后用橡皮圈将毛细管紧缚在温度计上，使毛细管的内容物部分位于温度计汞球中部。

照第一法将毛细管连同温度计浸入传温液中，供试品的上端应位于传温液液面下约 10mm 处；小心加热，待温度上升至较规定的熔点低限尚低约 5℃ 时，调节升温速率使每分钟上升不超过 0.5℃，至供试品在毛细管中开始上升时，检读温度计上显示的温度，即得。

第三法　测定凡士林或其他类似物质

取供试品适量，缓缓搅拌并加热至温度达 90~92℃ 时，放入一平底耐热容器中，使供试品厚度达到 12mm±1mm，放冷至较规定的熔点上限高 8~10℃；取刻度为 0.2℃、水银球长 18~28mm、直径 5~6mm 的温度计（其上部预先套上软木塞，在塞子边缘开一小槽），使冷至 5℃ 后，擦干并小心地将温度计汞球部垂直插入上述熔融的供试品中，直至碰到容器的底部（浸没 12mm），随即取出，直立悬置，待黏附在温度计汞球部的供试品表面浑浊，将温度计浸入 16℃ 以下的水中 5 分钟，取出，再将温度计插入一外径约 25mm、长 150mm 的试管中，塞紧，使温度计悬于其中，并使温度计汞球部的底端距试管底部约为 15mm；将试管浸入约 16℃ 的水浴中，调节试管的高度使温度计上分浸线同水面相平；加热使水浴温度以每分钟 2℃ 的速率升至 38℃，再以每分钟 1℃ 的速率升温至供试品的第一滴脱离温度计为止；检读温度计上显示的温度，即可作为供试品的近似熔点。再取供试品，照前法反复测定数次；如前后 3 次测得的熔点相差不超过 1℃，可取 3 次的平均值作为供试品的熔点；如 3 次测得的熔点相差超过 1℃ 时，可再测定 2 次，并取 5 次平均值作为供试品的熔点。

（三）注意事项

1. 供试品必须按规定要求研细并干燥后才能测定熔点。因为颗粒较大会使得在毛细管中填充不均匀、不紧密，最终导致测定误差增大。

2. 分浸式温度计分浸线高度宜在 50~80mm，若分浸线 <50mm，毛细管位置太靠近液面，熔点测定易受外界气温的影响；若分浸线 >80mm，毛细管深入液面过多，易致漂浮不稳。

温度计的汞球部分宜短，粗细与温度计直径相似，这样有利于毛细管贴附在汞球上，使供试品受热温度与温度计温度一致。

3. 温度计除了必须符合国家质量技术监督局的规定外，还必须经常用熔点标准品校正。校正时温度计浸入传温液的深度与测定供试品时浸入传温液的深度应该是一致的。校正时，按本法测定熔点标准品的熔点 3 次，以平均值为测定熔点。以测定熔点为横坐标，以熔点标准品的熔点为纵坐标，绘制温度计校正曲线。

通常采用与被测供试品熔点相近的上下两个熔点标准品进行测定，得出此两点的校正值，并按供试品熔点在两点之间的位置，计算出该点的校正值。选择两种已知熔点的标准品为标准，测定它们的熔点，以观察到的熔点作纵坐标，测得熔点与已知熔点差值作横坐标，画成曲线，即可从曲线上读出任一温度的校正值。

熔点测定用标准品见表 3-1。

表 3-1　熔点测定用标准品

标准品名称	熔点/℃	标准品名称	熔点/℃
偶氮苯	69	磺胺二甲嘧啶	200
香草醛	83	双氰胺	210.5
乙酰苯胺	116	糖精	229
非那西丁	136	咖啡因	237
磺胺	166	酚酞	263

4. 传温液的升温速率、毛细管内径、壁厚以及洁净程度、供试品的高度、紧密程度等都会影响熔点测定的准确性，因此必须按规定严格执行操作。

5. 初熔之前，毛细管内的供试物可能出现"发毛""收缩""软化""出汗"等现象，如图 3-4 所示，在未出现局部液化的明显液滴和持续熔融过程时，均不作初熔判断。但如上述现象严重，过程较长或因之影响初熔点的观察时，应视为供试品纯度不高的标志而予以记录；并设法与正常的该药品作对照测定，以便于最终判断。"发毛"系指毛细管内的柱状供试物因受热而在其表面呈现毛糙；"收缩"系指柱状供试物向其中心聚集紧缩，或贴在某一边壁上；"软化"系指柱状供试物在收缩后变软，而形成软质柱状物，并向下弯塌；"出汗"系指柱状供试物收缩后在毛细管内壁出现细微液滴，但尚未出现局部液化的明显液滴和持续的熔融过程。

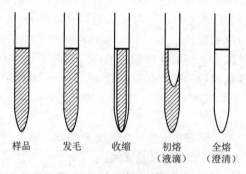

样品　发毛　收缩　初熔　全熔
　　　　　　　　（液滴）（澄清）

图 3-4　熔化过程中的几个常见状态

全熔时毛细管内的液体应完全澄清。若供试品在熔融成液体后会有小气泡停留在液体中，此时容易与未熔融的固体相混淆，应仔细辨别。

（四）应用

熔点测定法主要应用于固体药物的鉴别和纯度检查。用测定结果与《中国药典》中药物的熔点进行比较，判断是否符合规定。如：《中国药典》（2015 年版）对氢溴酸东莨菪碱熔点的描述：本品的熔点（通则 0612 第一法）为 195～199℃，熔融时同时分解。

三、旋光度测定法

（一）概念

平面偏振光通过含有某些光学活性化合物的液体或溶液时，能引起旋光现象，使偏振光的平面向左或向右旋转。旋转的度数称为旋光度，用 α 表示。使偏振光向右旋转者（顺时针方向）为右旋，以"+"表示；使偏振光向左旋转者（逆时针方向）为左旋，以"−"表示。

旋光度不是物理常数，但通过对旋光度的测定，可以得到比旋度（specific rotation），比旋度为旋光性物质的特性常数。

《中国药典》（2015 年版）规定，在一定波长与温度下，偏振光透过每 1ml 含有 1g 旋光性物质的溶液且光路长为 1dm 时，测得的旋光度称为比旋度。记作 $[\alpha]_D^t$，其中 t 表示测定温度为 20℃，D 代表光源为钠灯在可见光区的 D 线（589.3nm）。比旋度可以用于鉴别或检查光学活性药品的纯杂程度，也可用于测定光学活性药品的含量。

（二）测定方法

除另有规定外，旋光度测定法采用钠光谱的 D 线（589.3nm）测定旋光度，测定管长度为 1dm，测定温度为 20℃。用读数至 0.01°并经过检定的旋光计测定。目前使用的旋光仪分为自动旋光仪和目视旋光仪两种。

旋光度测定一般应在溶液配制后 30 分钟内进行。测定时先将测定管用供试液或溶液（取固体供试品，按各品种项下的方法制成）冲洗数次，再缓缓注入供试液或溶液适量（避免产生气泡），而后置于旋光计内读数，即得供试液的旋光度。同法读取旋光度 3 次，取 3 次的平均值，照下列公式计算出供试品的比旋度。

$$对于液体供试品 \quad [\alpha]_D^t = \frac{\alpha}{l \times d} \tag{3-1}$$

$$对于固体供试品 \quad [\alpha]_D^t = \frac{100 \times \alpha}{l \times c} \tag{3-2}$$

式中，$[\alpha]$ 为比旋度；t 为测定时的温度，℃；D 为钠光谱的 D 线；α 为测得的旋光度；l 为测定管长度，dm；d 为液体供试品的相对密度；c 为每 100ml 溶液中含有被测物质的重量（按干燥品或无水物计算），g。

旋光计的检定，可用标准石英旋光管进行，读数误差应符合规定。

（三）注意事项

1. 每次测定前应以溶剂作空白校正，测定后还需再校正 1 次，以确定零点有无变动；如第 2 次校正发现旋光度差值超过±0.01 时，则说明零点有变动，需重新测定旋光度。

2. 配制溶液及测定时，均应调节温度至 20℃±0.5℃（或各品种项下规定的温度）。

3. 供试液或固体物质的溶液应充分溶解，液体应澄清。

4. 物质的旋光度与测定光源、测定波长、药物化学结构、溶剂、浓度、光线通过的液层厚度和温度等因素有关，在表示物质旋光度时应注明测定条件。

5. 当已知供试品具有外消旋作用或旋光转化现象，则相应采取措施，对样品制备的时间以及将溶液装入旋光管的时间间隔予以规定。

（四）应用

许多有机药物结构中含有不对称的手性碳原子，具有旋光现象。利用旋光度的测定可以进行药物鉴别、纯度检查和含量测定。

1. 药物鉴别 比旋度是药物的物理常数，于【性状】项下收载。比旋度值的测定可用来对药物进行真伪鉴定。如《中国药典》（2015 年版）维生素 C 比旋度的测定：取本品，精密称定，加水溶解并定量稀释制成每 1ml 中约含 0.10g 的溶液，依法测定（通则 0621），比旋度为+20.5°至+21.5°。

2. 杂质检查 具有光学活性的药物，其旋光性能可能存在区别，一般分为左旋体、右旋体和消旋体。利用药物和杂质在旋光性上的差别，测定药物中杂质的旋光度，通过控制供试液旋光度的大小，从而控制杂质限量。如《中国药典》（2015 年版）对硫酸阿托品中杂质莨菪碱检查：取本品，按干燥品计算，加水溶解并制成每 1ml 中含 50mg 的溶液，依法测定（通则 0621），旋光度不得过-0.40°。

3. 含量测定 具有旋光性的药物，其旋光度在一定浓度范围内与药物浓度成正比，因此对于部分具有旋光性的药物来说，旋光度法可作为其含量测定的依据。如《中国药典》（2015 年版）中葡萄糖注射液含量测定方法：精密量取本品适量（约相当于葡萄糖 10g），置 100ml 量瓶中，加氨试液 0.2ml（10% 或 10% 以下规格的本品可直接取样测定），用水稀释至刻度，摇匀，静置 10 分钟，在 25℃ 时，依法测定旋光度（通则 0621），与 2.0852 相乘，即得供试量中含有 $C_6H_{12}O_6 \cdot H_2O$ 的重量（g）。

四、折光率测定法

（一）概念

光线自一种透明介质进入另一透明介质时，由于光线在两种介质中的传播速度不同，使光线在两种介质的平滑界面上发生折射。折光率（refractive index）是指光线在空气中进行的速度与在供试品中进行速度的比值。根据折射定律，折光率（n）是光线入射角（i）的正弦与折射角（r）正弦的比值，即：

$$n = \frac{\sin i}{\sin r}$$

式中，n 为折光率；$\sin i$ 为光线的入射角的正弦；$\sin r$ 为光线的折射角的正弦。

物质的折光率与温度和入射光波长有关，透光物质的温度升高，折光率变小；入射光的波长越短，折光率越大。折光率以 n_D^t 表示，D 为钠光谱的 D 线，t 为测定时的温度。

（二）测定方法

《中国药典》（2015 年版）测定折光率系采用钠光谱的 D 线（589.3nm）测定供试品相对于空气的折光率。除另有规定外，供试品温度为 20℃。测定用的折光仪须能读数至 0.0001，测定范围为 1.3~1.7，如用阿培折光计或与其相当的仪器，测定时应调节温度至 20℃±0.5℃（或各品种项下规定的温度），测量后再复读数 2 次，3 次读数的平均值即为供试品的折光率。

具体测定方法如下。

1. 仪器安装 将阿培折射仪安放在光亮处，但应避免阳光的直接照射，以免液体试样受热迅速蒸发。将超级恒温槽与其相连接使恒温水通入棱镜夹套内，检查棱镜上温度计的读数是否符合要求，一般应选用 20.0℃±0.1℃。

2. 加样 旋开测量棱镜和辅助棱镜的闭合旋钮，使辅助棱镜的磨砂斜面处于水平位置，若棱镜表面不清洁，可滴加少量乙醇-乙醚（1∶1）的液体，用擦镜纸沿单一方向轻擦镜面（不可来回擦）。待镜面洗净干燥后，用滴管滴加数滴试样于辅助棱镜的毛镜面上，迅速合上辅助棱镜，旋紧闭合旋钮。若液体易挥发，动作要迅速，或先将两棱镜闭合，然后用滴管从加液孔中注入试样。

3. 对光转动手柄 使刻度盘标尺上的示值为最小；调节反射镜，使入射光进入棱镜，从测量镜中观察,视场应最明亮;调节目镜,使视场的明暗分界线最清晰。

4. 粗调转动手柄 使刻度盘标尺上的示值逐渐增大,直至观察到视场中出现彩色光带或黑白分界线为止。

5. 转动消色散手柄 使视场内呈现清晰的明暗分界线。

6. 精调并仔细转动手柄 使分界线正好处于十字交叉点上。

7. 从读数望远镜中读出刻度盘上的折射率数值 常用的阿培折光计可读至小数点后第四位,为了使读数准确,一般应将试样重复测量三次,每次相差不能超过 0.0002,然后取平均值。

8. 仪器校正 折射仪刻度盘上的标尺的零点有时会发生移动,须加以校正。测定前,折光计读数应使用校正用棱镜或水进行校正,纯水在 20℃ 时的折射率为 1.3330,25℃ 时为 1.3325,40℃ 时为 1.3305。在精密的测量工作中,须在所测范围内用几种不同折射率的标准液体进行校正,并画出校正曲线,以供测试时对照校核。

(三)注意事项

1. 仪器必须置于光线充足、温度适宜的环境。

2. 使用时要注意保护棱镜,清洗时只能用擦镜纸而不能用滤纸等。加试样时不能将滴管口触及镜面,每次测定时,试样不可加得太多,一般只需加 2~3 滴即可。勿用折光计测定强酸、强碱或有腐蚀性的物质,凡测定稍带腐蚀性的供试品后必须立即用蒸馏水或有机溶剂洗净。

3. 大多数供试品的折光率受温度影响较大,因此要严格控制温度,开机后恒温至少 30 分钟后再测定。若测定折光率时的温度与规定温度不一致,应对所得结果进行校正。对于水溶液,温度每增减 1℃,折光率就减增 0.0001;对于油脂类,温度每增减 1℃,折光率就减增 0.00038。

4. 读数时,视野的明暗分界线必须清晰,且要准确位于十字交叉线的交叉点上,注意消除彩色光带。有时在目镜中观察不到清晰的明暗分界线,而是畸形的,这是由于棱镜间未充满液体;若出现弧形光环,则可能是由于光线未经过棱镜而直接照射到聚光透镜上。若待测试样折射率不在 1.3~1.7 范围内,则阿培折光计不能测定,也看不到明暗分界线。

5. 注意保护仪器棱镜、刻度盘等组件,每次实验完毕,要在棱镜镜面上加几滴丙酮,并用擦镜纸擦干。最后用两层擦镜纸夹在两棱镜镜面之间,以免镜面损坏。

(四)应用

折光率是物质的物理常数,固体、液体和气体纯物质都会具有特征的折光率。因此测定折光率可以区分不同的油类物质,起到鉴别作用。同时,杂质的存在会使药物的折光率产生偏差,杂质越多,偏差越大,因此折光率也可用于检查药品的纯杂程度。

1. 药物鉴别 在规定条件下测定供试品的折光率,将其与《中国药典》(2015 年版)中规定的药品折光率进行比较,观察数值是否一致。如《中国药典》(2015 年版)性状项下对蓖麻油折光率要求,应为 1.478~1.480(通则 0622)。

2. 杂质检查 《中国药典》(2015 年版)检查项下对满山红油折光率要求,应为 1.500~1.520(通则 0622)。

3. 含量测定 对于一般的液体化合物,在一定浓度范围内,供试品的折光率与浓度成正比,浓度越高,折光率越大,因此可配制标准溶液,计算折光率因数(F),再根据测得供试品的折光率,计算出浓度。

五、pH 测定法

（一）概念

pH 是水溶液中氢离子活度的直观表示方法。pH 的定义为水溶液中氢离子活度（α_H^+）的负对数，即 pH$=-\lg \alpha_H^+$，但氢离子活度却难以由实验准确测定。为实用方便，溶液的 pH 由下式测定：

$$pH = pH_S - \frac{E - E_S}{k}$$

式中，E 为含有待测溶液（pH）的原电池电动势，V；E_S 为含有标准缓冲液（pH$_S$）的原电池电动势，V；k 为与温度（t,℃）有关的常数，$k=0.05916+0.000198$（$t-25$）。

（二）测定方法

溶液的 pH 使用酸度计测定。水溶液的 pH 通常以玻璃电极为指示电极，以饱和甘汞电极或银-氯化银电极为参比电极进行测定。酸度计应定期进行计量检定，并符合国家有关规定。测定前，应采用下列标准缓冲液校正仪器，也可用国家标准物质管理部门发放的标示 pH 准确至 0.01pH 单位的各种标准缓冲液校正仪器，见表 3-2。

表 3-2 不同温度时各种标准缓冲液的 pH

温度/℃	草酸盐标准缓冲液	苯二甲酸盐标准缓冲液	磷酸盐标准缓冲液	硼砂标准缓冲液	氢氧化钙标准缓冲液（25℃饱和溶液）
0	1.67	4.01	6.98	9.46	13.43
10	1.67	4.00	6.92	9.33	13.00
25	1.68	4.01	6.86	9.18	12.45
40	1.69	4.04	6.84	9.06	11.98
50	1.71	4.06	6.83	9.01	11.71

（三）注意事项

1. 测定前，按各品种项下的规定，选择两种 pH 约相差 3 个 pH 单位的标准缓冲液，并使供试品溶液的 pH 处于两者之间。

取与供试品溶液 pH 较接近的第一种标准缓冲液对仪器进行校正，使仪器示值与表 3-2 所列数值一致。仪器定位后，再用第二种标准缓冲液核对仪器示值，误差应不大于±0.02pH 单位。若大于此偏差，则应小心调节斜率，使示值与第二种标准缓冲液的表列数值相符。然后重复上述定位于斜率调节操作，至仪器示值与标准缓冲液的规定数值相差不大于 0.02pH 单位，否则，需检查仪器或更换电极后，再行校正至符合要求。

2. 每次更换标准缓冲液或供试品溶液前，应用纯化水充分洗涤电极，然后将水吸尽，也可用所换的标准缓冲液或供试品溶液洗涤。

3. 在测定高 pH 的供试品和标准缓冲液时，应注意碱误差的问题，必要时选用适当的玻璃电极测定。

4. 除另有规定外，先用苯二甲酸盐标准缓冲液校正仪器后测定供试品溶液，并重取供试品溶液再测，直至 pH 的读数在 1 分钟内改变不超过±0.05 为止；然后再用硼砂标准缓冲液校正仪器，再如上法测定；两次 pH 的读数相差应不超过 0.1，取两次读数的平均值为其 pH。

5. 配制标准缓冲液与溶解供试品的水，应是新沸过并放冷的纯化水，其 pH 应为 5.5~7.0。

6. 标准缓冲液一般可保持 2~3 个月，但发现有浑浊、发霉或沉淀等现象时，不能继续使用。

（四）应用

pH 测定能够为杂质检查中的酸度检查提供重要数值依据。由于在药物生产和贮藏过程中，可能引入或释放酸性杂质，药物水解后也可能有酸性杂质产生，所以通过检查并限制溶液 pH 在一定范围内，可以有效控制杂质的限量。在药物检测中广泛应用于注射剂、滴眼液和原料药的酸碱度检查中。

如《中国药典》（2015 年版）检查项下对对乙酰氨基酚酸度要求：取本品 0.10g，加水 10ml 使溶解，依法测定（通则 0631），pH 应为 5.5~6.5。

六、制药用水电导率测定法

（一）概念

制药用水是药品的生产用水，作为生产用量大、使用范围广的一种辅料用于生产和药物制剂的制备。电导率是表征物体传导电流能力的物理量，其值为物体电阻率的倒数，单位是 S/cm（Siemens）或 μS/cm。在药品质量检测中，通过检查制药用水的电导率进而控制水中电解质的总量。

电解质是指在水中以离子状态存在的物质，包括可溶性的无机物及带电的胶体离子等，电解质具有导电性，所以可以用测量水电导率的方法来反映电解质在水中的相对含量。

纯水中的水分子也会发生某种程度的电离而产生氢离子与氢氧根离子，所以纯水的导电能力尽管很弱，但也具有可测定的电导率。水的电导率与水的纯度密切相关，水的纯度越高，电导率越小，反之亦然。当空气中的二氧化碳等气体溶于水并与水相互作用后，便可形成相应的离子，从而使水的电导率增高。当然，水中含有其他杂质离子时，也会使电导率增高。另外，水的电导率还与水的 pH 与温度有关。

（二）测定方法

测定水的电导率必须使用精密的并经校正的电导率仪，电导率仪的电导池包括两个平行电极，这两个电极通常由玻璃管保护，也可以使用其他形式的电导池。根据仪器设计功能和使用程度，应对电导率仪定期进行校正，电导池常数可使用电导标准溶液直接校正，或间接进行仪器比对，电导池常数必须在仪器规定数值的 ±2% 范围内。进行仪器校正时，电导率仪的每个量程都需要进行单独校正。仪器最小分辨率应达到 0.1μS/cm，仪器精密应达到 ±0.1μS/cm。

温度对样品的电导率测定值有较大影响，电导率仪可根据测定样品的温度自动补偿测定值并显示补偿后读数。水的电导率采用温度修正的计算方法所得数值误差较大，因此本法采用非温度补偿模式，温度测定的准确度应在 ±2℃ 以内。

1. 纯化水　可使用在线或离线电导率仪完成，记录测定温度。在表 3-3 温度和电导率限度表中，找到测定温度对应的电导率值即为限度值。如测定温度未在表中列出，采用线性内插法计算得到限度值。如测定的电导率值不大于限度值，则判为符合规定；反之，则判为不符合规定。

表 3-3　温度和电导率的限度（纯化水）

温度/℃	电导率/μS·cm⁻¹	温度/℃	电导率/μS·cm⁻¹
0	2.4	60	8.1
10	3.6	70	9.1
20	4.3	75	9.7
25	5.1	80	9.7
30	5.4	90	9.7
40	6.5	100	10.2
50	7.1		

内插法的计算公式为：

$$\kappa = \left(\frac{T-T_0}{T_1-T_0} \right) \times (\kappa_1 - \kappa_0) + \kappa_0$$

式中，κ 为测定温度下的电导率限度值；κ_1 为表 3-3 中高于测定温度的最接近温度对应的电导率限度值；κ_0 为表 3-3 中低于测定温度的最接近温度对应的电导率限度值；T 为测定温度；T_1 为表 3-3 中高于测定温度的最接近温度；T_0 为表 3-3 中低于测定温度的最接近温度。

2. 注射用水　注射用水的电导率采用三步法测定电导率。

（1）测定水中自身离子和外来离子引起的总电导率，用于控制水中电解质总量，可使用在线或离线电导率仪完成。在表 3-4 温度和电导率限度表中，找到不大于测定温度的最接近温度值，表中对应的电导率值即为限度值。如测定的电导率值不大于表中对应的限度值，则判为符合规定；如测定的电导率值大于表中对应的限度值，则继续按（2）进行下一步测定。

表 3-4　温度和电导率的限度表（注射用水）

温度/℃	电导率/μS·cm⁻¹	温度/℃	电导率/μS·cm⁻¹
0	0.6	55	2.1
5	0.8	60	2.2
10	0.9	65	2.4
15	1.0	70	2.5
20	1.1	75	2.7
25	1.3	80	2.7
30	1.4	85	2.7
35	1.5	90	2.7
40	1.7	95	2.9
45	1.8	100	3.1
50	1.9		

（2）取足够量的水样（不少于 100ml）至适当容器中，搅拌，调节温度至 25℃，剧烈搅拌，每隔 5 分钟测定电导率，当电导率值的变化小于 0.1μS/cm 时，记录电导率值。此步考虑到了由于环境中二氧化碳气体的存在，导致水的电导率变化，测定过程中剧烈搅拌水样，加速二氧化碳在水中的溶解，此时水样的电导率值升高是由于水中碳酸根离子浓度的增加，可避免相同的水样在空气中暴露的时间不同而导致判定结果不同。如测定的电导率

不大于 2.1μS/cm，则判为符合规定；如测定的电导率大于 2.1μS/cm，继续按（3）进行下一步测定。

（3）应在上一步测定后 5 分钟内进行，调节温度至 25℃，在同一水样中加入饱和氯化钾溶液（每 100ml 水样中加入 0.3ml），测定 pH，精确至 0.1pH 单位（通则 0631），在表 3-5 中找到对应的电导率限度，并与（2）中测得的电导率值比较。如（2）中测得的电导率值不大于该限度值，则判为符合规定；如（2）中测得的电导率值超出该限度值或 pH 不在 5.0~7.0 范围内，则判为不符合规定。

表 3-5　pH 和电导率的限度

pH	电导率/μS · cm⁻¹	pH	电导率/μS · cm⁻¹
5.0	4.7	6.1	2.4
5.1	4.1	6.2	2.5
5.2	3.6	6.3	2.4
5.3	3.3	6.4	2.3
5.4	3.0	6.5	2.2
5.5	2.8	6.6	2.1
5.6	2.6	6.7	2.6
5.7	2.5	6.8	3.1
5.8	2.4	6.9	3.8
5.9	2.4	7.0	4.6
6.0	2.4		

3. 灭菌注射用水　灭菌注射用水为注射用水按照注射剂生产工艺制备所得。测定电导率时，调节温度至 25℃，使用离线电导率仪进行测定。由于灭菌注射用水是由注射用水按注射剂生产工艺制备所得，不可避免引入各种离子，故规定限度为：标示装量为 10ml 或 10ml 以下时，电导率限度为 25μS/cm；标示装量为 10ml 以上时，电导率限度为 5μS/cm。测定的电导率值不大于限度值，则判为符合规定；如电导率值大于限度值，则判为不符合规定。

（三）注意事项

1. 电导仪　除应符合中华人民共和国国家计量规程 JJG379-2007 外，在使用离线测定时，应采用仪器生产厂家规定的，并与制药用水电导率最为接近的标准溶液进行校正。

2. 电导率的测定　受温度影响较大，分子的运动决定溶液的电导率的大小，温度影响分子的运动，为了便于比较测量结果，测定温度一般为 20℃或 25℃。"制药用水的电导率测定法"中，注射用水测定法的第一步和纯化水测定可在任一温度下进行，但注射用水测定法的第二步和第三步以及灭菌注射用水的测定必须恒定温度为 25℃。

3. 用水要求　药品生产工艺中使用的大多为纯化水，普通的工艺环节中使用的纯化水水质不必要求与注射用水一致。

（四）应用

制药用水电导率的测定主要应用在纯化水、注射用水和灭菌注射用水的检查项目中，其质量直接影响药品的质量。测定制药用水电导率的数值从而控制水中阴阳离子的总量，保证其符合纯度要求。

如《中国药典》（2015 年版）检查项下对纯化水电导率的要求：应符合规定（通则 0681）。对注射用水电导率的描述：照纯化水项下方法检查，应符合规定。对灭菌注射用水电导率的描述：照注射用水项下方法检查，应符合规定。

第三节 药物鉴别技术

药物的鉴别（identification）是根据药物的组成、结构与性质，采用化学、物理化学或生物学等方法来判断药物的真伪，是药物分析工作的首项任务。只有在鉴别无误的前提下，再进行杂质检查和含量测定才有意义。

药物鉴别方法要求专属性强，重现性好，灵敏度高，操作简便快速等。质量标准中药物的鉴别方法虽然具有一定的专属性，可用于鉴别贮藏在有标签容器中的药物是否为其所标示的药物，但这些鉴别方法不足以确证化合物的化学结构，因此不能赖以鉴别未知物。常用的药物鉴别方法主要有显微鉴别法、化学鉴别法、光谱鉴别法和色谱鉴别法等。

一、显微鉴别法

显微鉴别法系指用显微镜对药材（饮片）切片、粉末、解离组织或表面制片及含饮片粉末的制剂中饮片的组织、细胞或内含物等特征进行鉴别的一种方法。该鉴别法主要用于鉴别中药及含有原饮片粉末直接入药的制剂。

进行显微鉴别时首先根据观察的对象和目的，选择具有代表性的供试品，按各品种鉴别项的规定制片，然后依法鉴别。药材及饮片组织构造与细胞形态的鉴别可以根据需要或要求进行显微制片。制片的种类有横切片、纵切片、粉末制片、表面制片、解离组织制片、花粉粒与孢子制片、矿物药磨片制片。含饮片粉末的制剂显微制片时，须根据不同剂型适当处理后制片，一般可采用直接取粉末或研磨成粉末后按粉末法制片。例如蜜丸制片：蜜丸应先切开，用水洗净除去蜜后，取沉淀物少量制片，根据观察对象不同，分别按粉末制片法制片（1~5片）。对于细胞内含物和细胞壁性质检查，也应按相应的规定进行。

粉末制片法：取粉末少量，置于载玻片上，摊平，选用适当的试液（如：甘油醋酸或水合氯醛等）处理后，盖上盖玻片进行显微观察，必要时，滴加水合氯醛试液后在酒精灯上加热透化，并滴加甘油乙醇试液或稀甘油，再盖上盖玻片。

显微鉴别法具有操作简便、准确可靠、使用器具简单，耗费少的特点。一般只需要光学显微镜、载玻片、盖玻片、酒精灯等，常用的试剂、试液有氢氧化钾、硝铬酸钾、氯酸钾、甘油醋酸试液、水合氯醛试液、间苯三酚试液等。显微鉴别时需注意选专属性的特征进行鉴别。随着扫描电子显微镜的使用，药材不需要制作切片和染色即可直接观察，获得更精细的三维结构特征。

如《中国药典》（2015年版）中关黄柏显微鉴别：本品粉末绿黄色或黄色。纤维鲜黄色，直径 $16~38\mu m$，常成束，周围细胞含草酸钙方晶，形成晶纤维；含晶细胞壁木化增厚。石细胞鲜黄色，类圆形或纺锤形，直径 $35~80\mu m$，有的呈分枝状，壁厚，层纹明显。草酸钙方晶直径约 $24\mu m$。

六味地黄丸显微鉴别：取本品，置显微镜下观察：淀粉粒三角状卵形或矩圆形，直径 $24~40\mu m$，脐点短缝状或人字状（山药特征）。不规则分枝状团块无色，遇水合氯醛液溶化；菌丝无色，直径 $4~6\mu m$（茯苓特征）。薄壁组织灰棕色至黑棕色，细胞多皱缩，内含棕色核状物（熟地黄特征）。草酸钙簇晶存在于无色薄壁细胞中，有时数个排列成行（牡丹皮特征）。果皮表皮细胞橙黄色，表面观类多角形，垂周壁略连珠状增厚（山茱萸特征）。薄壁细胞类圆形，有椭圆形纹孔，集成纹孔群；内皮层细胞垂周壁波状弯曲，较厚，木化，有稀疏细孔沟（泽泻特征）。

二、化学鉴别法

化学鉴别法是指在一定条件下，根据药物与化学试剂发生反应，通过产生的现象如显示颜色、生成沉淀、呈现荧光或释放出气体等判断药物真伪的方法。化学鉴别法操作简便、快速，是最常用的鉴别方法。

（一）分类

化学鉴别法所根据反应现象的不同可以分为呈色反应鉴别法、沉淀生成反应鉴别法、气体生成反应鉴别法、荧光反应鉴别法、焰色反应鉴别法等。

1. 呈色反应鉴别法　指在供试品溶液中加入适当的试剂，在一定条件下进行反应，通过观察反应过程的颜色变化进行鉴别的方法。颜色的变化有两种情况，一种情况是加入试剂后，有颜色生成；另一种情况是，加入试剂后，试剂颜色褪色。呈色反应简单、快速，在无机物的鉴别和有机物的鉴别中均有应用。如：铁盐的鉴别加入硫氰酸铵显色；含有酚羟基结构的药物加入三氯化铁呈色；含不饱和双键的药物加入碘液后颜色褪去。

2. 沉淀生成反应鉴别　是指在供试品溶液中加入适当的试剂，在一定条件下进行反应，观察所生成沉淀的颜色或形状进行鉴别的方法。沉淀生成反应是药物鉴别试验常用的方法，运用广泛。如：巴比妥类药物与重金属离子反应，生成不同颜色与形式沉淀；生物碱及其盐类药物与生物碱沉淀剂反应生成沉淀。

3. 气体生成反应鉴别法　是指在供试品溶液中加入适当的试剂，在一定条件下进行反应，通过观察反应生成的气体的颜色、臭味或通过一定的方法判别生成的气体种类进行鉴别的方法。该方法具有较强的专属性。如：化学结构中含硫的药物，加入强酸后加热，可产生具有臭鸡蛋气味的硫化氢气体；含碘有机药物经直火加热，可生成紫色碘蒸气；酰脲类药物以及许多胺类药物、某些酰胺类药物，加入强碱加热水解后，可产生氨气，而氨气可以通过其臭味以及用湿润的红色石蕊试纸显蓝色进行判断；含醋酸酯和乙酰胺类药物经硫酸水解后，加乙醇可产生乙酸乙酯的香味。

4. 荧光反应鉴别法　是指将供试品用适当的溶剂溶解，直接进行观察，或加入试剂后观察荧光的生成或消失进行判断的鉴别方法。该方法灵敏度高，专属性强。如：维生素 B_1 的鉴别，在碱性条件下加入氧化剂，溶于正丁醇溶液中显蓝色荧光，加酸，荧光消失，加碱，荧光复生成。还有些中药及其制剂含有荧光物质，直接在紫外灯下，即可见到荧光，或经溶剂提取后，将提取液滴加在纸上，紫外灯下观察荧光。

5. 焰色反应鉴别法　指将含有某些金属元素的药物在无色火焰中燃烧时，使火焰呈现特征颜色的反应。该鉴别法主要用于鉴别金属盐类药物，如钾离子的焰色呈紫色，钠离子的焰色呈鲜黄色，钙离子的焰色呈砖红色等。具有一定的专属性。

（二）常见无机离子的鉴别方法

1. 钠盐

（1）取铂丝，用盐酸湿润后，蘸取供试品，在无色火焰中燃烧，火焰即显鲜黄色。（焰色反应）

（2）取供试品约 100mg，置 10ml 试管中，加水 2ml 溶解，加 15% 碳酸钾溶液 2ml，加热至沸，应不得有沉淀生成；加焦锑酸钾试液 4ml，加热至沸；置冰水中冷却，必要时，用玻棒摩擦试管内壁，应有致密的沉淀生成。（沉淀生成反应）

$$2Na^+ + K_2H_2Sb_2O_7 \longrightarrow 2K^+ + Na_2H_2Sb_2O_7 \downarrow$$

2. 钾盐

（1）取铂丝，用盐酸湿润后，蘸取供试品，在无色火焰中燃烧，火焰即显紫色；但有少量的钠盐混存时，须隔蓝色玻璃透视，方能辨认。（焰色反应）

（2）取供试品，加热炽灼除去可能杂有的铵盐，放冷后，加水溶解，再加 0.1% 四苯硼钠溶液与醋酸，即生成白色沉淀。（沉淀生成反应）

$$K^+ + NaB(C_6H_5)_4 \longrightarrow KB(C_6H_5)_4 \downarrow + Na^+$$

3. 亚铁盐

（1）取供试品溶液，加铁氰化钾试液，即生成深蓝色沉淀；分离，沉淀在稀盐酸中不溶，但加氢氧化钠试液，即分解成棕色沉淀。（沉淀生成反应）

$$3Fe^{2+} + 2[Fe(CN)_6]^{3-} \longrightarrow Fe_3[Fe(CN)_6]_2 \downarrow$$

$$Fe_3[Fe(CN)_6]_2 + 6NaOH \longrightarrow 2Na_3[Fe(CN)_6] + 3Fe(OH)_2 \downarrow$$

$$4Fe(OH)_2 + O_2 + 2H_2O \longrightarrow 4Fe(OH)_3 \downarrow$$

（2）取供试品溶液，加 1% 邻二氮菲的乙醇溶液数滴，即显深红色。（呈色反应）

4. 铁盐

（1）取供试品溶液，加亚铁氰化钾试液，即生成深蓝色沉淀；分离，沉淀在稀盐酸中不溶，但加氢氧化钠试液，即分解成棕色沉淀。（沉淀生成反应）

$$4Fe^{3+} + 3[Fe(CN)_6]^{4-} \longrightarrow Fe_4[Fe(CN)_6]_3 \downarrow$$

$$Fe_4[Fe(CN)_6]_3 + 12NaOH \longrightarrow 3Na_4[Fe(CN)_6] + 4Fe(OH)_3 \downarrow$$

（2）取供试品溶液，加硫氰酸铵试液，即显血红色。（呈色反应）

$$Fe^{3+} + nSCN^- \longrightarrow Fe(SCN)_n^{(n-3)-}$$

5. 铵盐

（1）取供试品，加过量的氢氧化钠试液后，加热，即分解，发生氨臭；遇湿润的红色石蕊试纸，能使之变蓝色，并能使硝酸亚汞试液湿润的滤纸显黑色。（气体生成反应）

$$NH_4^+ + OH^- \overset{\triangle}{=\!=\!=} H_2O + NH_3 \uparrow$$

$$4NH_3 + 2Hg_2(NO_3)_2 + H_2O \longrightarrow \left[O \underset{Hg}{\overset{Hg}{<}} NH_2 \right] \cdot NO_3 + 2Hg \downarrow + 3NH_4NO_3$$

（2）取供试品溶液，加碱性碘化汞钾试液 1 滴，即生成红棕色沉淀。（沉淀生成反应）

$$NH_3 + 2[HgI_4]^{2-} + 2OH^- \longrightarrow \left[O \underset{Hg}{\overset{Hg}{<}} NH_2 \right] \cdot I \downarrow + 6I^- + HI + H_2O$$

6. 银盐

（1）取供试品溶液，加稀盐酸，即生成白色凝乳状沉淀；分离，沉淀能在氨试液中溶解，加硝酸，沉淀复生成。（沉淀生成反应）

（2）取供试品的中性溶液，滴加铬酸钾试液，即生成砖红色沉淀；分离，沉淀能在硝酸中溶解。（沉淀生成反应）

7. 硫酸盐

（1）取供试品溶液，加氯化钡试液，即生成白色沉淀；分离，沉淀在盐酸或硝酸中均不溶解。（沉淀生成反应）

（2）取供试品溶液，加醋酸铅试液，即生成白色沉淀；分离，沉淀在醋酸铵试液或氢氧化钠试液中溶解。（沉淀生成反应）

$$Pb^{2+}+SO_4^{2-}\longrightarrow PbSO_4$$

$$PbSO_4+4OH^-\longrightarrow PbO_2^{2-}+SO_4^{2-}+2H_2O$$

$$PbSO_4+2CH_2COO^-\longrightarrow SO_4^{2-}+Pb(CH_3COO)_2$$

（3）取供试品溶液，加盐酸，不生成白色沉淀（与硫代硫酸盐区别）。

8. 硝酸盐

（1）取供试品溶液，置试管中，加等量的硫酸，注意混合，冷后，沿管壁加硫酸亚铁试液，使成两液层，接界面显棕色。（呈色反应）

$$NO_3^-+H_2SO_4\longrightarrow HNO_3+HSO_4^-$$

$$2HNO_3+6FeSO_4+3H_2SO_4\longrightarrow 3Fe_2(SO_4)_3+2NO\uparrow+4H_2O$$

$$FeSO_4+NO\longrightarrow Fe(NO)SO_4$$

（2）取供试品溶液，加硫酸与铜丝（或铜屑），加热，即发生红棕色的蒸气。（气体生成反应）

$$Cu+2NO_3^-+4H^+\xrightarrow{\triangle}Cu^{2+}+2NO_2\uparrow+2H_2O$$

（3）取供试品溶液，滴加高锰酸钾试液，紫色不应褪去（与亚硝酸盐区别）。

9. 碳酸盐与碳酸氢盐

（1）取供试品溶液，加稀酸，即泡沸，发生二氧化碳气，导入氢氧化钙试液中，即生成白色沉淀。（气体、沉淀生成反应）

（2）取供试品溶液，加硫酸镁试液，如为碳酸盐溶液，即生成白色沉淀；如为碳酸氢盐溶液，须煮沸，始生成白色沉淀。（沉淀生成反应）

（3）取供试品溶液，加酚酞指示液，如为碳酸盐溶液，即显深红色；如为碳酸氢盐溶液，不变色或仅显微红色。（呈色反应）

10. 氯化物

（1）取供试品溶液，加硝酸使成酸性后，加硝酸银试液，即生成白色凝乳状沉淀；分离，沉淀加氨试液即溶解，再加稀硝酸，沉淀复生成。如供试品为生物碱或其他有机碱的盐酸盐，须先加氨试液使成碱性，将析出的沉淀滤过除去，取滤液进行试验。（沉淀生成反应）

（2）取供试品少量，置试管中，加等量的二氧化锰，混匀，加硫酸湿润，缓缓加热，即发生氯气，能使湿润的碘化钾淀粉试纸显蓝色。（气体生成反应）

$$2Cl^-+MnO_2+2H_2SO_4\xrightarrow{\triangle}MnSO_4+SO_4^{2-}+2H_2O+Cl_2\uparrow$$

$$2I^- + Cl_2 \longrightarrow I_2 + 2Cl^-$$

11. 溴化物

（1）取供试品溶液，加硝酸银试液，即生成淡黄色凝乳状沉淀；分离，沉淀能在氨试液中微溶，但在硝酸中几乎不溶。（沉淀生成反应）

$$Br^- + Ag^+ \longrightarrow AgBr \downarrow$$

（2）取供试品溶液，滴加氯试液，溴即游离，加三氯甲烷振摇，三氯甲烷层显黄色或红棕色。（呈色反应）

$$2Br^- + Cl_2 \longrightarrow Br_2 + 2Cl^-$$

12. 碘化物

（1）取供试品溶液，加硝酸银试液，即生成黄色凝乳状沉淀；分离，沉淀在硝酸或氨试液中均不溶解。（沉淀生成反应）

$$I^- + Ag^+ \longrightarrow AgI \downarrow$$

（2）取供试品溶液，加少量的氯试液，碘即游离；如加三氯甲烷振摇，三氯甲烷层显紫色；如加淀粉指示液，溶液显蓝色。（呈色反应）

$$2I^- + Cl_2 \longrightarrow I_2 + 2Cl^-$$

（三）常见有机酸根的鉴别方法

1. 水杨酸盐

（1）取供试品的稀溶液，加三氯化铁试液1滴，即显紫色。（呈色反应）

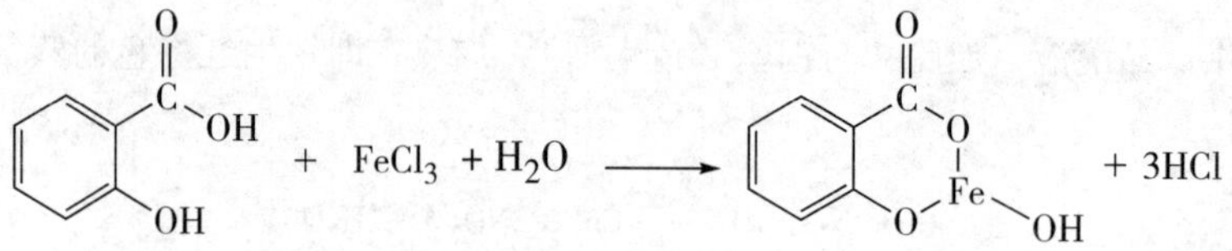

（2）取供试品溶液，加稀盐酸，即析出白色水杨酸沉淀；分离，沉淀在醋酸铵试液中溶解。（沉淀生成反应）

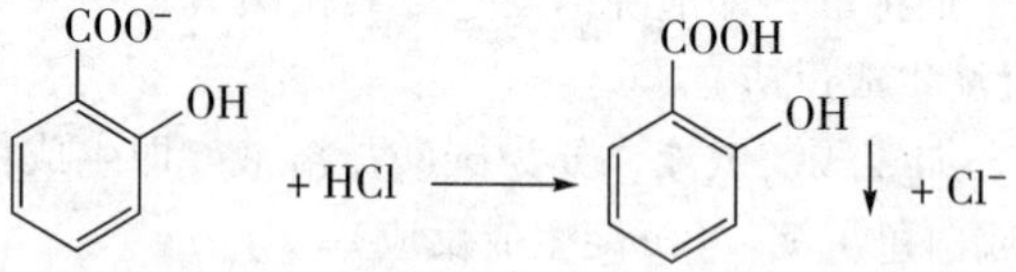

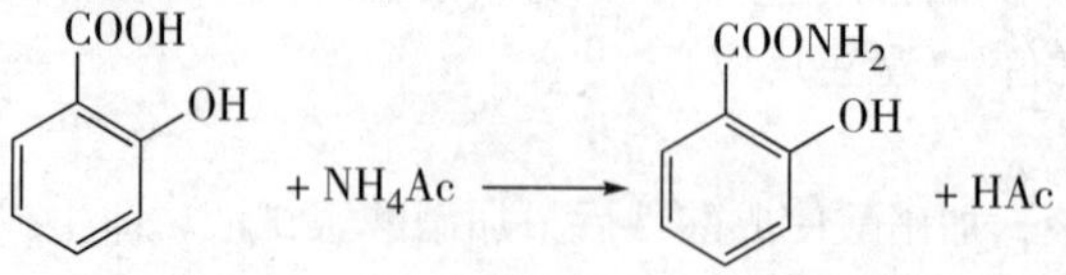

2. 苯甲酸盐

（1）取供试品的中性溶液，加三氯化铁试液，即生成赭色沉淀；再加稀盐酸，变为白色沉淀。（沉淀生成反应）

（2）取供试品，置干燥试管中，加硫酸后，加热，不炭化，但析出苯甲酸，在试管内壁凝结成白色升华物。

3. 乳酸盐 取供试品溶液5ml（约相当于乳酸5mg），置试管中，加溴试液1ml与稀硫酸 0.5ml，置水浴上加热，并用玻棒小心搅拌至褪色，加硫酸铵 4g，混匀，沿管壁逐滴加入 10% 亚硝基铁氰化钠的稀硫酸溶液 0.2ml 和浓氨试液 1ml，使成两液层；在放置 30 分钟内，两液层的接界面处出现一暗绿色的环。（呈色反应）

4. 枸橼酸盐

（1）取供试品溶液 2ml（约相当于枸橼酸 10mg），加稀硫酸数滴，加热至沸，加高锰酸钾试液数滴，振摇，紫色即消失；溶液分成两份，一份中加硫酸汞试液 1 滴，另一份中逐滴加入溴试液，均生成白色沉淀。（沉淀生成反应）

$$2\ \begin{array}{c} CH_2COOH \\ | \\ C(OH)COOH \\ | \\ CH_2COOH \end{array} + O_2 \xrightarrow{H^+} 2\ \begin{array}{c} CH_2COOH \\ | \\ C=O \\ | \\ CH_2COOH \end{array} + 2CO_2\uparrow + 2H_2O$$

$$2HgSO_4 + 2H_2O \longrightarrow Hg_2(OH)_2SO_4 + H_2SO_4$$

$$\begin{array}{c} CH_2COOH \\ | \\ C=O \\ | \\ CH_2COOH \end{array} + \begin{array}{c} HOHg \\ \diagdown \\ HOHg \end{array} SO_2 \longrightarrow \begin{array}{c} CH_2COOHgO \\ | \\ C=O \\ | \\ CH_2COOHgO \end{array} SO_2 \downarrow + 2H_2O$$

$$\begin{array}{c} CH_2COOH \\ | \\ C=O \\ | \\ CH_2COOH \end{array} + 5Br_2 \longrightarrow \begin{array}{c} CHBr_2 \\ | \\ C=O \\ | \\ CBr_3 \end{array} \downarrow + 2CO_2\uparrow + 5HBr$$

（2）取供试品约 5mg，加吡啶–醋酐（3∶1）约 5ml，振摇，即生成黄色到红色或紫红色的溶液。（呈色反应）

5. 酒石酸盐

（1）取供试品的中性溶液，置洁净的试管中，加氨制硝酸银试液数滴，置水浴中加热，银即游离并附在管的内壁成银镜。（沉淀生成反应）

$$2Ag(NH_3)_2OH + \begin{array}{c} HO-CH-COOH \\ | \\ HO-CH-COOH \end{array} \xrightarrow{\triangle} \begin{array}{c} HO-C-CHOONH_4 \\ \| \\ HO-C-CHOONH_4 \end{array} + 2Ag\downarrow + 2NH_3\uparrow + 2H_2O$$

（2）取供试品溶液，加醋酸成酸性后，加硫酸亚铁试液 1 滴和过氧化氢试液 1 滴，待溶液褪色后，用氢氧化钠试液碱化，溶液即显紫色。（呈色反应）

$$\begin{array}{c} HO-CH-COOH \\ | \\ HO-CH-COOH \end{array} + H_2O_2 \longrightarrow \begin{array}{c} HO-C-COOH \\ \| \\ HO-C-COOH \end{array} + 2H_2O$$

$$\begin{array}{c} HO-C-COOH \\ \| \\ HO-C-COOH \end{array} + Fe(CH_3COO)_3 + 6NaOH \longrightarrow \left[\begin{array}{c} HO\diagup C=C \diagdown OH \\ OOC\quad\quad COO \\ HO-C-COO\diagdown\quad\diagup OOC-C-OH \\ \| \quad\quad Fe \quad\quad \| \\ HO-C-COO\diagup\quad\diagdown OOC-C-OH \end{array} \right] Na_3 + 3CH_3COONa$$

6. 醋酸盐

（1）取供试品，加硫酸和乙醇后，加热，即分解发生醋酸乙酯的香气。（气体生成反应）

$$CH_3COO^- + C_2H_5OH + H^+ \xrightarrow{\triangle} CH_3COOC_2H_5\uparrow + H_2O$$

（2）取供试品的中性溶液，加三氯化铁试液 1 滴，溶液呈深红色，加稀无机酸，红色即褪去。（呈色反应）

$$Fe^{3+} + 3CH_3COOH \longrightarrow (CH_3COO)_3Fe + 3H^+$$

（四）有机氟化物

取供试品约 7mg，照氧瓶燃烧法（通则 0703）进行有机破坏，用水 20ml 与 0.01mol/L 氢氧化钠溶液 6.5ml 为吸收液，待燃烧完毕后，充分振摇；取吸收液 2ml，加茜素氟蓝试液 0.5ml，再加 12% 醋酸钠的稀醋酸溶液 0.2ml，用水稀释至 4ml，加硝酸亚铈试液 0.5ml，即显蓝紫色；同时做空白对照试验。（呈色反应）

三、光谱鉴别法

光谱鉴别法是通过测定被测物质在特定波长处或一定波长范围内的吸光度或发光强度，对该物质进行定性鉴别的方法。常用的有紫外-可见分光光度法（ultraviolet-visible spectrophotometry，UV）、红外分光光度法（infrared spectrophotometry，IR）等。

（一）紫外-可见分光光度法

紫外-可见分光光度法是在 190～800nm 波长范围内测定物质的吸光度，用于鉴别、杂质检查和定量测定的方法。由于物质的吸收光谱具有与其结构相关的特征性，有机化合物分子结构中如含有共轭体系、芳香环等发色基团，均可在紫外区 200～400nm 或可见光区 400～760nm 有特征吸收。其吸收光谱的形状、吸收峰数目、吸收峰（谷）的波长、吸收光强度和吸收系数均可用于对药物进行鉴别。常用的方法有下列几种。

1. 测定最大吸收波长 λ_{max}、最小吸收波长 λ_{min} 或肩峰的峰位。
2. 测定一定浓度的供试品溶液在最大吸收波长处的吸光度 $A_{\lambda_{max}}$。
3. 测定规定波长处的吸光度比值 $A_{\lambda_1}/A_{\lambda_2}$。
4. 测定最大吸收波长处的百分吸收系数 $E_{1cm}^{1\%}$。
5. 比较特定波长范围内样品的光谱图与对照光谱图或对照品光谱。
6. 经化学处理后，测定其反应产物的吸收光谱特性。

紫外-可见分光光度法的特点是仪器简单普及、易于操作，应用范围广。但其吸收光谱较为简单，曲线形态变化少，故利用紫外吸收光谱图进行鉴别，其专属性不如红外光谱。在实际鉴别时，可以将上述的几个方法结合起来使用，以提高方法的专属性。

如《中国药典》（2015 年版）布洛芬的鉴别：取本品，加 0.4% 氢氧化钠溶液制成每 1ml 中约含 0.25mg 的溶液，照紫外-可见分光光度法（通则 0401）测定，在 265nm 与 273nm 的波长处有最大吸收，在 245mm 与 271nm 的波长处有最小吸收，在 259mm 的波长处有一肩峰。（特征参数 λ_{max}、λ_{min}）

维生素 B_2 的鉴别：取含量测定项下的供试品溶液，照紫外-可见分光光度法（通则 0401）测定，在 267nm、375nm 与 444nm 的波长处有最大吸收。375nm 波长处的吸光度与

267nm 波长处的吸光度的比值应为 0.31~0.33；444nm 波长处的吸光度与 267nm 波长处的吸光度的比值应为 0.36~0.39。（特征参数 λ_{max}，吸光度比值）

氟胞嘧啶的鉴别：取本品，加盐酸溶液（9→100）溶解并稀释制成每 1ml 中约含 10μg 的溶液，照紫外-可见分光光度法（通则 0401）测定，在 286nm 波长处有最大吸收，吸光度约为 0.71。（特征参数 λ_{max}，$A_{\lambda_{max}}$）

采用紫外-可见分光光度法进行鉴别时，需要注意使用溶剂的种类、溶液浓度及 pH。该鉴别法往往和其他鉴别方法如化学法、其他仪器法相结合对药物进行的鉴别。

（二）红外分光光度法

红外分光光度法是在 4000~400cm^{-1} 波数范围内测定物质的吸收光谱，用于化合物的鉴别、检查或含量测定的方法。药物的红外光谱能反映其分子的结构特点，除部分光学异构体及长链烷烃同系物外，几乎没有两个化合物具有相同的红外光谱，据此可以对化合物进行定性和结构分析；化合物对红外辐射的吸收程度与其浓度的关系符合朗伯-比尔定律，是红外分光光度法定量分析的依据。实际工作中，该法主要用于药物鉴别。

国内外药典广泛采用红外分光光度法鉴别药物的真伪。《中国药典》采用标准图谱对照法，即供试品的红外光吸收图谱与国家药典委员会编订的《药品红外光谱集》的图谱进行对比，要求峰位、峰形、相对强度应一致，《美国药典》则采用对照品法。

试样制备通常采用压片法、糊法、膜法、溶液法和气体吸收法等。固体样品的试样制备方法常用压片法。压片时，通常取供试品约 1~1.5 mg，置玛瑙研钵中，加入干燥的溴化钾或氯化钾细粉约 200~300mg（与供试品的比约为 200：1）作为分散剂，充分研磨后于模具中铺布均匀，抽真空约 2 分钟后，加压至 0.8×10^{6}kPa，保持 2 分钟，去除真空，取出即得制成的供试品片。目视检查该片应均匀透明，无明显颗粒。

红外分光光度法具有专属性强、准确度高的特点，不仅适用于组分单一、结构明确的原料药，也可用于组成固定的混合物的鉴别，如制剂，也可用于药物晶型的鉴别。原料药鉴别除另有规定外，应按照国家药典委员会编订的《药品红外光谱集》各卷收载的各光谱图所规定的方法制备样品。制剂的前处理方法，通常采用溶剂提取法。提取时应选择适宜的溶剂，以尽可能减少辅料的干扰，避免导致可能的晶型转变。提取的样品再经适当干燥后依法进行红外光谱鉴别。

如《中国药典》（2015 年版）丙谷胺采用红外分光光度法鉴别：取本品的细粉适量（约相当于丙谷胺 0.2g），加乙醇 20ml，使充分溶解后，滤过，滤液水浴蒸干，得结晶，105℃干燥 1 小时，依法测定。本品的红外光吸收图谱应与对照的图谱（光谱集 67 图）一致。

由于各种红外分光光度计的仪器性能不同，供试品制备时的研磨程度或吸水程度存在差异，光谱的形状会有所不同。因此，进行光谱比对时，要考虑各因素的影响。

四、色谱鉴别法

色谱鉴别法是利用不同物质在不同色谱条件下，产生各自的特征色谱行为（比移值 R_f 或保留时间 t_R）进行鉴别试验。同一种药物在相同条件下的色谱行为是相同的，依此可以鉴别药物的真伪。常用的方法有薄层色谱法（thin layer chromatography，TLC）、高效液相色谱法（high-performance liquid chromatography，HPLC）、气相色谱法（gas chromatography，GC）、纸色谱法（paper chromatography，PC）。

（一）薄层色谱法

薄层色谱法系将供试品溶液点于薄层板上，在展开容器内用展开剂展开，使供试品所含成分分离，所得色谱图与适宜的标准物质按同法所得的色谱图对比，亦可用薄层色谱扫描仪进行扫描，用于鉴别、检查或含量测定。薄层色谱鉴别的依据是在相同的色谱条件下，相同物质的比移值 R_f 相同，$R_f = \dfrac{L}{L_0}$，如图3-5所示。

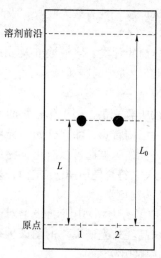

图3-5 薄层色谱鉴别示意图
1. 供试品 2. 对照品

薄层色谱分析一般包括薄层板的制备、点样、展开、显色与检视等步骤。在实际鉴别工作中，一般采用对照品（或标准品）比较法，即将供试品与对照品（或标准品）按药品标准的规定，用同种溶剂配成相同浓度的溶液，在同一薄层板上点样，展开并检视，供试品溶液所显主斑点的颜色（或荧光）、位置应与对照品（或标准品）溶液的主斑点一致，而且主斑点的大小与颜色的深浅也应大致相同。

如《中国药典》（2015年版）中醋酸丙氨瑞林采用薄层色谱法鉴别：取本品与醋酸丙氨瑞林对照品，分别加水溶解并稀释制成每1ml中约含2mg的溶液，照薄层色谱法（通则0502）试验，吸取上述两种溶液各2μl分别点于同一硅胶G薄层板上，以三氯甲烷-甲醇-冰醋酸-水（60∶45∶6∶14）为展开剂，展开晾干，熏氯气（在一容器底部放一烧杯，加入5%高锰酸钾溶液10ml，再加盐酸3ml，密闭），晾干，再喷以碘化钾淀粉指示液使显色，供试品溶液所显主斑点的位置和颜色应与对照品溶液的斑点相同。

采用薄层色谱法鉴别时，还可以采用供试品溶液和对照品溶液等体积混合，在薄层板上应显示单一、紧密的斑点；或选用和供试品化学结构相似的药物对照品，在同一薄层板上，供试品溶液应与上述对照品位置不相同，即 R_f 值不同；或将上述对照品溶液与供试品溶液混合，薄层板上应显示两个清晰分离的斑点。

薄层色谱法是一种简便、易行的鉴别方法，其应用范围日益扩大。尤其在中药及其制剂鉴别中，该方法运用广泛，除采用对照品对照外，还常使用对照中药材进行对照。

（二）高效液相色谱法

高效液相色谱法系采用高压输液泵将规定的流动相泵入装有填充剂的色谱柱，对供试品进行分离测定的色谱方法。注入的供试品，由流动相带入色谱柱内，各组分在柱内被分离，并进入检测器检测，由积分仪或数据处理系统记录和处理色谱信号。

采用高效液相色谱法进行鉴别时，一般按供试品"含量测定"项下规定的高效液相色谱法的条件进行试验。要求供试品和对照品色谱峰的保留时间（t_R）应一致，如图3-6所示。含量测定方法为内标法时，要求供试品溶液和对照品溶液色谱图中药物峰的保留时间与内标物峰的保留时间比值相同。

如《中国药典》（2015年版）中格列喹酮采用高效液相色谱法鉴别：在含量测定项下记录的色谱图中，供试品溶液主峰的保留时间应与对照品溶液主峰的保留时间一致。

高效液相色谱法具有灵敏度高、专属性强、分析速度快的特点，适合大多数药物的鉴别。操作时，要按各品种项下的要求进行系统适用性试验，理论板数（n）、分离度（R）、重复性、拖尾因子（T）和灵敏度均应符合相应的要求。通常，采用高效液相色谱法测定含量的药物，大多采用高效液相色谱法进行鉴别，这样可以简化操作过程。

（三）气相色谱法

鉴别方法和高效液相色谱鉴别法要求一致。

气相色谱法灵敏度高、专属性强、分析速度快，适合高温下稳定、容易气化药物的鉴别。同样需要在鉴别前，按各品种项下的规定进行系统适用性试验。

如《中国药典》（2015年版）中维生素E采用气相色谱法鉴别：在含量测定项下记录的色谱图中，供试品溶液主峰的保留时间应与对照品溶液主峰的保留时间一致。

在含量测定项下色谱条件与系统适用性试验：用硅酮（OV-17）为固定液，涂布浓度为2%的填充柱，或用100%二甲基聚硅氧烷为固定液的毛细管柱；柱温为265℃。理论板数按维生素E峰计算不低于500（填充柱）或5000（毛细管柱），维生素E峰与内标物质峰的分离度应符合要求。

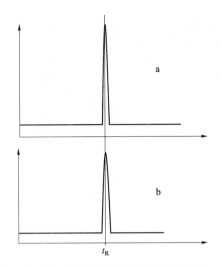

图3-6　高效液相色谱对照品比较法鉴别示意图
a：对照品高效液相色谱图　b：供试品高效液相色谱图

（四）纸色谱法

纸色谱法存在分离效能低、分析时间长等缺点，在药物鉴别试验中逐渐被薄层色谱法或其他色谱法所取代。

另外，抗生素及生化药物的鉴别还会采用生物学方法，该方法是利用微生物或实验动物进行试验和判断。

药物的鉴别试验常设置2~4个鉴别项目，采用的鉴别方法通常将化学鉴别和仪器鉴别方法相结合，也有采用两种不同测定原理的仪器分析方法进行鉴别。

拓展阅读

药物鉴别试验的条件

药物鉴别试验的影响因素来源于多个方面，主要包括溶液的浓度、试剂用量、溶液的温度、溶液的酸碱度、反应时间及反应介质等。因此，在建立鉴别试验方法时，应考察条件对试验结果的影响，选择出最佳的鉴别试验条件。

1. 溶液的浓度　药物和有关试剂的浓度直接影响鉴别反应的颜色深浅、沉淀的生成以及有关参数的测定，因此必须严格规定。

2. 溶液的温度　反应温度每升高10℃，可使化学反应速度增加2~4倍。但温度的升高也可能使某些生成物发生分解，导致溶液颜色变浅、沉淀溶解，甚至不能观察到试验结果。

3. 溶液的酸碱度　许多鉴别反应都需要在一定酸碱度的条件下才能进行，能使反应生成物处于稳定和易于观测的状态。

4. 干扰成分的存在　药物中的其他成分如辅料，或复方制剂中的其他药物成分，也可能参与反应，干扰试验结果，可采取掩蔽、提取分离或选择专属性更高的鉴别方法排除干扰后，再进行试验。

5. 反应介质　反应介质不同可得到不同的试验结果。

6. 试验时间　有些反应的反应速度较慢，因此，鉴别反应完成需要一定时间。

📊 **岗位对接**

　　本项目对应岗位的工种包括执业药师、药物检验工等药品生产、质量相关岗位的职业工种。执业药师考试中对本章内容要求掌握药品检验程序与项目，包括药品的性状和鉴别两大部分。药物检验工（初级）要求掌握相对密度、熔点和 pH 的测定方法；影响药物鉴别试验的条件因素、掌握仪器分析的基本知识与一般操作规则。药物检验工（中级）要求掌握馏程、旋光度和折光率的测定方法；掌握紫外-可见分光光度法、红外分光光度法的测定原理及操作方法。药物检验工（高级）要求掌握凝点和黏度的测定方法并熟练完成测定操作；掌握高效液相色谱法的概念及仪器组成、测定方法，掌握气相色谱法的测定原理及测定方法，了解高效液相色谱法的操作方法。

📋 **目标检测**

一、单选题

1. 下列不属于物理常数的是（　　　）

　　A. 折光率　　　　　　　B. 旋光度　　　　　　C. 相对密度

　　D. 比旋度　　　　　　　E. 吸收系数

2.《中国药典》（2015 年版）规定测定液体的相对密度时温度应控制在（　　　）

　　A. 20℃　　　　　　　　B. 25℃　　　　　　　C. 室温

　　D. 30℃　　　　　　　　E. 35℃

3. 具有旋光性的物质，分子结构中应具有（　　　）

　　A. 碳碳双键　　　　　　B. 羰基　　　　　　　C. 羧基

　　D. 手性碳原子　　　　　E. 共轭结构

4.《中国药典》（2015 年版）对药物进行折光率测定时，采用的光源是（　　　）

　　A. 自然光　　　　　　　B. 钠光谱 D 线　　　　C. 紫外光

　　D. 红外光　　　　　　　E. 偏振光

5. 显微鉴别主要用于哪类药物（　　　）

　　A. 生化药物　　　　　　B. 抗生素　　　　　　C. 中药饮片

　　D. 中药提取物　　　　　E. 化学药品

6. 药典鉴别试验针对的药物是（　　　）

　　A. 结构待确证的药物　　　　　　　　B. 贮藏在有标签容器中的药物

　　C. 仅限结构类似的药物　　　　　　　D. 仅限原料药

　　E. 仅限结构差异大的药物

7. 焰色反应钠的颜色为（　　　）

　　A. 砖红色　　　　　　　B. 黄绿色　　　　　　C. 黄色

　　D. 绿色　　　　　　　　E. 棕色

8. 不属于化学鉴别法的特点是（　　　）

　　A. 简单　　　　　　　　B. 快速　　　　　　　C. 方便

　　D. 灵敏　　　　　　　　E. 需要复杂的仪器

9. 关于红外分光光度法表述正确的是（　　　）

　　A. 固体、液体、气体样品均适用

　　B. 红外光谱仅适用于原料药鉴别

　　C. ChP、USP 均采用标准图谱对照法

　　D. 压片时，一般用碘化钾为分散剂

　　E. 化学结构相同的原料药，红外光谱一定相同

10. HPLC 法用于鉴别的参数是（　　　）

　　A. 峰面积　　　　　　B. 比移值　　　　　　C. 保留时间

　　D. 峰宽　　　　　　　E. 拖尾因子

11. 氯化物鉴别：取供试品溶液，加稀硝酸使成酸性后，滴加（　　　）试液，即生成白色凝乳状沉淀；分离，沉淀加氨试液即溶解，再加稀硝酸酸化后，沉淀复生成

　　A. 硝酸亚汞　　　　　B. 硝酸银　　　　　　C. 氯化钡

　　D. 醋酸铅　　　　　　E. 硝酸铜

12. 含碘有机药物经直火加热，可生成的挥发性物质是（　　　）

　　A. 加成反应产物　　　B. 紫色碘蒸气　　　　C. 氧化反应产物

　　D. 过氧化物　　　　　E. 二氧化碳

13. 鉴别硝酸盐：取供试品溶液，置试管中，加等量的硫酸，小心混合，冷却后，沿管壁加（　　　）试液，使成两液层，接界面显棕色

　　A. 氯化钡　　　　　　B. 硫酸铁　　　　　　C. 硫酸亚铁

　　D. 硫酸铜　　　　　　E. 氯化汞

二、配伍选择题

[1~5]

　　A. 取供试品溶液，滴加氯化钡试液，即生成白色沉淀；分离，沉淀在盐酸或硝酸中均不溶解

　　B. 取供试品溶液 2ml，加稀硫酸数滴，加热至沸，加高锰酸钾试液数滴，振摇，紫色即消失；溶液分成两份，一份中加硫酸汞试液 1 滴，另一份中逐滴加入溴试液，均生成白色沉淀

　　C. 取供试品的中性溶液，置洁净的试管中，加氨制硝酸银试液数滴，置水浴中加热，银即游离并附在试管的内壁成银镜

　　D. 取供试品的中性溶液，加三氯化铁试液，即生成赭色沉淀；再加稀盐酸，变为白色沉淀

　　E. 取供试品的稀溶液，加三氯化铁试液 1 滴，即显紫色

以下各类药物的鉴别试验是

1. 酒石酸盐（　　　）

2. 枸橼酸盐（　　　）

3. 水杨酸盐类（　　　）

4. 苯甲酸盐（　　　）

5. 硫酸盐（　　　）

[6~10]

　　A. 供试品溶液点于薄层板上，在展开容器内用展开剂展开，使供试品所含成分分离，与标准物质对照，以比移值为参数进行鉴别

　　B. 供试品制备时研磨程度的差异或吸水程度不同等原因，均会影响光谱的形状

C. 吸收光谱简单，曲线形状变化不大，用作鉴别的专属性较差

D. 利用高压泵，由流动相将样品各组分注入色谱柱内，各组分在柱内被分离，与标准物质对照，以色谱峰保留时间来鉴别

E. 利用显微镜，对药材（饮片）切片、粉末、解离组织或表面制片及含饮片粉末的制剂中饮片的组织、细胞或内含物等特征进行鉴别

上述说法中，用来描述下列鉴别法的是

6. 紫外光谱鉴别法（　　　）

7. 红外光谱鉴别法（　　　）

8. 高效液相色谱鉴别法（　　　）

9. 显微鉴别法（　　　）

10. 薄层色谱鉴别法（　　　）

三、多项选择题

1. 测定相对密度时，下列叙述正确的是（　　　）

A. 比重瓶从水浴中拿出来要擦干

B. 韦氏比重秤的玻璃圆筒应盛满供试液

C. 韦氏比重秤法中的游码有 5 种类型

D. 盛满供试液的比重瓶应在规定温度下放置过夜

E. 韦氏比重秤法适用于易挥发液体的测定

2. 熔点测定时终熔的判断标准是（　　　）

A. 熔化同时分解　　　　　　　　　B. 出现发毛、软化现象

C. 开始出现透明液滴　　　　　　　D. 颜色变黑

E. 产生气泡

3. 下列关于比旋度的描述，正确的是（　　　）

A. 偏振光透过长 1dm，每 1ml 中含有旋光物质 1g 的溶液时的旋光度

B. 在一定温度和一定波长下，偏振光透过长 1dm，每 100ml 中含有旋光物质 1g 的溶液时的旋光度

C. 在一定温度和一定波长下，偏振光透过长 1dm，每 1ml 中含有旋光物质 1g 的溶液

D. 比旋度不能直接测定，而是通过旋光度计算得到的

E. 用旋光计测定读数时应平行测定 2 次，均符合要求后，取平均值作为最终结果

4. 红外光谱鉴别试验时，试样的制备方法有（　　　）

A. 糊法　　　　　　　B. 膜法　　　　　　　C. 氧瓶燃烧法

D. 溶液法　　　　　　E. 压片法

5. 为提高紫外光谱的专属性，常用以下方法（　　　）单个应用，也可几个结合起来使用

A. 测定最大吸收波长，或同时测定最小吸收波长

B. 规定一定浓度的供试液在最大吸收波长处的吸光度

C. 规定吸收波长和吸收系数法

D. 规定吸收波长和吸收度比值法

E. 经化学处理后，测定其反应产物的吸收光谱特性

6. TLC 鉴别时，可供鉴别的参数有（　　　）

A. 比移值　　　　　　B. 斑点颜色　　　　　C. 化学位移

D. 保留时间　　　　　E. 斑点大小

四、简答题

1. 采用比重瓶法测定药物相对密度时都有哪些注意事项。
2. 旋光度测定的方法、注意事项和应用。
3. 药物的鉴别方法主要有哪些？
4. 常用的色谱鉴别法包括哪些？
5. 高效液相色谱法的鉴别参数是什么？

五、计算题

精密称取氯霉素 5.4592g，置 100ml 容量瓶中，加无水乙醇溶液溶解并定量稀释至刻度，用 2dm 测定管于 20℃测定旋光度为+2.3°。《中国药典》（2015 年版）规定比旋度应为+18.5°至+21.5°。试问供试品的比旋度是否符合规定？

第四章

药物的杂质检查

学习目标

知识要求　**1. 掌握**　杂质限量的概念、限量检查的常用方法、限量的表示方法及有关计算；氯化物、硫酸盐、铁盐、重金属、砷盐等一般杂质的检查原理和方法。

　　　　　　2. 熟悉　药物纯度的概念，理解药物纯度与化学试剂纯度的区别；药物中杂质的来源和分类。

　　　　　　3. 了解　干燥失重、水分、溶液颜色、澄清度、残留溶剂、甲醇量的检查原理和方法；药物中特殊杂质的检查原理和方法。

技能要求　1. 熟练掌握常用的一般杂质和特殊杂质检查法的操作方法，正确记录结果，计算杂质限量，并得出结论。

　　　　　　2. 学会根据药品质量标准的规定，正确开展杂质检查。

案例导入

案例：2013 年 3 月 26 日，中央电视台《经济半小时》曝出消息：广药集团子公司广西盈康药业有限责任公司（下称"广西盈康"）生产的维 C 银翘片用山银花的枝梗替代山银花花冠，且山银花经过工业硫黄熏蒸，含剧毒砷汞残留。3 月 28 日，广西壮族自治区食品药品监督管理局通报，因药材原料存疑，广西盈康已全厂停产配合检查，仓库中的维 C 银翘片已被就地封存，暂停销售。涉事方广西盈康和广药集团先后表示：制造银翘片半成品银翘干膏的供货商广东宝山堂制药有限公司（下称"宝山堂"）未按合同履行供货要求，如有问题应对宝山堂追责。4 月 9 日，广西壮族自治区食品药品监督管理局发布公告称，对盈康维 C 银翘片库存和已上市产品进行检验，重金属砷、汞、铅、镉、铜及二氧化硫的含量，均低于国家药典委员会公示的限量规定。4 月 9 日，广西药监部门通报检验结果后，盈康药业承认，由于其上游企业宝山堂伪造生产记录和有关单据，公司未能及时发现，给消费者带来了用药安全隐患。

讨论：1. 药物中的重金属砷和汞属于杂质，其含量超出限量会影响用药安全吗？

　　　　2. 如何对药物的杂质进行检查？

　　药物的杂质是指存在于药物中的无治疗作用或影响药物的稳定性和疗效、甚至对人体健康有害的物质。由于药物在生产和贮存过程中会不可避免地引入杂质，为了确保药物的安全性、有效性和稳定性，同时也为药品生产和流通领域的质量保证提供依据，因此需对药物中的杂质进行检查。

第一节　概述

一、药物中杂质的来源与分类

（一）药物纯度

药物纯度是指药物的纯净程度。药物中的杂质是影响药物纯度的主要因素，主要通过药品质量标准中的"检查"项下的杂质检查来控制，因此纯度检查通常又称为杂质检查。如果药物中所含杂质超过质量标准规定的纯度要求，就可能引起药物的外观性状、物理常数的变化，甚至会影响药物的稳定性、降低疗效和增加副作用。因此杂质检查是控制药物质量的一个重要环节，对药物纯度的评价应综合考虑药物的性状、理化常数、杂质检查和含量测定等方面。

临床用药的纯度又称药用纯度或药用规格，符合纯度要求的药品属于药用规格，与化学试剂的纯度或试剂规格不能混淆。前者主要从用药安全性、有效性以及对药物稳定性的影响等方面考虑，后者是从杂质可能引起的化学变化对试剂的使用范围和使用目的影响来考虑的，并不考虑对人体的生理作用及毒副作用。因此，药品只有合格品与不合格品，化学试剂可根据杂质的含量高低分为不同级别（如色谱纯、基准试剂、优级纯、分析纯和化学纯等）。因此，化学试剂不能代替药品使用。

随着临床用药经验的不断积累和分离检测技术的不断提高，人们对药物纯度的认识也发生着改变，能够进一步发现存在于药物中的新杂质，从而对药物纯度的要求不断地提高，通过完善药品生产工艺，使药物中杂质的检查项目或限量要求也在不断地改变或提高。

（二）杂质的来源

药物中的杂质主要来源于两个方面，一是由生产过程中引入，二是由贮存过程中引入。

1. 生产过程引入　药物在生产过程中由于所用原料不纯、反应不完全、生成的副产物、加入的试剂和溶剂等在精制时未完全除净、使用的生产器皿等原因，可能引入未反应完全的原料、试剂、中间体或副产物以及其他杂质。例如以水杨酸为原料合成阿司匹林时，若乙酰化反应不完全可能引入水杨酸；地塞米松磷酸钠在生产过程中使用大量甲醇和丙酮，可能会残留在成品中。从植物原料中提取分离药物时，由于含有与药物结构性质相近的物质，很难完全分离，可能引入产品中。药物在制备过程中，也可能引入新的杂质。

2. 贮存过程中引入　药物在贮存过程中，由于贮存保管不当，或贮存时间过长，在外界条件如温度、湿度、光照、空气、微生物等影响下，可能使药物发生水解、氧化、分解、异构化、晶型转变、聚合、潮解和发霉等变化而产生有关杂质。其中，药物因发生水解及氧化反应而产生杂质较为常见。如酯、内酯、酰胺、环酰胺、卤代烃及苷类等药物在水分的存在下均容易水解。如阿司匹林可水解产生水杨酸和醋酸；阿托品可水解产生莨菪醇和消旋莨菪酸等。

此外，药物中还可能存在一些与有效成分生物活性有很大差异的无效、低效异构体或晶型。如肾上腺素水溶液加热或室温放置可发生消旋化，即部分左旋体转变为右旋体，致使药物活性降低。如无味氯霉素存在多晶型现象，B晶型为活性型，易被酯酶水解而吸收，而A晶型则不易被酯酶水解、活性很低。甲苯咪唑有A、B、C三种晶型，其中C晶型的驱虫率为90%，B晶型为40%~60%，A晶型的驱虫率小于20%。在生产中低效、无效的异构体或晶型较难除尽，且生产工艺、结晶溶剂的不同以及贮存条件的影响也可引起异构化或晶型的转变。

（三）杂质的分类

为有效地控制药物的杂质，保障药物的安全性、有效性和稳定性，应对药物中杂质的种类及其性质有所了解。药物中杂质多种多样，其分类方法不同，杂质种类也不同。

1. 按性质分类

（1）影响药物稳定性的杂质　药物中金属离子的存在可能会催化氧化还原反应，如Cu^{2+}的存在可使维生素 A 和 E 易被氧化；水分的存在可使含有酯键和酰胺键结构的药物发生水解，从而影响药物的安全性和有效性。

（2）毒性杂质　药物中重金属（如银、铅、汞、铜、镉、铋、锑、锡、镍、锌等）和砷盐的过量存在，会导致人体中毒，影响到用药的安全性，应严格控制其限量。

（3）信号杂质　药物中氯化物、硫酸盐等杂质少量存在不会对人体产生危害，但是此类杂质的存在水平可以反映药物的生产工艺和贮存状况是否正常，因此，此类杂质称为"信号杂质"。控制这类杂质的限量，同时也就控制了有关杂质的限量，从而有助于指导生产工艺和贮存条件的改善。

2. 按来源分类

（1）一般杂质　一般杂质是指在自然界中分布比较广泛，在多种药物的生产和贮存过程中容易引入的杂质。由于多种药物涉及此类杂质的控制，故在药典中均规定了它们的检查方法。《中国药典》（2015 年版）第四部通则规定了氯化物、硫酸盐、硫化物、硒、氟、氰化物、铁盐、重金属、砷盐、铵盐、酸碱度、干燥失重、水分、炽灼残渣、易炭化物以及残留溶剂等项目检查。

（2）特殊杂质　特殊杂质是指药物在生产和贮存过程中，由于药物本身的性质、生产方法和工艺的不同，可能引入的杂质。如肾上腺素中的酮体，硫酸阿托品中的莨菪碱，阿司匹林中的游离水杨酸等。一般来说，某种特殊杂质只存在于某种特定的药物中，故其检查方法收载于药典的正文中。

3. 按杂质的结构分类

（1）无机杂质　可能来源于生产过程，如氯化物、硫酸盐、硫化物、氰化物、重金属等，一般是已知和确定的。

（2）有机杂质　主要包括合成中未完全反应的原料、中间体、副产物、分解产物、异构体和残留溶剂等。

在某些情况下，杂质属于一般杂质还是特殊杂质，并无严格区分。无论哪种杂质，都要根据其性质、特点和来源，在保证用药安全、有效的前提下，以科学、合理的方法严格进行控制。

二、杂质限量

药物杂质来源较多，对于药物而言，其杂质的含量当然越少越好，但要把药物中的杂质完全除去，既不可能也没有必要。因为不仅会增加成本，也会受到生产工艺和条件的制约。因此，在保证用药安全、有效，不影响药物稳定性的原则下，允许药物中存在一定量的杂质。

药物中所含杂质的最大允许量称为杂质限量。通常用百分之几或百万分之几来表示。对信号杂质允许的限量值较大，但对危害人体健康或影响药物稳定性的杂质允许限量值很低。如砷对人体有毒，其限量一般不超过百万分之十。重金属易在体内蓄积中毒，并影响药物的稳定性，其限量一般不超过百万分之二十。药物中杂质限量除考虑杂质本身的性质外，还要根据生产所能达到的水平，并参考各国的药典标准来制定。

药物中杂质的检查，一般不要求测定其含量，而只检查杂质的量是否超过限量。这种杂质检查的方法叫做杂质的限量检查。

拓展阅读

杂质检查项目及限量制定的原则

质量标准中规定的杂质和限量是根据正常生产和贮藏过程中可能引入的杂质而制定的。制定杂质的检查项目和限量不是永远不变的，随着生产工艺水平的提高，或生产工艺发生改变，或对杂质认识的逐渐深入等，杂质检查的项目、方法和限量都是不断完善和提高的。

制定杂质的检查项目和限量不能追求越纯越好，要结合实际水平和条件制定。严重危害人体健康和影响药物稳定性的杂质必须制定相应的检查项目，并严格控制其限量。药物的杂质检查项目和限量规定与化学试剂的杂质控制项目和限量是完全不同的，不能混淆。

三、药物的杂质检查方法

药物的杂质检查按照操作方法不同，分为以下三种方法。

（一）对照法

对照法是指取一定量待检杂质的对照溶液与一定量供试品溶液在相同条件下加入一定的试剂处理后，比较反应结果，从而判断供试品中所含杂质是否超过限量。使用本法检查药物的杂质，须遵循平行原则。该法的检测结果，只能判定药物所含杂质是否符合限量规定，一般不能测定杂质的准确含量。各国药典主要采用本法检查药物的杂质。杂质的限量可用下式进行计算：

$$杂质限量 = \frac{允许杂质存在的最大量}{供试品量} \times 100\%$$

由于供试品（S）中所含杂质是否超过限量是通过与一定量杂质标准溶液进行比较来确定的，杂质的最大允许量就是标准溶液的浓度（C）与体积（V）的乘积，因此，杂质限量（L）的计算又可用下式表示：

$$杂质限量 = \frac{标准溶液的浓度 \times 标准溶液的体积}{供试品量} \times 100\%$$

$$或\ L = \frac{C \times V}{S} \times 100\% \tag{4-1}$$

应用示例一 口服 $NaHCO_3$ 原料药中氯化物检查

取本品 0.15g（供口服用），加水溶解使成 25ml，滴加硝酸使成微酸性后，置水浴中加热除尽二氧化碳，放冷，依法检查，与标准氯化钠溶液 3.0ml（$10\mu gCl/ml$）制成的对照液比较，不得更浓。计算氯化物的限量。

解析： $L = \dfrac{C \times V}{S} \times 100\% = \dfrac{10 \times 10^{-6} \times 3.0}{0.15} \times 100\% = 0.02\%$

应用示例二 丙磺舒中重金属检查

取丙磺舒 1.0g，依法检查，重金属不得超过百万分之十，应取标准铅溶液多少毫升

（每 1ml 相当于 10μg 的 Pb）？

解析：$V = \dfrac{L \times S}{C} = \dfrac{10 \times 10^{-6} \times 1}{10 \times 10^{-6}} = 1.0\text{ml}$

应用示例三　氯化钠中砷盐的检查

取标准砷溶液 2.0ml（每 1ml 相当于 1μg 的 As）制备标准砷斑，要求含砷量不得超过 0.00004%。问应取供试品多少克？

解析：$S = \dfrac{C \times V}{L} = \dfrac{1 \times 10^{-6} \times 2}{0.4 \times 10^{-6}} = 5.0\text{g}$

（二）灵敏度法

灵敏度法是以在检测条件下反应的灵敏度来控制杂质限量的一种方法。灵敏度法不需要杂质对照溶液，比对照法对杂质的要求更为严格。如纯化水中的氯化物检查，是在 50ml 纯化水中加入硝酸 5 滴及硝酸银试液 1ml，要求不得发生浑浊。该法就是利用氯离子与银离子生成氯化银沉淀反应的灵敏度来控制纯化水中氯化物的限量。

（三）比较法

比较法是指取一定量供试品依法检查，测得待检杂质的吸光度或旋光度等与规定的限量比较，不得更大。如盐酸去氧肾上腺素中酮体的检查：取本品，加水制成每 1ml 中含 4.0mg 的溶液，照紫外-可见分光光度法（通则 0401），在 310nm 的波长处测定吸光度，不得大于 0.20。硫酸阿托品中莨菪碱的检查：取本品，加水制成每 1ml 中含 50mg 的溶液，依法测定（通则 0621），旋光度不得超过 -0.40°。本法的特点是准确测定杂质的吸光度或旋光度（从而可计算出杂质的准确含量）并与规定限量比较，不需要对照物质。

应用示例·肾上腺素中肾上腺酮的检查

取本品 0.20g，置 100ml 量瓶中，加盐酸溶液（9→2000）溶解，并稀释至刻度，摇匀，在 310nm 处测定吸光度，不得超过 0.05，酮体百分吸收系数（$E_{1cm}^{1\%}$）为 435，求酮体的限量？

解析：$C_{酮体} = \dfrac{A}{E_{1cm}^{1\%}} \times \dfrac{1}{100} = \dfrac{0.05}{435} \times \dfrac{1}{100} = 1.15 \times 10^{-5}$（g/ml）

$$L = \dfrac{C_{酮体}}{C} \times 100\% = \dfrac{1.15 \times 10^{-5}}{2.0 \times 10^{-3}} \times 100\% = 0.6\%$$

第二节　一般杂质检查

一般杂质是指广泛存在于自然界，在多种药物的生产和贮存过程中容易引入的杂质。《中国药典》（2015 年版）对一般杂质检查多采用对照法。即在遵循平行操作的原则下，比较供试与对照的浊度、颜色等以判断供试品中杂质限量是否符合规定。如果检查结果不符合规定或在限度边缘时，应对供试品和对照品各复查两份。

一、氯化物检查法

氯化物广泛存在于自然界中，在药物的生产过程中极易引入。少量的氯化物虽对人体无害，但氯化物属于信号杂质，其存在量可以反映出药物的纯净程度以及生产工艺和贮存条件是否正常，因此，控制氯化物的量有其特殊意义。

（一）检查原理

利用氯化物在硝酸酸性条件下与硝酸银试液作用，生成氯化银白色浑浊，与一定量标准氯化钠溶液在相同条件下生成的氯化银浑浊比较，以判断供试品中的氯化物是否超过限量。

$$Cl^- + Ag^+ \longrightarrow AgCl\downarrow （白）$$

（二）操作方法

取规定量的供试品，加水使溶解成 25ml（溶液如显碱性，可滴加硝酸使成中性），再加稀硝酸 10ml，溶液如不澄清，应滤过，置 50ml 纳氏比色管中，加水使成约 40ml，摇匀，即得供试品溶液。另取药品项下规定量的标准氯化钠溶液，置 50ml 纳氏比色管中，加稀硝酸 10ml，加水使成 40ml，摇匀，即得对照品溶液。于供试品溶液与对照品溶液中，分别加入硝酸银试液 1.0ml，用水稀释使成 50ml，摇匀，在暗处放置 5 分钟，同置黑色背景上，从比色管上方向下观察、比较，即得。

（三）注意事项

1. 标准氯化钠溶液应为临用前配制，每 1ml 相当于 10μg 的 Cl^-。在检测条件下，以 50ml 中含 50~80μg 的 Cl^- 为宜，在此范围内氯化物与硝酸银反应产生的浑浊梯度明显，便于比较。因此，在设计检查方法时应根据氯化物的限量考虑供试品的取用量。

2. 检测中加入稀硝酸的作用是为了去除 CO_3^{2-}、PO_4^{3-}、SO_3^{2-} 等杂质的干扰，同时还可以加速氯化银沉淀的生成并产生较好的乳浊。酸度以 50ml 溶液中含 10ml 稀硝酸为宜。

3. 暗处放置 5 分钟，避免光线使单质银析出。

4. 有机药物的氯化物检查。溶于水的有机药物，按规定方法直接检查，不溶于水的有机药物，多数采用加水振摇，使所含氯化物溶解，滤除不溶物或加热溶解供试品，放冷后析出沉淀，滤过，取滤液检查。用滤纸滤过时，滤纸中如含有氯化物，可预先用含有硝酸的水溶液洗净后使用。

5. 检查有机氯杂质，可根据有机氯杂质结构，选择适宜的有机破坏方法，使有机氯转变为无机氯化物后，再依法检查。

6. 检查碘化物或溴化物中氯化物时，由于氯、溴、碘性质相近，应采用适当的方法去除干扰后再检查。

7. 供试溶液如带颜色，通常采用内消色法处理。也可采用外消色法，即加入某种试剂，使供试品溶液褪色后再检查。如高锰酸钾的氯化物检查，加入适量乙醇，使颜色消失后再检查。

二、硫酸盐检查法

硫酸盐也是一种广泛存在于自然界中的信号杂质，是许多药物都需要检查的一种杂质。

（一）检查原理

利用硫酸盐在盐酸酸性溶液中与氯化钡生成白色浑浊，与一定量标准硫酸钾溶液在相同条件下与氯化钡生成的浑浊比较，以判断药物中硫酸盐是否超过限量。

$$SO_4^{2-} + Ba^{2+} \longrightarrow BaSO_4\downarrow （白）$$

（二）操作方法

取规定量的供试品，加水溶解使成约 40ml（如溶液显碱性，可滴加盐酸使成中性），溶液如不澄清，应滤过，置 50ml 纳氏比色管中，加稀盐酸 2ml，摇匀，即得供试品溶液。另取各药品项下规定量的标准硫酸钾溶液，按同样方法制成对照品溶液，于供试品溶液与对照品溶液中，分别加入 25% 氯化钡溶液 5ml，用水稀释至 50ml，充分摇匀，放置 10 分钟，同置黑色背景上，从比色管上方向下观察、比较，即得。

（三）注意事项

1. 标准硫酸钾溶液每 1ml 相当于 $100\mu g$ 的 SO_4^{2-}，本法适宜的比浊浓度范围为 50ml 溶液中含 $0.1\sim0.5mg$ 的 SO_4^{2-}，相当于标准硫酸钾溶液 $1\sim5ml$，在此范围内浊度梯度明显。

2. 加入 25% 氯化钡溶液后，应充分摇匀，以免影响浊度。25% 氯化钡溶液存放时间过久，如有沉淀析出，即不能使用，应予重配。

3. 供试液中加入稀盐酸的作用是为了防止 CO_3^{2-}、PO_4^{3-} 等与 Ba^{2+} 生成沉淀而干扰测定，加入稀盐酸的量以 50ml 溶液中含稀盐酸 2ml，使溶液的 pH 约为 1 为宜，如果酸度过高，灵敏度会下降。

4. 温度对产生浑浊有影响，温度太低产生浑浊慢且不稳定，当温度低于 10℃ 时，应将比色管在 $25\sim30℃$ 水浴中放置 10 分钟后再比浊。

5. 如供试液加入盐酸后不澄明，可先用盐酸使成酸性的水洗过的滤纸滤过后再测定。如供试液有颜色，可采用内消色法处理。

拓展阅读

内消色法

　　内消色法是指在供试品中加入沉淀剂，使待检测杂质离子沉淀后，反复过滤至溶液完全澄清后，将滤液作为配制对照品溶液的溶剂，此时对照管与供试管溶液的颜色完全一致。对照管中再加入规定量的标准杂质溶液，加入规定的试剂反应后，与供试管进行比浊。例如枸橼酸铋钾中硫酸盐的检查，取两份供试品溶液，于其中一份中先加入 25% 氯化钡溶液，反复滤过，至滤液澄清，即得无硫酸盐杂质又具有相同颜色的澄清溶液，再加入规定量的标准硫酸钾溶液与水适量，作为对照品溶液；另一份中加入 25% 氯化钡溶液与水适量使成 50ml，作为供试品溶液，再依法检查。

三、铁盐检查法

药物中铁盐的存在可以使药物发生氧化及其他反应而变质，因此，需要控制药物中铁盐的限量。《中国药典》（2015 年版）采用硫氰酸盐法检查。

（一）检查原理

铁盐在盐酸酸性溶液中与硫氰酸铵生成红色可溶性硫氰酸铁配位离子，与一定量的标准铁溶液用同法处理后进行比色，以控制铁盐的限量。

$$Fe^{3+}+[6SCN^-]\Longleftrightarrow Fe(SCN)_6^{3-}（红色）$$

（二）操作方法

取规定量的供试品，加水溶解使成 25ml，移置 50ml 纳氏比色管中，加稀盐酸 4ml 与过硫酸铵 50mg，用水稀释使成 35ml 后，加 30% 的硫氰酸铵溶液 3ml，再加水适量稀释成 50ml，摇匀，如显色，立即与标准铁溶液一定量按相同方法制成的对照液比较，即得。

（三）注意事项

1. 用硫酸铁铵 $[FeNH_4(SO_4)_2\cdot12H_2O]$ 配制标准铁贮备液，并加入硫酸防止铁盐水解。标准铁溶液为临用前取贮备液稀释而成，每 1ml 标准铁溶液相当于 $10\mu g$ 的 Fe。本法以 50ml 溶液中含 Fe^{3+} $10\sim50\mu g$ 时为宜，在此范围内，所显色泽梯度明显，便于目视比色。

2. 若供试管与对照管色调不一致或所呈红色太浅而不能比较时，可分别移入分液漏斗中，各加正丁醇或异戊醇提取后比色。因硫氰酸铁配位离子在正丁醇等有机溶剂中溶解度大，故能增加颜色深度，且能排除某些干扰物质的影响。

3. 测定中加入氧化剂过硫酸铵，可将供试品可能存在的 Fe^{2+} 氧化成 Fe^{3+}，同时可以防止硫氰酸铁受光照还原或分解。

4. 某些药物如葡萄糖、糊精、硫酸镁等，在检测过程中需加硝酸处理，则不再过过硫酸铵。但须加热煮沸除去氧化氮，因硝酸中可能含亚硝酸，能与硫氰酸根离子作用，生成红色亚硝酰硫氰化物，影响比色。

5. 因为铁盐与硫氰酸根生成配位离子的反应是可逆的，加入过量硫氰酸铵可以增加生成配位离子的稳定性，提高反应灵敏度。

6. 硫氰酸根离子能与多种金属离子发生反应，如高汞、锌、锑、银、铜、钴等，在设计方法时应予以注意。

7. 许多酸根阴离子，如 SO_4^{2-}、Cl^-、PO_4^{3-}、枸橼酸根等可与 Fe^{3+} 形成无色配位化合物而干扰检查。排除干扰的方法是适当增加酸度，增加硫氰酸铵试剂的用量，用正丁醇提取后比色等。

8. 某些有机药物，特别是环状结构的有机药物，在实验条件下不溶解或对检查有干扰，需经炽灼破坏，使铁盐呈三氧化二铁留于残渣中，处理后再依法检查。

四、重金属检查法

重金属系指在实验条件下能与硫代乙酰胺或硫化钠试液作用而显色的金属杂质，如银、铅、汞、铜、镉、铋、锑、锡、镍、锌等。重金属可以影响药物的稳定性及安全性，故必须严格控制其在药物中的含量。药品在生产过程中引入铅的机会较多，铅易在体内蓄积而引起中毒，故检查重金属以铅为代表，以铅的限量表示重金属限度。

（一）检查原理

《中国药典》（2015 年版）第四部通则中收录重金属检查方法有三种，分别为：硫代乙酰胺法、炽灼后硫代乙酰胺法、硫化钠法。检查中使用的显色剂主要是硫代乙酰胺和硫化钠试液。微量重金属离子（以 Pb^{2+} 为代表）与硫代乙酰胺在酸性（pH 为 3.5 醋酸盐缓冲液）条件下水解产生的硫化氢，或在碱性条件下与硫化钠反应生成黄色到棕黑色的硫化物混悬液，与一定量的标准铅溶液在相同条件下反应生成的有色混悬液比色，不得更深。

$$CH_3CSNH_2 + H_2O \xrightarrow{pH=3.5} CH_3CONH_2 + H_2S$$

$$H_2S + Pb^{2+} \xrightarrow{pH=3.5} PbS \downarrow + 2H^+$$

$$或 \; Na_2S + Pb^{2+} \xrightarrow{NaOH} PbS \downarrow + 2Na^+$$

（二）操作方法

1. 第一法（硫代乙酰胺法） 适用于无须有机破坏，溶于水、稀酸、乙醇的药物中的重金属检查，为最常用的方法。取 25ml 纳氏比色管三支，甲管中加标准铅溶液一定量与醋酸盐缓冲液（pH 3.5）2ml 后，加水或各品种项下规定的溶剂稀释成 25ml，乙管中加入按各品种项下规定的方法制成的供试品溶液 25ml，丙管中加入与乙管相同重量的供试品，加配制供试品溶液的溶剂适量使溶解，再加与甲管相同量的标准铅溶液与醋酸盐缓冲液（pH 3.5）2ml 后，用溶剂稀释成 25ml；若供试品溶液带颜色，可在甲管中滴加少量的稀焦糖溶液或其他无干扰的有色溶液，使之与乙管、丙管一致；再在甲、乙、丙三管中分别加硫代乙酰胺试液各 2ml，摇匀，放置 2 分钟，同置白纸上，自上向下透视，当丙管中显出的颜色不浅于甲管时，乙管中显示的颜色与甲管比较，不得更深。如丙管中显出的颜色浅于甲管，应取样按第二法重新检查。

2. 第二法（炽灼后硫代乙酰胺法） 适用于难溶或不溶于水、稀酸或乙醇的药品，或受某些因素（如自身有颜色的药品、药品中的重金属不呈游离状态或重金属离子与药品形成配位化合物等）干扰不适宜采用第一法检查的药品的重金属检查。取各品种项下规定量的供试品，按炽灼残渣检查法进行炽灼处理，然后取遗留的残渣；或直接取炽灼残渣项下遗留的残渣；如供试品为溶液，则取各品种项下规定量的溶液，蒸发至干，再按上述方法处理后取遗留的残渣；加硝酸 0.5ml，蒸干，至氧化氮蒸气除尽后（或取供试品一定量，缓缓炽灼至完全炭化，放冷，加硫酸 0.5～1ml，使恰湿润，用低温加热至硫酸除尽后，加硝酸 0.5ml，蒸干，至氧化氮蒸气除尽后，放冷，在 500～600℃炽灼使完全灰化），放冷，加盐酸 2ml，置水浴上蒸干后加水 15ml，滴加氨试液至对酚酞指示液显微粉红色，再加醋酸盐缓冲液（pH 3.5）2ml，微热溶解后，移置纳氏比色管中，加水稀释成 25ml 作为乙管；另取配制供试品溶液的试剂，置瓷皿中蒸干后，加醋酸盐缓冲液（pH 3.5）2ml 与水 15ml，微热溶解后，移置纳氏比色管中，加标准铅溶液一定量，再用水稀释成 25ml，作为甲管；再在甲、乙两管中分别加硫代乙酰胺试液各 2ml，摇匀，放置 2 分钟，同置白纸上，自上向下透视，乙管中显出的颜色与甲管比较，不得更深。

3. 第三法（硫化钠法） 适用于溶于碱而不溶于稀酸或在稀酸中即生成沉淀的药物中重金属杂质的检查。取供试品适量，加氢氧化钠试液 5ml 与水 20ml 溶解后，置纳氏比色管中，加硫化钠试液 5 滴，摇匀，与一定量的标准铅溶液同样处理后的颜色比较，不得更深。

（三）注意事项

1. 用硝酸铅配制标准铅贮备液，并加入硝酸防止铅盐水解。标准铅溶液于临用前取贮备液稀释而成，每 1ml 标准铅溶液相当于 $10\mu g$ 的 Pb^{2+}。配制与贮存标准铅溶液使用的玻璃容器，均不得含有铅。本法的适宜目视比色范围为 27ml 溶液中含 10～20μg Pb^{2+}，相当于标准铅溶液 1～2ml。

2. 第一法中，溶液的 pH 对于金属离子与硫化氢呈色影响较大，pH 为 3.0～3.5 时，硫化铅沉淀较完全。若酸度增大，重金属离子与硫化氢呈色变浅，酸度太大时甚至不显色。故供试品若用强酸溶解或在处理中用了强酸，则应在加入醋酸盐缓冲液前加氨水至对酚酞指示剂显中性。

3. 若供试液呈色，应在加硫代乙酰胺前于对照管中滴加少量稀焦糖溶液或其他无干扰的有色溶液，使之与对照液颜色一致，然后再加硫代乙酰胺试液比色。如在甲管中滴加稀焦糖溶液或其他无干扰的有色溶液，仍不能使颜色一致时，应取样按第二法检查。

4. 供试品如含高铁盐影响重金属检查时，可在甲、乙、丙三管中分别加入相同量的维生素 C 0.5～1.0g，再照上述方法检查。

5. 在用第二法检查时，炽灼温度控制在 500～600℃，温度太低灰化不完全，温度过高重金属挥发损失，如：铅在 700℃经 6 小时炽灼，回收率只有 32%。加硝酸进一步有机物破坏后，一定要蒸干除尽氧化氮，防止亚硝酸氧化硫代乙酰胺水解产生的硫化氢而析出硫，影响比色。

6. 第三法中，显色剂硫化钠试液对玻璃有一定的腐蚀性，而且久置会产生絮状物，应临用前配制。

五、砷盐检查法

砷盐是毒性杂质，多由药物生产过程中使用的无机试剂及搪瓷反应器引入。《中国药典》（2015年版）收载的砷盐检查方法有古蔡法和二乙基二硫代氨基甲酸银法。

（一）古蔡氏法

1. 检查原理　利用金属锌与酸作用产生新生态的氢，与药物中微量砷盐反应生成具有挥发性的砷化氢，遇溴化汞试纸，产生黄色至棕色的砷斑，与同等条件下一定量标准砷溶液所生成的砷斑比较，判定药物中砷盐的限量。

$$As^{3+}+3Zn+3H^+ \longrightarrow 3Zn^{2+}+AsH_3\uparrow$$
$$AsO_3^{3-}+3Zn+9H^+ \longrightarrow 3Zn^{2+}+3H_2O+AsH_3\uparrow$$
$$AsO_4^{3-}+4Zn+11H^+ \longrightarrow 4Zn^{2+}+4H_2O+AsH_3\uparrow$$

砷化氢与溴化汞试纸作用：

$$AsH_3+2HgBr_2 \longrightarrow 2HBr+AsH(HgBr)_2（黄色）$$
$$AsH_3+3HgBr_2 \longrightarrow 3HBr+As(HgBr)_3（棕色）$$

2. 操作方法　古蔡氏法检查砷的装置如图4-1所示。

测定时，在导气管C中装入醋酸铅棉花60mg，装管高度约60~80mm，于旋塞D的顶端平面放一片溴化汞试纸（试纸的大小能覆盖孔径而不露出平面外为宜），盖上旋塞盖E并旋紧。

标准砷斑的制备：精密量取标准砷溶液2ml，置A瓶中，加盐酸5ml与水21ml，再加碘化钾试液5ml与酸性氯化亚锡试液5滴，在室温放置10分钟后，加锌粒2g，立即将装妥的导气管C密塞于A瓶上，并将A瓶置25~40℃的水浴中，反应45分钟，取出溴化汞试纸，即得。

供试品检查：取按各品种项下规定方法制成的供试液，置A瓶中，照标准砷斑的制备，自"再加碘化钾试液5ml"起，依法操作，将生成的砷斑与标准砷斑比较，不得更深。

3. 注意事项

（1）标准砷溶液临用前取三氧化二砷配制的贮备液稀释而成，每1ml标准砷溶液相当于1μg的As。砷斑颜色过深或过浅都会影响比色的准确性。《中国药典》（2015年版）规定标准砷斑为2ml标准砷溶液制成，可得清晰的砷斑。药物的含砷限量不同，应在标准砷溶液取量为2ml的前提下，改变供试品的取量。

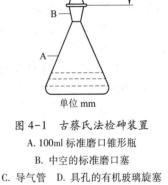

图4-1　古蔡氏法检砷装置
A. 100ml标准磨口锥形瓶
B. 中空的标准磨口塞
C. 导气管　D. 具孔的有机玻璃旋塞
E. 具孔有机玻璃旋塞盖

（2）反应液中加入碘化钾及氯化亚锡的作用是将供试品中可能存在的As^{5+}还原成As^{3+}，加快反应速度。因为五价砷在酸性溶液中比三价砷被金属锌还原为砷化氢的速度慢。另外，碘化钾被氧化生成的碘又可被氯化亚锡还原为碘离子，碘离子又可与反应中产生的锌离子形成稳定的配位离子，有利于生成砷化氢反应的不断进行。

$$AsO_4^{3-}+2I^-+2H^+ \longrightarrow AsO_3^{3-}+I_2+H_2O$$
$$AsO_4^{3-}+Sn^{2+}+2H^+ \longrightarrow AsO_3^{3-}+Sn^{4+}+H_2O$$
$$I_2+Sn^{2+} \longrightarrow 2I^-+Sn^{4+}$$
$$4I^-+Zn^{2+} \longrightarrow [ZnI_4]^{2-}$$

氯化亚锡与碘化钾还能抑制锑化氢的生成，因锑化氢也能与溴化汞试纸作用生成锑斑。在实验条件下，100μg锑存在也不致干扰测定。氯化亚锡又可与锌作用，在锌粒表面形成锌锡齐，起去极化作用，从而使氢气均匀而连续地产生。

（3）醋酸铅棉花用于吸收供试品及锌粒中可能含有少量的硫化物，在酸性条件下产生的硫化氢气体，避免硫化氢气体与溴化汞试纸作用产生硫化汞色斑干扰测定结果。导气管中的醋酸铅棉花应保持干燥，如有润湿，应重新更换。醋酸铅棉花的松紧也应合适，太松硫化氢气体过滤的不完全；太紧砷化氢气体不能通过，从而影响砷斑的形成。

（4）溴化汞试纸与砷化氢作用较氯化汞试纸灵敏，其灵敏度为 $1\mu g$（以 As_2O_3 计），但所呈砷斑不够稳定，反应中应保持干燥及避光，反应完毕立即比色。制备溴化汞试纸所用的滤纸宜采用质地疏松的中速定量滤纸，一般新鲜制备。

（5）供试品若为硫化物、亚硫酸盐、硫代硫酸盐等，在酸性溶液中能产生硫化氢或二氧化硫气体，与溴化汞作用生成黑色硫化汞或金属汞，干扰比色。应先加硝酸处理，使氧化成硫酸盐，过量的硝酸及产生的氮的氧化物须蒸干除尽。如硫代硫酸钠中砷盐的检查。

（6）供试品若为铁盐，能消耗碘化钾、氯化亚锡等还原剂，影响测定条件，并能氧化砷化氢，干扰测定，应先加酸性氯化亚锡试液，将高铁离子还原成低铁离子后再依法检测。

（7）供试品若为强氧化剂或在酸性溶液中能产生强氧化性物质者，如亚硝酸钠在酸性中能产生亚硝酸和硝酸，不仅消耗锌粒且产生氮的氧化物能氧化新生态的氢，影响砷化氢的生成。因此，需加入硫酸先行分解后再依法测定。

（8）具环状结构的有机药物，因砷可能以共价键与其结合，要先进行有机破坏，否则检出结果偏低或难以检出。《中国药典》（2015 年版）采用碱破坏法，常用的碱是石灰。

若供试品需经有机破坏后再进行检砷的，则制备标准砷斑时，应取标准砷溶液 2ml 代替供试品，照供试品规定的方法同法处理后，再依法制备标准砷斑。

（9）砷斑遇光、热及湿气则褪色。如需保存，可将砷斑在石蜡饱和的石油醚溶液中浸过晾干或避光置于干燥器内，也可将砷斑用滤纸包好夹在记录本中保存。

（二）二乙基二硫代氨基甲酸银法（silver diethyldithiocarbarmate，Ag-DDC）

1. 检查原理 利用金属锌与酸作用产生新生态氢，与微量砷盐反应生成具挥发性的砷化氢，还原二乙基二硫代氨基甲酸银，产生红色的胶态银，与相同条件下定量的标准砷溶液所呈色进行目视比色或在 510nm 波长处测定吸光度，进行比较，以判定砷盐的限量或测定含量。

$$AsH_3 + 6 \quad \begin{array}{c} C_2H_5 \\ C_2H_5 \end{array}N-C\begin{array}{c} S \\ S \end{array}Ag \rightleftharpoons$$

$$6Ag + As\left[\begin{array}{c} C_2H_5 \\ C_2H_5 \end{array}N-C\begin{array}{c} S \\ S \end{array}\right]_3 + 3 \begin{array}{c} C_2H_5 \\ C_2H_5 \end{array}N-C\begin{array}{c} S \\ SH \end{array}$$

本反应为可逆反应，加入有机碱使与 HDDC（二乙基二硫代氨基甲酸）结合，有利于反应向右定量进行完全，所以《中国药典》（2015 年版）规定配制 Ag-DDC 试液时，加入一定量的三乙胺。

2. 操作方法 二乙基二硫代氨基甲酸银法检查砷的装置如图 4-2 所示。

测定时，于导气管 C 中装入醋酸铅棉花 60mg，装管高度约 80mm，并于 D 管中精密加入二乙基二硫代氨基甲酸银试液 5ml。

标准砷对照液的制备：精密量取标准砷溶液 2ml，置 A 瓶中，加盐酸 5ml 与水 21ml，再加碘化钾试液 5ml 与酸性氯化亚锡试液 5 滴，在室温放置 10 分钟后，加锌粒 2g，立即将导气管 C 与 A 瓶密塞，使生成的砷化氢气体导入 D 管中，并将 A 瓶置 25～40℃的水浴中反

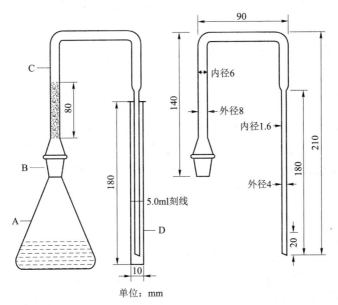

图 4-2　二乙基二硫代氨基甲酸银法检砷装置
A. 100ml 标准磨口锥形瓶　B. 中空的标准磨口塞　C. 导气管　D. 平底玻璃管

应 45 分钟，取出 D 管，添加三氯甲烷至刻度，混匀，即得。

检查法：取照各品种项下规定方法制成的供试品溶液，置 A 瓶中，照标准砷对照液的制备，自"再加碘化钾试液 5ml"起，依法操作。将所得溶液与标准砷对照液置白色背景上，从 D 管上方向下观察、比较，所得溶液的颜色不得比标准砷对照液更深。必要时，可将所得溶液转移至 1cm 吸收池中，照紫外-可见分光光度法（通则 0401）在 510nm 波长处以二乙基二硫代氨基甲酸银试液作空白，测定吸光度，与标准砷对照液按同法测得的吸光度比较，即得。

六、干燥失重测定法

干燥失重（loss on drying）系指药物在规定的条件下，经干燥至恒重后所减失的重量，通常以百分率表示。干燥失重检查法主要控制药物中的水分以及挥发性物质，如乙醇等。药物中若含有较多的水分，不仅使药物含量降低，还会引起药物的水解或霉变，使药物变质失效。常用方法有：常压干燥法、干燥剂干燥法、减压干燥法三种。

（一）常压干燥法

本法适用于受热较稳定的药物。

将供试品置相同条件已干燥至恒重的扁形称量瓶中，精密称定，于烘箱内在规定温度和时间条件下干燥至恒重，以减失的重量和取样量计算供试品的干燥失重。

（二）干燥剂干燥法

本法适用于受热易分解或挥发的药物。如氯化铵，苯佐卡因等。

将供试品置于干燥器内，利用干燥器内的干燥剂吸收供试品中的水分，干燥至恒重。常用的干燥剂有硅胶、硫酸和五氧化二磷等，其中五氧化二磷的吸水效力，吸水容量和吸水速度均较好，但价格较贵，且不能反复使用。硫酸的吸水效力与吸水速度次于五氧化二磷，但吸水容量比五氧化二磷大，价格也较便宜。硅胶的吸水效力仅次于五氧化二磷，大于硫酸，由于其使用方便、价廉、无腐蚀性且可反复使用，所以是最常用的干燥剂。硅胶加有氯化钴后为变色硅胶，干燥后生成无水氯化钴而呈蓝色，吸水后生成含两分子结晶水的氯化钴而呈淡红色，于 140℃ 干燥后又复成蓝色，可反复使用。

（三）减压干燥法

本法适用于熔点低、受热不稳定及难赶除水分的药物。

在减压条件下，可降低干燥温度和缩短干燥时间。有的药物熔点低，或对热不稳定不能加热，则可在减压干燥器中采用减压下干燥的方法。能耐受一定温度的药物，可采用减压下加热干燥的方法。干燥器中常用的干燥剂为无水氯化钙、硅胶或五氧化二磷。

减压下加热干燥时使用恒温减压干燥箱，采用减压干燥器或恒温减压干燥箱时，除另有规定外，压力应在 2.67kPa（20mmHg）以下。

（四）干燥失重计算

$$干燥失重\% = \frac{供试品干燥至恒重后减失的重量}{供试品取样量} \times 100\% \qquad (4-2)$$

七、水分测定法

药物中水分的存在，可使药物发生水解、霉变等，《中国药典》（2015 年版）采用费休法、烘干法、减压干燥法、甲苯法和气相色谱法测定药物中的水分，但主要采用费休法。该法也叫卡尔费休水分滴定法，其特点是操作简便，专属性强、准确度高，适用于受热易破坏的药物。

（一）测定原理

卡尔费休水分测定是非水溶液中的氧化还原滴定，采用的标准滴定液称费休试液，是由碘、二氧化硫、吡啶和甲醇按一定比例组成。测定原理是利用碘氧化二氧化硫为三氧化硫时，需要一定量的水分参加反应。

$$I_2 + SO_2 + H_2O \rightleftharpoons 2HI + SO_3$$

由于上述反应是可逆的，为了使反应向右进行完全，加入无水吡啶定量地吸收 HI 和 SO_3，形成氢碘酸吡啶（$C_5H_5N \cdot HI$）和硫酸酐吡啶（$C_5H_5N \cdot SO_3$）。但生成的硫酸酐吡啶不够稳定，加入无水甲醇可使其转变成稳定的甲基硫酸氢吡啶（$C_5H_5N \cdot HSO_4CH_3$）。滴定的总反应为：

$$I_2 + SO_2 + 3C_5H_5N + CH_3OH + H_2O \longrightarrow 2C_5H_5N \cdot HI + C_5H_5N \cdot HSO_4CH_3$$

由滴定总反应可知，每 1mol 水需要 2mol 碘，1mol 二氧化硫、3mol 吡啶和 1mol 甲醇。吡啶和甲醇不仅参与滴定反应，是反应产物的组成部分，而且还起溶剂作用。指示滴定终点的方法有两种：①自身作指示剂，即利用碘的颜色指示终点，终点前溶液呈浅黄色，终点时为红棕色（微过量的费休试剂中碘的颜色）；②永停滴定法，按永停滴定法操作，终点时电流计指针突然偏转，并持续数分钟不退回。该法灵敏、准确，尤其适用于有颜色溶液的测定。

（二）操作方法

1. 费休试液的制备　称取碘（置硫酸干燥器内 48 小时以上）110g，置干燥的具塞锥形瓶（或烧瓶）中，加无水吡啶 160ml，注意冷却，振摇至碘全部溶解，加无水甲醇 300ml，称定重量，将锥形瓶（或烧瓶）置冰浴中冷却，在避免空气中水分侵入的条件下，通入干燥的二氧化硫至重量增加 72g，再加无水甲醇使成 1000ml，密塞，摇匀，在暗处放置 24 小时。

2. 费休试液的标定　精密称取纯化水 10~30mg，置干燥的具塞锥形瓶中，除另有规定外，加无水甲醇适量，在避免空气中水分侵入的条件下，用费休试液滴定至溶液由浅黄变为红棕色，或用永停滴定法（通则0701）指示终点；另作空白试验校正，按下式计算费休试液的滴定度：

$$F = \frac{W}{A-B} \tag{4-3}$$

式中，F 为滴定度（每1ml费休试液相当于水的重量），g/ml；W 为纯化水的重量，mg；A 为滴定时所消耗费休试液的体积，ml；B 为空白所消耗费休试液的体积，ml。

3. 供试品的测定　精密称取供试品适量（约消耗费休试液1~5ml）除另有规定外，溶剂为无水甲醇，用水分测定仪直接测定。或将供试品置干燥的具塞锥形瓶中，加溶剂2~5ml，在不断振摇（或搅拌）下用费休试液滴定至溶液由黄色变为红棕色，或用永停滴定法（通则0701）指示终点，另作空白试验，按下式计算：

$$供试品中水分含量\% = \frac{(A-B)\times F}{W}100\% \tag{4-4}$$

式中，A 为供试品所消耗费休试液的体积，ml；B 为空白所消耗费休试液的体积，ml；F 为每1ml费休试液相当于水的重量，mg/ml；W 为供试品的重量，mg。

（三）注意事项

1. 测定供试品中水分时可根据费休试液的 F 值及供试品的含水限量来确定供试品的取样量，供试品的取样量一般以消耗费休试液1~5ml为宜，费休试液的 F 值应在4.0mg/ml上下为宜，F 值降低至3.0mg/ml以下时，滴定终点不敏锐，不宜再用。整个操作应迅速，且不宜在阴雨或空气湿度太大时进行。

2. 费休法不适用于测定氧化剂、还原剂以及能与试液生成水的化合物的药物。一些羰基化合物如活泼的醛、酮可与试剂中的甲醇作用，生成缩醛和水，也会干扰测定。

3. 《中国药典》（2015年版）还采用甲苯法测定药物的水分。该法常用于测定颜色较深的药品或氧化剂、还原剂、皂类、油类等药物中水分。

八、炽灼残渣检查法

有机药物经炭化或挥发性无机药物加热分解后，加硫酸湿润，先低温再高温（700~800℃）炽灼，使完全灰化，有机物分解挥发，残留的非挥发性无机杂质（多为金属氧化物或无机盐类）成为硫酸盐，称为炽灼残渣（residue on ignition）。药典对某些不含金属的有机药物，规定进行炽灼残渣检查，应符合限量规定。

方法：精密称取规定重量的供试品，置已炽灼至恒重的坩埚中，精密称定，缓缓炽灼（为了避免供试品骤然膨胀逸出，可采用坩埚斜置方式）直至完全炭化，放冷，除另有规定外，加硫酸0.5~1ml使湿润，低温加热至硫酸蒸气除尽后，在700~800℃炽灼使完全灰化，移置干燥器内，放冷至室温，精密称定后，再在700~800℃炽灼至恒重，计算限量。

$$炽灼残渣\% = \frac{炽灼至恒重后残渣重量}{供试品取样量}\times100\% \tag{4-5}$$

药物的炽灼残渣限量一般为0.1%~0.2%，供试品的取用量应根据炽灼残渣限量和称量误差决定。取量过多，炭化和灰化时间太长，过少，加大称量相对误差。一般应使炽灼残渣量为1~2mg。因此，如限量为0.1%，取样量约为1g，若限量为0.05%，取样量则应约为2g；限量在1%以上者，取样可在1g以下。如贵重药物或供试品数量不足时，取样可酌情减少。

重金属在高温下易挥发，如供试品需将残渣留作重金属检查，则炽灼温度须控制在

$500 \sim 600℃$。挥发性无机药物如盐酸、氯化铵等受热挥发或分解，残留非挥发性杂质，也按上法检查炽灼残渣。

九、易炭化物检查法

易炭化物（readily carbonizable substances）检查是检查药物中夹杂的遇硫酸易炭化或易氧化而呈色的微量有机杂质。此类杂质多数是结构未知的，用硫酸呈色的方法可以简便地控制此类杂质的总量。

方法：取内径一致的两支比色管，甲管中加放各品种项下规定的对照液5ml；乙管中加硫酸［含 H_2SO_4 94.5% ~ 95.5%（g/g）］5ml后，分次缓缓加入规定量的供试品，振摇使溶解。除另有规定外，静置15分钟后，将两管同置白色背景前平视观察，乙管中所显颜色不得较甲管更深。

供试品如为固体，应先研细。如需加热才能溶解时，可取供试品与硫酸混合均匀，加热溶解后，放冷至室温，再移置比色管中。

对照液主要有三类：①"溶液颜色检查"项下的标准比色液；②比色用氯化钴液、比色用重铬酸钾液和比色用硫酸铜液按规定方法配成的对照液；③一定浓度的高锰酸钾溶液。

十、溶液颜色检查法

溶液颜色检查法是控制药物在生产过程或贮存过程中产生有色杂质限量的方法。《中国药典》（2015年版）采用目视比色法、分光光度法及色差计法检查药物溶液的颜色。

（一）目视比色法

取规定量的供试品，加水溶解，置于25ml的纳氏比色管中加水稀释至10ml，另取规定色调和色号的标准比色液10ml，置于另一25ml纳氏比色管中，两管同置白色背景上，自上向下透视或平视观察，供试品管呈现的颜色与对照品管比较，不得更深。品种项下规定的"无色"系指供试品溶液的颜色相同于水或所用溶剂，"几乎无色"系指供试品溶液的颜色不深于相应色调0.5号标准比色液。

标准比色液由三种有色无机盐重铬酸钾、硫酸铜和氯化钴按不同比例配制而成。其方法如下。

1. 比色用重铬酸钾液（黄色原液）、比色用硫酸铜液（蓝色原液）和比色用氯化钴液（红色原液）比色液的配制。重铬酸钾液为每1ml水溶液中含0.800mg的 $K_2Cr_2O_7$。硫酸铜液为每1ml水溶液中含62.4mg的 $CuSO_4 \cdot 5H_2O$。氯化钴液为每1ml水溶液中含59.5mg $CoCl_2 \cdot 6H_2O$。

2. 按表4-1，分别取不同比例的氯化钴、重铬酸钾、硫酸铜液和水，配成绿黄、黄绿、黄、橙黄、橙红和棕红六种色调的标准贮备液。

表4-1　各种色调标准贮备液的配制

色调	比色用氯化钴液/ml	比色用重铬酸钾液/ml	比色用硫酸铜液/ml	水/ml
绿黄色	—	27	15	58
黄绿色	1.2	22.8	7.2	68.8
黄色	4.0	23.3	0	72.7
橙黄色	10.6	19.0	4.0	66.4
橙红色	12.0	20.0	0	68.0
棕红色	22.5	12.5	20.0	45.0

3. 按表4-2，精密量取各色调标准贮备液与水，混合摇匀，配制各种色调色号标准比色液。

表4-2　各种色调色号标准比色液的配制

色号	0.5	1	2	3	4	5	6	7	8	9	10
贮备液/ml	0.25	0.5	1.0	1.5	2.0	2.5	3.0	4.5	6.0	7.5	10.0
加水量/ml	9.75	9.5	9.0	8.5	8.0	7.5	7.0	5.5	4.0	2.5	0

检查时根据药物有色杂质的颜色以及对其限量的要求，选择相应颜色一定色号的标准比色液作为对照液，进行比较。如对乙酰氨基酚乙醇溶液的颜色检查：取本品1.0g，加乙醇10ml溶解后，如显色，与棕红色2号或橙红色2号标准比色液（通则0901第一法）比较，不得更深。

（二）分光光度法

分光光度法是通过测定溶液的吸光度检查药物中有色杂质限量的方法，更能反映溶液中有色杂质的变化。如维生素C易受外界条件影响而变色，溶液颜色检查：取本品3.0g，加水15ml，振摇使溶解，溶液经4号垂熔玻璃漏斗滤过，滤液于420nm波长处定吸光度，不得过0.03。

（三）色差计法

色差计法是通过色差计直接测定溶液的透射三刺激值，对其颜色进行定量表述和分析的方法。当目视比色法较难判定供试品与标准比色液之间的差异时，应考虑采用本法进行测定与判断。

十一、澄清度检查法

澄清度（clarity）检查是检查药品溶液中的不溶性杂质，一定程度上可反映药品的质量和生产工艺水平，尤其对于注射用原料药，检查其溶液的澄清度，有较为重要的意义。《中国药典》（2015年版）中收录了目视法、浊度仪法两种方法，除另有规定外，应采用第一法进行检测。

（一）第一法（目视法）

1. 方法　在室温条件下，将用水稀释至一定浓度的供试品溶液与等量的浊度标准液分别置于配对的比浊用玻璃管中，在浊度标准液制备5分钟后，在暗室内垂直同置于伞棚灯下，照度为1000lx，从水平方向观察、比较，判断供试品澄清度是否合格。品种项下规定的"澄清"，系指供试品溶液的澄清度与所用溶剂相同，或不超过0.5号浊度标准液的浊度。"几乎澄清"系指供试品溶液的浊度介于0.5号至1号浊度标准液的浊度之间。

大多数药物的澄清度检查是以水为溶剂，但也有时用酸、碱或有机溶剂（如乙醇、甲醇、丙酮等）作溶剂，对于有机酸的碱金属盐类药物，通常强调用"新沸过的冷水"，因为水中若有二氧化碳会影响其澄清度。

2. 浊度标准液的制备　浊度标准贮备液的制备称取于105℃干燥至恒重的硫酸肼1.00g，置100ml容量瓶中，加水适量使溶解，必要时可在40℃的水浴中温热溶解，并用水稀释至刻度，摇匀，放置4~6小时；取此溶液与等容量的10%乌洛托品溶液混合，摇匀，于25℃避光静置24小时，即得。该溶液置冷处避光保存，可在2个月内使用，用前摇匀。

浊度标准原液的制备取浊度标准贮备液15.0ml，置1000ml容量瓶中，加水稀释至刻度，摇匀，取适量，置1cm吸收池中，照紫外-可见分光光度法（通则0401），在550nm波长处测定，其吸光度应在 0.12~0.15 范围内。该溶液应在 48 小时内使用，用前摇匀。

浊度标准液的制备取浊度标准原液与水，按表 4-3 配制，即得不同级号的浊度标准液。临用现配，使用前充分摇匀。

表 4-3　不同级号浊度标准液的配制

级号	0.5	1	2	3	4
浊度标准原液/ml	2.50	5.0	10.0	30.0	50.0
水/ml	97.50	95.0	90.0	70.0	50.0

（二）第二法（浊度仪法）

当第一法无法准确判定两者的澄清度差异时，改用第二法进行测定并以其测定结果进行判定。

溶液中不同大小、不同特性的微粒物质使入射光产生散射，该法通过测定透射光或散射光的强度，检查供试品溶液的浊度。分别取供试品溶液和相应浊度标准液进行测定，测定前应摇匀，并避免产生气泡，读取浊度值。供试品溶液浊度值不得大于相应浊度标准液的浊度值。

十二、残留溶剂测定法

药品中的残留溶剂是指在原料药或辅料的生产中，以及在制剂制备过程中使用的，但在工艺过程中未能完全去除的有机溶剂。《中国药典》（2015 年版）第四部通则中收载了"残留溶剂测定法"，按有机溶剂毒性的程度分为三类，一类有机溶剂毒性较大，且具有致癌作用并对环境有害，应尽量避免使用；二类有机溶剂对人有一定毒性，应限制使用；三类有机溶剂对人的健康危险性较小，因此推荐使用。除另有规定外，第一、二、三类溶剂的残留量应符合表 4-4 中的规定；对其他溶剂，应根据生产工艺的特点，制定相应的限度，使其符合产品质量要求。

表 4-4　药品中常见的残留溶剂及限度

溶剂名称	限度（%）	溶剂名称	限度（%）
第一类溶剂		环己烷	0.388
（应该避免使用）		1, 2-二氯乙烯	0.187
苯	0.0002	二氯甲烷	0.06
四氯化碳	0.0004	1, 2-二甲氧基乙烷	0.01
1, 2-二氯乙烷	0.0005	N, N-二甲氧基乙酰胺	0.109
1, 1-二氯乙烯	0.0008	N, N-二甲氧基甲酰胺	0.088
1, 1, 1-三氯乙烷	0.15	1, 4-二氧六环	0.038
第二类溶剂		2-乙氧基乙醇	0.016
（应该限制使用）		乙二醇	0.062
乙腈	0.041	甲酰胺	0.022
氯苯	0.036	正己烷	0.029
三氯甲烷	0.006	甲醇	0.3

溶剂名称	限度（%）	溶剂名称	限度（%）
2-甲氧基乙醇	0.005	甲酸	0.5
甲基丁基酮	0.005	正庚烷	0.5
甲基环己烷	0.118	乙酸异丁酯	0.5
N-甲基吡咯烷酮	0.053	乙酸异丙酯	0.5
硝基甲烷	0.005	乙酸甲酯	0.5
吡啶	0.02	3-甲基-1-丁醇	0.5
四氢噻吩	0.016	丁酮	0.5
四氢化萘	0.01	甲基异丁基酮	0.5
四氢呋喃	0.072	异丁醇	0.5
甲苯	0.089	正戊烷	0.5
1，1，2-三氯乙烯	0.008	正戊醇	0.5
二甲苯①	0.217	正丙醇	0.5
第三类溶剂		异丙醇	0.5
（GMP或其他质控要求限制使用）		乙酸丙酯	0.5
醋酸	0.5	第四类溶剂	
丙酮	0.5	（尚无足够毒理学资料)②	
甲氧基苯	0.5	1，1-二乙氧基丙烷	
正丁醇	0.5	1，1-二甲氧基甲烷	
仲丁醇	0.5	2，2-二甲氧基丙烷	
乙酸丁酯	0.5	异辛烷	
叔丁基甲基醚	0.5	异丙醚	
异丙基苯	0.5	甲基异丙基酮	
二甲亚砜	0.5	甲基四氢呋喃	
乙醇	0.5	石油醚	
乙酸乙酯	0.5	三氯乙酸	
乙醚	0.5	三氟乙酸	
甲酸乙酯	0.5		

①通常含有60%间二苯、14%对二甲苯、9%邻二甲苯和17%乙苯。

②药品生产企业在使用时应提供该类溶剂在制剂中残留水平的合理性论证报告。

（一）测定方法

《中国药典》（2015年版）采用气相色谱法测定药物中的残留溶剂，色谱柱可使用不同极性的毛细管柱或填充柱。除另有规定外，极性相同的不同牌号毛细管色谱柱之间可以互换使用；填充柱以直径为0.18~0.25mm的二乙烯苯-乙基乙烯苯型高分子多孔小球或其他适宜的填料作为固定相。

1. 系统适用性试验

（1）用待测物的色谱峰计算，毛细管色谱柱的理论板数一般不低于5000；填充柱的理论板数一般不低于1000。

（2）色谱图中，待测物色谱峰与其相邻色谱峰的分离度应大于1.5。

（3）以内标法测定时，对照品溶液连续进样5次，所得待测物与内标物峰面积之比的RSD应不大于5%；若以外标法测定，所得待测物峰面积的RSD应不大于10%。

2. 测定方法

（1）第一法，毛细管柱顶空进样等温法。

（2）第二法，毛细管柱顶空进样系统程序升温法。

（3）第三法，溶液直接进样法。

3. 计算方法

（1）限度检查除另有规定外，按品种项下规定的供试品溶液浓度测定。以内标法测定时，供试品溶液所得被测溶剂峰面积与内标峰面积之比不得大于对照品溶液的相应比值。以外标法测定时，供试品溶液所得被测溶剂峰面积不得大于对照品溶液的相应峰面积。

（2）定量测定按内标法或外标法计算各残留溶剂的量。

（二）注意事项

1. 供试品溶液与对照品溶液平行原则，对照品溶液与供试品溶液必须使用相同的顶空条件。

2. 测定含氮碱性化合物时，应采用惰性的硅钢材料或镍钢材料管路，减少其对含氮碱性化合物的吸附性。通常采用弱极性的色谱柱或其填料预先经碱处理过的色谱柱分析含氮碱性化合物，如果采用胺分析专用柱进行分析，效果更好。采用溶液直接进样法测定时，供试品溶液应不呈酸性，以免待测物与酸反应后不易气化。

3. 对含卤素元素的残留溶剂如二氯甲烷等，采用电子捕获检测器（ECD），易得到较高的灵敏度。

4. 残留溶剂的限量除另有规定外，第一、第二、第三类溶剂的残留量应符合表4-4中的规定，其他溶剂，应在保证用药安全、有效的前提下，根据生产工艺的特点，提出该类溶剂在制剂中残留水平的合理性论证。

十三、甲醇量检测法

醇类常作为中药饮片有效成分提取溶剂之一。由于甲醇和乙醇性质相似，沸点比乙醇低，因而易混入蒸馏酒中影响药物安全性。《中国药典》（2015年版）在酒剂和酊剂通则中规定了甲醇量的检查项目，其测定法为气相色谱法。

《中国药典》（2015年版）收录的测定方法有两种，分别是：第一法（毛细管柱法），第二法（填充柱法）。如采用填充柱法时，内标物质峰相应的位置出现杂质峰，可改用外标法测定。最好选择大口径、厚液膜色谱柱，规格为30m×0.53mm×3.00μm。

第三节　特殊杂质检查

特殊杂质是指药物生产和贮存过程中，由于药物本身性质、生产方法与工艺不同，有可能引入的中间体、分解产物以及副产物等杂质。特殊杂质的检查方法在《中国药典》

（2015 年版）中列入该药品品种的检查项下。药物的品种繁多，特殊杂质也多种多样，检查方法各异，主要是利用药物和杂质在物理、化学、生物学等方面差异进行检查，具体介绍如下。

一、物理法

利用药物与杂质在臭、味、挥发性、颜色、溶解性、旋光性等物理性质差异进行检查，控制杂质限量。

（一）臭味及挥发性的差异

利用药物中存在的杂质具特殊臭味，判断该杂质的存在。如麻醉乙醚中检查"异臭"，取本品 10ml，置瓷蒸发皿中，使自然挥发，挥发完毕后，不得有异臭。

利用药物与杂质挥发性差异，判断杂质限量。如乙醇中检查"不挥发物"，取本品 40ml，置 105℃恒重的蒸发皿中，于水浴上蒸干后，在 105℃ 干燥 2 小时，遗留残渣不得过 1mg。

（二）颜色的差异

某些药物无色，而其分解产物有色，或从生产中引入了有色的有关物质，可通过检查供试品溶液的颜色来控制其有色杂质的量。如葡萄糖溶液的颜色检查，取本品 5.0g，加热水溶解后，放冷，用水稀释至 10ml，溶液应澄清无色；如显色，与对照液（取比色用氯化钴液 3.0ml、比色用重铬酸钾液 3.0ml 与比色用硫酸铜液 6.0ml，加水稀释成 50ml）1.0ml 加水稀释至 10ml 比较，不得更深。

（三）溶解行为的差异

有些药物可溶于水、有机溶剂或酸、碱中，其杂质不溶或杂质可溶而药物不溶，利用药物和杂质溶解行为的差异可以检查药物中的杂质。如检查葡萄糖中糊精的检查，利用葡萄糖溶于热乙醇，而糊精溶解度小，取本品 1.0g，加乙醇 20ml，置水浴上加热回流约 40 分钟，溶液应澄清。

（四）旋光性质的差异

利用药物与杂质旋光性不同控制杂质限量。如硫酸阿托品中莨菪碱的检查，硫酸阿托品为消旋体，莨菪碱为左旋体，取硫酸阿托品，加水溶解并制成每 1ml 中含 50mg 的溶液，依法测定，旋光度不得过-0.40°。

拓展阅读

比旋度（或）旋光度的数值与药物纯度关系

比旋度（或）旋光度的数值可以用来反映药物的纯度，限定杂质的含量。如《中国药典》（2015 年版）规定黄体酮在乙醇溶液中的比旋度为+186°至+198°，如供试品的测定值不在此范围，则表明其纯度不符合要求。这是因为黄体酮与其生产中间体（醋酸妊娠烯醇酮、醋酸双烯醇酮和妊娠烯醇酮）在乙醇溶液中的比旋度差异很大，若供试品中所含的这些杂质超过限量，则测得的比旋度将偏离规定范围。

二、化学法

利用药物和杂质在化学性质上的差异，通常是选择杂质所特有的化学反应，以检查杂质的存在。

（一）酸碱性的差异

药物中存在的杂质具有酸性或碱性，将杂质与药物分离，控制其限量。如硫酸吗啡中其他生物碱的检查，取本品的干燥品 0.50g，精密称定，置分液漏斗中，加水 15ml 与氢氧化钠试液 5ml，用三氯甲烷振摇提取 3 次，每次 10ml，合并三氯甲烷液，先用 0.4% 氢氧化钠溶液 10ml 振摇洗涤，再用水洗涤 2 次，每次 5ml，分取三氯甲烷层，置水浴上蒸干，在 105℃ 干燥至恒重，遗留残渣不得过 7.5mg。

（二）氧化还原性的差异

利用药物与杂质的氧化性或还原性的不同对药物中的杂质进行检查。如维生素 E 中生育酚（天然型）的检查，取本品 0.10g，加无水乙醇 5ml 溶解后，加二苯胺试液 1 滴，用硫酸铈滴定液（0.01mol/L）滴定，消耗的硫酸铈滴定液（0.01mol/L）不得过 1.0ml。

（三）杂质与一定试剂产生颜色

利用杂质与一定试剂反应产生颜色来检查杂质，根据限量要求，可规定一定反应条件下不得产生某种颜色，或与杂质对照品在相同条件下呈现的颜色进行目视比色，也可用分光光度法测定反应液的吸光度，应符合规定。如盐酸吗啡中罂粟酸的检查，取本品 0.15g，加水 5ml 溶解后，加稀盐酸 5ml 及三氯化铁试液 2 滴，不得显红色。

三、光谱法

（一）紫外-可见分光光度法

配制一定浓度供试品溶液，选择药品无吸收而杂质有吸收的波长处测定吸光度，以吸光度大小控制其限量。如肾上腺素中酮体的检查，肾上腺酮在 310nm 处有吸收，而肾上腺素在此波长处无吸收，通过控制肾上腺素在 310nm 处吸光度控制酮体含量，如图 4-3 所示。取本品，加盐酸溶液（9→2000）制成每 1ml 中含 2.0mg 的溶液，照紫外-可见分光光度法（通则 0401），在 310nm 波长处测定，吸光度不得过 0.05，已知肾上腺酮在该波长处吸收系数（$E_{1cm}^{1\%}$）为 453。通过计算可知控制酮体的限量为 0.06%。

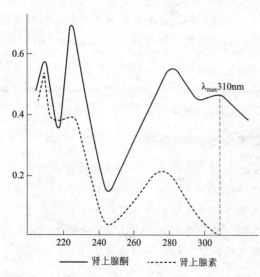

图 4-3 肾上腺素和肾上腺酮的紫外吸收光谱图

当杂质和药物在一定波长范围内都有吸收时，可用药物在某两个波长处的吸光度比值来控制杂质的量。如碘解磷定注射液中分解产物的检查，取供试品盐酸溶液（9→2000）稀释液，照紫外-可见分光光度法（通则 0401），在 294nm 与 262nm 波长处分别测定吸光度，其比值应不小于 3.1。

（二）原子吸收分光光度法

原子吸收分光光度法是利用待测元素灯发出的特征谱线通过供试品蒸气时，被蒸气中待测元素的基态原子所吸收，通过测定辐射光强度减弱的程度可求出供试品中待测元素的含量。通常是借比较标准品和供试品的吸光度，求得样品中待测元素的含量。如维生素 C 中铜的检查，取本品 2.0g 两份，分别置 25ml 容量瓶中，一份中加 0.1mol/L 硝酸溶液溶解并稀释至刻度，摇匀，作为供试品溶液（B）；另一份中加标准铜溶液（精密称取硫酸铜 393mg，置 1000ml 容量瓶中，加水溶解并稀释至刻度，摇匀，精密量取 10ml，置 100ml 容量瓶中，用水稀释至刻度，摇匀）1.0ml，加 0.1mol/L 硝酸溶液溶解并稀释至刻度，摇匀，作为供试品溶液（A）。照原子吸收分光光度法（通则 0406），在 324.8nm 的波长处分别测定，供试品溶液（A）测吸光度值为 a，供试品溶液（B）测吸光度值为 b，当 $b<(a-b)$ 时，杂质检查符合规定。

（三）红外分光光度法

红外分光光度法在杂质检查中主要用于药物中无效或低效晶型的检查。如甲苯咪唑中 A 晶型的检查，取本品与含 A 晶型为 10% 的甲苯咪唑对照品各约 25mg，分别加液状石蜡 0.3ml，研磨均匀，制成厚度约 0.15mm 的石蜡糊片，同时制作厚度相同的空白液状石蜡糊片作参比，照红外分光光度法（通则 0402）测定，并调节供试品与对照品在 803cm^{-1} 波数处的透光率为 90%~95%，分别记录 620~803cm^{-1} 波数处的红外光吸收图谱。在约 620cm^{-1} 和 803cm^{-1} 波数处的最小吸收峰间连接一基线，再在 640cm^{-1} 和 662cm^{-1} 波数处的最大吸收峰之顶处作垂线与基线相交，用基线吸光度法求出相应吸收峰的吸光度值，供试品在约 640cm^{-1} 与 662cm^{-1} 波数处吸光度之比，不得大于含 A 晶型为 10% 的甲苯咪唑对照品在该波数处的吸光度之比。

四、色谱法

色谱法利用药物与杂质在吸附或分配性质上的差异，实现了分离同时分析，在特殊杂质检查中广泛应用。常用的有纸色谱法（PC）、薄层色谱法（TLC）、高效液相色谱法（HPLC）和气相色谱法（GC）。下面仅介绍薄层色谱法和高效液相色谱法。

（一）薄层色谱法

在特殊杂质检查中，薄层色谱法是较常用的一种方法。该法具有简便、快速、灵敏、不需特殊设备等优点。通常有以下几种方法。

1. 灵敏度法（不允许有杂质斑点出现）　该法是在规定的试验条件下，利用显色剂对规定量的杂质的最小检出量来控制杂质限量的方法。如异烟肼中游离肼的检查，取本品，加丙酮-水（1∶1）溶解并稀释制成每 1ml 中约含 100mg 的溶液，作为供试品溶液；另取硫酸肼对照品，加丙酮-水（1∶1）溶解并稀释制成每 1ml 中约含 0.08mg（相当于游离肼 20μg）的溶液，作为对照品溶液；取异烟肼与硫酸肼各适量，加丙酮-水（1∶1）溶解并稀释制成每 1ml 中分别含异烟肼 100mg 及硫酸肼 0.08mg 的混合溶液，作为系统适用性溶液。照薄层色谱法（通则 0502）试验，吸取上述三种溶液各 5μl，分别点于同一硅胶 G 薄层板上，以异丙醇-丙酮（3∶2）为展开剂，展开，晾干，喷以乙醇制对二甲氨基苯甲醛试液，15 分钟后检视。系统适用性溶液所显游离肼与异烟肼的斑点应完全分离，游离肼的 R_f 值约为 0.75，异烟肼的 R_f 值约为 0.56。在供试品溶液主斑点前方与对照品溶液主斑点相应的位置上，不得显黄色斑点。

2. 限量法（以一定浓度的待检杂质溶液为对照品）　该法适用于待检杂质已经确定，且具备该杂质的对照品。检查时，取一定浓度已知杂质的对照品溶液和供试品溶液，分别点在同一薄层板上，展开、显色定位后检查，供试品所含该杂质斑点的大小和颜色，不得超过杂质对照品斑点。如卡比马唑片中甲巯咪唑的检查，取本品 20 片，研细，加三氯甲烷适量，研磨使卡比马唑溶解，滤过，用三氯甲烷洗涤滤器，合并滤液与洗液，置 10ml 量瓶中，加三氯甲烷稀释至刻度，摇匀，作为供试品溶液；另取甲巯咪唑对照品，加三氯甲烷制成每 1ml 含 100μg 的溶液，作为对照品溶液，分别吸取上述两溶液各 10μl，分别点于同一硅胶 G 薄层板上，以三氯甲烷-丙酮（4∶1）为展开剂，展开后，晾干，喷以稀碘化铋钾试液使显色。供试品溶液如显与对照相应的杂质斑点，其颜色与对照品主斑点比较，不得更深（1.0%）。

3. 选用可能存在的某种物质作为杂质对照品　当药物中存在的杂质未完全确认或待检杂质不止一种时，可根据药物合成路线、化学性质等推断可能存在的杂质，并且能获得该物质的对照品，即可采用此法。应用本法需注意杂质斑点与对照品应具有可比性。

4. 将供试品稀释到适当浓度作为杂质对照溶液　当杂质的结构难以确定，或无杂质的对照品时，可采用此法。检查时将供试品溶液按限量要求稀释至一定浓度作为对照品溶液，与供试品溶液分别点于同一薄层板上，展开后显色，供试品溶液所显杂质斑点颜色不得深于对照品溶液所显主斑点颜色（或荧光强度）。如磺胺多辛中有关物质的检查，取本品，加乙醇-浓氨溶液（9：1）制成每 1ml 中约含 2.5mg 的溶液，作为供试品溶液；精密量取适量，用乙醇-浓氨溶液（9：1）定量稀释制成每 1ml 中约含 25μg 的溶液，作为对照溶液。照薄层色谱法（通则 0502）试验，吸取上述两种溶液各 10μl，分别点于同一以 0.1% 羧甲基纤维素钠为黏合剂的硅胶 H 薄层板上，以三氯甲烷-甲醇-N，N-二甲基甲酰胺（20：2：1）为展开剂，展开，晾干，喷以乙醇制对二甲氨基苯甲醛试液使显色。供试品溶液如显杂质斑点，与对照溶液的主斑点比较，不得更深。

（二）高效液相色谱法

高效液相色谱法不仅可以分离，而且可以准确地测定各组分的含量。因此，该法在药物杂质检查中的应用日益广泛。现介绍以下几种方法。

1. 内标法加校正因子测定供试品中某个杂质含量　按各品种项下规定，精密称（量）取杂质对照品和内标物质，分别配成溶液，精密量取各溶液，配成校正因子测定用的对照溶液。取一定量注入高效液相色谱仪，记录色谱图，测量对照品和内标物质的峰面积或峰高，计算校正因子。

再取各品种项下含有内标物质的供试品溶液注入高效液相色谱仪，记录色谱图，测量供试品中待测成分（或其杂质）和内标物质的峰面积或峰高，计算含量。

2. 外标法　测定供试品中某个杂质含量按各品种项下的规定，精密称（量）取杂质对照品和供试品，配制成溶液，分别精密取一定量，注入高效液相色谱仪，记录色谱图，测量对照品和供试品待测成分的峰面积或峰高，计算含量。如盐酸普鲁卡因中对氨基苯甲酸的检查，取本品，精密称定，加水溶解并定量稀释制成每 1ml 中含 0.2mg 的溶液，作为供试品溶液；另取对氨基苯甲酸对照品，精密称定，加水溶解并定量稀释制成每 1ml 中含 1μg 的溶液，作为对照品溶液；取供试品溶液 1ml 与对照品溶液 9ml 混合均匀，作为系统适用性溶液。照高效液相色谱法试验，用十八烷基硅烷键合硅胶为填充剂；以 0.1% 庚烷磺酸钠的 0.05mol/L 磷酸二氢钾溶液（用磷酸调节 pH 至 3.0）-甲醇（68：32）为流动相；检测波长为 279nm。取系统适用性溶液 10μl，注入液相色谱仪，理论板数按对氨基苯甲酸峰计算不低 2000，普鲁卡因峰和对氨基苯甲酸峰的分离度应大于 2.0。精密量取对照品溶液与供试品溶液各 10μl，分别注入液相色谱仪，记录色谱图。供试品溶液色谱图中如有与对氨基苯甲酸峰保留时间一致的色谱峰，按外标法以峰面积计算，不得超过 0.5%。

3. 加校正因子的主成分自身对照法　测定杂质含量时，可采用加校正因子的主成分自身对照法。在建立方法时，按各品种项下的规定，精密称（量）取杂质对照品和待测成分对照品各适量，配制测定杂质校正因子的溶液，进样，记录色谱图，计算杂质的校正因子。此校正因子可直接载入各品种项下，用于校正杂质的实测峰面积。这些需作校正计算的杂质，通常以主成分为参照，采用相对保留时间定位。其数值一并载入各品种项下。

测定杂质含量时，按各品种项下规定的杂质限度，将供试品溶液稀释成与杂质限度相当的溶液作为对照溶液，进样，调节检测灵敏度（以噪声水平可接受为限）或进样量（以柱子不过载为限），使对照溶液的主成分色谱峰的峰高约达满量程的 10%～25%，或其峰面积能准确积分（通常含量低于 0.5% 的杂质，峰面积的 RSD 应小于 10%；含量在 0.5%～2% 的杂质，峰面积的 RSD 应小于 5%；含量大于 2% 的杂质，峰面积的 RSD 应小于 2%）。然后，取供试品溶液和对照品溶液适量，分别进样，供试品溶液的记录时间，除另有规定外，应为主成分色谱峰保留时间的 2 倍，测量供试品溶液色谱图上各杂质的峰面积，分别乘以相应的校正因子后与对照溶液主成分的峰面积比较，依法计算各杂质含量。计算方法详见本教材第六章第三节。

4. 不加校正因子的主成分自身对照法 当杂质峰面积与主成分峰面积相差悬殊时，可采用该法。检查时，将供试品溶液稀释成一定浓度的溶液，作为对照溶液。分别取供试品溶液和对照溶液进样，将供试品溶液中各杂质峰面积及其总和，与对照溶液主成分峰面积比较，以控制供试品中杂质的量。计算方法详见本教材第六章第三节。

如醋酸甲羟孕酮中有关物质的检查：取本品，加甲醇溶解并稀释制成每 1ml 中约含 0.8mg 的溶液，作为供试品溶液；精密量取 1ml，置 50ml 量瓶中，用甲醇稀释至刻度，摇匀，作为对照溶液。照含量测定项下的色谱条件，精密量取供试品溶液与对照溶液各 10μl 分别注入液相色谱仪，记录色谱图至主成分峰保留时间的 1.5 倍。供试品溶液色谱图中如有杂质峰，不得多于 4 个，单个杂质峰面积不得大于对照溶液主峰面积的 0.5 倍（1.0%），各杂质峰面积的和不得大于对照溶液主峰面积的 0.75 倍（1.5%）。供试品溶液色谱图中小于对照溶液主峰面积 0.05 倍（0.1%）的峰忽略不计。

5. 面积归一化法 该法检查时，取供试品溶液进样，经高效液相色谱分离后，测定各杂质及药物的峰面积和色谱图上除溶剂峰以外的总色谱峰面积，计算各杂质峰面积及其总和占总峰面积的百分率，不得超过规定的限量。如硫酸庆大霉素中 C 组分的检查，精密称取庆大霉素标准品适量，加流动相溶解并定量稀释制成每 1ml 中约含庆大霉素总 C 组分 1.0mg、2.5mg、5.0mg 的溶液，作为标准品溶液（1）、（2）、（3）。精密量取上述三种溶液各 20μl，分别注入液相色谱仪，记录色谱图，计算标准品溶液各组分浓度对数值与相应峰面积对数值的线性回归方程，相关系数（r）应不小于 0.99；另精密称取本品适量，加流动相溶解并定量稀释制成每 1ml 中约含庆大霉素 2.5mg 的溶液，同法测定，用庆大霉素各组分的线性回归方程分别计算供试品中对应组分的量（C_{tCx}），并按下面公式计算出各组分的含量（%，mg/mg），C_1 应为 14%～22%，C_{1a} 应为 10%～23%，$C_{2a}+C_2$ 应为 17%～36%，四个组分总含量不得低于 50.0%。

$$C_x(\%) = \frac{C_{tCx}}{\dfrac{m_t}{V_t}} \times 100\%$$

式中，C_x 为庆大霉素各组分的含量（%），mg/mg；C_{tCx} 为由回归方程计算出的各组分的含量，mg/ml；m_t 为供试品重量，mg；V_t 为体积，ml。

根据所得组分的含量，按下面公式计算出庆大霉素各组分的相对比例。C_1 应为 25%～50%，C_{1a} 应为 15%～40%，$C_{2a}+C_2$ 应为 20%～50%。

$$C_x'(\%) = \frac{C_x}{C_1+C_{1a}+C_2+C_{2a}} \times 100\%$$

式中 C_x' 为庆大霉素各组分的相对比例。

（三）气相色谱法

气相色谱法主要用于药物中挥发性杂质及有机溶剂残留量的检查。如《中国药典》（2015 年版）第四部通则中收载有"残留溶剂测定法"限量检查方法，采用气相色谱法。

岗位对接

本章内容主要涉及理化检测岗位、仪器检测岗位和检验标化岗位工作任务。岗位工作人员应熟练掌握药物杂质概念、分类及来源，能进行杂质限量计算；掌握各类杂质的检查原理及方法，能熟练地进行相关的检查操作。熟悉质检工作流程；熟悉岗位标准操作规程；熟悉相关仪器设备的使用、校正和维护管理规程。严格按照检验标准进行取样、检验、计算和判定，如实、完整、规范的填写好原始记录，不得擅自改变检验标准和凭主观下结论；及时完成各项检测任务，及时出具报告。

目标检测

一、单选题

1. 药物的杂质限量是指（　　　）

   A. 杂质的检查量　　　　　　　　　　　B. 杂质的最小允许量

   C. 杂质的最大允许量　　　　　　　　　D. 杂质的合适含量

   E. 杂质的存在量

2. 下列各项中不属于一般杂质的是（　　　）

   A. 氯化物　　　　　　B. 砷盐　　　　　　C. 硫酸盐

   D. 旋光活性物　　　　E. 重金属

3. 用 $AgNO_3$ 试液作沉淀剂，检查药物中氯化物时，为了调整溶液适宜的酸度和排除某些阴离子的干扰，应加入一定量的（　　　）

   A. 稀 HNO_3　　　　　　B. NaOH 试液　　　　C. 稀 H_2SO_4

   D. 稀 HCl　　　　　　　E. 浓 HCl

4. 检查硫酸盐时，对照溶液的制备是用（　　　）

   A. NaCl 溶液　　　　　B. 标准 NaCl 溶液　　　C. 氯化钡溶液

   D. 硫酸钾溶液　　　　　E. 标准硫酸钾溶液

5. 检查铁盐的方法中，加入氧化剂过硫酸铵的作用是（　　　）

   A. 防止 Fe^{3+} 水解　　　　　　　　　　B. 防止 Fe^{2+} 变成 Fe^{3+}

   C. 增加稳定性　　　　　　　　　　　　D. 将存在的 Fe^{2+} 氧化成 Fe^{3+}

   E. 加快生成 $[Fe(SCN)_6]^{3-}$ 稳定性

6. 用古蔡法检砷时，能与砷化氢气体产生砷斑的试纸是（　　　）

   A. $Pb(Ac)_2$ 试纸　　　　B. $HgBr_2$ 试纸　　　　C. HgI_2 试纸

   D. $HgCl_2$ 试纸　　　　　E. HgS 试纸

7. 药物中的重金属杂质是指（　　　）

   A. 能与金属配合剂反应的金属

   B. 能与硫代乙酰胺或硫化钠试液作用而显色的金属

   C. 碱土金属

   D. 比重较大的金属

   E. 碱金属

8. 砷盐检查法中，在检砷装置导气管中塞入醋酸铅棉花的作用是（　　）
　　A. 吸收砷化氢　　　　B. 吸收溴化氢　　　C. 吸收硫化氢
　　D. 吸收氯化氢　　　　E. 吸收碘化氢

9. 《中国药典》（2015 年版）中检查硫酸阿托品中的莨菪碱，采用的方法是（　　）
　　A. 薄层色谱法　　　　B. 紫外分光光度法　　C. 旋光法
　　D. 高效液相色谱法　　E. 气相色谱法

10. 检查重金属时，以硫代乙酰胺为显色剂，所用缓冲液及其 pH 为（　　）
　　A. 醋酸盐缓冲液 pH = 2.5　　　　B. 醋酸盐缓冲液 pH = 3.5
　　C. 磷酸盐缓冲液 pH = 5.5　　　　D. 磷酸盐缓冲液 pH = 2.5
　　E. 硼砂缓冲液 pH = 9.0

11. 《中国药典》（2015 年版）规定，检查药物中的残留溶剂，应采用的方法是（　　）
　　A. 高效液相色谱法　B. 比色法　　　　C. 紫外-可见分光光度法
　　D. 气相色谱法　　　E. 旋光法

二、多项选择题

1. 杂质的检查方法包括（　　）
　　A. 对照法　　　　　B. 灵敏度法　　　　C. 比较法
　　D. 标准曲线法　　　E. 熔点测定法

2. 属于信号杂质的是（　　）
　　A. 砷盐　　　　　　B. 重金属杂质　　　C. 氯化物
　　D. 硫酸盐　　　　　E. 酸碱杂质

3. 引入杂质的途径有（　　）
　　A. 原料不纯　　　　　　　　B. 生产过程中的中间体
　　C. 生产时所用容器不洁　　　D. 药物进入体内分解
　　E. 药物保存不当

4. 干燥失重测定，常采用的干燥方法有（　　）
　　A. 恒温干燥　　　　B. 干燥剂干燥　　　C. 减压干燥
　　D. 加压干燥　　　　E. 高温下用干燥剂干燥

5. 关于古蔡氏法的叙述，错误的有（　　）
　　A. 反应生成的砷化氢遇溴化汞，产生黄色至棕色的砷斑
　　B. 加碘化钾可使五价砷还原为三价砷
　　C. 金属锌与碱作用可生成新生态的氢
　　D. 加酸性氯化亚锡可防止碘还原为碘离子
　　E. 在反应中氯化亚锡不会与铜锌发生作用

三、简答题

1. 砷盐检查中加入醋酸铅棉花、酸性氯化亚锡和碘化钾的作用是什么？
2. 药物特殊杂质检查常用的方法有哪些？

四、计算题

1. 取葡萄糖 4.0g，加水 23ml 溶解后，加醋酸盐缓冲溶液（pH3.5）2ml，依法检查重金属，

规定含重金属不得超过百万分之五，问应取标准铅溶液多少毫升？（每 1ml 相当于 $10\mu g$ Pb^{2+}）。

2. 检查某药物中的砷盐：取标准砷溶液 2.0ml（每 1ml 相当于 $1\mu g$ 的 As），砷盐限量为 0.0001%，应取供试品的量为多少？

3. 对乙酰氨基酚中硫酸盐的检查：取本品 2.0g，加水 100ml，加热溶解后，冷却、滤过，取滤液 25ml，依法检查，与标准硫酸钾溶液 1.0ml（$100\mu g/ml$ SO_4^{2-}）制成的对照液比较，不得更浓。计算硫酸盐的限量。

第五章

药物制剂检查技术

学习目标

知识要求　**1. 掌握**　制剂质量检查项目的概念、检查目的、适用范围、操作方法和结果判定标准。

　　　　　2. 熟悉　制剂质量检查的常用仪器用具。

　　　　　3. 了解　主要剂型（片剂、注射剂、胶囊剂、丸剂、颗粒剂）的常规检查项目及检查的意义。

技能要求　1. 熟练掌握药物制剂质量检查的常规技术要求。

　　　　　2. 学会根据药品质量标准的规定，正确开展药物制剂质量检查工作。

案例导入

案例：2006 年 5 月 28 日，浙江省中医院 9 名患者输液半小时后，相继出现呕吐、手脚发麻症状，部分患者还出现高烧、大小便失禁、心跳加速等症状。经医院抢救后，9 名患者异常反应症状略有好转，但个别病人出现了肝功能不稳定的症状。6 月 7 日，浙江省食品药品监督管理局对此出具检验报告称：患者使用的葡萄糖氯化钠（批号060221502）（俗称生理盐水）有可见异物，属于不合格药品。可见异物，其实就是一种纤维、不溶物，在一定光线条件下，肉眼可见。可见异物一般不会造成输液反应。该所也对药品的热原进行检验，结果合格。引发此次患者异常反应事件的原因，可能是药品生产工艺出现问题。

讨论：1. 可见异物检查属于药物质量检查的哪项？

　　　　2. 药物制剂检查技术的重要性？

第一节　重量差异检查法

一、基本概念

　　片剂在生产过程中，由于颗粒的均匀度和流动性较差，工艺不稳定、生产设备性能较低等原因，可能使片剂的重量产生差异，从而引起各片间主药的含量差异。若超限，则难以保证临床用药的准确剂量，剂量过小，不能达到疗效；剂量过大，可能引起严重的不良反应甚至中毒。因此，进行重量差异检查对于保证临床用药的安全性和有效性是十分必要的。

　　重量差异检查法系指按规定称量方法称量片剂时，每片的重量与平均片重之间的差异。具体来讲，取药片 20 片，精密称定总重量，求得平均片重后，再分别精密称定每片的重量，计算每片重量与平均片重差异的百分率。

重量差异检查是通过控制各片间重量的一致性以保证用药剂量准确性的检查方法。因为药品的特殊性，口服片剂重量差异的程度会直接影响其安全性与有效性。

二、仪器用具

1. 仪器 感量 0.1mg（适用于平均片重 0.30g 以下的片剂）或感量 1mg（适用于平均片重 0.30g 或 0.30g 以上的片剂）的分析天平。

2. 用具 扁形称量瓶，弯头或平头手术镊子。

三、操作方法

1. 取空称量瓶，精密称定重量；再取供试品 20 片，置此称量瓶中，精密称定。记录重量（m），此重量除以 20，得平均重量（$\overline{m}$）。

2. 从已称定总重量的供试品中，依次用镊子取出 1 片，分别精密称定重量，得各片重量（m_i）并记录。

3. 记录与计算

（1）记录每次称量数据。

（2）求出平均片重（$\overline{m}$），保留三位有效数字。修约至两位有效数字，按表 5-1 中规定的重量差异限度，求出允许片重范围（$\overline{m} \pm \overline{m} \times$重量差异限度），将称得的各片重量进行比较。

$$重量差异 = \frac{m_i - \overline{m}}{\overline{m}} \times 100\% \tag{5-1}$$

表 5-1 片剂重量差异限度表

剂型	供试品数量	平均片量或标示片重	重量差异限度
片剂	20	0.3g 以下	±7.5%
		0.3g 或 0.3g 以上	±5%

四、结果判断

1. 每片（粒）重量均未超出允许片重范围。

2. 与平均重量相比较，均未超出重量差异限度。

3. 超出重量差异限度的供试品不多于 2 片，且均未超出限度 1 倍。

以上情况均判为"符合规定"，否则判为"不符合规定"。

五、注意事项

1. 在称量前后，均应仔细查对供试品的批号与数量。称量过程中，应避免用手直接接触供试品。已取出的供试品，不得再放回供试品原包装容器内。

2. 称量瓶应预先洗净并干燥。如有检出超出重量差异限度的供试品，宜另器保存。供必要时的复核之用。

3. 糖衣片的片芯应检查重量差异并符合规定，包糖衣后不再检查重量差异。

4. 薄膜衣片应在包薄膜衣后检查重量差异并符合规定。

5. 凡规定检查含量均匀度的片剂，一般不再进行重量差异检查。

6. 栓剂、丸剂、膜剂、单剂量包装的干混悬及眼、耳、鼻用的固体制剂，重量差异测定方法基本相同，主要区别是供试品数量和重量差异限度不同。

应用示例 布洛芬片（规格 0.2g）的重量差异检查

布洛芬片 20 片总重量 4.0326g，各片片重测定数据见表 5-2。重量差异检查是否合格。

表 5-2　布洛芬片片重记录表　　　　　　　　　单位：g

序号	1	2	3	4	5	6	7	8	9	10
片重	0.2102	0.1999	0.1999	0.2037	0.2015	0.2105	0.1999	0.2015	0.1999	0.1981
序号	11	12	13	14	15	16	17	18	19	20
片重	0.1978	0.1999	0.2011	0.2115	0.1899	0.2101	0.2000	0.2012	0.1812	0.2136

解析：平均片重为 4.0326/20 = 0.2016（g），修约为 0.202（g）；允许片重范围：0.202±0.202×7.5%，即 0.19~0.22（g）。

上述 20 片重量，有 1 片（0.1812g）超出允许的重量范围，需要检查其超出的幅度，（0.1812−0.202）/0.202×100% = −10.3%。

结果判定：本批布洛芬片，20 片中仅有 1 片超出允许的重量范围，但该片未超出限度 1 倍，所以判定为符合规定。

第二节　装量检查法

一、基本概念

为保证注射液及注射用浓溶液，单剂量灌装的合剂（口服液）装量不少于标示量，达到临床用药剂量的要求，需对以上剂型进行装量检查。

二、仪器用具

1. 预先标化的量筒（规格 1、2、5、10、20、50ml）。

2. 干燥注射器（量入式，含 7 号针头），规格 1ml、2ml 及注射针头。

三、操作方法

（一）注射液及注射用浓溶液的装量检查操作方法

1. 标示装量为不大于 2ml 者取供试品 5 支，2ml 以上至 50ml 者取供试品 3 支。

2. 开启时注意避免损失，将内容物分别用相应体积的干燥注射器及注射针头抽尽。

3. 然后注入经标化的量入式量筒内（量筒的大小应使待测体积至少占其额定体积的 40%），在室温下检视。每支的装量均不得少于其标示量。

（二）单剂量灌装的合剂（口服液）装量检查操作法

取供试品 10 支（袋），将内容物分别倒入经标化的量入式量筒内，在室温下检视，每支装量与标示装量相比较，均不得少于其标示量。

（三）记录与计算

1. 记录室温。

2. 记录抽取供试品支数，供试品的标示装量，每支供试品的实测数量（准确至装量的百分之一）。

四、结果判断

每支注射液（口服液）的装量均不得少于其标示装量（准确至标示装量的百分之一），如有少于其标示装量者，即判为不符合规定。

五、注意事项

1. 所用注射器及量筒必须洁净、干燥并经定期校正；其最大容量应与供试品的标示装量相一致。量筒的体积应使待测体积至少占其额定体积的40%。

2. 注射器应配上适宜号数的注射器针头，其大小与临床使用情况相近为宜。

3. 测定油溶液或混悬液的装量时，应先加温摇匀，再用干燥注射器及注射针头抽尽后，同前法操作，放冷，检视，每支的装量均不得少于其标示量。

4. 凡规定检查含量均匀度者，一般不再进行装量检查。

5. 标示装量为50ml以上的注射液及注射用浓溶液；多剂量包装的口服溶液剂、口服混悬剂、口服乳剂和干混悬剂按照《中国药典》（2015年版）第四部"最低装量检查法"检查，应符合规定。

第三节　装量差异检查法

一、基本概念

装量差异检查用于注射剂中的注射用无菌粉末、胶囊剂，单剂量包装的散剂、颗粒剂、丸剂（糖丸除外）、喷雾剂、干混悬剂、植入剂、袋装搽剂与煎煮搽剂、眼用和鼻用固体制剂或半固体制剂中药物的均匀性，是保证临床用药剂量的基础。上述剂型装量差异检查方法基本一样，主要区别是供试品数量和装量差异限度不同，见表5-3。

表5-3　主要剂型装量差异限度表

剂型	供试品数量	平均装量	装量差异限度
注射用无菌粉末	5	0.05g以下至0.05g	±15%
		0.05g以上至0.15g	±10%
		0.15g以上至0.5g	±7%
		0.5g以上	±5%
胶囊剂	20（中药10）	0.3g以下	±10%
		0.3g或0.3g以上	±7.5%（中药±10%）
散剂	10	0.1g以下至0.1g	±15%
		0.1g以上至0.5g	±10%
		0.5g以上至1.5g	±8%（中药、化学药）
			±7.5%（生物制品）
		1.5g以上至6.0g	±7%（中药、化学药）
			±5%（生物制品）
		6.0g以上	±5%（中药、化学药）
			±3%（生物制品）
颗粒剂	10	1.0g及1.0g以下	±10%
		1.0g以上至1.5g	±8%
		1.5g以上至6.0g	±7%
		6.0g以上	±5%

续表

剂型	供试品数量	平均装量	装量差异限度
		0.5g 以下至 0.5g	±12%
		0.5g 以上至 1g	±11%
		1g 以上至 2g	±10%
丸剂	10	2g 以上至 3g	±8%
		3g 以上至 6g	±6%
		6g 以上至 9g	±5%
		9g 以上	±4%

下面以注射用无菌粉末和胶囊剂为例对装量差异检查方法进行介绍。

二、仪器用具

1. 仪器 感量 0.1mg（适用于平均装量为 0.15g 及以下的粉针剂）或感量 1mg（适用于平均装量为 0.15g 以上的粉针剂）分析天平。

2. 用具 药匙、水、乙醇、脱脂棉、平头手术镊子、手术剪刀、刀片、小毛刷。

三、操作方法

（一）注射用无菌粉末装量差异检查

1. 取供试品 5 瓶（支），除去标签（纸标签可用水润湿后除去纸屑；直接印在玻璃瓶上的油印标签可用有机溶剂擦除字迹），容器外壁用脱脂棉蘸乙醇擦净，置干燥器中 1~2 小时，待干燥后，用平头手术镊子和手术剪刀配合除去铝盖，分别编号，依次放于固定位置。

2. 轻叩橡胶塞或安瓿颈部，使上面附着的粉末全部落下，小心开启容器，开启时注意避免玻璃屑等异物落入容器中，分别迅速精密称定每瓶（支）重量。

3. 倾出内容物，容器用水或乙醇洗净，依次放回原来的位置。在适宜条件下干燥后，再分别精密称定每一空容器的重量。每瓶（支）装量与平均装量相比较，应符合规定，如有一瓶（支）不符合规定，应另取 10 瓶（支）复试，应符合规定。注射用无菌粉末装量差异限度的规定见表 5-3。

4. 记录与计算

（1）记录每次称量数据。

（2）根据每瓶（支）的重量（m_i）与其空容器重（m_i'）之差，求算每瓶（支）内容物重量（m_i-m_i'）。

（3）每瓶（支）内容物重量之和除以 5（复试时除以 10），即得平均装量（$\overline{m}$），保留三位有效数字。

（4）按表 5-3 规定装量差异限度，求出允许装量范围（$\overline{m}\pm\overline{m}\times$重量差异限度）。

5. 结果判断

（1）每瓶（支）中的装量均未超出允许装量范围（$\overline{m}\pm\overline{m}\times$重量差异限度）；或其装量差异均未超过表 5-3 规定者，均判为符合规定。

（2）每瓶（支）中的装量与平均装量相比较，超过装量差异限度的供试品多于 1 瓶者，判为不符合规定。

（3）初试结果如仅有 1 瓶（支）的装量差异超过装量差异限度时，应另取 10 瓶（支）

复试。复试结果每瓶（支）中的装量差异与装量差异限度相比较，均未超过者，可判为符合规定；若仍有 1 瓶（支）或 1 瓶（支）以上超出时，则判为不符合规定。

（二）胶囊剂装量差异检查

1. 硬胶囊 取硬胶囊 20 粒（如诺氟沙星胶囊），分别精密称定每粒重量后，取开囊帽，倾出内容物（不得损失囊壳），用小毛刷或其他适宜用具将囊壳（包括囊体和囊帽）内外拭净，并依次精密称定每一胶囊壳的重量，即可求出每粒内容物的装量和平均装量。

2. 软胶囊 取软胶囊 20 粒（如维生素 E 胶丸），分别精密称定每粒重量后，依次放置于固定位置；分别用剪刀或刀片划破囊壳，倾出内容物（不得损失囊壳），用乙醚等易挥发性溶剂洗净，置通风处使溶剂自然挥尽，再依次精密称定每一囊壳的重量，即可求出每粒内容物的装量和平均装量。

3. 记录与计算

（1）依次记录每粒胶囊重量（m_i）及其自身囊壳重量（m_i'）。

（2）计算每粒内容物重量（m_i-m_i'），保留三位有效数字。

（3）求得每粒平均装量（$\overline{m}$），保留三位有效数字。

（4）按表 5-3 规定的装量差异限度，求出允许装量范围（$\overline{m}\pm\overline{m}\times$重量差异限度）。

4. 结果判断 每粒装量与平均装量相比较（有标示装量的胶囊剂，每粒装量应与标示装量比较），超出装量差异限度的不得多于 2 粒，并不得有 1 粒超出限度 1 倍。

四、注意事项

1. 开启安瓿装粉针时，应避免玻璃屑落入或溅失；开启橡皮塞铝盖玻璃瓶装粉针时，应先稍稍打开橡皮内塞使瓶内外的气压平衡，再盖紧后称重。

2. 用水、乙醇洗涤倾去内容物后的容器时，慎勿将瓶外编号的字迹擦掉，以免影响称量结果，并将空容器与原橡皮塞或安瓿颈部配对放于原固定位置。

3. 空容器的干燥，一般可于 60~70℃ 加热 1~2 小时，也可在干燥器内干燥较长时间。

4. 称量空容器时，应注意瓶身与瓶塞（或折断的瓶颈部分）的配对。

5. 凡规定检查含量均匀度的注射用无菌粉末、胶囊剂，一般不再进行装量差异检查。

6. 每粒胶囊的两次称量中，应注意编号顺序以及囊体和囊帽的对号，不得混淆。

7. 洗涤软胶囊壳应用与水互不混溶又易挥发的有机溶剂，其中以乙醚最常用。挥散溶剂时，应在通风处使其自然挥散，不得加热或长时间置干燥处，以免囊壳失水。

8. 在称量前后，均应仔细查对胶囊数。称量过程中，应避免用手直接接触供试品。已取出的胶囊，不得再放回供试品原包装容器内。

第四节　崩解时限检查法

一、基本概念

崩解时限检查法系用于检查口服固体制剂（片剂、胶囊剂、滴丸剂）在规定条件下的崩解溶散时限情况。本法主要用于易溶性药物的检查，难溶性药物应检查溶出度或释放度。

崩解系指口服固体制剂在规定条件下全部崩解溶散或成碎粒，除不溶性包衣材料或破碎的胶囊壳外，应全部通过筛网（筛孔内径 2.0mm）。如有少量不能通过筛网，但已软化或轻质上漂且无硬心者，可作符合规定论。

口服固体制剂在胃肠道中的崩解是药物溶解、被机体吸收、发挥药理作用的前提。片剂口服后，需要经过崩散、溶解，才能为机体吸收而到达治疗目的。胶囊剂的崩解是药物溶出及被人体吸收的前提，而囊壳常因所用囊材的质量，久贮或与药物接触等原因，影响溶胀或崩解；滴丸剂中不含有崩解剂，故在水中不是崩解而是逐渐溶散，且基质的种类与滴丸剂的溶解性能有密切关系。如果在规定时间内不能在体内崩解，将严重影响其疗效，为控制产品质量，保证疗效，《中国药典》（2015 年版）规定本检查项目。

二、仪器用具

1. 仪器与用具　专用的升降式崩解仪，（主要结构为一能升降的金属支架与下端镶有筛网的吊篮，并附有挡板，结构见图5-1），1000ml 烧杯，温度计（分度值 1℃）。

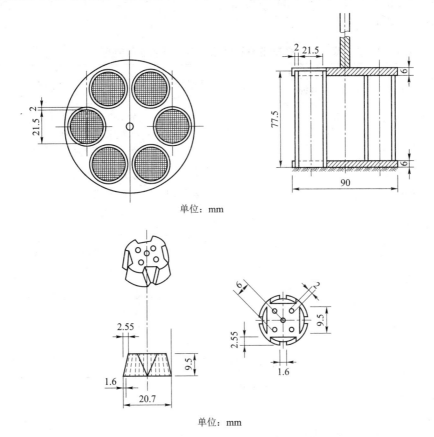

单位：mm

图 5-1　升降式崩解仪吊篮及挡板结构

2. 试药与试液　人工胃液（供软胶囊剂和以明胶为基质的滴丸剂检查用）：取稀盐酸 16.4ml，加水约 800ml 与胃蛋白酶 10g，摇匀后，加水稀释成 1000ml，即得。

人工肠液（供肠溶胶囊剂检查用）：取磷酸二氢钾 6.8g，加水 500ml 使溶解，用 0.1mol/L 氢氧化钠溶液调节 pH 至 6.8；另取胰酶 10g，加水适量使溶解，将两液混合后，加水稀释至 1000ml，即得。

磷酸盐缓冲液（pH6.8）、盐酸溶液、纯化水。

三、操作方法

（一）片剂

1. 将升降式崩解仪水浴槽中注入水，接通电源，并按下加温开关，开始加温。取纯化水装入 1000ml 烧杯中，至已标记的液面位置，以纯化水为介质，将盛有介质的烧杯放入水浴槽的孔中，通过水浴加热，使烧杯内的水温维持在 37℃±1℃。

2. 将吊篮通过上端的不锈钢轴悬挂于金属支架上，浸入 1000ml 烧杯中，并调节吊篮位置使其下降时筛网距烧杯底部 25mm，烧杯内盛有温度为 37℃±1℃的水，调节水位高度使吊篮上升时筛网在水面下 15mm 处，支架上下移动的距离为 55mm±2mm，往返速率为每分钟 30~32 次。

3. 除另有规定外，取供试品 6 片，分别置上述吊篮的玻璃管中，每管各加 1 片，然后将吊篮悬挂于金属支架上，浸入烧杯中，启动升降式崩解仪进行检查，各片均应在 15 分钟内全部崩解。如有 1 片不能完全崩解，应另取 6 片复试，均应符合规定。各剂型崩解时限检查条件见表 5-4。

表 5-4 各剂型崩解时限检查条件及结果判断

片剂类型	检查单位	崩解时限（分钟）	溶剂	溶剂温度（℃）	结果判断
普通片	6	15	水	37±1	各片均应全部崩解，如有 1 片不能完全崩解，应另取 6 片复试，均应符合规定
中药（半）浸膏片	6	60	水	37±1	各片均应全部崩解，如有 1 片不能完全崩解，应另取 6 片复试，均应符合规定
中药全粉片	6	30	水	37±1	各片均应全部崩解，如有 1 片不能完全崩解，应另取 6 片复试，均应符合规定
糖衣片	6	60	水	37±1	各片均应全部崩解，如有 1 片不能完全崩解，应另取 6 片复试，均应符合规定
化药薄膜衣片 中药薄膜衣片	6	30 60	盐酸溶液（9→1000）	37±1	各片均应全部崩解，如有 1 片不能完全崩解，应另取 6 片复试，均应符合规定
肠溶衣片	6	120	盐酸溶液（9→1000）	37±1	各片均不得有裂缝、崩解或软化现象
		60	磷酸盐缓冲液（pH 6.8）	37±1	应全部崩解。如有 1 片不能完全崩解，应另取 6 片复试，均应符合规定
结肠定位肠溶片	6	—	盐酸溶液（9→1000）	37±1	应不得有裂缝、崩解或软化现象
		—	磷酸盐缓冲液（pH 6.8）	37±1	应不得有裂缝、崩解或软化现象
		60	磷酸盐缓冲液（pH7.5~8.0）	37±1	应全部崩解。如有 1 片不能完全崩解，应另取 6 片复试，均应符合规定

片剂类型	检查单位	崩解时限（分钟）	溶剂	溶剂温度（℃）	结果判断
含片	6	10	水	37±1	各片均不应在10分钟内全部崩解或溶化。如有1片不符合规定，应另取6片复试，均应符合规定
舌下片	6	5	水	37±1	应全部崩解。如有1片不能完全崩解，应另取6片复试，均应符合规定
可溶片	6	3	水	20±5	应全部崩解。如有1片不能完全崩解，另取6片复试，均应符合规定
泡腾片	6	5	水	20±5	应全部崩解。如有1片不能完全崩解，应另取6片复试，均应符合规定
口崩片	6	1	水	37±1	应全部崩解并通过筛网，如有少量轻质上漂或黏附于不锈钢管内壁或筛网，但无硬心者，可作符合规定论。如有1片不符合规定，应另取6片复试，均应符合规定
硬胶囊剂	6	30	水	37±1	应全部崩解。如有1粒不能完全崩解，应另取6粒复试，均应符合规定
软胶囊剂	6	60	水或人工胃液（明胶囊壳）	37±1	应全部崩解。如有1粒不能完全崩解，应另取6粒复试，均应符合规定
肠溶胶囊	6	120	盐酸溶液（9→1000）	37±1	每粒的囊壳均不得有裂缝或崩解现象
		60	人工肠液	37±1	应全部崩解。如有1粒不能完全崩解，应另取6粒复试，均应符合规定
结肠肠溶胶囊	6	120	盐酸溶液（9→1000）	37±1	每粒的囊壳均不得有裂缝或崩解现象
		180	磷酸盐缓冲液（pH 6.8）	37±1	每粒的囊壳均不得有裂缝或崩解现象
		60	磷酸盐缓冲液（pH7.8）	37±1	应全部崩解。如有1粒不能完全崩解，应另取6粒复试，均应符合规定
滴丸剂	6	30	水或人工胃液	37±1	应全部溶散。如有1粒不能完全溶散，应另取6粒复试，均应符合规定

续表

片剂类型	检查单位	崩解时限（分钟）	溶剂	溶剂温度（℃）	结果判断
包衣滴丸剂	6	60	水或人工胃液	37±1	应全部溶散。如有1粒不能完全溶散，应另取6粒复试，均应符合规定

4. 记录 记录应包括仪器型号、制剂类型、崩解或溶散时间及现象。初试不符合规定者，应记录不符合规定的片数及现象、复试结果等。

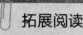

拓展阅读

泡腾片崩解时限检查

取1片，置250ml烧杯（内有200ml温度为20℃±5℃的水）中，即有许多气泡放出，片剂或碎片周围的气体停止逸出时，片剂应溶解或分散在水中，无聚集的颗粒残余。除另有规定外，同法检查6片，各片均应在5分钟内崩解。如有1片不完全崩解，应另取6片复试，均应符合规定。

（二）胶囊剂

硬胶囊或软胶囊，除另有规定外，取供试品6粒，按片剂的装置与方法（化药胶囊如漂浮于液面，可加挡板；中药胶囊加挡板）进行检查。硬胶囊应在30分钟内全部崩解；软胶囊应在1小时内全部崩解，以明胶为基质的软胶囊可改在人工胃液中进行检查。如有1粒不能完全崩解，应另取6粒复试，均应符合规定。

肠溶胶囊，除另有规定外，取供试品6粒，按上述装置与方法，先在盐酸溶液（9→1000）中不加挡板检查2小时，每粒的囊壳均不得有裂缝或崩解现象；继将吊篮取出，用少量水洗涤后，每管加入挡板，再按上述方法，改在人工肠液中进行检查，1小时内应全部崩解。如有1粒不能完全崩解，应另取6粒复试，均应符合规定。

（三）滴丸剂

按片剂的装置，但不锈钢丝网的筛孔内径应为0.42mm；除另有规定外，取供试品6粒，按上述方法检查，应在30分钟内全部溶散，包衣滴丸应在1小时内全部溶散。如有1粒不能完全溶散，应另取6粒复试，均应符合规定。以明胶为基质的滴丸，可改在人工胃液中进行检查。

四、注意事项

1. 检验用水均为纯化水。

2. 在测试过程中，烧杯内的水温（或介质温度）应保持在37℃±1℃。

3. 测试时需要加挡板，应使挡板V型槽朝正方向。加挡板的供试品有中药（半）浸膏片、中药糖衣片、肠溶片、胶囊剂等。

4. 每测试一次后，应清洗吊篮的玻璃内壁及筛网、挡板等，并重新更换水或规定的介质，并在水浴中保温至规定温度，才可进行下一次的测定。

5. 测试结束后，应将水浴槽中的水放出。

6. 咀嚼片不进行崩解时限检查；除另有规定外，凡规定检查溶出度、释放度或分散均匀性的制剂，不再进行崩解时限检查。

应用示例 维生素 E 片与维生素 E 软胶囊的崩解时限检查

检查剂型	维生素 E 片	维生素 E 软胶囊
检查方法	取供试品 6 片（粒），照崩解时限检查法《中国药典》（2015 年版）第四部（通则 0921），依法检查	
制剂类型	糖衣片	软胶囊
仪器	升降式崩解仪	
介质名称	水	人工胃液（软胶囊壳中含有明胶）
介质温度	37℃±1℃	
是否加挡板	否	是
规定时限	1 小时	1 小时
检查结果	1 小时内全部崩解并通过筛网	
结果判定	符合规定	

第五节 溶出度与释放度测定法

一、基本概念

溶出度系指活性药物从片剂、胶囊剂或颗粒剂等普通制剂在规定条件下溶出的速率和程度，在缓释制剂、控释制剂、肠溶制剂及透皮贴剂等制剂中也称释放度，是评价药物质量的一个指标。

《中国药典》（2015 年版）共收载五种方法用以测定溶出度和释放度。第一法为篮法，第二法为桨法、第三法为小杯法、第四法为桨碟法、第五法为转筒法。

除另有规定外，凡检查溶出度、释放度的制剂，不再进行崩解时限的检查。

二、仪器装置

（一）第一法（篮法）

1. 转篮。分篮体与篮轴两部分，均为不锈钢或其他惰性材料制成，其形状尺寸如图 5-2 所示。篮体 A 由方孔筛网（丝径为 0.28mm±0.03mm，网孔为 0.40mm±0.04mm）制成，呈圆柱形，转篮内径为 20.2mm±1.0mm，上下两端都有封边。篮轴 B 的直径为 9.75mm±0.35mm，轴的末端连一圆盘，作为转篮的盖；盖上有一通气孔（孔径为 2.0mm±0.5mm）；盖边系两层，上层直径与转篮外径相同，下层直径与转篮内径相同；盖上的 3 个弹簧片与中心呈 120°角。

2. 溶出杯。一般由硬质玻璃或其他惰性材料制成的底部为半球形的 1000ml 杯状容器，内径为 102mm±4mm（圆柱部分

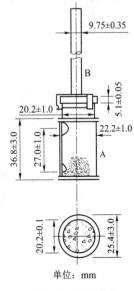

单位：mm

图 5-2 转篮装置

内径最大值和内径最小值之差不得大于 0.5mm），高为 185mm±25mm；溶出杯配有适宜的盖子，盖上有适当的孔，中心孔为篮轴的位置，其他孔供取样或测量温度用。溶出杯置恒温水浴或其他适当的加热装置中。

3. 篮轴与电动机相连，由速度调节装置控制电动机的转速，使篮轴的转速在各品种项下规定转速的±4%范围之内。运转时整套装置应保持平稳，均不能产生明显的晃动或振动（包括装置所处的环境）。转篮旋转时，篮轴与溶出杯的垂直轴在任一点的偏离均不得大于 2mm，转篮下缘的摆动幅度不得偏离轴心 1.0mm。

4. 仪器一般配有 6 套以上测定装置。

（二）第二法（桨法）

除将转篮换成搅拌桨外，其他装置和要求与第一法相同。搅拌桨的下端及桨叶部分可涂适当的惰性材料（如聚四氟乙烯），其形状尺寸见图 5-3 所示。桨杆对度（即桨轴左侧距桨叶左边缘距离与桨轴右侧距桨叶右边缘距离之差）不得超过 0.5mm，桨轴和桨叶垂直度 90°±0.2°；桨杆旋转时，桨轴与溶出杯的垂直轴在任一点的偏差均不得大于 2mm；搅拌桨旋转时 A、B 两点的摆动幅度不得超过 0.5mm。

（三）第三法（小杯法）

1. 搅拌桨。桨杆上部直径为 9.75mm±0.35mm，桨杆下部直径为 6.0mm±0.2mm；桨杆对称度（即桨轴左侧距桨叶左边缘距离与桨轴右侧距桨叶右边缘距离之差）不得超过 0.5mm，桨轴和桨叶垂直度 90°±0.2°；桨杆旋转时，桨轴与溶出杯的垂直轴在任一点的偏差均不得大于 2mm；搅拌桨旋转时，A、B 两点的摆动幅度不得超过 0.5mm。其形状尺寸如图 5-4 所示。

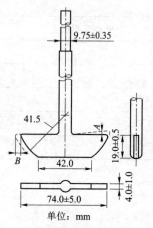

图 5-3 搅拌桨装置

2. 溶出杯。一般由硬质玻璃或其他惰性材料制成的底部为半球形的 250ml 杯状容器。内径为 62mm±3mm（圆柱部分内径最大值和内径最小值之差不得大于 0.5mm），高为 126mm±6mm，溶出杯配有适宜的盖子，盖上有适当的孔，中心孔为篮轴的位置，其他孔供取样或测量温度用。溶出杯置恒温水浴或其他适当的加热装置中。其形状尺寸如图 5-4 所示。

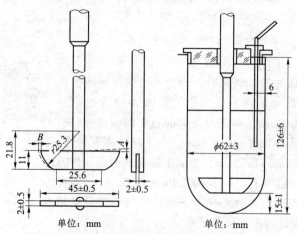

图 5-4 小杯法搅拌桨与溶出杯装置

3. 桨杆与电动机相连，转速应在各品种项下规定转速的±4%范围之内。其他要求同第二法。

（四）第四法（桨碟法）

搅拌桨、溶出杯按第二法，溶出杯中放入用于放置贴片的不锈钢网碟，网碟分上层网碟和下层网碟。搅拌桨的下端与上层网碟的距离应为 25mm±2mm，将透皮贴剂固定于两层碟片的中央，释放面向上，再将网碟水平置于溶出杯下部，并使贴剂与桨叶底部平行。

（五）第五法（转筒法）

溶出杯按第二法，但搅拌桨另用不锈钢转筒装置替代。组成搅拌装置的杆和转筒均由不锈钢制成。

三、测定方法

（一）第一法和第二法

1. 普通制剂　测定前，应对仪器装置进行必要的调试，使转篮或桨叶底部距溶出杯的内底部 25mm±2mm。分别量取溶出介质置各溶出杯内，实际量取的体积与规定体积的偏差应在±1%范围之内，待溶出介质温度恒定在 37℃±0.5℃后，取供试品 6 片（粒、袋），如为第一法，分别投入 6 个干燥的转篮内，将转篮降入溶出杯中；如为第二法，分别投入 6 个溶出杯内（当品种项下规定需要使用沉降篮时，可将胶囊剂先装入规定的沉降篮内；品种项下未规定使用沉降篮时，如胶囊剂浮于液面，可用一小段耐腐蚀的细金属丝轻绕于胶囊外壳）。注意避免供试品表面产生气泡，立即按各品种项下规定的转速启动仪器，计时；至规定的取样时间（实际取样时间与规定时间的差异不得过±2%），吸取溶出液适量（取样位置应在转篮或桨叶顶端至液面的中点，距溶出杯内壁 10mm 处；需多次取样时，所量取溶出介质的体积之和应在溶出介质的 1% 之内，如超过总体积的 1% 时，应及时补充相同体积的温度为 37℃±0.5℃的溶出介质，或在计算时加以校正），立即用适当的微孔滤膜滤过，自取样至滤过应在 30 秒内完成。取澄清滤液，照该品种项下规定的方法测定，计算每片（粒、袋）的溶出量。

2. 缓释制剂或控释制剂　照普通制剂方法操作，但至少采用三个取样时间点，在规定取样时间点，吸取溶液适量，及时补充相同体积的温度为 37℃±0.5℃的溶出介质，滤过，自取样至滤过应在 30 秒内完成。照各品种项下规定的方法测定，计算每片（粒）的溶出量。

3. 肠溶制剂　按方法 1 或方法 2 操作。

（1）方法 1　**酸中溶出量**　除另有规定外，分别量取 0.1mol/L 盐酸溶液 750ml 置各溶出杯内，实际量取的体积与规定体积的偏差应在±1% 范围之内，待溶出介质温度恒定在 37℃±0.5℃，取供试品 6 片（粒）分别投入转篮或溶出杯中（当品种项下规定需要使用沉降篮时，可将胶囊剂先装入规定的沉降篮内；品种项下未规定使用沉降篮时，如胶囊剂浮于液面，可用一小段耐腐蚀的细金属丝轻绕于胶囊外壳），注意避免供试品表面产生气泡，立即按各品种项下规定的转速启动仪器，2 小时后在规定取样点吸取溶出液适量，滤过，自取样至滤过应在 30 秒内完成。按各品种项下规定的方法测定，计算每片（粒）的酸中溶出量。其他操作同第一法和第二法项下普通制剂。

缓冲液中溶出量　上述酸液中加入温度为 37℃±0.5℃的 0.2mol/L 磷酸钠溶液 250ml（必要时用 2mol/L 盐酸溶液或 2mol/L 氢氧化钠溶液调节 pH 至 6.8），继续运转 45 分钟，或按各品种项下规定的时间，在规定取样点吸取溶出液适量，滤过，自取样至滤过应在 30 秒内完成。按各品种项下规定的方法测定，计算每片（粒）的缓冲液中溶出量。

（2）方法 2　**酸中溶出量**　除另有规定外，量取 0.1mol/L 盐酸溶液 900ml，注入每个溶出杯中，照方法 1 酸中溶出量项下进行测定。

缓冲液中溶出量　弃去上述各溶出杯中酸液，立即加入温度为 37℃±0.5℃的磷酸盐缓冲液（pH6.8）（取 0.1mol/L 盐酸溶液和 0.2mol/L 磷酸钠溶液，按 3∶1 混合均匀，必要时用 2mol/L 盐酸溶液或 2mol/L 氢氧化钠溶液调节 pH 至 6.8）900ml，或将每片（粒）转移入另一盛有温度为 37℃±0.5℃的磷酸盐缓冲液（pH6.8）900ml 的溶出杯中，照方法 1 缓冲液中溶出量项下进行测定。

（二）第三法

1. 普通制剂　测定前，应对仪器装置进行必要的调试，使桨叶底部距溶出杯的内底部 15mm±2mm。分别量取溶出介质置各溶出杯内，介质的体积 150～250ml，实际量取的体积与规定体积的偏差应在±1% 范围之内（当品种项下规定需要使用沉降装置时，可将胶囊剂先装入规定的沉降装置内；品种项下未规定使用沉降装置时，如胶囊剂浮于液面，可用一小段耐腐蚀的细金属丝轻绕于胶囊外壳）。以下操作同第二法。取样位置应在桨叶顶端至液面的中点，距溶出杯内壁 6mm 处。

2. 缓释制剂或控释制剂　照第三法普通制剂方法操作，其余要求同第一法和第二法项下缓释制剂或控释制剂。

（三）第四法

透皮贴剂　分别量取溶出介质置各溶出杯内，实际量取的体积与规定体积的偏差应在±1% 范围之内，待溶出介质预温至 32℃±0.5℃；将透皮贴剂固定于两层碟片之间（方法 1）或网碟上（方法 2），溶出面朝上，尽可能使其保持平整。再将网碟水平放置于溶出杯下部，并使网碟与桨底旋转面平行，两者相距 25mm±2mm，按品种正文规定的转速启动装置。在规定取样时间点，吸取溶出液适量，及时补充相同体积的温度为 32℃±0.5℃的溶出介质。

其他操作同第一法和第二法项下缓释制剂或控释制剂。

（四）第五法

透皮贴剂　分别量取溶出介质置各溶出杯内，实际量取的体积与规定体积的偏差应在±1% 范围之内，待溶出介质预温至 32℃±0.5℃；除另有规定外，按下述进行准备，除去贴剂的保护套，将有黏性的一面置于一片铜纺上，铜纺的边比贴剂的边至少大 1cm。将贴剂的铜纺覆盖面朝下放置于干净的表面，涂布适宜的胶黏剂于多余的铜纺边。如需要，可将胶黏剂涂布于贴剂背面。干燥 1 分钟，仔细将贴剂涂胶黏剂的面安装于转筒外部，使贴剂的长轴通过转筒的圆心。挤压铜纺面除去引入的气泡。将转筒安装在仪器中，试验过程中保持转筒底部距溶出杯内底部 25mm±2mm，立即按品种正文规定的转速启动仪器。在规定取样时间点，吸取溶出液适量，及时补充相同体积的温度为 32℃±0.5℃的溶出介质。同法测定其他透皮贴剂。

其他操作同第一法和第二法项下缓释制剂或控释制剂。

以上五种测定法中，当采用原位光纤实时测定时，辅料的干扰应可以忽略，或可以通过设定参比波长等方法消除；原位光纤实时测定主要适用于溶出曲线和缓释制剂溶出度的测定。

四、结果判定

（一）普通制剂

符合下述条件之一者，可判为符合规定。

1. 6 片（粒、袋）中，每片（粒、袋）的溶出量按标示量计算，均不低于规定限度（Q）。

2. 6 片（粒、袋）中，如有 1~2 片（粒、袋）低于规定限度 Q，但不低于 Q-10%，且其平均溶出量不低于 Q。

3. 6 片（粒、袋）中，有 1~2（粒、袋）低于 Q，其中仅有 1 片（粒、袋）低于 Q-10%，但不低于 Q-20%，且其平均溶出量不低于 Q 时，应另取 6 片（粒、袋）复试；初、复试的 12 片（粒、袋）中有 1~3 片（粒、袋）低于 Q，其中仅有 1 片（粒、袋）低于 Q-10%，且不低于 Q-20%，且其平均溶出量不低于 Q。

结果判断中所示的 10%、20% 是指相对于标示量的百分率（%）。

（二）缓释制剂或控释制

除另有规定外，符合下述条件之一者，可判为符合规定。

1. 6 片（粒）中，每片（粒）在每个时间点测得的溶出量按标示量计算，均未超出规定范围。

2. 6 片（粒）中，在每个时间点测得的溶出量，如有 1~2 片（粒）超出规定范围，但未超出规定范围的 10%，且在每个时间点测得的平均溶出量未超出规定范围。

3. 6 片（粒）中，在每个时间点测得的溶出量，如有 1~2 片（粒）超出规定范围，其中仅有 1 片（粒）超出规定范围的 10%，但未超出规定范围的 20%，且其平均溶出量未超出规定范围，应另取 6 片（粒）复试；初、复试的 12 片（粒）中，在每个时间点测得的溶出量，如有 1~3 片（粒）超出规定范围，其中仅有 1 片（粒）超出规定范围的 10%，但未超出规定范围的 20%，且其平均溶出量未超出规定范围。

以上结果判断中所示超出规定范围的 10%、20% 是指相对于标示量的百分率（%），其中超出规定范围 10% 是指：每个时间点测得的溶出量不低于低限的 -10%，或不超过高限的 +10%；每个时间点测得的溶出量应包括最终时间测得的溶出量。

（三）肠溶制剂

除另有规定外，符合下述条件之一者，可判为符合规定。

1. 酸中溶出量

（1）6 片（粒）中，每片的溶出量均不大于标示量的 10%。

（2）6 片（粒）中，有 1~2 片（粒）大于 10%，但其平均溶出量不大于 10%。

2. 缓冲液中溶出量

（1）6 片（粒）中，每片（粒）的溶出量按标示量计算均不低于规定限度（Q）；除另有规定外，Q 应为标示量的 70%。

（2）6 片（粒）中，仅有 1~2 片（粒）低于 Q，但不低于 Q-10%，且其平均溶出量不低于 Q。

（3）6 片（粒）中，如有 1~2 片（粒）低于 Q，其中仅有 1 片（粒）低于 Q-10%，但不低于 Q-20%，且其平均溶出量不低于 Q 时，应另取 6 片（粒）复试；初、复试的 12 片（粒）中有 1~3 片（粒）低于 Q，其中仅有 1 片（粒）低于 Q-10%，但不低于 Q-20%，且其平均溶出量不低于 Q。

以上结果判断中所示的 10%、20% 是指相对于标示量的百分率（%）。

（四）透皮贴剂

除另有规定外，同缓释制剂或控释制剂。

五、注意事项

1. 溶出度仪的适用性及性能确认试验除仪器的各项机械性能应符合上述规定外，还应用溶出度标准片对仪器进行性能确认试验，按照标准片的说明书操作，试验结果应符合标准片的规定。

2. 溶出介质。应使用各品种项下规定的溶出介质，除另有规定外，室温下体积为900ml，并应新鲜配制和经脱气处理；如果溶出介质为缓冲液，当需要调节 pH 时，一般调节 pH 至规定 pH±0.05 之内。

3. 取样时间。应按照品种各论中规定的取样时间取样，自 6 杯中完成取样的时间应在1 分钟内。

4. 除另有规定外，颗粒剂或干混悬剂的投样应在溶出介质表面分散投样，避免集中投样。

5. 如胶囊壳对分析有干扰，应取不少于 6 粒胶囊，除尽内容物后，置一个溶出杯内，按该品种项下规定的分析方法测定空胶囊的平均值，作必要的校正。如校正值大于标示量的 25%，试验无效。如校正值不大于标示量的 2%，可忽略不计。

第六节　含量均匀度检查法

一、基本概念

含量均匀度系指小剂量或单剂量的固体制剂、半固体制剂和非均相液体制剂的每片（个）含量符合标示量的程度。在生产过程中，某些小剂量的剂型由于工艺或设备的原因，可引起含量均匀度的差异。本检查法的目的在于控制每片（个）含量的均一性，以保证用药剂量的准确。

除另有规定外，片剂、硬胶囊剂、颗粒剂或散剂等，每片（个）标示量不大于 25mg 或主药含量小于每片（个）重量 25% 者；药物间或药物与辅料间采用混粉工艺制成的注射用无菌粉末；内容物为非均一溶液的软胶囊；单剂量包装的口服混悬液、透皮贴剂、吸入剂和栓剂，均应检查含量均匀度。复方制剂仅检查符合上述条件的组分。

凡检查含量均匀度的制剂，一般不再检查重（装）量差异。

二、检查与结果判定

（一）检查方法

1. 除另有规定外，随机抽取供试品 10 个，照各品种项下规定的方法，分别测定每片（个）的响应值（如吸光度或峰面积等）或含量。根据测定的响应值，分别计算出每片（个）以标示量为 100 的相对含量 x_i，求其均值 $\overline{X}$ 和标准差 S （ $S = \sqrt{\dfrac{\sum\limits_{i=1}^{n} (x_i - \overline{X})^2}{n-1}}$ ）以及标示量与均值之差的绝对值 A （ $A = |100 - \overline{X}|$ ）。

2. 当含量测定方法与含量均匀度检查所用方法不同时，而且含量均匀度未能从响应值求出每片（个）含量的情况下，可取供试品 10 片（个），照该品种含量均匀度项下规定的方法，分别测定，得仪器测定的响应值 Y_i（可为吸光度或峰面积等），求其均值 $\overline{Y}$。另由含量测定法测得以标示量为 100 的含量 X_A，由 X_A 除以响应值的均值，得比例系数 K （ $K = X_A / \overline{Y}$ ）。将上述诸响应值 Y_i 与 K 相乘，求得每片（个）以标示量为 100 的相对含量（%） x_i （ $x_i = KY_i$ ），同上法求 $\overline{X}$ 和 S 以及 A。

3. 每片（个）以标示量为 100 的相对含量 X 和标准差 S 以及标示量与均值之差 A 均应保留至小数点后 2 位。

（二）结果判定

1. 若 $A+2.2S \leqslant L$，则供试品的含量均匀度符合规定；若 $A+S>L$，则不符合规定；若 $A+2.2S>L$，且 $A+S \leqslant L$，则应另取 20 片（个）复试。

2. 根据初、复试结果，计算 30 片（个）的均值 $\overline{X}$、标准差 S 和标示量与均值之差的绝对值 A，再按下述公式计算并判定。

（1）当 $A \leqslant 0.25L$ 时，若 $A^2+S^2 \leqslant 0.25L^2$，则供试品的含量均匀度符合规定；若 $A^2+S^2>0.25L^2$，则不符合规定。

（2）当 $A>0.25L$ 时，若 $A+1.7S \leqslant L$，则供试品的含量均匀度符合规定；若 $A+1.7S>L$，则不符合规定。

（3）上述公式中 L 为规定值。除另有规定外，$L=15.0$；单剂量包装的口服混悬液、内充混悬物的软胶囊、胶囊型或泡囊型粉雾剂、单剂量包装的眼用、耳用、鼻用混悬剂、固体或半固体制剂 $L=20.0$；透皮贴剂、栓剂 $L=25.0$。

（4）如该品种项下规定含量均匀度的限度为 ±20% 或其他数值时，$L=20.0$ 或其他相应的数值。

3. 结果判定中的计算结果要按照《有效数字和数值的修约及其运算》修约至小数点后 1 位。

第七节 可见异物检查法

一、基本概念

可见异物系指存在于注射剂、眼用液体制剂和无菌原料药中，在规定条件下目视可以观测到的不溶性物质，其粒径或长度通常大于 $50\mu m$。

注射剂、眼用液体制剂应在符合 GMP 的条件下生产，产品在出厂前应采用适宜的方法逐一检查并同时剔除不合格产品。临用前，需在自然光下目视检查（避免阳光直射），如有可见异物，不得使用。

二、检查方法

《中国药典》（2015 年版）采用了灯检法和光散射法两种检查方法。一般常用灯检法，也可采用光散射法。混悬型、乳状液型注射液和滴眼液不能使用光散射法；灯检法不适用的品种，如用深色透明容器包装或液体色泽较深（一般深于各标准比色液 7 号）的品种可选用光散射法。

用于本试验的供试品，必须按规定随机抽样。

（一）第一法（灯检法）

1. 环境、装置与人员

（1）环境　实验室检测时应避免引入可见异物。当制备注射用无菌粉末和无菌原料药供试品溶液时，或供试品溶液的容器不适于检测（如不透明、不规则形状容器等），需转移至适宜容器中时，均应在 B 级的洁净环境（如层流净化台）中进行。灯检操作应在暗室中进行。

（2）检查装置

①光源：用带遮光板的日光灯，光照度在 1000~4000lx 范围内可以调节。用无色透明容器包装的无色供试品溶液，观察所在处的光照度应 1000~1500lx；用透明塑料容器包装或用棕色透明容器包装的供试品溶液或有色供试品溶液，观察所在处的光照度应为 2000~3000lx；乳状液或混悬液观察所在处的光照度应约为 4000lx。

②背景：不反光的黑色面作为检查无色或白色异物的背景；不反光的白色面作为检查有色异物的背景。

检查装置如图 5-5 所示。

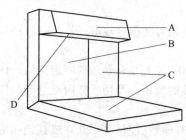

图 5-5　灯检法示意图

A. 带有遮光板的日光灯光源

（光照度可在 1000~4000lx 范围内调节）

B. 不反光的黑色背景

C. 不反光的白色背景和底部

（供检查有色异物）

D. 反光的白色背景（指遮光板内侧）

（3）检查人员条件　远距离和近距离视力测验，均应为 4.9 或 4.9 以上（矫正后视力应为 5.0 或 5.0 以上）；应无色盲。

2. 操作方法

（1）按以下各类供试品的要求，取规定量供试品，除去容器标签，擦净容器外壁，必要时将药液转移至洁净透明的适宜容器内，将供试品置遮光板边缘处，在明视距离（指供试品至人眼的清晰观测距离，通常为 25cm），手持容器颈部，轻轻旋转和翻转容器（注意不使药液产生气泡），使药液中可能存在的可见异物悬浮，分别在黑色和白色背景下目视检查，重复观察，总检查时限为 20 秒。供试品装量每支（瓶）在 10ml 及 10ml 以下的每次可手持 2 支检查，50ml 或 50ml 以上大容量注射液按直、横、倒三步法旋转检视。供试品溶液中有大量气泡产生影响观察时，需静置足够时间至气泡消失后检查。

（2）各类供试品的检查要求

①注射液：除另有规定外，取供试品 20 支（瓶），按上述方法检查。

②注射用无菌制剂：除另有规定外，取供试品 5 支（瓶），用适宜的溶剂和适当的方法使药粉完全溶解后，按上述方法检查。配带有专用溶剂的注射用无菌制剂，应先将专用溶剂按注射液要求检查并符合注射液的规定后，再用其溶解注射用无菌制剂。如经真空处理的供试品，必要时应用适当的方法破其真空，以便于药物溶解。低温冷藏的品种，应先将其放至室温，再进行溶解和检查。

③无菌原料药：除另有规定外，按抽样要求称取各品种制剂项下的最大规格量 5 份，分别置洁净透明的适宜容器内，采用适宜的溶剂及适当的方法使药物全部溶解后，按上述方法检查。

注射用无菌制剂及无菌原料药所选用的适宜溶剂应无可见异物。如为水溶性药物，一般使用不溶性微粒检查用水进行溶解制备，或按各品种项下规定的其他溶剂进行溶解制备。溶剂量应确保药物溶解完全并便于观察。注射用无菌制剂及无菌原料药溶解所用的适当方法应与其制剂使用说明书中注明的临床使用前处理的方式相同。

④眼用液体制剂：除另有规定外，取供试品 20 支（瓶），按上述方法检查。临用前配制的滴眼剂所带的专用溶剂，应先检查合格后，再用其溶解滴眼用制剂。

3. 结果判定

（1）供试品中不得检出金属屑、玻璃屑、长度或最大粒径超过 2mm 的纤维和块状物等明显可见异物，以及静置一定时间后轻轻旋转肉眼可见的烟雾状微粒沉积物、无法计数的微粒群或摇不散的沉淀，以及在规定时间内较难计数的蛋白质絮状物等明显可见异物。

（2）供试品中如检出点状物、2mm以下的短纤维和块状物等微细可见异物，生化药品或生物制品若检出半透明的小于约1mm的细小蛋白质絮状物或蛋白质颗粒等微细可见异物，除另有规定外，应分别符合下列表5-5、5-6中的规定。

表5-5 生物制品注射液、滴眼剂结果判定

类别	微细可见异物限度	
	初试20支（瓶）	初、复试40支（瓶）
注射液	装量50ml及以下，每支（瓶）中微细可见异物不得超过3个 装量50ml以上，每支（瓶）中微细可见异物不得超过5个	2支（瓶）以上超出，不符合规定
滴眼剂	如仅有1支（瓶）超出，符合规定 如检出2支（瓶）超出，复试 如检出3支（瓶）及以上超出，不符合规定	3支（瓶）以上超出，不符合规定

表5-6 非生物制品注射液、滴眼剂结果判定

类别		微细可见异物限度	
		初试20支（瓶）	初、复试40支（瓶）
注射液	静脉用	如1支（瓶）检出，复试 如2支（瓶）或以上检出，不符合规定	超过1支（瓶）检出，不符合规定
	非静脉用	如1~2支（瓶）检出，复试 如2支（瓶）以上检出，不符合规定	超过2支（瓶）检出，不符合规定
滴眼剂		如1支（瓶）检出，符合规定 如2~3支（瓶）检出，复试 如3支（瓶）以上检出，不符合规定	超过3支（瓶）检出，不符合规定

（3）既可静脉用也可非静脉用的注射液，以及脑池内、硬膜外、椎管内用的注射液应执行静脉用注射液的标准，混悬液与乳状液仅对明显可见异物进行检查。

（4）注射用无菌制剂。5支（瓶）检查的供试品中如检出微细可见异物，每支（瓶）中检出微细可见异物的数量应符合下表的规定；如有1支（瓶）超出表5-7中限度规定，另取10支（瓶）同法复试，均应不超出下表中限度规定。

表5-7 注射用无菌制剂结果判定

类别		每支（瓶）中微细可见异物限度
生物制品	复溶体积50ml及以下	≤3个
	复溶体积50ml以上	≤5个
非生物制品	冻干	≤3个
	非冻干	≤5个

（5）无菌原料药。5 份检查的供试品中如检出微细可见异物，每份供试品中检出微细可见异物的数量应符合相应注射用无菌制剂的规定；如有 1 份超出限度规定，另取 10 份同法复试，均应不超出限度规定。

（二）第二法（光散射法）

1. 检测原理 当一束单色激光照射溶液时，溶液中存在的不溶性物质使入射光发生散射，散射的能量与不溶性物质的数量和大小有关。本方法通过对溶液中不溶性物质引起的光散射能量的测量，并与规定的阈值比较，以检查可见异物。

2. 仪器装置 仪器由旋瓶装置、激光光源、图像采集器、数据处理系统和终端显示系统组成，并配有自动上瓶和下瓶装置。

3. 操作方法 除另有规定外，按第一法中溶液型供试品、注射用无菌粉末和无菌原料药项下要求取供试品规定数量或制备供试品溶液，同时除去不透明标签，擦净容器外壁，置仪器上瓶装置上，从仪器提供的菜单中选择与供试品规格相应的参数设置，并根据供试品瓶体大小将参数进行适当调整后，启动仪器连续测定 3 次，记录结果，然后将仪器判定为不合格者再改用灯检法进行确认。但用有色透明容器包装或供试品色泽较深等灯检法检查困难的品种不用灯检法复检。

4. 注意事项

（1）供试品溶液应为目视透明溶液，安瓿上的印字在仪器旋瓶时如不脱落并不影响测定结果。

（2）检测参数特别是取样视窗大小、旋瓶时间、静置时间等对测定结果影响较大。

（3）本法不适用于易产生气泡且气泡不易消除的供试品，如高分子溶液。

5. 结果判定 同灯检法。

第八节 不溶性微粒检查法

一、基本概念

不溶性微粒检查法系用以检查静脉用注射剂（溶液型注射液、注射用无菌粉末、注射用浓溶液）及供静脉注射用无菌原料药中不溶性微粒的大小及数量。

二、检查方法

《中国药典》（2015 年版）规定了两种检查方法即光阻法和显微计数法。当光阻法测定结果不符合规定或供试品不适于用光阻法测定时，应采用显微计数法进行测定，并以显微计数法的测定结果作为判定依据。

（一）第一法（光阻法）

1. 测定原理 当一定体积的供试液通过一窄小的检测区时，与液体流向垂直的入射光，由于被供试液中的微粒阻挡而减弱，因此由传感器输出的信号降低，这种信号变化与微粒的截面积大小相关，再根据通过检测区供试液的体积，计算出每 1ml 供试液中含 $10\mu m$ 及 $10\mu m$ 以上和 $25\mu m$ 及 $25\mu m$ 以上的不溶性微粒数。

2. 实验环境、仪器与用具

（1）实验环境 实验操作环境应不得引入外来微粒，测定前的操作在层流净化台中进行。玻璃仪器和其他所需的用品均应洁净、无微粒。本法所用微粒检查用水（或其他适宜溶剂），使用前须经不大于 $1.0\mu m$ 的微孔滤膜滤过。

（2）仪器装置　光阻法不溶性微粒测定仪通常包括定量取样器、传感器和数据处理器三部分。测量粒径范围为 2～100μm，检测微粒浓度为 0～10000 个/ml。不溶性微粒测定仪器应定期校正与检定（至少每 6 个月校正一次），并符合规定。

3. 操作方法

（1）供试品检查前的准备　取 50ml 微粒检查用水（或其他溶剂），经微孔滤膜（一般孔径为 0.45μm）滤过，置于洁净的适宜容器中，旋转，使可能存在的微粒均匀，静置待气泡消失。按光阻法项下的检查法检查，每 10ml 中含 10μm 及 10μm 以上的不溶性微粒应在 10 粒以下，含 25μm 及 25μm 以上的不溶性微粒应在 2 粒以下。否则表明微粒检查用水（或其他溶剂）、玻璃仪器或实验环境不适于进行微粒检查，应重新进行处理，检测符合规定后方可进行供试品检查。供试品应事先除去外包装，并用净化水将容器外壁冲洗干净，置适宜实验环境中备用。

（2）检查法

①标示装量为 25ml 或 25ml 以上的静脉用注射液或注射用浓溶液：除另有规定外，取供试品，用水将容器外壁洗净，小心翻转 20 次，使溶液混合均匀，立即小心开启容器，先倒出部分供试品溶液，冲洗开启口及取样杯，再将供试品溶液倒入取样杯中，静置 2 分钟或适当时间脱气，置于取样器上（或将供试品容器直接置于取样器上）。开启搅拌，使溶液混匀（避免气泡产生），依法测定至少 3 次，每次取样应不少于 5ml，记录数据；另取至少 2 个供试品，同法测定。每个供试品第一次数据不计，取后续测定结果的平均值计算。

②标示装量为 25ml 以下的静脉用注射液或注射用浓溶液：除另有规定外，取供试品至少 4 个，分别按下法测定；用水将容器外壁洗净，小心翻转 20 次，使溶液混合均匀，静置 2 分钟或适当时间脱气，小心开启容器，直接将供试品容器置于取样器上，开启搅拌或以手缓缓转动，使溶液混匀（避免产生气泡），由仪器直接抽取适量溶液（以不吸入气泡为限），测定并记录数据；弃第一次测定数据，取后续测定结果的平均值计算。

①、②项下的注射用浓溶液如黏度太大，不便直接测定时，可经适当稀释，依法测定。也可采用适宜的方法，在洁净工作台小心合并至少 4 个供试品的内容物（使总体积不少于 25ml），置于取样杯中，静置 2 分钟或适当时间脱气，置于取样器上。开启搅拌，使溶液混匀（避免气泡产生），依法测定至少 4 次，每次取样应不少于 5ml。第一次数据不计，取后续 3 次测定结果的平均值，根据取样体积与每个容器的标示装量体积，计算每个容器所含的微粒数。

③静脉注射用无菌粉末：除另有规定外，取供试品至少 4 个，分别按下法测定；用水将容器外壁洗净，小心开启瓶盖，精密加入适量微粒检查用水（或适宜的溶剂），小心盖上瓶盖，缓缓振摇使内容物溶解，静置 2 分钟或适当时间脱气，小心开启容器，直接将供试品容器置于取样器上，开启搅拌或以手缓缓转动，使溶液混匀（避免气泡产生），由仪器直接抽取适量溶液（以不吸入气泡为限），测定并记录数据；弃第一次测定数据，取后续测定结果的平均值计算。

也可采用适宜的方法，取至少 4 个供试品，在洁净工作台上用水将容器外壁洗净，小心开启瓶盖，分别精密加入适量微粒检查用水（或适宜的溶剂），缓缓振摇使内容物溶解，小心合并容器中的溶液（使总体积不少于 25ml），置于取样杯中，静置 2 分钟或适当时间脱气，置于取样器上。开启搅拌，使溶液混匀（避免气泡产生），依法测定至少 4 次，每次取样应不少于 5ml。弃第一次测定数据，取后续测定结果的平均值计算。

④供注射用无菌原料药：按品种项下规定，取供试品适量（相当于单个制剂的最大规格量）4份，置取样杯或适宜的容器中，精密加入适量微粒检查用水（或适宜的溶剂），缓缓振摇使内容物溶解，静置2分钟或适当时间脱气，小心开启容器，将供试品容器置于取样器上，开启搅拌或以手缓缓转动，使溶液混匀（避免气泡产生），由仪器直接抽取适量溶液（以不吸入气泡为限），测定并记录数据；弃第一次测定数据，取后续测定结果的平均值计算。

4. 注意事项

（1）光阻法不适于黏度过高和易析出结晶的制剂，如乳剂、胶体溶液、混悬液、脂肪乳、甘露醇注射液等，也不适用于进入传感器时容易产生气泡的制剂（如碳酸盐缓冲液制成的制剂）。对于一些溶解性差的样品，样品在管道中与水相混时，可能会在局部析出沉淀，这不仅会使检查结果偏高，也可能造成管路堵塞，出现该种情况时应考虑采用显微计数法。

（2）在多支样品的测定过程中，应尽量保持操作的一致性（如容器翻转次数、取样方式、除气泡方式、搅拌速度等），以确保测定结果的可靠性。

（3）对于小容量注射液，可以采用直接取样法测定，也可以采用多支内容物合并法测定。直接取样法可考察多支样品检查结果的重现性，体现各容器间的差异。当选用直接取样法测定时，为避免供试品溶液与仪器管路中的水在相溶过程中可能产生的气泡、乳光等导致测定数据偏高的现象，应先将前几个容器的测定数据弃去，使供试品溶液充满管路，然后读取后续容器的测定数据作为供试品的测定结果。在小容量注射液直接取样的检测过程中，一定要避免吸入气泡。一旦吸入气泡，应使用微粒检测用水或其他适宜溶剂对管路进行充分清洗，直至气泡消失。当采用合并法取样时，其关键步骤在于安瓿的打开和内容物的取出。玻璃安瓿是小容量注射剂的主要包装形式，虽然通常都为易折安瓿，但在实际操作中很多安瓿并不"易折"，尽管用砂轮割锯安瓿会大量增加微粒，但有时却是开启安瓿时的必要操作步骤。实际操作中如果在割锯之后直接掰开，会大量引入微粒。经实验比较，认为在保证开启安瓿的情况下应尽量减少划痕的长度和力度，掰开前增加用水清洗的操作过程。安瓿打开后，大量微粒集中于玻璃断口处，经实验比较，认为用干净注射器抽取转移的方法可以减少瓶口碎屑的干扰。此外，采用较粗的针头抽取溶液，可减少气泡的产生。

（4）注射用无菌粉末一般先用微粒检查用水或适宜溶剂溶解后，再采用直接取样法或合并取样法测定。在某些品种（如头孢替唑钠、头孢曲松钠等）的检测中发现，同一批样品采用不同体积的溶剂溶解后，微粒测定结果差异较大，这可能与药物性质等因素有关。经试验研究，这些品种在某一个浓度范围内，不溶性微粒数与主药浓度呈线性关系，故这些品种一般在正文项下均规定了不溶性微粒测试溶液的浓度，应依法操作。

（5）当光阻法测定结果不符合规定时，应采用显微计数法进行复验，并以显微计数法为判断依据。

5. 结果判定

（1）标示装量为100ml或100ml以上的静脉用注射　除另有规定外，每1ml中含10μm及10μm以上的微粒不得过25粒，含25μm及25μm以上的微粒不得过3粒，判为符合规定。

（2）标示装量为100ml以下的静脉用注射液、静脉注射用无菌粉末、注射用浓溶液及供注射用无菌原料　除另有规定外，每个供试品容器（份）中含10μm及10μm以上的微粒不得过 6000 粒，含 25μm 及 25μm 以上的微粒不得过 600 粒，判为符合规定。

（二）第二法（显微计数法）

1. 测定原理　一定体积的供试液滤过，使所含不溶性微粒截留在微孔滤膜上，在 100 倍显微镜下，用经标定的目镜测微尺分别测定其最长直径在 10μm 及 10μm 以上和 25μm 及 25μm 以上的微粒，根据过滤面积上的微粒总数，计算出被检供试液每 1ml（或每个容器）中含不溶性微粒的数量。

2. 实验环境、仪器与用具

（1）实验环境　实验操作环境应不得引入外来微粒，可以在超净室、层流净化台中进行或符合要求的洁净实验室中进行。玻璃仪器和其他所需的用品均应洁净。本法所用微粒检查用水（或其他适宜溶剂），使用前须经不大于 1.0μm 的微孔滤膜滤过。

（2）仪器与用具　微镜双筒大视野显微镜，目镜内附标定的测微尺（每格 5～10μm）。坐标轴前后、左右移动范围均应大于 30mm，显微镜装置内附有光线投射角度、光强度均可调节的照明装置。检测时放大 100 倍。镜台测微尺（用于目镜测微尺的标定）。微孔滤膜孔径 0.45μm、直径 25mm 或 13mm，一面印有间隔 3mm 的格栅；膜上如有 10μm 及 10μm 以上的不溶性微粒，应在 5 粒以下，并不得有 25μm 及 25μm 以上的微粒，必要时，可用微粒检查用水冲洗使符合要求。直径 25mm（或 13mm）夹式定量滤器。平皿。平头无齿镊子。计数码器。

3. 操作方法

（1）供试品检查前的准备

①取 50ml 微粒检查用水（或其他溶剂），经微孔滤膜（一般孔径为 0.45μm）滤过，置于洁净的适宜容器中，旋转使可能存在的微粒均匀，静置待气泡消失。按显微计数法项下的检查法检查，每 50ml 中含 10μm 及 10μm 以上的不溶性微粒应在 20 粒以下，含 25μm 及 25μm 以上的不溶性微粒应在 5 粒以下。否则表明微粒检查用水（或其他溶剂）、玻璃仪器或实验环境不适于进行微粒检查，应重新进行处理，检测符合规定后方可进行供试品检查。

②用水冲洗平皿，再用净化水反复冲洗，沥干，置实验环境中备用。

③在净化台上，将滤器用净化水冲洗至洁净，用平头无齿镊子夹取测定用滤膜，置滤器托架上，用滤器夹固定滤器，倒置，反复用净化水冲洗滤器内壁，沥干后安装在抽滤瓶上备用。

④待检样品应事先除去外包装，并用净化水将容器外壁冲洗干净，置适宜实验环境中备用。

（2）检查法

①标示装量为 25ml 或 25ml 以上的静脉用注射液或注射用浓溶液：除另有规定外，取供试品至少 4 个，用水将容器外壁洗净，在洁净工作台上小心翻转 20 次，使溶液混合均匀，立即小心开启容器，用适宜的方法抽取或量取供试品溶液 25ml，沿滤器内壁缓缓注入经预处理的滤器（滤膜直径 25mm）中。静置 1 分钟，缓缓抽滤至滤膜近干，再用微粒检查用水 25ml，沿滤器内壁缓缓注入，洗涤并抽滤至滤膜近干，然后用平头镊子将滤膜移至平皿上（必要时，可涂抹极薄层的甘油使滤膜平整），微启盖子使滤膜适当干燥后，将平皿闭合，置显微镜载物台上。调好入射光，放大 100 倍进行显微测量，调节显微镜至滤膜格栅清晰，移动坐标轴，分别测定有效滤过面积上最长粒径大于 10μm 和 25μm 的微粒数。计算三个供试品测定结果的平均值。

②标示装量为 25ml 以下的静脉用注射液或注射用浓溶液：除另有规定外，取供试品至

少 4 个，用水将容器外壁洗净，在洁净工作台上小心翻转 20 次，使溶液混合均匀，适宜的方法直接抽取每个容器中的全部溶液，沿滤器内壁缓缓注入经预处理的滤器（滤膜直径 13mm）中，照上述①同法测定。

③静脉注射用无菌粉末及供注射用无菌原料药：除另有规定外，照光阻法中"检查法"部分的相应方法制备供试品溶液，照上述①同法测定。

4. 注意事项

（1）各种形状的微粒应以实测到的最长粒径计算，重叠微粒和聚合胶体微粒均以单个微粒计数；结晶析出不属于检测范围，故不应计算。

（2）显微计数法不适用于乳液型和混悬型注射剂，对于黏度过高者，光阻法和显微计数法均无法测定时，可用适宜的溶剂经适量稀释后测定。

5. 结果判定

（1）标示装量为 100ml 或 100ml 以上的静脉用注射液　除另有规定外，每 1ml 中含 10μm 及 10μm 以上的微粒不得过 12 粒，含 25μm 及 25μm 以上的微粒不得过 2 粒，判为符合规定。

（2）标示装量为 100ml 以下的静脉用注射液、静脉注射用无菌粉末、注射用浓溶液及供注射用无菌原料　除另有规定外，每个供试品容器（份）中含 10μm 及 10μm 以上的微粒不得过 3000 粒，含 25μm 及 25μm 以上的微粒不得过 300 粒，判为符合规定。

拓展阅读

渗透压摩尔浓度测定

生物膜，例如人体的细胞膜或毛细血管壁，一般具有半透膜的性质，溶剂通过半透膜由低浓度溶液向高浓度溶液扩散的现象称为渗透。阻止渗透所需施加的压力称为渗透压。渗透压在溶质扩散或生物膜的液体转运中起着极其重要的作用。因此，在制备注射剂、液体型眼用制剂等药物制剂时，必须关注其渗透压，凡处方中添加了渗透压调节剂的制剂，均应控制其渗透压摩尔浓度。

溶液的渗透压，依赖于溶液中粒子的数量，是溶液的依数性之一，反映的是溶液中各溶质对溶液渗透压贡献的总和，通常以渗透压摩尔浓度（osmolality）来表示，以每千克溶剂中溶质的毫渗透压摩尔为单位。渗透压摩尔浓度通常采用测量溶液的冰点下降来间接测定。

岗位对接

本章内容主要涉及药物检验工和药物制剂工岗位工作任务。岗位工作人员应掌握制剂质量检查项目的概念、检查目的、适用范围、操作方法和结果判定标准；熟练掌握药物制剂质量检查项目的常规技术要求，能熟练地进行相关的检查操作。熟悉岗位标准操作规程；熟悉相关仪器用具的使用、校正和维护管理规程，能够根据药品质量标准的规定，正确开展药物制剂质量检查的药品检验工作。

目标检测

一、单选题

1. 在片剂重量差异检查中，取药片的数量为（　　）
    A. 5 片　　　　　　　B. 10 片　　　　　　C. 20 片
    D. 30 片　　　　　　E. 15 片

2. 糖衣片和肠溶衣片的重量差异检查方法是（　　）
    A. 与普通片一样
    B. 取普通片的 2 倍量进行检查
    C. 在包衣前检查片芯的重量差异，包衣后再检查
    D. 包衣前检查片芯，包衣后不检查
    E. 包衣前检查片芯，包衣后按普通片一样检查

3. 片剂崩解时限的检查操作中，介质的温度应控制为（　　）
    A. 室温　　　　　　　B. 25℃±0.5℃　　　C. 30℃
    D. 37℃±1℃　　　　　E. 37℃±0.5℃

4. 重量差异检查法中，平均片重 0.30g 以下时，重量差异限度为（　　）
    A. ±7.5%　　　　　　B. ±3.5%　　　　　　C. ±5%
    D. ±10%　　　　　　E. ±12%

5. 片剂崩解时限检查时，一次检查的取样片数为（　　）
    A. 5 片　　　　　　　B. 6 片　　　　　　　C. 10 片
    D. 12 片　　　　　　E. 15 片

6. 片剂崩解时限检查时，素片的崩解时间限度为（　　），糖衣片为（　　），薄膜衣片为（　　）
    A. ≤30min　　　　　　B. ≤15min　　　　　　C. ≤60min
    D. ≤120min　　　　　E. ≤90min

7. 《中国药典》（2015 年版）用升降式崩解仪进行崩解时限检查，吊篮下降时筛网距烧杯底部的距离为（　　）
    A. 15mm　　　　　　B. 20mm　　　　　　C. 25mm
    D. 30mm　　　　　　E. 35mm

8. 下列不属于颗粒剂一般检查项目的有（　　）
    A. 崩解时限　　　　　B. 粒度　　　　　　　C. 干燥失重
    D. 溶化性　　　　　　E. 可见异物检查

9. 下列不属于胶囊剂检查项目的有（　　）
    A. 装量差异　　　　　B. 含量均匀度　　　　C. 溶出度
    D. 粒度　　　　　　　E. 装量

10. 下列关于《中国药典》（2015 版）可见异物检查法描述不正确的是（　　）
    A. 供试品要重复观察，总检查时限为 20 秒
    B. 用深色透明容器包装或液体色泽较深（一般深于各标准比色液 7 号）的品种可见异物检查可选用光散射法
    C. 注射液可见异物检验应取 20 支（瓶），均不得检查明显可见异物，如检出细微可见

异物的供试品仅有 1 支（瓶），应另取 20 支（瓶）同法复试，均不得检出

 D. 混悬液与乳状型的注射液仅对明显可见异物进行检查

 E. 注射液可见异物检验应取 10 支（瓶），均不得检查明显可见异物，如检出细微可见异物的供试品仅有 1 支（瓶），应另取 20 支（瓶）同法复试，均不得检出

11. 根据含量均匀度检查法的要求，不需要进行含量均匀度检查的是（　　　）

 A. 片剂、硬胶囊剂或注射用无菌粉末，每片（个）标示量不大于 25mg 者

 B. 内容物为非均一溶液的软胶囊

 C. 透皮贴剂、吸入剂和栓剂

 D. 多剂量包装的口服混悬液

 E. 片剂、硬胶囊剂或注射用无菌粉末，主药含量小于每片（个）重量 25% 者

12. 下列关于《中国药典》（2015 版）溶出度测定法描述不正确的是（　　　）

 A. 溶出度测定法中第一法（篮法）取样位置应在转篮顶端至液面中点，距溶出杯内壁 10mm 处

 B. 实际取样体积与规定体积的差异不得过 ±2%

 C. 供试品溶出液取样至滤过应在 30 秒内完成

 D. 普通制剂结果判定：6 片（粒、袋）中，如有 1~2 片（粒、袋）低于规定限度 Q，但不低于 Q-10%，且其平均溶出量不低于 Q，可判定为符合规定

 E. 溶出度系指活性药物从片剂、胶囊剂或颗粒剂等普通制剂在规定条件下溶出的速率和程度

13. 不需进行"不溶性微粒检查"的制剂是（　　　）

 A. 用于静脉注射用的溶液型注射剂

 B. 注射用无菌原料药

 C. 注射用的浓溶液

 D. 眼用液体制剂

 E. 供静脉注射用无菌原料药

二、配伍选择题

[1~4]

 A. 15 分钟   B. 1 小时   C. 30 分钟

 D. 2 小时   E. 5 分钟

1. 糖衣片在水中应在（　　　）内崩解

2. 泡腾片在水中应在（　　　）内崩解

3. 肠溶片在磷酸盐缓冲液（pH6.8）中应在（　　　）内崩解

4. 化药薄膜衣片在盐酸溶液中应在（　　　）内崩解

[5~9]

 A. 小杯法   B. 转筒法   C. 光阻法

 D. 灯检法   E. 光散射法

5. 药物溶出度的测定可采用（　　　）

6. 透皮贴剂释放度的测定可采用（　　　）

7. 药物制剂不溶性微粒的检查可采用（　　　）

8. 滴眼液中可见异物的检查可采用（　　　）

9. 用深色透明容器包装的供试品，可见异物的检查可采用（　　　）

三、多项选择题

1. 药物制剂的分析步骤主要包括（　　　）
   - A. 鉴别　　　　　B. 检查　　　　　C. 含量
   - D. 提取　　　　　E. 分离

2. 片剂中应检查的项目有（　　　）
   - A. 重量差异　　　B. 装量差异　　　C. 崩解时限
   - D. 不溶性微粒　　E. 制剂的生产或贮存过程中引入的杂质

3. 需要检查崩解时限的剂型有（　　　）
   - A. 片剂　　　　　B. 胶囊剂　　　　C. 颗粒剂
   - D. 散剂　　　　　E. 滴丸剂

4. 下列剂型中与一般片剂崩解时限检查方法相同的是（　　　）
   - A. 糖衣片　　　　B. 薄膜衣片　　　C. 舌下片
   - D. 含片　　　　　E. 泡腾片

5. 下列属于颗粒剂检查项目的有（　　　）
   - A. 溶出度　　　　B. 粒度检查　　　C. 干燥失重
   - D. 溶化性　　　　E. 装量差异

6. 下列关于灯检法检查药物制剂中可见异物的叙述正确的是（　　　）
   - A. 用无色透明容器包装的无色供试品溶液，观察所在处的光照度应 1000~1500lx
   - B. 检查有色异物应以不反光的白色面作为背景
   - C. 检查应在 100 级的洁净环境中进行
   - D. 乳状液或混悬液观察所在处的光照度应 2000~3000lx
   - E. 反光的黑色面作为检查无色或白色异物的背景

7. 下列关于不溶性微粒检查法叙述错误的是（　　　）
   - A. 光阻法和显微计数法均适用于乳液型和混悬型注射液
   - B. 光阻法测量不溶性微粒粒径的范围为 $2~100\mu m$
   - C. 检查时，注射用无菌粉末可先用微粒检查用水或适宜溶剂溶解
   - D. 显微计数法微粒检查用水应符合：每 50ml 中含 $10\mu m$ 及 $10\mu m$ 以上的不溶性微粒应在 10 粒以下，含 $25\mu m$ 及 $25\mu m$ 以上的不溶性微粒应在 2 粒以下
   - E. 光阻法检测微粒浓度为 0~10000 个/ml

四、简答题

1. 请说明崩解时限检查仪主要组成部分，并简要写明其使用过程。

2. 在进行布洛芬硬胶囊剂装量差异检测时，测得 20 粒胶囊的平均装量为 0.345g，发现 20 粒胶囊中有 3 粒胶囊的重量超过了允许装量范围，但与装量范围很接近，判断该胶囊装量差异检查是否合格，并说明原因。

3. 什么叫重量差异？重量差异与装量差异相比较有哪些不同？

五、计算题

1. 盐酸左氧氟沙星片（规格 0.1g）的重量差异检查，测得 20 片总重为 4.8060g，每片质量测定数据如下（g）：0.2541，0.2388，0.2417，0.2316，0.2418，0.2591，0.2488，0.2478，0.2489，0.2420，0.2407，0.2598，0.2513，0.2584，0.2318，0.2505，0.2247，0.2422，0.2432，0.2488，该供试品重量差异是否符合规定？请写出计算过程。

2. 取注射用氨苄西林钠（规格 0.5g）供试品 5 支，其内容物质量分别为 0.566g，0.542g，0.592g，0.542g，0.532g，该供试品装量差异是否符合规定？请写出计算过程。

第六章

药物含量测定技术

学习目标

知识要求　**1. 掌握**　常见含量测定方法的基本原理，测定方法及分析结果的计算。
　　　　　2. 熟悉　常见含量测定方法在使用中的注意事项。
技能要求　1. 熟练应用常见含量测定技术对药物进行定量分析。
　　　　　2. 学会使用容量瓶、移液管、滴定管等容量分析仪器及紫外-可见分光光
　　　　　　度计、高效液相色谱仪等分析仪器，并能对分析数据进行处理。

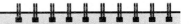

案例导入

案例：盐酸可乐定是治疗中、重度高血压的处方药，某制药厂的药物检验工小李在出厂前对盐酸可乐定原料药进行含量测定，操作如下：取盐酸可乐定约 0.15g，精密称定，加冰醋酸 10ml 与醋酸汞试液 3ml，温热使溶解，放冷，加结晶紫指示液 1 滴，用高氯酸滴定液（0.1005mol/L）滴定至溶液显蓝绿色，记录高氯酸滴定液消耗体积，并将滴定结果用空白试验校正。每 1ml 高氯酸滴定液（0.1mol/L）相当于 26.66mg 的 $C_9H_9Cl_2N_3 \cdot HCl$。经测定，盐酸可乐定原料药含量为 99.5%，符合《中国药典》（2015年版）规定。

讨论：1. 此种含量测定方法是什么？
　　　　2. 为什么加入醋酸汞？
　　　　3. 为什么需做空白试验校正，空白试验如何操作？

　　药物的含量测定是指按照药品质量标准，准确测定药物中有效成分或指标性成分，以确定药物的含量是否符合质量标准的规定。含量测定是判断药物优劣、评价药物质量和保证药物疗效的重要手段。

　　含量测定应在鉴别无误，检查合格的基础上进行，方法主要有化学分析法、仪器分析法和生物活性测定法。化学分析法包括重量分析和容量分析两大类，多用在原料药测定。仪器分析法包括电化学分析法、分光光度法和色谱法。随着仪器和检测技术的发展，仪器分析法在药物检验中的使用频率、应用范围和运用深度得到不断提高，《中国药典》（2015年版）中，利用高效液相色谱法、分光光度法进行含量测定的品种增加数百种，应用日趋广泛。生物活性测定法包括抗生素微生物检定法和其他生物活性物质的生物测定法，主要用于测定生物活性物质的效价，详见本教材第八章。

第一节 容量分析法

将一种已知准确浓度的试剂溶液（即滴定液）准确滴加至待测溶液中，直到化学反应按计量关系完全作用为止，根据所消耗的溶液体积和浓度，计算待测物质含量的方法，称为滴定分析法。由于该法需要准确量取溶液体积，故该法又称为容量分析法。准确量取液体体积的玻璃仪器叫容量仪器，主要有移液管、容量瓶和滴定管等。

容量分析法具有分析精度高，仪器简单，操作简便快速等优点，尽管在《中国药典》收载的含量测定方法中所占比率呈下降趋势，仍作为原料药含量分析的首选方法，为制药企业及药品法定检验所广泛采用。本节主要介绍中和法、氧化还原法和非水溶液滴定法。

一、概述

（一）滴定液

滴定液系指在容量分析中用于滴定被测物质含量的标准溶液，具有准确浓度（取 4 位有效数字），滴定液的浓度以"mol/L"表示，滴定液的配制方法有间接配制法与直接配制法两种，应按《中国药典》（2015 年版）（通则 8006）规定进行配制。

1. 配制

（1）采用间接配制法制成滴定液的浓度值应为其名义值的 0.95~1.05；如超出范围应加入适量的溶质或溶剂予以调整。

（2）采用直接配制法时，其溶质应采用"基准试剂"，并按规定条件干燥至恒重后称取，取用量应为精密称定（精确至 4~5 位有效数字），并置 1000ml 量瓶定容。配制过程中应有核对人，并在记录中签名以示负责。

（3）配制浓度等于或低于 0.02mol/L 的滴定液时，除另有规定外，应于临用前精密量取浓度等于或大于 0.1mol/L 的滴定液适量，加新沸过的冷水或规定的溶剂定量稀释制成。

2. 标定 "标定"系指根据规定的方法，用基准物质或已标定的滴定液准确测定滴定液浓度（mol/L）的操作过程。

（1）工作中所用分析天平及砝码、滴定管、量瓶和移液管等，均应经过检定合格；其校正值与原标示值之比的绝对值大于 0.05% 时，应在计算中采用校正值予以补偿。

（2）标定工作宜在室温（10~30℃）下进行，并应在记录中注明标定时的室内温度。

（3）所用基准物质应采用"基准试剂"，取用时应先用玛瑙乳钵研细，干燥，置干燥器中放冷至室温后，精密称取（精确至 4~5 位数）；有引湿性的基准物质宜采用"减量法"进行称重。

（4）标定工作应由初标者（一般为配制者）和复标者在相同条件下各做平行试验 3 份；各项原始数据经校正后，根据计算公式分别进行计算：3 份平行试验结果的相对平均偏差，除另有规定外，不得大于 0.1%；初标平均值和复标平均值的相对偏差也不得大于 0.1%；标定结果按初、复标的平均值计算，取 4 位有效数字。

3. 贮藏与使用

（1）滴定液在配制后应按各滴定液规定的【贮藏】条件贮存，一般宜采用质量较好的具玻璃塞的玻瓶。

（2）应在滴定液贮瓶外的醒目处贴上标签，写明滴定液名称及其标示浓度；并在标签下方加贴表 6-1 内容的表格，根据记录填写。

表 6-1 滴定液标签内容

配制或标定日期	室温	浓度或校正因子("F"值)	配制者	标定者	复核者

（3）滴定液经标定所得的浓度或其"F"值，除另有规定外，可在3个月内应用；过期应重新标定。当标定与使用时的室温相差未超过10℃时，除另有规定外，其浓度值可不加温度补正值；但当室温之差超过10℃，应加温度补正值，或按要求重新标定。

（4）取用滴定液时，一般应事先轻摇贮存有大量滴定液的容器，使与黏附于瓶壁的液滴混合均匀，而后分取略多于需用量的滴定液置于洁净干燥的具塞玻瓶中，用以直接转移至滴定管内，或用移液管量取，避免因多次取用而反复开启贮存滴定液的大容器；取出后的滴定液不得倒回原贮存容器中，以避免污染。

（5）当滴定液出现浑浊或其他异常情况时，该滴定液应即弃去，不得再用。

（二）滴定度

1. 滴定度 滴定度系指每1ml某摩尔浓度的滴定液（标准溶液）相当于被测药物的质量（g/ml），它是根据滴定液中的溶质与被测物质之间的化学计量关系求得。药典中一般直接给出滴定度，在含量测定项下以"每1ml某滴定液（Xmol/L）相当于Ymg的某被测药物"表示，"Y"即为滴定度。

如：用中和法测定水杨酸的含量，规定"每1mL氢氧化钠滴定液（0.1mol/L）相当于13.81mg的 $C_7H_6O_3$"。用溴量法测定司可巴比妥钠的含量，规定"每1ml溴滴定液（0.1mol/L）相当于13.01mg的 $C_{12}H_{17}N_2NaO_3$"。

2. 校正因子"F" 滴定液的实际配制浓度与规定浓度的比值称为校正因子，常用"F"表示。药典中给出的滴定度都是滴定液的规定浓度，在实际工作中，所配制的滴定液的浓度不可能恰好与滴定液的规定浓度一致，而且也没有必要。此时就需要将药典给出的滴定度乘以滴定液的浓度校正因子，换算成实际的滴定度 T'。

$$F = \frac{滴定液实际浓度}{滴定液规定浓度}$$

$$T' = F \times T$$

（三）含量计算

含量测定的结果是判断药品优劣的重要依据，计算方法因分析测定方法不同而异，容量分析常用直接滴定法和剩余滴定法，其计算方法如下。

1. 直接滴定法

（1）原料药 原料药的含量用百分含量表示，除另有规定外，均按重量计。

$$含量\% = \frac{测得量}{供试品量} = \frac{m_x}{m} \times 100\%$$

①不需做空白实验时

$$含量\% = \frac{V \times T'}{m} \times 100\% = \frac{V \times T \times F}{m} \times 100\% \qquad (6-1)$$

②需做空白试验校正时

$$含量\% = \frac{(V - V_0) \times T \times F}{m} \times 100\% \qquad (6-2)$$

式中，m_x 为实测量，g；m 为供试品取样量，g；V 为供试品消耗滴定液体积，ml；V_0 为空白消耗滴定液体积，ml。

（2）制剂　制剂的含量用标示量的百分含量表示，标示量即规格量，指该剂型单位剂量的制剂中规定的主药含量，如磺胺嘧啶片的标示量是 0.5g。重点讨论片剂和注射剂的含量测定，其他剂型可参照这两种剂型的计算。

$$标示量\% = \frac{每片（每支）实测量}{标示量} \times 100\%$$

$$标示量\% = \frac{m_x}{S} \times 100\%$$

①片剂　片剂的含量测定结果常用含量占标示量的百分比表示：

$$标示量\% = \frac{m_x}{S} \times 100\% = \frac{\dfrac{测得量}{供试品量} \times 平均片重}{S} \times 100\% = \frac{V \times T \times F \times \overline{W}}{m \times S} \times 100\% \quad (6-3)$$

式中，m 为供试品片粉的取样量，g；$\overline{W}$ 为平均片重，g；其他各符号意义同原料药。片剂的含量计算公式因所用方法不同而有区别。

②注射剂　注射剂的含量测定结果一般用实测浓度占标示浓度的百分比表示：

$$标示量\% = \frac{C_{实测}}{C_{标示}} \times 100\% = \frac{V \times T'}{V_S \times C_{标示}} \times 100\% = \frac{V \times T \times F}{V_S \times C_{标示}} \times 100\% \quad (6-4)$$

式中，V_S 为供试品的取样体积，ml；V 为供试品消耗滴定液的体积，ml；$C_{标示}$ 为注射剂的标示量，g/ml 或 mg/ml；其他符号各意义同原料药。注射剂的含量计算公式因所用方法不同而有区别。

2. 剩余滴定法　剩余滴定法是先在待测样品溶液中加定量、过量的滴定液 A，使它和样品反应，等反应结束后，再用另一种滴定液 B 来回滴剩余的滴定液 A。

①不做空白试验时

$$含量\% = \frac{(V_A F_A - V_B F_B) \times T}{m} \times 100\% \quad (6-5)$$

式中，V_A 为先加入定量过量的滴定液 A 的体积，ml；V_B 为滴定液 B 消耗的体积，ml；F_A 为滴定液 A 的浓度校正因子；F_B 为滴定液 B 浓度校正因子；其他符号各意义同原料药。

从上式可以看出，不做空白试验时，剩余滴定法需要用到两种准确标定的滴定液，操作麻烦。如做空白试验，则第一种滴定液无须准确标定，仅需标定第二种滴定液即可。

②做空白试验时

$$含量\% = \frac{(V_0 - V) \times T \times F}{m} \times 100\% \quad (6-6)$$

式中，V_0 为空白消耗滴定液的体积，ml；V 为供试品消耗滴定液的体积，ml；其他符号各意义同原料药。

上述原料药含量计算公式中的供试品取用量均不扣除干燥失重或水分。当原料药规定含量按干燥品或无水物计算时，则上述计算公式中的供试品取用量应扣除干燥失重或水分。

$$含量\% = \frac{V \times T \times F}{m \times (1 - 水分或干燥失重百分数)} \times 100\% \quad (6-7)$$

滴定分析法测定原料药及制剂含量的计算公式见表 6-2。

表 6-2 滴定分析法测定原料药及制剂含量的计算公式

方法	原料药		制剂	
直接滴定法	不做空白：含量% $= \dfrac{V \times T \times F}{m} \times 100\%$		片剂：标示量% $= \dfrac{V \times T \times F \times \overline{W}}{m \times S} \times 100\%$	
	做空白：含量% $= \dfrac{(V - V_0) \times T \times F}{m} \times 100\%$		注射剂：标示量% $= \dfrac{V \times T \times F}{V_S \times C_{标示}} \times 100\%$	
剩余滴定法	不做空白：含量% $= \dfrac{(V_A F_A - V_B F_B) \times T}{m} \times 100\%$		片剂：标示量% $= \dfrac{(V_0 - V) \times T \times F \times \overline{W}}{m \times S} \times 100\%$	
	做空白：含量% $= \dfrac{(V_0 - V) \times T \times F}{m} \times 100\%$		注射剂：标示量% $= \dfrac{(V_0 - V) \times T \times F}{V_S \times C_{标示}} \times 100\%$	

符号含义	V_0 为空白消耗滴定液的体积，ml；V 为供试品消耗滴定液的体积，ml T 为滴定度，mg/ml；F 为滴定液的浓度校正因子；m 为供试品的取样量，g S 为片剂的标示量，g；$\overline{W}$ 为平均片重，g；V_A 为先加入定量过量的滴定液 A 的体积，ml； V_B 为滴定液 B 消耗的体积，ml；F_A 为滴定液 A 的浓度校正因子；F_B 为滴定液 B 浓度校正因子；V_S 为供试品的取样体积，ml；$C_{标示}$ 为注射剂的标示量，g/ml 或 mg/ml

二、中和法

中和法是指以酸碱中和反应为基础的容量分析法，又称酸碱滴定法。该法在药品检验中的应用十分广泛。

（一）基本原理

该滴定法一般以酸（碱）性滴定液滴定被测物质，以酸碱指示剂或仪器指示终点，根据酸（碱）滴定液的浓度和消耗的体积，计算出被测物质的含量。

（二）常用标准溶液

最常用的标准溶液是 HCl 和 NaOH，也可用 H_2SO_4、HNO_3、KOH 等其他强酸、强碱。浓度一般在 0.01~1mol/L 之间，最常用的浓度是 0.1mol/L。通常采用标定法配制。

1. 酸标准溶液 HCl 标准溶液一般用浓 HCl 标定法配制。先配制成大致浓度后用基准物质标定。常用的基准物质是无水碳酸钠。

无水碳酸钠（Na_2CO_3）易制得纯品，价格便宜，但吸湿性强，用前应在 270~300℃ 干燥至恒重，置干燥器中保存备用。

盐酸滴定液（1mol/L）的配制：取盐酸 90ml，加水适量使成 1000ml，摇匀。

盐酸滴定液（1mol/L）的标定：取在 270~300℃ 干燥至恒重的基准无水碳酸钠约 1.5g，精密称定，加水 50ml 使溶解，加甲基红-溴甲酚绿混合指示液 10 滴，用本液滴定至溶液由绿色转变为紫红色时，煮沸 2 分钟，冷却至室温，继续滴定至溶液由绿色变为暗紫色。

2. 碱标准溶液 碱标准溶液一般用 NaOH 配制，NaOH 易吸潮，也易吸收空气中的 CO_2 生成 Na_2CO_3，因此用标定法配制。标定 NaOH 常用的基准物质有邻苯二甲酸氢钾（$KHC_8H_4O_4$，KHP）、草酸等。

邻苯二甲酸氢钾易获得纯品，不吸潮，摩尔质量大。可选用酚酞作指示剂。

氢氧化钠滴定液（1mol/L）的配制：取氢氧化钠适量，加水振摇使溶解成饱和溶液，冷却后，置聚乙烯塑料瓶中，静置数日，澄清后备用。取澄清的氢氧化钠饱和溶液 56ml，加新沸过的冷水使成 1000ml，摇匀。

氢氧化钠滴定液（1mol/L）的标定：取在 105℃ 干燥至恒重的基准邻苯二甲酸氢钾约 6g，精密称定，加新沸过的冷水 50ml，振摇，使其尽量溶解；加酚酞指示液 2 滴，用本液滴定；在接近终点时，应使邻苯二甲酸氢钾完全溶解，滴定至溶液显粉红色。

（三）应用

酸碱滴定法在药品检验中的应用十分广泛，按滴定方式的不同，其操作方法如下。

1. 直接滴定法 强酸、$C \cdot K_a \geqslant 10^{-8}$ 的弱酸、混合酸、多元酸及强酸弱碱盐（$K_b < 10^{-7}$）等可用碱滴定液直接滴定；强碱、$C \cdot K_b \geqslant 10^{-8}$ 的弱碱及强碱弱酸盐（$K_a < 10^{-7}$）等都可用酸滴定液直接滴定。精密称取供试品适量，置于锥形瓶中，加入适当的溶剂使其溶解，加指示液数滴，用酸（碱）滴定液滴定至规定的突变颜色为终点，如溶剂和指示剂消耗滴定液，应做空白试验校正。

2. 剩余滴定法 若药物难溶于水或有其他原因不宜采用直接滴定法时，可采用剩余滴定法，即精密称取供试品适量，置于锥形瓶中，加入适当的溶剂使其溶解，精密加入定量过量的酸（碱）滴定液待反应完全后，加指示液数滴，再用酸（碱）滴定液滴定至规定的突变颜色即为终点。

（四）实例分析

应用示例一 直接滴定法测定双水杨酯原料药含量

取本品约 0.5g，精密称定，加乙醇 40ml 使溶解，加酚酞指示剂 0.2ml，用氢氧化钠滴定液（0.1mol/L）滴定，并将测定的结果用空白试验校正。每 1ml 氢氧化钠滴定液（0.1mol/L）相当于 25.82mg 的 $C_{14}H_{10}O_5$。

解析： 双水杨酯的结构如下。

双水杨酯因含羧基而显酸性，能与氢氧化钠反应生成强碱弱酸盐，化学计量点偏碱性，选择酚酞做指示剂。为防止双水杨酯中的酯键在滴定时水解，致使测定结果偏高，故不用水为溶剂，而用乙醇溶解样品进行滴定。

应用示例二 直接滴定法测定烟酸片的含量

取本品（规格：0.1g/片）10 片，精密称定为 1.5838g，研细，精密称取片粉 0.3325g，（约相当于烟酸 0.2g），加新沸过的冷蒸馏水 50ml，置水浴上加热，并时时振摇，使烟酸溶解后，冷却至室温，加酚酞指示剂 3 滴，用氢氧化钠滴定液（0.1002mol/L）滴定，消耗 16.87ml。每 1ml 氢氧化钠滴定液（0.1mol/L）相当于 12.31mg $C_6H_5NO_2$。问：本品是否符合《中国药典》规定的含量限度[《中国药典》（2015 年版）规定，本品含 $C_6H_5NO_2$ 应为标示量的 95.0% ~ 105.0%]。

解析：

$$标示量\% = \frac{V \times T \times F \times \overline{W}}{m \times S} \times 100\%$$

$$= \frac{16.87 \times 12.31 \times \dfrac{0.1002}{0.1} \times \dfrac{1.5838}{10} \times 10^{-3}}{0.3325 \times 0.1} \times 100\% = 99.12\%$$

本品含烟酸（$C_6H_5NO_2$）为标示量的 99.12%，符合规定。

应用示例三 直接滴定法测定呋塞米原料药含量

取本品 0.4988g，加乙醇 30ml，微温使溶解，放冷，加甲酚红指示液 4 滴与麝香草酚蓝指示液 1 滴，用氢氧化钠滴定液（0.1003mol/L）滴定至溶液显紫红色，消耗氢氧化钠滴定液（0.1003mol/L）14.86ml；并将滴定的结果用空白试验校正，消耗氢氧化钠滴定液（0.1003mol/L）0.05ml。每 1ml 氢氧化钠滴定液（0.1mol/L）相当于 33.07mg 的呋塞米。按干燥品计算，含 $C_{12}H_{11}ClN_2O_5S$ 不得少于 99.0%。

解析：

$$含量\% = \frac{(V-V_0) \times T \times F}{m} \times 100\%$$

$$= \frac{(14.86-0.05) \times 33.07 \times \frac{0.1003}{0.1} \times 10^{-3}}{0.4988} \times 100\% = 98.48\%$$

本品含呋塞米（$C_{12}H_{11}ClN_2O_5S$）98.48%，由于 98.48% < 99.0%，故本品含量不合格。

应用示例四 剩余滴定法测定氯贝丁酯原料药含量

取本品 2.001g，至锥形瓶中，加中性乙醇（对酚酞指示剂显中性）10ml 与酚酞指示剂数滴，滴加氢氧化钠滴定液（0.1mol/L）至粉红色，再精密加氢氧化钠滴定液（0.5mol/L）20ml，加热回流 1 小时至油珠完全消失，放冷，用新沸过的冷水洗涤冷凝管，洗液并入锥形瓶。加酚酞指示液数滴，用盐酸滴定液（0.5003mol/L）滴定至红色消失，消耗盐酸滴定液（0.5003mol/L）2.72ml，并将滴定的结果用空白试验校正，消耗盐酸滴定液（0.5003mol/L）19.00ml。每 1ml 氢氧化钠滴定液（0.5mol/L）相当于 121.4mg 的 $C_{12}H_{15}ClO_3$。含 $C_{12}H_{15}ClO_3$ 不得少于 98.5%。

解析： 氯贝丁酯结构如下。

氯贝丁酯分子中不含酸性基团，不能用直接酸碱滴定法测定，但氯贝丁酯含酯键，可在碱性溶液中定量水解，故可用剩余滴定法测定含量。此法可用于其他酯类药物测定。方法中"滴加氢氧化钠滴定液（0.1mol/L）滴定至粉红色"是为了中和氯贝丁酯生成过程中引入的其他酸性杂质。

$$含量\% = \frac{(V_0-V) \times T \times F}{m} \times 100\%$$

$$= \frac{(19.00-2.72) \times 121.4 \times \frac{0.5003}{0.5} \times 10^{-3}}{2.001} \times 100\% = 98.83\%$$

本品含氯贝丁酯（$C_{12}H_{15}ClO_3$）98.83%，符合规定。

（五）注意事项

1. 用浓盐酸配制各种不同浓度的盐酸滴定液，应在通风橱内进行。

2. 用浓硫酸配制各种不同浓度的硫酸滴定液时，严禁将纯化水导入浓硫酸中，而应将浓硫酸慢慢导入水中，边倒边搅拌。

3. 在中和滴定操作中，CO_2 的影响不可忽略，因为溶液中的 CO_2 与碱发生中和反应，增加碱的消耗量，从而影响测定结果。因此用基准物质碳酸钠标定硫酸或盐酸滴定液时，近终点应加热 2 分钟,以除去溶液中的 CO_2。

4. 氢氧化钠溶液侵蚀玻璃,最好贮存在塑料瓶中;如贮存于玻璃瓶中,应用橡皮塞。

5. 因指示剂本身具有酸碱性,应按规定量加入,否则影响指示剂的灵敏度。

6. 应同时做平行试验,相对平均偏差应在 0.2% 以内。

三、氧化还原法

氧化还原滴定法是建立在氧化还原反应基础上的一种滴定分析方法。根据所应用的氧化剂或还原剂不同,氧化还原滴定法有碘量法、亚硝酸钠法、铈量法、溴量法、高锰酸钾法和重铬酸钾法等。下面重点介绍在药物检测中运用较多的碘量法和亚硝酸钠法。

(一)碘量法

碘量法是以 I_2 的氧化性或 I^- 的还原性进行的氧化还原滴定分析方法。

1. 基本原理 碘量法的反应实质,是碘分子在反应中得到电子,碘离子在反应中失去电子。

半反应式:
$$I_2 + 2e \rightleftharpoons 2I^-$$
$$2I^- - 2e \rightleftharpoons I_2$$

$I_2/2I^-$ 电对的标准电极电位大小适中,根据滴定方式的不同分类,见表 6-3。

表 6-3 碘量法的分类及应用

	直接碘量法	间接碘量法
标准溶液	I_2 滴定液(弱氧化剂)	$Na_2S_2O_3$ 滴定液(还原剂)
被测物	$\varphi < \varphi_{I_2/2I^-}^\theta$ 的还原性物质	$\varphi > \varphi_{I_2/2I^-}^\theta$ 的氧化性物质
指示剂	淀粉(蓝色出现)	淀粉(近终点时加入,蓝色消失)
滴定条件	酸性、中性或弱碱性溶液	中性,弱酸性 减少 I_2 的挥发和 I^- 氧化
应用	较强还原性的药物	剩余碘量法:还原性物质的测定 置换碘量法:强氧化剂的测定

(1)**直接碘量法** 是用碘滴定液直接滴定较强还原剂的方法。用淀粉指示剂指示终点,也可利用碘自身的颜色指示终点,化学计量点后,溶液中稍过量的碘显黄色而指示终点。

(2)**剩余碘量法** 是在供试品中先加入一定量、过量的碘滴定液,待 I_2 与测定组分反应完全后,再用硫代硫酸钠滴定液滴定剩余的碘,根据与药物作用的碘的量来计算药物含量。

(3)**置换碘量法** 主要用于强氧化剂的测定,如 $K_2Cr_2O_7$、H_2O_2 等。在供试品溶液中加入碘化钾,氧化剂将碘化钾中的 I^- 氧化成 I_2,再用硫代硫酸钠滴定液滴定生成的 I_2。

2. 应用 碘量法的测定范围广泛,可测定强还原性物质和强氧化性物质,如维生素 C、安乃近、葡萄糖等。

3. 实例分析

应用示例一 直接滴定法测定维生素 C 注射液的含量

精密量取本品(规格:1ml:0.25g)适量(约相当于维生素 C 0.2g),加水 15ml 与丙酮 2ml,摇匀,放置 5 分钟,加稀醋酸 4ml 与淀粉指示液 1ml,用碘滴定液(0.05033mol/L)滴定,至溶液显蓝色并持续 30 秒钟不褪,消耗碘滴定液 22.30ml。每 1ml 碘滴定液(0.05mol/L)相当于 8.806mg 的 $C_6H_8O_6$。本品含维生素 C($C_6H_8O_6$)应为标示量的

93.0% ~ 107.0% 。

解析： 维生素的结构如下。

维生素 C 的连二烯醇结构具有还原性，故采用直接碘量法。加入丙酮的目的是为了消除抗氧剂亚硫酸氢钠对测定结果的干扰。

$$标示量\% = \frac{V \times T \times F}{V_S \times C_{标示}} \times 100\% = \frac{22.30 \times 8.806 \times \dfrac{0.05033}{0.05} \times 10^{-3}}{0.80 \times \dfrac{0.25}{1}} \times 100\% = 98.83\%$$

本品含维生素 C 为标示量的 98.83%，符合规定。

应用示例二 剩余滴定法测定右旋糖酐 20 葡萄糖注射液中葡萄糖的含量

精密量取本品 2ml，置 250ml 碘瓶中，精密加碘滴定液（0.05mol/L）25ml，边振摇边滴加 NaOH 滴定液（0.1mol/L）50ml，密塞，在暗处放置 30 分钟。加稀硫酸 5ml，摇匀。用硫代硫酸钠滴定液（0.1mol/L）滴定，近终点时加淀粉指示液 2ml，继续滴定至蓝色消失，同时用空白试验进行校正。1ml 碘滴定液（0.1mol/L）相当于 9.909mg 的 $C_6H_{12}O_6 \cdot H_2O$。

解析： 葡萄糖分子中的醛基有还原性，能在碱性条件下被 I_2 氧化成羧基。先加入一定量过量的碘滴定液，待反应完全后，用硫代硫酸钠滴定液滴定剩余的碘。

4. 注意事项

（1）碘在水中难以溶解，加入碘化钾不但能增强其溶解度，而且能降低其挥发性。碘滴定液中含有 2% ~ 4% 的碘化钾，即可起到助溶和稳定作用。

（2）碘滴定液应贮存于棕色具玻塞玻璃瓶，在暗凉处避光保存。碘滴定液不可与软木塞、橡胶管或其他有机物接触，以防碘浓度改变。

（3）由于碘离子易被空气氧化，故凡是含有过量 I^- 和较高酸度的溶液在滴定碘前不可放置过久，且应密塞避光。

（4）间接碘量法中，淀粉指示剂须在近终点时加入，即溶液呈浅黄色时，因为当溶液中含有大量碘存在时，碘被淀粉表面牢固地吸附，不易与 $Na_2S_2O_3$ 立即作用，导致颜色变化迟钝，妨碍终点判定。

（二）亚硝酸钠法

以亚硝酸钠为滴定液的容量分析法称为亚硝酸钠法。

1. 基本原理 亚硝酸钠滴定法是利用亚硝酸钠在盐酸存在下可与具有芳香第一胺的化合物发生重氮化反应，定量生成重氮盐，根据滴定时消耗亚硝酸钠的浓度和体积来计算药物含量的方法。

$$Ar—NH_2 + NaNO_2 + 2HCl \longrightarrow [Ar—N^+\equiv N] Cl^- + NaCl + 2H_2O$$

2. 标准溶液 $NaNO_2$ 易吸水，在空气中易被缓慢氧化而变质，所以溶液常用标定法配制。溶液在碱性（$pH \approx 10$）条件下较稳定，故在配制时常加入少量的碳酸钠作为稳定剂，三个月浓度基本不变。

标定 $NaNO_2$ 溶液最常用的基准物质是对氨基苯磺酸。对氨基苯磺酸在水中溶解缓慢，常加入氨水使生成铵盐溶于水，再加入盐酸中和剩余的氨，并使溶液的酸度为1mol/L。

亚硝酸钠滴定液（0.1mol/L）的配制：取亚硝酸钠7.2g，加无水碳酸钠0.10g，加水适量使溶解成1000ml，摇匀。

亚硝酸钠滴定液（0.1mol/L）的标定：取在120℃干燥至恒重的基准对氨基苯磺酸约0.5g，精密称定，加水30ml及浓氨试液3ml，溶解后，加盐酸（1→2）20ml，搅拌，在30℃以下用本液迅速滴定，滴定时将滴定管尖端插入液面下约2/3处，随滴随搅拌；至近终点时，将滴定管尖端提出液面，用少量水洗涤尖端，洗液并入溶液中，继续缓缓滴定，用永停法指示终点。

3. 应用　对于含有芳香第一胺或水解或还原后能生成芳香第一胺的化合物，可选用亚硝酸钠法测定。如磺胺嘧啶、盐酸普鲁卡因等。

本法受滴定条件的影响很大，主要的滴定条件如下。

（1）加入过量的盐酸。加入过量的盐酸可加快反应的速度，重氮盐在酸性溶液中稳定，同时可防止偶氮氨基化合物的形成。

（2）在室温条件（10~30℃）下滴定。温度太高，可使亚硝酸逸失；温度过低，反应的速度太慢。

（3）滴定时加入溴化钾作为催化剂，以加快滴定反应的速度。

（4）滴定速度及方式。先快后慢。开始时，反应液中含有大量被测物，反应较快。为了减免滴定过程中亚硝酸的逸失和分解，滴定时将滴定管尖端插入液面下约2/3处，一次将大部分亚硝酸钠滴定液在搅拌下迅速加入使其尽快反应。在近终点时，药物浓度极稀，滴定反应的速度变慢，故应缓缓滴定，其具体操作是将滴定管尖端提出液面，用少量水淋洗尖端，洗液并入溶液中，再缓缓滴定至终点。若使用自动永停终点仪，则直接将滴定管尖端和电极插入液面下，在磁力搅拌器搅拌下由仪器自动滴定。

（5）指示终点的方法。指示终点的方法有电位滴定法、永停滴定法、指示剂法。《中国药典》（2015年版）采用永停滴定法指示终点，永停滴定装置如图6-1所示。终点前，溶液中无亚硝酸，线路无电流通过，电流指针指零。化学计量点后，溶液中有微量亚硝酸存在，电极即起氧化还原反应，电路中有电流通过，使电流计指针突然偏转，不再回复，即为终点。若用自动永停终点仪则可通过指示灯指示终点，终点时仪器指示灯亮，并发出蜂鸣声。电极反应如下：

阳极　$NO + H_2O \longrightarrow HNO_2 + H^+ + e$

阴极　$HNO_2 + H^+ + e \longrightarrow NO + H_2O$

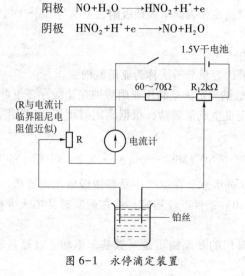

图6-1　永停滴定装置

4. 实例分析

应用示例 磺胺多辛片的含量测定

取本品 10 片（标示量为 0.5g），精密称定为 5.4658g，研细，精密称取 0.6556g（约相当于磺胺多辛 0.6g），照永停滴定法（通则 7010），用亚硝酸钠滴定液（0.1024mol/L）滴定，消耗亚硝酸钠滴定液 19.34ml。每 1ml 亚硝酸钠滴定液（0.1mol/L）相当于 31.03mg 的 $C_{12}H_{14}N_4O_4S$。本品含磺胺多辛（$C_{12}H_{14}N_4O_4S$）应为标示量的 95.0%~105.0%。

解析：磺胺多辛结构如下。

结构中含有芳香第一胺结构，故用亚硝酸钠滴定法，用永停滴定法确定终点。

$$标示量\% = \frac{V \times T \times F \times \overline{W}}{m \times S} \times 100\% = \frac{19.34 \times 31.03 \times \dfrac{0.1024}{0.1} \times \dfrac{5.4658}{10} \times 10^{-3}}{0.6556 \times 0.5} \times 100\% = 102.5\%$$

本品含磺胺多辛（$C_{12}H_{14}N_4O_4S$）为标示量的 102.5%，符合规定。

5. 注意事项

（1）采用永停滴定仪指示终点时，电极的清洁状态是滴定成功与否的关键，污染的电极在滴定时指示迟钝，终点时电流变化小，此时应重新处理电极。处理方法：将电极插入 10ml 浓硝酸和 1 滴三氯化铁的溶液内，煮沸数分钟，或用洗液浸泡数分钟取出后用水洗干净。

（2）滴定时是否已邻近终点，可由指针的回零速度判断，若回零速度越来越慢，就表示已接近终点。

（3）近终点时，芳伯胺浓度较稀，反应速度减慢，应缓慢滴定，并不断搅拌。

（4）催化剂、温度、搅拌速度对测定结果均有影响，测定时应按规定进行。

（5）亚硝酸钠滴定液应于具玻塞棕色玻璃瓶中避光保存。

（三）溴量法

1. 基本原理 溴量法是以溴的氧化作用和溴代作用为基础的滴定法。由于溴溶液易挥发，浓度不稳定，难于操作，因此常用溴酸钾和溴化钾的混合溶液代替溴溶液进行分析测定。滴定时先将上述混合液加到含被测物的酸性溶液中，$KBrO_3$ 与 KBr 在酸性溶液中立即反应生成 Br_2，待生成的 Br_2 与被测物反应完成后，向溶液中加入过量 KI 与剩余的 Br_2 作用，置换出化学计量的 I_2，再用 $Na_2S_2O_3$ 滴定液滴定 I_2，以淀粉为指示剂，最后根据溴溶液的加入量和 $Na_2S_2O_3$ 滴定液用量计算被测物的含量。

2. 应用 溴量法主要用来测定能和 Br_2 发生溴代反应或能被溴氧化的药物的含量。如司可巴比妥钠、依他尼酸、盐酸去氧肾上腺素等的含量测定。

3. 实例分析

应用示例 司可巴比妥钠原料药含量测定

取本品 0.1043g，置 250ml 碘瓶中，加水 10ml，振摇使溶解，精密加溴滴定液（0.05mol/L）25ml，再加盐酸 5ml，立即密塞并振摇 1 分钟，在暗处静置 15 分钟后，注意微开瓶塞，加碘化钾试液 10ml，立即密塞，摇匀后，用硫代硫酸钠滴定液（0.1012mol/L）

滴定，至近终点时，加淀粉指示液，继续滴定至蓝色消失，并将滴定结果用空白试验校正。每1ml 溴滴定液（0.05mol/L）相当于 13.01mg 的 $C_{12}H_{17}N_2NaO_3$。按干燥品计算，含 $C_{12}H_{17}N_2NaO_3$ 不得少于 98.5%。已知样品消耗硫代硫酸钠滴定液（0.1012mol/L）17.20ml，空白实验消耗硫代硫酸钠滴定液（0.1012mol/L）25.02ml。

解析：

$$含量\% = \frac{(V_0 - V) \times T \times F \times 10^{-3}}{m} \times 100\%$$

$$= \frac{(25.02 - 17.20) \times 13.01 \times \dfrac{0.1012}{0.1} \times 10^{-3}}{0.1043} \times 100\% = 98.71\%$$

测定结果大于 98.5%，故本品含量合格。

（四）铈量法

1. 基本原理 铈量法是一种应用硫酸铈作为滴定液的氧化还原滴定法。使用邻二氮菲指示液指示终点。化学计量点后，指示剂中 Fe^{2+} 被氧化成 Fe^{3+}，生成邻二氮菲铁显淡蓝色而指示终点。

2. 应用 硫酸铈的氧化性比高锰酸钾弱，不受制剂中淀粉、糖类的干扰，特别适合片剂、糖浆剂等制剂的测定。《中国药典》（2015 年版）采用铈量法测定硝苯地平、葡萄糖酸亚铁及其制剂、硫酸亚铁片及缓释片的含量。

因 Ce^{4+} 容易水解，所以铈量法要求在酸性溶液中进行，为了避免水中的 O_2 氧化 Fe^{2+} 而干扰测定，须使用新沸过的冷水溶解样品。

3. 实例分析

应用示例 硝苯地平原料药的含量测定

取本品约 0.4g，精密称定，加无水乙醇 50ml，微温使溶解，加高氯酸溶液（取 70% 高氯酸 8.5ml，加水至 100ml）50ml，邻二氮菲指示液 3 滴，立即用硫酸铈滴定液（0.1mol/L）滴定，至近终点时，在水浴中加热至 50℃ 左右，继续缓缓滴至橙红色消失，并将滴定的结果用空白试验校正。每 1ml 硫酸铈滴定液（0.1mol/L）相当于 17.32mg 的 $C_{17}H_{18}N_2O_6$。

解析：硝苯地平能在酸性条件下被氧化。本法为直接滴定法。

在《中国药典》（2015 年版）中还用到了重铬酸钾法和高锰酸钾法，前者主要用来测定盐酸小檗碱的含量，后者主要用来测定硫酸亚铁原料药的含量。

四、非水溶液滴定法

非水溶液滴定法是在非水溶剂中进行滴定的滴定分析方法。以非水溶剂作为滴定介质，相对增大一些酸碱性不显著的药物的酸碱度，使在水中不能进行完全的滴定反应能够顺利进行，有时还增大有机化合物的溶解度，从而扩大了滴定分析的应用范围。本法在《中国药典》含量测定方法中应用仅用于酸碱非水溶液滴定。非水溶液滴定法的分类及应用见表 6-4。

表 6-4 非水溶液滴定法的分类及应用

	溶剂	滴定液	终点指示方法	应用
非水碱量法	冰醋酸、冰醋酸-醋酐	高氯酸	1. 指示剂法（结晶紫） 2. 电位滴定法	弱碱性药物及其盐类

溶剂	滴定液	终点指示方法	应用
非水酸量法　二甲基甲酰胺、乙二胺	甲醇钠	1. 指示剂法（麝香草酚蓝） 2. 电位滴定法	弱酸性药物

（一）基本原理

有机碱类药物大多利用碱性与酸成盐，以提高药物的水溶性，采用第一法测定时，多为对有机碱盐的滴定。其滴定过程是高氯酸置换出与有机碱结合的较弱的酸的置换反应。

$$HClO_4+B \cdot HA \rightleftharpoons HA+B \cdot HClO_4$$

式中，B·HA 表示有机碱盐类；HA 表示被置换出的弱酸。

（二）应用

1. 第一法（非水碱量法）　非水碱量法是用高氯酸滴定液（0.1mol/L）滴定弱碱性药物，主要用于含氮碱性有机药物及其氢卤酸盐、硫酸盐、磷酸盐或有机酸盐的测定。

（1）有机弱碱的滴定　只要其在水溶液中的 $K_b \geqslant 10^{-10}$，都能在冰醋酸介质中用高氯酸滴定液进行定量测定。如肾上腺素、地西泮的含量测定。对 $K_b < 10^{-10}$ 的极弱碱，需使用冰醋酸-醋酐的混合溶液为介质，且随着醋酐用量的增加，滴定范围显著增大。

（2）有机酸碱金属盐的滴定　由于有机酸的酸性较弱，其共轭碱（有机酸根）在冰醋酸中显较强的碱性，故可用高氯酸滴定液直接滴定。

（3）有机碱的氢卤酸盐的滴定　由于氢卤酸的酸性较强，可使滴定反应进行不完全，不能直接滴定。可加入 5% 醋酸汞冰醋酸溶液 3~5ml，形成难电离的卤化汞，以消除氢卤酸盐在冰醋酸中生成氢卤酸的干扰后，再进行滴定。其反应式如下：

$$2B \cdot HX+Hg(Ac)_2 \longrightarrow 2B \cdot HAc+HgX_2 \downarrow$$

如盐酸利多卡因、盐酸氯丙嗪、盐酸可乐定等的含量测定。

（4）有机碱的硫酸盐的滴定　虽然硫酸在水溶液中可离解为 SO_4^{2-}，但在冰醋酸介质中，只能离解为 HSO_4^-，因此用非水碱量法测定有机碱的硫酸盐时，只能滴定至硫酸氢盐，如硫酸阿托品和硫酸奎宁的含量测定。

（5）有机碱的硝酸盐的滴定　此类药物滴定的产物含硝酸，可氧化破坏指示剂，使其褪色，终点极难观察，故用电位滴定法指示终点。如硝酸毛果芸香碱、硝酸咪康唑和硝酸益康唑的含量测定。

（6）有机碱的有机酸盐的滴定　有机酸系弱酸，对滴定无干扰，可用高氯酸直接滴定。若置换出的有机酸不溶于冰醋酸，应先将样品碱化，用有机溶剂提取游离碱后，再进行非水碱量法测定。如重酒石酸去甲肾上腺素的含量测定。

2. 第二法（非水酸量法）　本法是用碱滴定液如甲醇钠滴定液（0.1mol/L）或氢氧化四丁基铵滴定液（0.1mol/L）在适宜溶剂中滴定弱酸性药物。主要用于极弱的酸如酚类、酰亚胺类药物的含量测定。

滴定应在密闭装置中进行，应注意防止溶剂和滴定液吸收空气中的二氧化碳和湿气，以及滴定液中溶剂的挥发。装置中需要通气的部位应连接硅胶及钠石灰管以吸收水蒸气和二氧化碳。

（三）实例分析

应用示例一　非水碱量法测定盐酸伪麻黄碱含量

取本品 0.3025g，加冰醋酸 10ml，微温溶解，加醋酸汞试液 6ml 与结晶紫指示液 1 滴，用高氯酸滴定液（0.1003mol/L）滴定至溶液显蓝绿色，消耗高氯酸滴定液 14.96ml，并将滴定的结果用空白试验校正，消耗高氯酸滴定液 0.03ml。每 1ml 高氯酸滴定液（0.1mol/L）相当于 20.17mg 的 $C_{10}H_{15}NO \cdot HCl$。按干燥品算，本品含 $C_{10}H_{15}NO \cdot HCl$ 不得少于 99.0%。

解析：盐酸伪麻黄碱的结构：

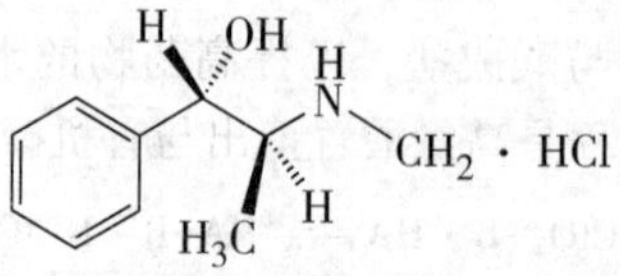

盐酸伪麻黄碱为有机碱的氢卤酸盐，加入醋酸汞是为了排除氢卤酸的干扰。

由于冰醋酸的膨胀系数较大，所以若滴定样品和标定高氯酸滴定液时的温度差别超过 10℃时，应重新标定，若未超过 10℃时，则应对温度引起体积的改变进行校正。

$$N_1 = \frac{N_0}{1+0.0011(t_1-t_0)} \tag{6-8}$$

式中，0.0011 为冰醋酸的膨胀系数；t_0 为标定高氯酸滴定液时的温度；t_1 为滴定样品时的温度；N_0 为 t_0 时高氯酸滴定液的浓度；N_1 为 t_1 时高氯酸滴定液的浓度。

$$含量\% = \frac{(V_0-V) \times T \times F}{m} \times 100\%$$

$$= \frac{(14.96-0.03) \times 20.17 \times \frac{0.1003}{0.1} \times 10^{-3}}{0.3025} \times 100\% = 99.85\%$$

本品含盐酸麻黄碱（$C_{10}H_{15}NO \cdot HCl$）99.85%，符合规定。

应用示例二 非水酸量法测定乙琥胺含量

取本品约 0.2g，精密称定，加二甲基甲酰胺 30ml 使溶解，加偶氮紫指示液 2 滴，在氮气流中，用甲醇钠滴定液（0.1mol/L）滴定至溶液显蓝色，并将滴定的结果用空白试验校正，每 1ml 甲醇钠滴定液（0.1mol/L）相当于 14.12mg 的 $C_7H_{11}NO_2$。

解析：乙琥胺的结构：

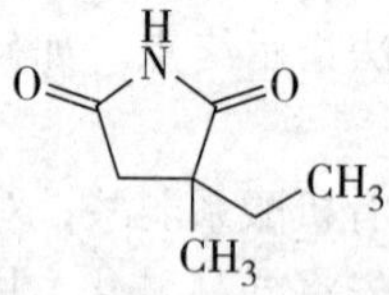

乙琥胺具有二酰亚胺结构，氮原子上的氢具有很弱的酸性，以二甲基甲酰胺做溶剂，增强其酸性，采用非水酸量法进行含量测定。

（四）注意事项

1. 配制高氯酸滴定液时，应将高氯酸用冰醋酸稀释后，在搅拌下，缓缓滴加醋酐。配好后的滴定液应贮存于棕色瓶中避光保存，若颜色变黄，说明高氯酸部分分解，不得使用。

2. 所用的仪器用具均应干燥，试剂的含水量应在 0.2% 以下。

3. 需做空白试验，以消除试剂误差，尤其是在加醋酸汞试液的情况下。

4. 供试品一般宜用干燥样品，含水分较少的样品也可采用在最后计算中除去水分的方法。对含水量高的碱性样品，应干燥后测定，必要时可加适量醋酐脱水，但应注意试样的乙酰化。

电位滴定法

电位滴定法与永停滴定法是容量分析中用以确定终点或选择核对指示剂变色域的方法。选用适当的电极系统可以作氧化还原法、中和法（水溶液或非水溶液）、沉淀法、重氮化法或水分测定法第一法等的终点指示。电位滴定法选用两支不同的电极。一支为指示电极，另一支为参比电极，通过作图法和计算法确定滴定终点。永停滴定法采用两支相同的铂电极，当在电极间加一低电压（例如50mV）时，若电极在溶液中极化，则在未到滴定终点时，仅有很小或无电流通过；但当到达终点时，滴定液略有过剩，使电极去极化，溶液中即有电流通过，电流计指针突然偏转，不再回复。反之，若电极由去极化变为极化，则电流计指针从有偏转回到零点，也不再变动。

第二节　光谱分析法

光谱分析法是基于物质与电磁辐射作用时，测量由物质内部发生量子化的能级之间的跃迁而产生的发射、吸收或散射辐射的波长和强度进行分析的方法。分光光度法是光谱法的重要组成部分，是通过测定被测物质在特定波长处或一定波长范围内的吸光度或发光强度，对该物质进行定性和定量分析的方法。常用的光谱分析法包括紫外-可见分光光度法、红外分光光度法、荧光分光光度法和原子吸收分光光度法（atomic absorption spectrophotometry，AAS）等。该类方法的最大特点是灵敏度高、操作简便、快速。本节主要介绍紫外-可见分光光度法和原子吸收分光光度法。

一、紫外-可见分光光度法

紫外-可见分光光度法是在 190~800nm 波长范围内测定物质的吸光度，是药物分析中应用广泛的一种分析方法。被测物质一般是含有共轭体系、芳香环等发色基团的药物。该方法的主要特点是操作简单、灵敏度高、准确度较好，但专属性较差，对结构相近的有关物质缺乏选择性。因此，该法较少用于原料药的含量测定，可应用于药物制剂的含量测定，但多用于制剂的定量检查，如片剂的溶出度或含量均匀度检查。

（一）基本原理

朗伯-比尔定律是紫外-可见分光光度法定量分析的依据，其中物质对光的选择性吸收波长和相应的吸收系数是物理常数。单色光穿过被测物质溶液时，在一定的浓度范围内，被测物质吸收的量与该物质的浓度和液层厚度成正比，其关系式如下：

$$A = \lg \frac{1}{T} = Ecl \tag{6-9}$$

式中，A 为吸光度；T 为透光率；E 为吸收系数，它与吸收物质的性质及入射光的波长 λ 有关，常用 $E_{1cm}^{1\%}$ 表示。其物理意义为：一定波长下，吸光物质的溶液浓度为 1%（g/ml），液层厚度为 1cm 时，溶液的吸光度值；c 为吸光物质的浓度，代表 100ml 溶液中所含被测物质的重量（按干燥品或无水物计），g/100ml；l 为吸收层厚度，cm。

（二）应用

紫外-可见分光光度法常用的定量分析方法有对照品比较法、吸收系数法、比色法、标准曲线法。

1. 对照品比较法　本法是在相同条件下，分别配制供试品溶液和对照品溶液，对照品溶液中所含被测成分的量应为供试品溶液中被测成分规定量的 100%±10%，所用溶剂应完全一致，在规定的波长处分别测定供试品溶液和对照品溶液的吸光度，以此计算供试品中被测溶液的浓度。

（1）被测溶液浓度计算

$$c_X = (A_X/A_R)\ c_R \qquad (6-10)$$

式中，c_X 为供试品溶液的浓度；A_X 为供试品溶液的吸光度；A_R 为对照品溶液的吸光度；c_R 为对照品溶液的浓度。

（2）原料药的含量计算

$$含量\% = \frac{c_R \times \dfrac{A_X}{A_R} \times V \times D}{m} \times 100\% \qquad (6-11)$$

式中，A_X 为供试品溶液的吸光度；A_R 为对照品溶液的吸光度；c_R 为对照品溶液的浓度；V 为供试品初次配制的体积，ml；D 为供试品溶液的稀释倍数；m 为称取供试品的重量，g。

（3）制剂的含量计算

①片剂

$$标示量\% = \frac{c_R \times \dfrac{A_X}{A_R} \times V \times D \times \overline{W}}{m \times S} \times 100\% \qquad (6-12)$$

式中，A_X 为供试品溶液的吸光度；A_R 为对照品溶液的吸光度；c_R 为对照品溶液的浓度；V 为供试品初次配制的体积，ml；D 为供试品的稀释倍数；m 为供试品的取样量，g；$\overline{W}$ 为平均片重，g；S 为片剂的标示量，mg。

②注射剂

$$标示量\% = \frac{c_R \times \dfrac{A_X}{A_R} \times V \times D \times \overline{V}}{m \times S} \times 100\% \qquad (6-13)$$

式中，A_X 为供试品溶液的吸光度；A_R 为对照品溶液的吸光度；c_R 为对照品溶液的浓度；V 为供试品初次配制的体积，ml；$\overline{V}$ 为每支注射液的容积，ml/支；m 为供试品的取样量，ml；S 为注射剂的标示量，即标示每支注射液中含药物的量，mg/支。

（4）实例分析

应用示例一　贝诺酯的含量测定

取本品 0.0138g，精密称定，置 100ml 量瓶中，加无水乙醇溶解并稀释至刻度，摇匀，精密量取 5ml，置 100ml 量瓶中，加无水乙醇稀释至刻度，摇匀。在 240nm 的波长处测定吸光度为 0.422；另取贝诺酯对照品，精密称定 0.0144g，同法操作，测得吸光度 0.432；本品按干燥品计算，含 $C_{17}H_{15}NO_5$ 不得少于 98.5%。计算该供试品是否合格？

解析：

$$含量\% = \frac{c_R \times \dfrac{A_X}{A_R} \times V \times D}{m} \times 100\%$$

$$= \frac{\frac{0.0144}{100} \times \frac{5}{100} \times \frac{0.422}{0.432} \times 100 \times \frac{100}{5}}{0.0138} \times 100\% = 101.9\%$$

本品含贝诺酯 101.9%，超出含量上限，含量不合格。

应用示例二 甲巯咪唑肠溶片的含量测定

取本品（标示量为 10mg/片）20 片，精密称定为 1.3020g，研细，精密称取片粉 0.3250g，置 250ml 量瓶中，加水 200ml，超声使甲巯咪唑溶解，用水稀释至刻度，摇匀，滤过，弃去初滤液，精密量取续滤液 5ml，置 200ml 量瓶中，用水稀释至刻度，摇匀，作为供试品溶液；另取甲巯咪唑对照品适量，精密称定，加水溶解并定量稀释制成每 1ml 中约含 5μg 的溶液，作为对照品溶液。取上述两种溶液，照紫外-可见分光光度法（通则 0401），在 252nm 的波长处测定吸光度，供试品溶液的吸光度为 0.470，对照品溶液的吸光度为 0.460。《中国药典》（2015 年版）规定，本品含甲巯咪唑（$C_4H_6N_2S$）应为标示量的 90.0% ~ 110.0%，计算本品是否符合规定。

解析：

$$标示量\% = \frac{c_R \times \frac{A_X}{A_R} \times V \times D \times \overline{W}}{m \times S} \times 100\%$$

$$= \frac{5 \times 10^{-6} \times \frac{0.470}{0.460} \times 250 \times \frac{200}{5} \times \frac{1.3020}{20}}{0.3250 \times 10 \times 10^{-3}} \times 100\% = 102.33\%$$

本品含甲巯咪唑为标示量的 102.33%，符合规定，含量合格。

2. 吸收系数法 已知供试品在规定条件下的吸收系数（$E_{1cm}^{1\%}$），按各品种规定方法配制该供试品溶液，在规定的波长处测定其吸光度。然后根据朗伯-比尔定律，将上述 $E_{1cm}^{1\%}$ 代入计算待测组分的含量。本法的优点是不需要对照品，方法简便。用本法测定时，吸收系数通常应大于 100。

（1）待测溶液浓度计算

$$c = \frac{A}{E_{1cm}^{1\%} \times l} \tag{6-14}$$

式中，c 为供试品溶液的浓度，g/100ml；A 为供试品溶液的吸光度；$E_{1cm}^{1\%}$ 为供试品溶液的百分吸收系数；l 为液层厚度，cm。

（2）原料药的含量测定计算

$$含量\% = \frac{\frac{A}{E_{1cm}^{1\%} \times 100} \times V \times D}{m} \times 100\% \tag{6-15}$$

式中，A 为供试品溶液的吸光度；$E_{1cm}^{1\%}$ 为供试品溶液的百分吸收系数；l 为液层厚度，cm；100 为浓度换算因数（系将 g/100ml 换算成 g/ml）；V 为供试品初次配制的体积，ml；D 为供试品的稀释倍数；m 为供试品的取样量，g。

（3）制剂的含量测定计算

①片剂

$$标示量\% = \frac{\frac{A}{E_{1cm}^{1\%} \times 100} \times V \times D \times \overline{W}}{m \times S} \times 100\% \tag{6-16}$$

式中，A 为供试品溶液的吸光度；$E_{1cm}^{1\%}$ 为供试品溶液的百分吸收系数；l 为液层厚度，cm；100 为浓度换算因数（系将 g/100ml 换算成 g/ml）；V 为供试品初次配制的体积，ml；D 为供试品的稀释倍数；$\overline{W}$ 为平均片重，g；m 为供试品的取样量，g；S 为片剂的标示量，mg。

②注射剂

$$标示量\% = \frac{\dfrac{A}{E_{1cm}^{1\%} \times 100} \times V \times D \times \overline{V}}{m \times S} \times 100\% \tag{6-17}$$

式中，A 为供试品溶液的吸光度；$E_{1cm}^{1\%}$ 为供试品溶液的百分吸收系数；l 为液层厚度，cm；100 为浓度换算因数（系将 g/100ml 换算成 g/ml）；D 为供试品的稀释倍数；V 为供试品初次配制的体积，ml；$\overline{V}$ 为每支注射液的容积，ml/支；m 为供试品的取样量，ml；S 为注射剂的标示量，即标示每支注射液中含药物的量，mg/支。

（4）实例分析

应用示例一 卡比马唑含量测定

取本品约 50mg，精密称定 0.0446g，置 500ml 量瓶中，加水使溶解并稀释至刻度，摇匀，精密量取 10ml，置 100ml 量瓶中，加盐酸溶液（9→100）10ml，用水稀释至刻度，摇匀，照紫外-可见分光光度法（通则 0401），在 292nm 波长处测定吸光度为 0.448，按 $C_7H_{10}N_2O_2S$ 的吸收系数（$E_{1cm}^{1\%}$）为 557，按干燥品计算，含 $C_7H_{10}N_2O_2S$ 不得少于 98.5%。试判断该供试品含量是否合格？

解析：

$$含量\% = \frac{\dfrac{A}{E_{1cm}^{1\%} \times 100} \times V \times D}{m} \times 100\%$$

$$= \frac{\dfrac{0.448}{557 \times 1 \times 100} \times 500 \times \dfrac{100}{10}}{0.0446} \times 100\% = 90.17\%$$

本品含卡比马唑 90.17%，含量不合格。

应用示例二 盐酸氯丙嗪注射液的含量测定

精密量取本品（标示量为 2ml：50mg）2ml，置 200ml 量瓶中，加盐酸溶液（9→1000）稀释至刻度，摇匀；再精密量取 2ml，置 100ml 量瓶中，用盐酸（9→1000）稀释至刻度，摇匀；在 254nm 下测定吸光度 0.442，按盐酸氯丙嗪 $C_{17}H_{19}C_1N_2S \cdot HCl$ 的吸收系数为 915 计算，应为标示量的 93.0%~107.0%，判断是否合格。

解析：

$$标示量\% = \frac{\dfrac{A}{E_{1cm}^{1\%} \times 100} \times V \times D \times \overline{V}}{m \times S} \times 100\%$$

$$= \frac{\dfrac{0.442}{915 \times 1 \times 100} \times 200 \times \dfrac{100}{2} \times 2}{2 \times 50 \times 10^{-3}} \times 100\% = 96.61\%$$

本品含盐酸氯丙嗪为标示量的 96.61%，含量合格。

3. 比色法 如果供试品本身在紫外-可见光区没有强吸收，或在紫外光区虽有吸收，但为了避免干扰或提高灵敏度，可加入适当的显色剂显色后，使反应产物的最大吸收移至可见光区,然后在该波长附近测定吸收度,这种测定方法称为比色法。

由于显色时影响显色深浅的因素较多,为避免干扰,比色法测定时应取供试品与对照品或标准品同时进行操作;需注意,除另有规定外,比色法所用的空白系指用同体积的溶剂代替对照品或供试品溶液,然后依次加入等量的相应试剂,并用同样方法处理;当吸光度和浓度关系不呈良好线性时,不宜用比色法测定,应选用标准曲线法。

(1)供试品溶液浓度计算

$$c_X = (A_X/A_R) \ c_R \qquad\qquad (6-18)$$

式中,c_X 为供试品溶液的浓度;A_X 为供试品溶液的吸光度;A_R 为对照品溶液的吸光度;c_R 为对照品溶液的浓度。

(2)原料药和制剂的含量计算　与上述对照品比较法一致。

(3)实例分析

应用示例一　醋酸地塞米松注射液含量测定

取本品（标示量1ml：5mg）摇匀,精密量取 5ml,置 100ml 量瓶中,加无水乙醇适量,振摇使醋酸地塞米松溶解并稀释至刻度,摇匀,滤过,取续滤液作为供试品溶液。另取醋酸地塞米松对照品 0.0253g,精密称定,置 100ml 量瓶中,加无水乙醇溶解并稀释至刻度,摇匀,作为对照品溶液。精密量取供试品溶液与对照品溶液各 1ml,分别置干燥具塞试管中,各精密加无水乙醇9ml 与氯化三苯四氮唑试液 1ml,摇匀,再各精密加氢氧化四甲基铵试液 1ml,摇匀,在 25°C 的暗处放置 40~50 分钟,照紫外-可见分光光度法（通则 0401）,在 485nm 的波长处分别测定吸光度,供试品溶液的吸光度为 0.378,对照溶液的吸光度为0.384,本品按醋酸地塞米松（$C_{24}H_{31}FO_6$）应为标示量 90.0% ~ 110.0%。计算该注射液的含量并判断是否合格。

解析:本品为注射液,含量测定方法为比色法。显色的步骤,对照溶液和样品溶液同法操作,故不需要将体积代入计算,只需要先计算出显色前的供试品溶液的浓度。

$$标示量\% = \frac{\dfrac{A}{E_{1cm}^{1\%} \times 100} \times V \times D \times \bar{V}}{m \times S} \times 100\%$$

$$= \frac{\dfrac{0.0253}{100} \times \dfrac{0.378}{0.384} \times 100 \times 1 \times 1}{5 \times 5 \times 10^{-3}} \times 100\% = 99.62\%$$

本品含地塞米松为标示量的 99.62%,含量合格。

4. 标准曲线法　当吸光度和浓度关系不呈良好线性时,含量测定时需采用标准曲线法。首先配制一系列不同浓度的对照品溶液,选择合适的参比溶液,在相同条件下分别测定各溶液的吸光度。以吸光度(A)为纵坐标,浓度(c)为横坐标,绘制 A-c 曲线,即得标准曲线或工作曲线（图 6-2）。根据供试品的吸光度(A_X)在标准曲线上查得其相应的浓度(c_X),求出其含量。

一般在做精密测量时,将标准溶液的浓度与相应的吸光度进行线性回归,求出回归直线方程（相关系数 $r \geq 0.999$）,绘出回归直线,以尽量消除偶然误差。然后在完全相同的条件下测定供试品溶液的吸光度,从标准曲线（或回归直线）

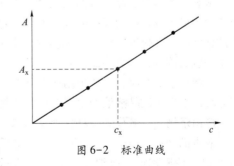

图 6-2　标准曲线

上查出样品溶液的对应浓度,或代入回归方程,求出供试品溶液的浓度。

标准曲线法适用于批量样品的测定,在固定仪器和方法的条件下,绘制好的标准曲线可使用多次,但是当测定条件发生变化时,必须重新配制对照溶液进行测定并绘制标准曲线。

(三)注意事项

1. 采用紫外-可见分光光度法进行含量测定前,要首先选择适宜的测定波长,其波长应在待测品种项下规定波长的±2nm以内。

2. 检查所用的溶剂在测定波长附近是否对测定有干扰。

3. 测定时,除另有规定外,应以配制供试品溶液的同批溶剂为空白对照。

4. 当溶液的pH对测定结果有影响时,应将供试品溶液和对照品溶液的pH调成一致。

5. 供试品溶液的吸光度读数以在0.3~0.7之间为宜,此时测定误差最小。

二、原子吸收分光光度法

(一)基本原理

原子吸收分光光度法是基于试样蒸气相中被测元素的基态原子对由光源发出的该原子的特征性窄频辐射产生共振吸收,其吸光度在一定范围内与蒸气中被测元素的基态原子浓度成正比,通过测定比较对照品溶液和供试品溶液的吸光度,求出供试品中待测元素的含量的一种仪器分析方法。该方法的测量对象是呈原子状态的金属元素和部分非金属元素。

原子吸收分光光度法的特点是灵敏度高,检出限低,具有良好的稳定性和重现性,精密度、选择性好,准确度高,可不经分离直接测定,操作简便、分析速度快,广泛用于超微量的元素分析。

(二)应用

原子吸收分光光度计由光源、原子化器、单色器、背景校正系统、自动进样系统和检测系统等组成。光源常用待测元素作为阴极的空心阴极灯,原子化器主要有四种类型:火焰原子化器、石墨炉原子化器、氢化物发生原子化器及冷蒸气发生原子化器。

原子吸收分光光度法有两种分析方法,即标准曲线法和标准加入法,《中国药典》(2015年版)分别称为第一法和第二法。

1. 第一法(标准曲线法) 本法是最常用的一种定量分析方法。在仪器推荐的浓度范围内,制备含待测元素浓度依次递增的标准溶液至少5份,并分别加入供试品溶液配制中的相应试剂,同时以相应试剂制备空白对照溶液。将仪器按规定启动后,依次测定空白对照溶液和各浓度对照品溶液的吸光度。以每一浓度3次吸光度读数的平均值为纵坐标、相应浓度为横坐标,绘制标准曲线,通常会进行线性回归。然后制备供试品溶液,使待测元素的估计浓度在标准曲线浓度范围内,测定吸光度,取3次读数的平均值,从标准曲线上查得相应的浓度,计算待测元素的含量。

绘制标准曲线时,一般采用线性回归,求出回归直线方程,绘出回归直线,常代入回归方程,求出供试品溶液的浓度,计算待测元素的含量。

应用示例一 氯化钾缓释片含量测定

取本品20片,用水洗去包衣,用滤纸吸去残余的水,晾干,并于硅胶干燥器中干燥24小时,精密称定,研细,精密称取适量(约相当于氯化钾0.5g),置500ml量瓶中,加水适量,超声使氯化钾溶解,放冷,加水稀释至刻度,摇匀,滤过,取续滤液5ml,置100ml量瓶中,用盐酸溶液(2.7→100)稀释至刻度,摇匀,作为供试品溶液;另取氯化钾对照品0.25g，精密称定，置250ml量瓶中，加水溶解并稀释至刻度，摇匀，精密量取5ml，置100ml量瓶中，用盐酸溶液（2.7→100）稀释至刻度，摇匀，作为对照品溶液。

精密量取对照品溶液2.0ml、3.0ml、4.0ml、5.0ml及6.0ml，分别置100ml量瓶中，各加20%氯化钠溶液2.0ml，用盐酸溶液（2.7→100）稀释至刻度，摇匀；另精密量取供试品溶液2ml，置50ml量瓶中，加20%氯化钠溶液1.0ml，用盐酸溶液（2.7→100）稀释至刻度，摇匀。取上述各溶液，照原子吸收分光光度法（通则0406第一法），以20%氯化钠溶液2.0ml用盐酸溶液（2.7→100）稀释至100ml为空白，在766.5nm的波长处测定，计算，即得。本品含氯化钾（KCl）应为标示量的93.0%～107.0%。

2. 第二法（标准加入法） 当供试品基体影响较大，又没有纯净的基体空白，或测定纯物质中极微量的元素时，往往采用本法。常用于控制金属杂质的含量。

取同体积按各品种项下规定制备的供试品溶液4份，分别加至4个同体积的量瓶中，除（1）号量瓶外，其他量瓶分别精密加入不同浓度的待测元素对照品溶液，分别用去离子水稀释至刻度，制成从零开始递增的一系列溶液。按上述标准曲线法自"将仪器按规定启动后"操作，测定吸光度，记录读数；将读数与相应的待测元素加入量作图，延长此直线至与含量轴的延长线相交，此交点与原点间的距离即相当于供试品溶液取用量中待测元素的含量（见图6-3）。再以此计算供试品中待测元素的含量。此法仅适用于第一法标准曲线呈线性并通过原点的情况。

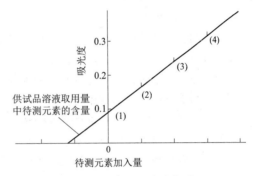

图6-3 标准加入法测定图示

应用示例二 醋氨己酸锌中镉盐与铅盐的检查

取本品1.0g，置25ml量瓶中，加硝酸溶液（8→100）溶解并稀释至刻度，摇匀，作为供试品溶液；另取本品1.0g，置25ml量瓶中，加标准镉溶液［称取氯化镉（$CdCl_2 \cdot 2.5H_2O$）0.203g，置1000ml量瓶中，加水溶解并稀释至刻度，摇匀；精密量取1ml，置50ml量瓶中，用水稀释至刻度，摇匀（每1ml中含镉2μg）］1.0ml与标准铅溶液［精密量取铅单元素标准溶液适量，用水定量稀释制成每1ml中含铅（Pb）10μg的溶液］1.0ml，加硝酸溶液（8→100）溶解并稀释至刻度，摇匀，作为对照品溶液；照原子吸收分光光度法（通则0406第二法）分别在228.8nm与217.0nm的波长处测定，应符合规定（镉0.0002%，铅0.001%）。

（三）注意事项

1. 样品需进行预处理，无机供试品如矿物类药物，最常用的方法是用酸溶解或碱熔融，通常采用稀酸、浓酸或混合酸处理，常用的酸为盐酸、硝酸和高氯酸；酸不溶物质采用熔融法；有机供试品通常先进行有机破坏处理，破坏后的残留物再用合适的酸溶解；需注意的是，如果被测元素是易挥发元素如Hg、As，供试品则不宜采用干法灰化处理。目前，微波消解法应用广泛。若使用石墨炉原子化器，则可直接分析固体供试品。在供试品制备过程中要特别注意防止污染、避免待测组分的损失，所用的溶解试剂及反应产物对测定应无干扰。

2. 注意背景以及其他原因引起的对测定的干扰。

3. 仪器的工作条件（如波长、狭缝、原子化条件等）的变化可影响灵敏度、稳定程度和干扰情况。

4. 具体方法应按每个品种项下的规定选用。

第三节 色谱分析法

色谱分析法是一种根据物质理化性质进行分离分析的方法。根据其分离方法不同可分为纸色谱法（PC）、薄层色谱法（TLC）、柱色谱法、气相色谱法（GC）、高效液相色谱法（HPLC）等，具有高灵敏性、高选择性、高性能、分析速度快及应用范围广等优点。该法是药物制剂或复方制剂含量测定的首选方法，适用于专属性较差，受结构相似的有关物质干扰的原料药分析。其中，高效液相色谱法、气相色谱法是被各国药典广泛运用的定量分析方法，主要用来测定供试品中某个杂质或主成分的含量。本节主要介绍高效液相色谱法、气相色谱法，简要介绍液-质联用技术。

一、高效液相色谱法

（一）基本原理

高效液相色谱法系采用高压输液泵将规定的液体流动相泵入装有填充剂（固定相）的色谱柱进行分离测定的色谱方法。供试品由流动相带入柱内，各成分在柱内被分离，并依次进入检测器，由记录仪、积分仪或数据处理系统记录色谱信号，以计算供试品的含量，广泛用于药物及其制剂的质量控制。

（二）对仪器的一般要求和色谱条件

高效液相色谱仪由高压输液泵、进样器、色谱柱、检测器、积分仪或数据处理系统组成。所用的高效液相色谱仪应定期检定并符合相关规定。

1. 色谱条件

（1）色谱柱　色谱柱由柱管和固定相组成，最常用的固定相为化学键合硅胶。反相色谱柱使用非极性填充剂，以十八烷基硅烷键合硅胶（octadecylsilane chemically bonded silica，ODS）最为常用，其他的还有辛基硅烷键合硅胶和苯基键合硅胶、氨基键合硅胶和氰基键合硅胶等。正相色谱柱使用极性填充剂，常用的填充剂有硅胶、氨基键合硅胶和氰基键合硅胶等；离子交换色谱柱用离子交换填充剂填充而成，可分为阳离子交换色谱柱和阴离子交换色谱柱；凝胶或高分子多孔微球等填充剂用于分子排阻色谱等；手性色谱柱，用手性键合填充剂填充，用于对映异构体的拆分分析。

（2）检测器　最常用的检测器为紫外检测器，可分为可变波长紫外检测器和二极管阵列检测器，其他检测器有荧光检测器、示差折光检测器、蒸发光散射检测器、电化学检测器和质谱检测器等。

（3）流动相　典型的反相高效液相色谱法中，固定相常用非极性的十八烷基键合相（ODS 或 C_{18}），流动相用甲醇-水或乙腈-水。洗脱时，极性大的组分先流出色谱柱，极性小的组分后流出色谱柱。根据分离需要，可以在流动相中添加离子对试剂、尽可能使用低浓度缓冲盐等。由于 C_{18} 链在水相环境中不易保持伸展状态，故对于反相色谱系统，流动相中有机溶剂的比例通常应不低于 5%。否则会造成色谱系统不稳定。流动相的 pH 应控制在 2~8 之间，若有特殊需要，根据样品可选择耐酸或耐碱的特殊色谱柱。

（4）洗脱方式　高效液相色谱法按其洗脱方式可分为等度洗脱与梯度洗脱。除另有规定外，柱温为室温。

2. 系统适用性试验 系统适用性试验通常包括理论板数、分离度、灵敏度、拖尾因子和重复性五个参数。按各品种正文项下要求对色谱系统进行适用性试验，即用规定的对照品溶液或系统适用性试验溶液在规定的色谱系统进行试验，必要时，可对色谱系统进行适当调整，以符合要求。

（1）理论板数（n） 用于评价色谱柱的分离效能。一般为待测物质或内标物质的理论板数。在规定的色谱条件下，注入供试品溶液或各品种项下规定的内标物质溶液，记录色谱图，记录保留时间 t_R 和峰宽（W）、半峰高宽（$W_{h/2}$），计算色谱柱的理论板数。

$$n = 5.54 \times (t_R / W_{h/2})^2 \text{ 或 } n = 16 \times (t_R / W)^2 \tag{6-19}$$

（2）分离度（R） 用于评价待测物质与被分离物质之间的分离程度，是衡量色谱系统分离效能的关键指标。除另有规定外，待测物质色谱峰与相邻色谱峰之间的分离度应大于1.5。分离度的计算公式为：

$$R = \frac{2(t_{R2} - t_{R1})}{W_1 + W_2} \text{ 或 } R = \frac{2 \times (t_{R2} - t_{R1})}{1.70 \times (W_{1,h/2} + W_{2,h/2})} \tag{6-20}$$

式中，t_{R2} 为相邻两色谱峰中后一峰的保留时间；t_{R1} 为相邻两色谱峰中前一峰的保留时间；W_1、W_2 及 $W_{1,h/2}$、$W_{2,h/2}$ 分别为相邻两色谱峰的峰宽及半高峰宽，如图6-4所示。

（3）灵敏度 用于评价色谱系统检测微量物质的能力，通常以信噪比（S/N）来表示。通过测定一系列不同浓度的供试品或对照品溶液来测定信噪比。定量测定时，信噪比应不小于10；定性测定时，信噪比应不小于3。系统适用性试验中可以设置灵敏度实验溶液来评价色谱系统的检测能力。

（4）拖尾因子（T） 用于评价色谱峰的对称性，除另有规定外，T 值应在 0.95～1.05 之间。拖尾因子计算公式为：

$$T = \frac{W_{0.05h}}{2d_1} \tag{6-21}$$

式中，$W_{0.05h}$ 为5%峰高处的峰宽；d_1 为峰顶在5%峰高处横坐标平行线的投影点至峰前沿与此平行线交点的距离，如图6-5所示。

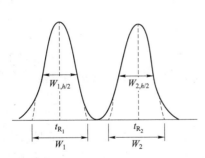

图6-4 色谱系统适用性试验——
分离度各参数示意图

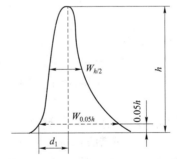

图6-5 色谱系统适用性试验——
拖尾因子各参数示意图

（5）重复性 用于评价色谱系统连续进样时响应值的重复性能。采用外标法时，通常取各品种项下的对照品溶液，连续进样5次，除另有规定外，其峰面积测量值的 RSD 应不大于2.0%；采用内标法时，通常配制相当于80%、100%和120%的对照品溶液，加入规定量的内标溶液，配成3种不同浓度的溶液，分别至少进样2次，计算平均校正因子，其

RSD 应不大于 2.0%。

（三）应用

1. 外标法 按各品种项下的规定，精密称（量）取对照品和供试品，配制成溶液，分别精密取一定量，进样，记录色谱图，测量对照品溶液和供试品溶液中待测物质的峰面积（或峰高），按下式计算含量：

$$c_X = (A_X/A_R)\ c_R \tag{6-22}$$

式中，A_X 为待测成分的峰面积或峰高；A_R 为对照品的峰面积或峰高；c_X 为待测成分的浓度；c_R 为对照品溶液的浓度。

外标法要求进样量必须准确，否则定量误差大。故当采用外标法测定供试品中某杂质或主成分含量时，以定量或自动进样器进样为好。

（1）原料药的含量计算

$$含量\% = \frac{c_R \times \dfrac{A_X}{A_R} \times V \times D}{m} \times 100\% \tag{6-23}$$

式中，A_X 为供试品溶液的峰面积；A_R 为对照品溶液的峰面积；c_R 为对照品溶液的浓度；V 为供试品初次配制的体积，ml；D 为供试品的稀释倍数；m 为称取的供试品的重量，g。

（2）制剂的含量计算

①片剂

$$标示量\% = \frac{c_R \times \dfrac{A_X}{A_R} \times V \times D \times \overline{W}}{m \times S} \times 100\% \tag{6-24}$$

式中，A_X 为供试品溶液的峰面积；A_R 为对照品溶液的峰面积；c_R 为对照品溶液的浓度；V 为供试品初次配制的体积，ml；D 为供试品的稀释倍数；m 为称取的供试品的重量，g；$\overline{W}$ 为平均每片的重量，g；S 为片剂的标示量，mg。

②注射剂

$$标示量\% = \frac{c_R \times \dfrac{A_X}{A_R} \times V \times D \times \overline{V}}{m \times S} \times 100\% \tag{6-25}$$

式中，A_X 为供试品溶液的峰面积；A_R 为对照品溶液的峰面积；c_R 为对照品溶液的浓度；V 为供试品初次配制的体积，ml；D 为供试品的稀释倍数；$\overline{V}$ 为每支注射液的容积，ml/支；m 为供试品的取样量，ml；S 为注射剂的标示量，即标示每支注射液中含药物的量，mg/支。

应用示例一　普罗布考的含量测定

照高效液相色谱法（通则 0512）测定。取本品精密称定 0.0252g，置 50ml 量瓶中，加流动相溶解并稀释至刻度，摇匀，精密量取 3ml，置 10ml 量瓶中，用流动相稀释至刻度，摇匀，作为供试品溶液，精密量取 20μl 注入液相色谱仪，记录色谱图，3 次峰面积的测定值为 2451002、2423605、2462846；另取普罗布考对照品适量，配制成 156.5μg/ml 的对照溶液，同法测定 3 次，峰面积分别为 2542060、2523782、2560244。按外标法以峰面积计算本品含量。

解析：

$$\overline{A}_X = \frac{A_{X1}+A_{X2}+A_{X3}}{3}$$

$$= \frac{2451002+2423605+2462846}{3} = 2445817.67$$

$$\overline{A}_R = \frac{A_{R1}+A_{R2}A_{R3}}{3}$$

$$= \frac{2542060+2523782+2560244}{3} = 2542028.67$$

$$含量\% = \frac{c_R \times \dfrac{A_X}{A_R} \times V \times D}{m} \times 100\%$$

$$= \frac{156.5 \times \dfrac{2445817.67}{2542028.67} \times 50 \times \dfrac{10}{3}}{0.0252} \times 100\% = 99.58\%$$

本品含普罗布考 99.58%。

应用示例二 地高辛片（标示量为 0.25mg）含量测定

照高效液相色谱法（通则 0512）测定。取本品 20 片，精密称定重量为 1.2124g，研细，精密称取 0.6025g，置 25ml 量瓶中，加稀乙醇适量，超声 30 分钟使地高辛溶解，放冷，加稀乙醇稀释至刻度，摇匀，经滤膜（孔径不得大于 0.45μm）滤过，精密量取续滤液 20μl 注入液相色谱仪，记录色谱图，峰面积的平均值为 46750210；另精密称取地高辛对照品适量，用稀乙醇溶解并定量稀释制成每 1ml 中含 0.104mg 的溶液，同法测定，峰面积平均值为 48262852。按外标法以峰面积计算其标示百分含量。

解析：

$$标示量\% = \frac{c_R \times \dfrac{A_X}{A_R} \times V \times D \times \overline{W}}{m \times S} \times 100\%$$

$$= \frac{\dfrac{0.104 \times \dfrac{46750210}{48262852} \times 25 \times 1}{0.6025} \times \dfrac{1.2124}{20}}{0.25} \times 100\%$$

$$= 101.36\%$$

2. 内标法 按各品种项下的规定，精密称（量）取对照品和内标物质，分别配成溶液，精密量取各溶液适量，混合配成校正因子测定用的对照溶液。取一定量注入仪器，记录色谱图。测量对照品和内标物质的峰面积或峰高，按下式计算校正因子：

$$f = \frac{A_S/c_S}{A_R/c_R} \tag{6-26}$$

式中，A_S 为内标物质的峰面积或峰高；A_R 为对照品的峰面积或峰高；c_S 为内标物质的浓度；c_R 为对照品的浓度。

再取各品种项下含有内标物质的供试品溶液，注入仪器，记录色谱图，测量供试品中待测成分（或其杂质）和内标物质的峰面积或峰高，按下式计算含量：

$$c_X = f \times \frac{A_X}{A'_S/c'_S} \tag{6-27}$$

式中，A_X 为供试品（或其杂质）峰面积或峰高；c_X 为供试品（或其杂质）的浓度；A'_S 为内标物质的峰面积或峰高；c'_S 为内标物质的浓度；f 为校正因子。

当配制校正因子测定用的对照溶液和含有内标物质的供试品溶液，使用同一浓度的内标物质溶液时 $c_S = c'_S$，则配制内标物质溶液不必精密称（量）取。

采用内标法可避免因为样品前处理及进样体积误差对测定结果的影响。

（1）原料药的含量计算　先求出供试品溶液的浓度 c_X，再代入以下公式计算。

$$含量\% = \frac{c_X \times V \times D}{m} \times 100\% \tag{6-28}$$

式中，c_X 为供试品（或其杂质）的浓度；V 为供试品初次配制的体积，ml；D 为供试品的稀释倍数；m 为称取的供试品的重量，g。

（2）制剂的含量计算　先求出供试品溶液的浓度 c_X，再代入以下公式计算。

①片剂

$$标示量\% = \frac{c_X \times V \times D \times \overline{W}}{m \times S} \times 100\% \tag{6-29}$$

式中，c_X 为供试品（或其杂质）的浓度；V 为供试品初次配制的体积，ml；D 为供试品的稀释倍数；m 为称取的供试品的重量，g；$\overline{W}$ 为平均每片的重量，g；S 为片剂的标示量，g。

②注射剂

$$标示量\% = \frac{c_X \times V \times D \times \overline{V}}{m \times S} \times 100\% \tag{6-30}$$

式中，c_X 为供试品（或其杂质）的浓度；V 为供试品初次配制的体积，ml；D 为供试品的稀释倍数；$\overline{V}$ 为每支注射液的体积，ml/支；m 为供试品的取样量，ml；S 为注射液的标示量，即标示每支中含药物的量，mg/支。

应用示例　醋酸甲羟孕酮含量测定

照高效液相色谱法（通则 0512）测定。取炔诺酮适量，精密称定，加甲醇制成每 1ml 中 0.8mg 的内标溶液；取本品适量，精密称定为 18.2mg，置 25ml 量瓶中，加甲醇溶解并定量稀释至刻度；精密量取该溶液与内标溶液各 2ml，置 10ml 量瓶中，加甲醇稀释至刻度，摇匀，取 10μl 注入液相色谱仪，记录色谱图，醋酸甲羟孕酮峰面积为 426822，内标峰面积 518433；另取醋酸甲羟孕酮对照品 18.1mg，同法测定，醋酸甲羟孕酮峰面积均值为 538420，内标峰面积为 526384。按内标法以峰面积计算供试品的百分含量。

解析：本品为原料药，含量测定方法为高效液相色谱法的内标法。先计算校正因子，再计算供试品加内标后配制的溶液浓度。

$$f = \frac{A_S/c_S}{A_R/c_R} = \frac{526384/0.8}{538420 \times 25/18.1} = 0.88$$

$$c_X = f \times \frac{A_X}{A'_S/c'_S} = 0.88 \times \frac{426822 \times \dfrac{0.8 \times 2}{10}}{518433} = 0.116 \text{mg/ml}$$

$$含量\% = \frac{c_X \times V \times D}{m} \times 100\% = \frac{0.116 \times \dfrac{10}{2} \times 25}{18.2} \times 100\% = 79.67\%$$

3. 加校正因子的主成分自身对照法　测定杂质含量时，可采用加校正因子的主成分自身对照法。精密称取待测物质的对照品 A，加入适量参比物质 B，配制成待测物校正因子的溶液，进样，记录色谱图，计算待测物的相对校正因子：

$$f = \frac{c_A / A_A}{c_B / A_B} \tag{6-31}$$

式中，c_A 为待测物对照品的浓度；A_A 为待测物对照品的峰面积或峰高；c_B 为参比物质的浓度；A_B 为参比物质的峰面积或峰高。

此校正因子直接载入各品种正文中，用于校正杂质的实测峰面积。这些需作校正计算的杂质，通常以主成分为参照采用相对保留时间定位，其数值一并载入各品种项下。即校正因子和相对保留时间为已知值。

测定杂质含量时，按各品种项下规定的杂质限度，将供试品溶液稀释成与杂质限度相当的溶液，作为对照溶液；进样，记录色谱图，必要时，调节纵坐标范围（以噪声水平可接受为限），使对照溶液的主成分色谱峰的峰高约达满量程的 10% ~ 25%。然后，取供试品溶液和对照溶液适量，分别进样，除测量供试品溶液色谱图上各杂质的峰面积，分别乘以相应的校正因子后与对照溶液主成分的峰面积比较，依法计算各杂质含量。

$$c_X = f \times \frac{A_X}{A_S} \times c_S \tag{6-32}$$

式中，A_X 为待测杂质的峰面积或峰高；A_S 为对照溶液主成分的峰面积或峰高；c_S 为对照溶液主成分的浓度；c_X 为待测物质的浓度。

应用示例　盐酸四环素的有关物质检查

取本品适量，用 0.01mol/L 盐酸溶液溶解并稀释制成每 1ml 中含 2.0mg 的溶液，作为供试品溶液；精密量取 2ml，置 100ml 量瓶中，加 0.01mol/L 盐酸溶液稀释至刻度，摇匀，作为对照溶液。照含量测定项下的色谱条件，取对照溶液 20μl 注入液相色谱仪，调节检测灵敏度，使主成分色谱峰的峰高约为满量程的 20%；精密量取供试品溶液和对照溶液各 20μl，分别注入液相色谱仪，记录色谱图至主成分峰保留时间的 4 倍，供试品溶液色谱图中如有杂质峰，按校正后的峰面积计算（盐酸四环素、4-差向四环素、盐酸金霉素、脱水四环素和差向脱水四环素的校正因子分别为 1.0、1.15、1.16、0.45 和 0.50），4-差向四环素、盐酸金霉素、脱水四环素、差向脱水四环素的峰面积分别不得大于对照溶液主峰面积的 2 倍（4.0%）、1/2（1.0%）、1/4（0.5%）、1/4（0.5%）。

4. 不加校正因子的主成分自身对照法　测定杂质含量时，若无法获得待测杂质的校正因子，或校正因子可以忽略，也可采用不加校正因子的主成分自身对照法。同上述（3）法配制对照溶液、进样调节纵坐标范围和计算峰面积的相对标准偏差后，取供试品溶液和对照品溶液适量，分别进样。除另有规定外，供试品溶液的记录时间应为主成分色谱峰保留时间的 2 倍，测量供试品溶液色谱图上各杂质的峰面积并与对照溶液主成分的峰面积比较，依法计算杂质含量。

5. 面积归一化法　当样品中所有组分在操作时间内都能流出色谱柱，且检测器对它们都产生信号，按各品种项下的规定，配制供试品溶液，取一定量进样，记录色谱图。测量各峰的面积和色谱图上除溶剂峰以外的总色谱峰面积，计算各峰面积占总峰面积的百分率。

归一化法的优点是简便，定量结果与进样量重复性无关（在最大进样量以下），操作条件略有变化对结果影响较少。其缺点是要求所有组分均要产生色谱峰，不适于微量杂质的含量测定。

二、气相色谱法

（一）基本原理

本法系采用气体为流动相（载气）流经装有填充剂的色谱柱进行分离测定的色谱方法。物质或其衍生物气化后，被载气带入色谱柱进行分离，各组分先后进入检测器，用记录仪、积分仪或数据处理系统记录色谱信号。该方法具有分离效能高，选择性好，灵敏度高，分析速度快等特点，适于分离和测定药物中的挥发性组分。样品衍生化方法的采用，拓展了该方法的适用范围。

（二）仪器的一般要求及系统适用性试验

1. 色谱条件　所用仪器为气相色谱仪，由载气源、进样部分、色谱柱、柱温箱、检测器和数据处理系统等组成。进样部分、色谱柱和检测器的温度均应根据分析要求适宜设定。

（1）色谱柱　可分为填充柱和毛细管柱。填充柱的材质为不锈钢或玻璃，毛细管柱材质为玻璃或石英。常用的固定液有甲基聚硅氧烷、不同比例组成的苯基甲基聚硅氧烷、聚乙二醇等。新填充柱和毛细管柱在使用前需老化以除去残留溶剂及低分子量的聚合物，色谱柱如长期未用，使用前应老化处理，使基线稳定。

（2）柱温箱　柱温的选择一般根据样品的沸点，温度控制系统分为恒温和程序升温两种。可根据样品的沸点范围选择柱温，注意柱温不得大于固定液的沸点。由于柱温箱稳定的波动会影响色谱分析结果的重现性，因此柱温箱精度应在±1℃，且温度波动小于每小时0.1℃。

（3）载气　气相色谱法的流动相为气体，称为载气。除另有规定外，常用载气为氮气。如常用的火焰离子化检测器，用氮气作载气，氢气作燃气，空气作助燃气。有时候，为提高检测灵敏度，也用氢气为载气。热导检测器应选用氢气、氦气。

（4）进样　进样方式一般可采用溶液直接进样或顶空进样。采用溶液直接进样或自动进样时，进样口温度应高于柱温30~50℃。

溶液直接进样采用微量注射器、微量进样阀或有分流装置的气化室进样。进样量一般不超过数微升。对于填充柱，气体样品为0.1~1ml，液体样品为0.1~1μl，最大不超过4μl。当采用毛细管柱时，一般应分流以免过载，分流后的进样量为填充柱的1/10~1/100。

顶空进样适用于固体和液体供试品中挥发性组分的分离和测定。将固态或液态的供试品制成供试液后置于密闭小瓶中，在恒温控制的加热室中加热，至供试品中挥发组分在非气态和气态达至平衡后，由进样器自动吸取一定体积的顶空气注入色谱柱中。

（5）检测器　适合气相色谱法的检测器有火焰离子化检测器（FID）、热导检测器（TCD）、氮磷检测器（NPD）、火焰光度检测器（FPD）、电子捕获检测器（ECD）、质谱检测器（MS）等。火焰离子检测器对碳氢化合物响应良好，适于检测大多数的药物。除另有规定外，一般用火焰离子化检测器时，用氢气作为燃气，空气作为助燃气，检测器温度一般应高于柱温，并不得低于150℃，以免水汽凝结，通常为250~350℃。

2. 系统适用性试验　除另有规定外，参照"高效液相色谱法"的规定。对于具体品种的分析，须按各品种项下要求对色谱系统进行适用性试验，应达到规定的要求。

注意事项：①各品种项下规定的色谱条件，检测器种类、固定液品种及特殊指定的色谱柱材料不得改变；②微量注射器吸取合适体积的待测溶液，应回抽少量空气入内后再进样，进样时，速度要快，且每次进样保持相同速度；③使用热导检测器时，没通载气不能给桥电流；使用氢火焰检测器时，注意燃气氢气和助燃气空气的比例。

（三）应用

气相色谱法的定量分析方法有内标法、外标法、面积归一化法和标准溶液加入法。前三种方法的具体内容与高效液相色谱法的规定相同。下面介绍标准溶液加入法，用于测定供试品中某个杂质或主成分含量。

精密称（量）取某个杂质或待测成分对照品适量，配制成适当浓度的对照品溶液，取一定量，精密加入到供试品溶液中，根据外标法或内标法测定杂质或主成分含量，再扣除加入的对照品溶液含量，即得供试液溶液中某个杂质和主成分含量。

可按下述公式进行计算，加入对照品溶液前后校正因子应相同，即：

$$\frac{A_{is}}{A_X} = \frac{c_X + \Delta c_X}{c_X} \tag{6-33}$$

则待测组分的浓度 c_X 可通过如下公式进行计算：

$$c_X = \frac{\Delta c_X}{(A_{is}/A_X) - 1} \tag{6-34}$$

式中，c_X 为供试品中组分 X 的浓度；A_X 为供试品中组分 X 的色谱峰面积；Δc_X 为所加入的已知浓度的待测组分对照品的浓度；A_{is} 为加入对照品后组分 X 的色谱峰面积。

气相色谱法定量分析，当采用手工进样时不易精确控制，故最好采用内标法定量；而采用自动进样器时，也可采用外标法定量。当采用顶空进样技术时，由于供试品和对照品处于不完全相同的基质中，故可采用标准溶液加入法以消除基质效应的影响；当标准溶液加入法与其他定量方法结果不一致时，应以标准加入法结果为准。

三、液-质联用技术

液-质联用（liquid chromatography-mass spectrometry，LC-MS）技术是20世纪90年代发展起来的一门综合性分析技术。

（一）工作原理

样品通过液相色谱系统进样，由色谱柱进行分离，而后进入接口。在接口中，样品由液相中的离子或分子转变成气相中的离子，然后离子被聚焦于质量分析器中，根据质荷比而分离。最后离子被转变为电信号，传送至计算机数据处理系统。

（二）分析特点

色谱-质谱联用仪主要由液相色谱仪、接口（LC 和 MS 之间的装置）、质量分析器、真空系统和计算机数据处理系统组成。分析常用的液-质联用系统，按质量分析器分类包括四级杆、飞行时间（TOF）、傅立叶变换质谱；按离子源分类包括大气压化学电离（APCI）、大气压光电离源（APPI）、电喷雾离子源（ESI）、基质辅助激光解吸电离源（MALDI）。

LC-MS 作为一种高效互补的分离鉴定技术，它综合了色谱和质谱的优点，使样品的分离、定性和定量成为连续的过程，既具有液相色谱对复杂样品较强分离能力的特征，又具有质谱的高灵敏度、高选择性以及提供相对分子质量和丰富结构信息的特征，具有分析范围广、分离能力强、自动化程度高、检测限低、分析时间快、提供结构信息、定性分析结果可靠等特点。

（三）应用

LC-MS 已广泛应用于复杂成分的定性和定量分析、药材品种鉴定、质量控制方法、体内代谢及药代动力学研究等诸多方面，尤其为体内药物代谢产物的分析、鉴定提供简便、快速的分析方法，尤其是串联质谱技术的应用，可以获得丰富、有效的化合物结构信息，进而建立快速、高效的分析研究体系。《中国药典》（2015 年版）收载了阿胶、龟甲胶、鹿角胶三种胶类药材的 LC-MS 鉴别方法。

📊 **岗位对接** ————————

　　本章内容对应岗位及工种是执业药师、药物检验工。执业药师考试中对本章内容要求掌握药品的质量检验项目及药品检验，检验项目中包括含量测定项目。药物检验初级工要求掌握药物含量的中和法和氧化还原法的原理、操作方法和计算；药物检验中级工要求掌握配位滴定法的原理、操作方法及计算，并能正确选择指示剂；要求掌握亚硝酸钠滴定法、非水酸碱滴定法的测定原理、操作方法及含量计算；药物检验高级工要求掌握滴定液的配制与标定，滴定液的浓度的计算及相对偏差计算；掌握高效液相色谱法、气相色谱法的概念及仪器的组成，并掌握高效液相色谱法的定量计算方法，了解高效液相色谱法、气相色谱法的操作方法。

目标检测 ————————

一、单选题

1. 原料药的含量和制剂的含量各自的表示方法是（　　）
   - A. 标示量百分含量，百分含量
   - B. 百分含量，标示量百分含量
   - C. 百分含量，百分含量
   - D. 标示量百分含量，标示百分含量
   - E. 百分浓度，百分浓度

2. 直接碘量法测定的药物应是（　　）
   - A. 氧化性药物
   - B. 还原性药物
   - C. 中性药物
   - D. 无机药物
   - E. 高锰酸钾

3. 碘量法测定中所用指示剂为（　　）
   - A. 甲基橙
   - B. 淀粉
   - C. 糊精
   - D. 结晶紫
   - E. 酚酞

4. $NaNO_2$ 滴定法测定芳伯氨基化合物时，加入固体 KBr 的作用是（　　）
   - A. 使重氮盐稳定
   - B. 防止偶氮氨基化合物形成
   - C. 作为催化剂，加速重氮化反应速度
   - D. 使 $NaNO_2$ 滴定液稳定
   - E. 防止亚硝酸逸出

5. 非水碱量法测定有机碱的氢卤酸盐时，应加入何种试剂消除干扰（　　）
   - A. 醋酸铵
   - B. 硝酸银
   - C. 醋酸汞
   - D. 溴化钾
   - E. 高锰酸钾

6. 高氯酸滴定液配制时加入醋酐的原因是（　　）
   - A. 除去溶剂中冰醋酸中的水分
   - B. 除去市售高氯酸中的水分
   - C. 调节溶液酸度
   - D. 防止进行乙酰化反应
   - E. 发生乙酰化反应

7. 精密度是指该法（　　）
   - A. 测得的测量值与真值接近的程度

    B. 测得的测量值与回收率接近的程度

    C. 测量的正确性

    D. 测得的一组测量值彼此符合的程度

    E. 对供试物准确而专属的测定能力

8. 气相色谱中，最常用的载气是（   ）

    A. 氢气   B. 氮气   C. 氦气

    D. 空气   E. 氩气

9. 高效液相色谱法最常用的检测器是（   ）

    A. 紫外检测器   B. 电化学检测器

    C. 荧光检测器   D. 示差折光检测器

    E. 蒸发光散射检测器

10. 色谱系统适用性试验的内容不包括（   ）

    A. 重复性   B. 准确度   C. 拖尾因子

    D. 分离度   E. 理论板数

11. 色谱系统适用性试验中，除另有规定外，分离度应达到的要求是（   ）

    A. ≥1.5   B. >1.5   C. ≤1.5

    D. >1   E. >0.95

二、配伍选择题

[1~4]

    A. 淀粉   B. 结晶紫   C. 酚酞

    D. 永停滴定法   E. 糊精

1. 间接碘量法使用（   ）指示终点

2. 芳酸类药物测定使用（   ）指示终点

3. 非水碱量法常用（   ）指示终点

4. 亚硝酸钠滴定法常用（   ）指示终点

[5~9]

    A. 拖尾因子   B. 分离度   C. 信噪比

    D. 理论板数   E. $W_{h/2}$

5. 色谱峰的对称性表示方式为（   ）

6. 色谱柱的柱效表示方式为（   ）

7. 半高峰宽表示方式为（   ）

8. 衡量色谱系统分离效能的关键指标为（   ）

9. 衡量色谱系统检测微量物质的能力为（   ）

三、多项选择题

1. 剩余碘量法需用滴定液有（   ）

    A. 铬酸钾滴定液   B. 重铬酸钾滴定液

    C. 硫代硫酸钠滴定液   D. 硫氰酸钾滴定液

    E. 碘滴定液

2. 非水碱量法最常使用的试剂有（   ）

    A. 冰醋酸   B. 高氯酸   C. 结晶紫

D. 甲醇钠　　　　E. 醋酸汞

3. $NaNO_2$ 滴定法指示终点可用（　　）

 A. 自身指示法　　B. 电位法　　　　C. 永停滴定法

 D. 酚酞　　　　　E. 指示剂法

4. 药物分析工作中常用的氧化还原滴定法有（　　）

 A. 铈量法　　　　B. 溴量法　　　　C. 碘量法

 D. 银量法　　　　E. 酸量法

5. 紫外-可见分光光度法的主要特点是（　　）

 A. 操作简单　　　　　　　　　B. 灵敏度低

 C. 准确度较好　　　　　　　　D. 专属性较差

 E. 常用于原料药的含量测定

四、简答题

1. 药物的容量分析方法有哪些？试比较直接滴定法和剩余滴定法含量计算的区别。

2. 药物的定量分析方法主要有哪几大类？

3. 紫外-可见分光光度法的定量分析方法有哪些？

4. 简述高效液相色谱法的系统适用性试验的内容及要求。

五、计算题

1. 精密称取青霉素钾供试品 0.4021g，按药典规定用剩余碱量法测定含量。先加入氢氧化钠液（0.1mol/L）25.00ml，回滴时消耗 0.1015mol/L 的盐酸液 14.20ml，空白试验消耗 0.1015mol/L 的盐酸液 24.68ml。求供试品的含量。每 1ml 氢氧化钠液（0.1mol/L）相当于 37.25mg 的青霉素钾。

2. 取布洛芬片 20 片（标示量为 0.2g），除去包衣精密称定为 4.5044g，研细后称取 0.5038g，加中性乙醇 20ml，振摇使布洛芬溶解。用垂熔玻璃漏斗滤过，容器与滤器用中性乙醇洗涤四次，每次 10ml，洗液与滤液合并，加酚酞指示剂 5 滴，用氢氧化钠滴定液（0.1012mol/L）滴定，用去 21.80ml。每 1ml 氢氧化钠液（0.1mol/L）相当于 20.63mg 的 $C_{13}H_{18}O_2$。

3. 取异烟肼 20 片（标示量 100mg），精密称定为 2.3235g，研细，称取片粉 0.2301g，置 100ml 量瓶中，稀释至刻度，摇匀，滤过，精密量取续滤液 25ml，用溴酸钾滴定液（0.01735mol/L）滴定，至消耗 14.01ml，每 1ml 溴酸钾滴定液（0.01667mol/L）相当于 3.429mg 的异烟肼。

4. 精密称取非那西丁 0.3630g，加稀盐酸回流 1 小时后，放冷，用亚硝酸钠液（0.1010mol/L）滴定，消耗 20.00ml。每 1ml 亚硝酸钠液（0.1mol/L）相当于 17.92mg 的 $C_{10}H_{13}O_2N$。计算非那西丁的含量。

5. 称取盐酸利多卡因供试品 0.2058g，溶解于冰醋酸，加醋酸汞消除干扰，用非水碱量法测定，消耗高氯酸滴定液（0.1010mol/L）7.56ml，已知每 1ml 高氯酸滴定液（0.1mol/L）相当于 27.08mg 的盐酸利多卡因。计算盐酸利多卡因的含量。

6. 取维生素 B_1（标示量为 10mg/片）20 片，精密称定重量为 1.5020g，研细，精密称取 0.1500g，置 100ml 量瓶中，加盐酸溶液（9→1000）约 70ml，振摇 15 分钟，加盐酸溶液（9→1000）稀释至刻度。用干燥滤纸滤过，精密量取续滤液 5.0ml，置另一 100ml 量瓶中，再加盐酸溶液（9→1000）稀释至刻度，摇匀，在 246nm 处测定吸收度为 0.421，$C_{12}H_{17}ClN_4OS \cdot HCl$ 的吸收系数（$E_{1cm}^{1\%}$）为 421，求算本品含量是否符合药典规定？（应相当于标示量的 90.0%～110.0%）

7. 取醋酸可的松片（规格为 5mg/片）20 片，精密称重为 1.1563g，研细。精密称取细粉 0.2297g，置 100ml 量瓶中，加无水乙醇 75ml，振摇 1 小时，使醋酸可的松溶解，加无水乙醇稀释至刻度，摇匀，滤过。精密量取续滤液 5ml，置 100ml 量瓶中，加无水乙醇稀释至刻度，摇匀，照紫外-可见分光光度法，在 238nm 波长处测得吸收度为 0.388，已知百分吸收系数（$E_{1cm}^{1\%}$）为 390，试计算其标示量的百分含量？

8. 取含量为 99.8% 的头孢氨苄对照品 20.40mg 配成溶液，取该溶液 10μl 进样，测定峰面积，面积的平均值为 300000；另取头孢唑啉钠供试品 20.02mg，同法处理并测定，测得峰面积平均值为 290000，求供试品的含量。

9. 用内标法测定复方乙酰水杨酸片剂中阿司匹林含量

   对照品溶液的配制：分别准确称取阿司匹林及内标物对乙酰氨基酚的标准品 0.220g、0.035g，置 100ml 容量瓶中，用乙醇-三氯甲烷（1∶1）溶解，定容。

   样品溶液配制：取 10 片研成细粉，准确称取约 1 片的量 0.5005g，用上述溶剂提取后，转移至 100ml 容量瓶中，加入内标物乙酰氨基酚的标准品 0.035g 溶解。每个试液进样三次，每次 2μl。对照品溶液平均峰面积，阿司匹林为 154856、内标物对乙酰氨基酚为 171222。样品溶液平均峰面积，阿司匹林为 178024、内标物乙酰氨基酚为 202694。求：试用内标法求阿司匹林的百分含量。

第七章

中药制剂检验技术

学习目标

知识要求　**1. 熟悉**　中药制剂分析的基本程序和前处理方法。

　　　　　2. 了解　中药制剂分析的特点。

技能要求　1. 熟练掌握中药制剂的前处理方法。

　　　　　2. 学会根据药品质量标准进行中药制剂分析。

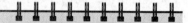

案例导入

案例：2013 年 6 月 18 日晚，香港政府新闻网发布通报，称经检验标示为深圳同安药业有限公司生产的维 C 银翘片含有非标示成分"非那西丁"和"氨基比林"，而未检出产品应含有的"维生素 C""对乙酰氨基酚""马来酸氯苯那敏"成分。6 月 19 日上午，国家食品药品监督管理总局立即对此事进行调查。6 月 20 日，深圳市药品检验所对深圳同安药业有限公司生产的 8 个批次维 C 银翘片进行了抽样检验，8 批样品检验全部符合规定，产品含有的三个有效成分"维生素 C、对乙酰氨基酚、马来酸氯苯那敏"均已检出且含量均符合规定；8 批样品中均未检出"非那西丁"和"氨基比林"。6 月 21 日，国家食品药品监督管理总局官方发布，经调查，深圳同安药业有限公司的产品与香港卫生署通报的维 C 银翘片无关。

讨论：1. 维 C 银翘片"维生素 C、对乙酰氨基酚、马来酸氯苯那敏"如何检测？检验的依据是什么？

　　　　2. 维 C 银翘片中三种成分在供试品溶液配制和含量测定方法上与"维生素 C 片""对乙酰氨基酚片""马来酸氯苯那敏片"有什么不同？为什么？

第一节　中药制剂分析概述

中药制剂是根据中医药理论和用药原则，以中药（饮片）为原料，按规定的处方和方法加工成一定的剂型，具有一定剂型和规格，用于防病治病的药品，中药制剂一般又称为中成药。中药制剂是祖国医药伟大宝库的重要组成部分，历史悠久，疗效显著，品种繁多，是我国的医药文化瑰宝。但中药制剂质量的优劣，不但直接影响预防和治疗疾病的效果，而且密切关系到人民的健康与生命安全。近年来，我国医药工作者应用现代科技手段在中药制剂质量控制方面取得长足的进步，建立了包括传统四大鉴别、分子生物学鉴别、特征与指纹图谱鉴别等定性评价方法学体系，并逐步向活性成分、多成分定量化方向发展，推动中药现代化进程，使中药制剂质量标准逐步与国际接轨。

一、中药制剂分析特点

中药制剂质量的优劣，不但直接影响预防和治疗疾病的效果，而且密切关系到人民的健康生命安全。为了保证中药制剂的安全、合理、有效，在中药制剂的研发、生产、保管、供应及临床使用过程中，必须对中药制剂进行全面的质量分析。中药制剂分析就是以中医药理论为指导，以国家药品标准为依据，应用现代分析的理论和方法，全面检验和控制中药制剂质量的一门综合性应用技术。根据中医理论强调整体观念原则，中药制剂多为复方，组成复杂，与单味中药或一般化学药物制剂分析相比，具有以下特点。

（一）中医药理论的指导性

中药制剂的组方原则有君、臣、佐、使之分，因此中药制剂具有多组分、多靶点、相互协调作用的特点。在进行中药质量分析时，首先进行组方分析，分清各味药在处方中所处的地位，在难以对处方中所有中药进行分析的情况下，应首选君药、臣药进行分析。如黄连上清丸中黄连是主药，而安宫牛黄丸中牛黄为主药，黄连为辅药。前者测定黄连（包括黄柏）中盐酸小檗碱的含量，后者测定牛黄中胆红素的含量。测定成分还应与中医临床功能主治相结合，大黄在以消炎功能为主的制剂中，应测定游离蒽醌含量，而在以泻下作用为主的制剂中，应测定结合蒽醌的含量。

（二）化学成分的复杂性

单味中药如人参含有几十种化学性质相似的人参皂苷类成分，本身就是多种化学成分的混合物，当由几味甚至几十味中药组成的复方制剂，所含成分更为复杂，成分之间还会相互影响，相互作用，给制剂分析测定带来更大的困难。当用一种溶剂提取中药制剂时，提取液中往往会含有多种性质相似的化学成分，需对样品进行必要的前处理，尽可能除去非测定成分或干扰成分，最大限度地保留待测成分，从而保证检测结果的准确性。

（三）原料药材质量的差异性

原料药材的品种、规格、产地、药用部位、采收季节和加工方法等均会影响药材的质量，从而影响临床疗效。例如黄连，《中国药典》（2015年版）规定黄连的来源有3种（味连、雅连、云连），但味连中生物碱含量最高，质量最好。延胡索中有效成分为生物碱成分，在炮制过程中常用醋制，增加生物碱的溶解性能，但醋的浓度对生物碱的溶出率影响较大。

（四）制剂工艺及辅料的特殊性

不同生产厂家对同一种中药制剂的生产工艺的不同，将会影响到制剂中化学成分的含量。如不同厂家生产的小柴胡颗粒中甘草酸和黄芩苷的含量差异较大。中药制剂生产工艺较为复杂，即使同一批原料，也很难保证不同批次之间化学成分的一致性。为了提高制剂的内在质量，应合理设计提取工艺，最大限度地保留有限成分或有效部位，同时在制备过程中严格遵守操作规程，建立科学合理的检测指标，保证制剂的质量稳定可控。

中药制剂的剂型种类繁多，制备方法不一，工艺较为复杂。所以，在分析方法上除考虑方法的专属性、灵敏度外，尚须注意炮制或制备工艺对其有效成分的影响。如地黄中的梓醇长时间煎煮以后很难检测到。此外，中药制剂所用的蜂蜜、蜂蜡、糯米粉、铅丹等特色辅料对测定结果有多种影响，需选择合适的方法，设法排除辅料的干扰，保证检验结果的准确可靠。

（五）杂质来源的多途径性

中药制剂的杂质来源较化学制剂复杂，如原料药材带有非药用部位及未除净的泥沙，药材产地环境污染导致的重金属及残留农药超标，药材加工过程中的二氧化硫残留等有害物质，贮藏不当引起的虫蛀、霉变等。因此，强化杂质检查，确保用药安全，是中药制剂检验工作的一项重要任务。

（六）质量控制方法的多元性

目前中药质量控制方法由以"唯成分论"为主逐步建立多元化中药质量控制和评价模式，即形性检测、化学检测、生物检测三位一体模式发展，保证中药安全性、有效性和质量稳定性。

二、影响中药制剂质量因素

影响中药制剂的因素多而复杂，主要包括中药材、炮制方法、制备工艺等方面。

（一）原料药材的影响

原料药材的品种、产地、采收、加工等对中药制剂的质量产生较大的影响。例如，广州道地药材石牌广藿香，抗菌成分广藿香酮的含量较海南产的广藿香高；槐米（花蕾）中芦丁含量高达 23.5%，而槐花（开放的花）仅为 13%；益母草中水苏碱的含量在幼苗期和花期含量较高，故《中国药典》（2015 年版）规定益母草鲜品应在幼苗期至初夏花期前采割，干品应在夏季茎叶茂盛、花未开或初开时采割，其中盐酸水苏碱含量不得少于 0.50%；白芍经过硫熏会导致二氧化硫残留。《中国药典》（2015 年版）收载了部分饮片及其炮制方法，进一步规范了部分药材和饮片的加工程序，这无疑将有利于中药制剂质量的稳定。由此可见，中药制剂质量必须从源头抓起，通过实施《中药材生产质量管理规范》（GAP），使中药材具有良好的品质一致性，才能从根本上保证中药制剂的质量。

（二）炮制方法的影响

中药材必须经加工炮制成"中药饮片"，才能用于制剂生产。在加工炮制过程中，中药的化学成分、性味、药理作用等方面都会发生一定的变化，为了保证中药制剂的质量，中药材应严格遵守中药炮制规范，对炮制工艺、成品质量都要严格把关，才能保证中药制剂的安全性和有效性。以生物碱成分入药的生药加入到米醋、黄酒、白酒等辅料中进行炮制，有利于使其成盐溶出，从而达到增强临床疗效的目的。如黄柏的有效成分以小檗碱广谱抗菌作用较强，盐炙和酒炙后的黄柏，小檗碱的含量较生品增加，其原因为小檗碱成盐和酒炙增加了溶解度，故大补阴丸和四妙丸等中成药中的黄柏均以盐炙品入药。此外，可通过适当的炮制方式去除有毒性作用的生物碱类成分。如：附子经浸漂、煎煮等炮制后，其毒性成分新乌头碱、乌头碱、次乌头碱的含量均大大降低。《中国药典》（2015 年版）对制附子采用高效液相色谱法对其毒性成分（新乌头碱、乌头碱、次乌头碱）进行限度检查和含量测定。总之，随着国家对中药饮片质量管理力度的加大和药品标准的逐步完善，中药饮片和中药制剂的质量也会得到不断的提高。

（三）制备工艺的影响

制剂工艺是否合理是影响中药制剂质量的重要因素。生产过程中粉碎、提取、分离除杂、浓缩、干燥、成型方法等生产工艺都会对中药制剂的质量产生影响，例如在生产桂皮酸液体制剂时，为除去不溶物采用不同的分离工艺，致使制剂的有效成分桂皮酸含量、色泽、稳定性等均产生一定差异。因此，设计合理的制备工艺，积极推行 GMP 管理，将新技术应用于中药制剂生产是保证中药制剂质量的关键。

（四）包装、运输、贮藏的影响

中药制剂的包装应能保证药品在生产、运输、贮藏及使用过程中的质量，盛装药品的各种容器应无毒、洁净、与内容药品不发生化学反应，且不影响药品的质量和检验。中药制剂的贮藏应符合药品标准规定的条件，避免高温、氧化、受潮、光照等不良因素对制剂质量的影响。中药制剂一般要求在密闭（封）、阴凉干燥（温度在20℃以下）条件下贮藏，注射剂、滴眼剂、滴丸剂还必须避光保存。

三、中药制剂分析发展概况

随着现代科学技术的进步，中药制剂质量控制由以前的感官经验判断、一般理化鉴别发展到现在的色谱分析、指纹图谱、多指标定量分析等方法，质量控制方法较之以前更准确、有效、实用，质量控制水平逐步提高，使中药制剂质量标准逐步与国际接轨。

1. 多指标成分含量测定与指纹图谱相结合的评价方法　中药制剂具有多成分、多靶点整合作用的特点。针对其单指标成分质量控制的弊端，近年来多指标质量评价已成为行业共识，中药制剂质量控制正从简单的单个成分的含量测定转向以先进技术为手段，多组分、多指标含量测定为目标，并逐步建立指纹图谱，以实现中药制剂质量标准现代化。《中国药典》（2015年版）编制大纲及说明明确指出："把多组分测定和中药指纹图谱分析技术结合起来，建立能反映整体性综合性的符合中药特点的质量标准模式。"目前，该模式已成为中药制剂质量评价与控制的主要发展方向。

2. 色谱联用技术的应用　中药制剂是一个高度复杂的化学物质体系，其成分的复杂性在于从大分子到小分子，从水溶性成分到脂溶性成分，从无机物到有机物，不同性质的成分数量较多，结构差异较大，单一的检验手段难以对其进行全面分析与评价。随着现代分析技术与仪器的发展，尤其是各种色谱/光谱联用技术的应用，如HPLC-ELSD、HPLC-DAD-ELSD、HPLC-MS、GC-MS、HPLC-NMR等联用技术为中药制剂的质量控制研究提供了新的手段和方法，在中药质量控制方面也得到了广泛的应用。

3. 一测多评法及其类似方法的应用　中药多成分、多功效的作用特点决定了单一成分难以表达中药的质量，多成分同步质量控制模式便应运而生，但该模式在实际生产、科研、监督中的应用受到对照品供需矛盾和多指标质控高昂的检测成本限制。"一测多评"法利用中药有效成分内在的函数关系和比例关系，只测定一个成分来实现多个成分的同步测定，可以有效地解决该问题，目前已在多种中药材和中药制剂中得到应用与推广。

4. 安全性检查项目的不断完善　对中药制剂进行系统的安全性研究，并建立数据库；通过系统的毒理学研究，制定内源性有毒成分、外源性重金属及有害残留物控制的方法和限度；进一步加强高风险中药注射剂的安全性控制，研究建立中药注射剂异常毒性、过敏反应、高分子聚合物、蛋白、树脂等有关物质检查的新方法，确保临床用药的安全有效。

5. 中药制剂质量控制研究的发展趋势　中药发挥药效作用是其组分以多靶点、多层次对机体代谢网络中某些环节作用的综合结果。因此，对中药制剂质量的评价和控制一定要真正反映其"内在""综合"的质量。然而，基于化学成分的定性定量分析的质量评价模式和方法还不能完全满足中药制剂质量评价的需求，难以准确控制和评价中药制剂的有效性和安全性。因此，建立生物活性的质量控制模式成为中药制剂质量研究的趋势。近年来，分子生物技术与现代药物分析技术的结合应用，在中药活性成分筛选和药效物质基础研究取得瞩目的进展。此外，"中药谱效学"通过建立中药指纹图谱与中药质量疗效内在关系的研究体系，使中药质量控制由完整的"谱"来表征中药整体的"效"，对推动我国中医药事业的现代化、国际化具有十分重要的意义。

总之，随着科学技术的不断发展、各种仪器设备的普及与更新，中药制剂质量控制方法研究的趋势必将走向多学科交叉渗透，从单一的指标发展到多指标综合分析，再到生物活性测定，对中药制剂的质量做出科学的整体评价，实现中药的现代化和国际化。

📎 **拓展阅读**

中药指纹图谱

中药指纹图谱是指某些中药材或中药制剂经适当处理后，采用一定的分析手段，得到的能够标示其化学特征的色谱图或者光谱图，是一种综合的、可以量化的分析手段，"整体性"和"模糊性"是其显著特点，是目前符合中药特点的评价中药质量有效性、安全性和一致性的质量控制模式之一。《中国药典》（2015 年版）将指纹图谱引入到三七通舒胶囊、天舒片、血脂康片（胶囊）、抗宫炎片（胶囊、颗粒）等中药制剂的质量评价中，极大地提高了制剂质量控制的水准，也是指纹图谱在中药制剂质量评价中应用的有力尝试。

第二节　中药制剂分析基本程序

中药制剂分析的基本程序一般包括取样，供试品前处理，性状、鉴别、检查和含量测定。

一、取样

取样必须具有科学性、真实性和代表性，取样的基本原则是均匀合理。一般应从每个包装的四角和中间 5 处取样。袋装可从袋中间垂直插入，桶装可在桶中央取样，深度可达 1/3~2/3 处。各类中药制剂取样量不得少于全检用量 3 倍量，其中 1/3 供检验用，1/3 供复核用，1/3 留样保存（至少一年）。取样结束，取得的药品要妥善保管，同时注明品名、批号、数量、取样日期及取样人。

二、供试品前处理

中药制剂多为复方，组成复杂，在分析前一般需将待测组分从制剂中提取出来，有的甚至还需要进一步的纯化处理，一般遵循以下步骤：粉碎（或分散）→提取→分离→供试品溶液。

（一）粉碎（或分散）

中药固体制剂一般体积较大，比表面积较小，辅料特殊，不利于被测成分的提取和精制。粉碎或分散的目的主要是增大中药固体制剂的比表面积，增大制剂与提取溶剂的接触面积，有利于被测成分的提取。样品的粉碎或分散主要针对中药固体制剂。

（二）提取

中药制剂分析的提取方法众多，按提取原理不同可分溶剂提取法、水蒸气蒸馏法、升华法和超临界流体萃取法。

1. 溶剂提取法　选用适当的溶剂将中药制剂中的被测成分溶出的方法称为溶剂提取法。溶剂的选择应遵循"相似相溶"原则，根据被测成分的性质来选择合适的溶剂。因此在实际工作中可针对中药制剂中已知成分或某类成分的性质，选择相应溶剂进行提取，如酸水提取生物碱，碱水提取黄酮，乙醚提取游离蒽醌等。溶剂提取法主要包括浸渍法、回流提取法、连续回流提取法和超声波提取法等。

（1）浸渍法　称取一定的样品，置适宜容器中，加入一定体积的提取溶剂，密闭，放置，浸泡提取，浸泡期间要经常振摇。浸渍法操作简便，适宜提取遇热易破坏的被测成分，但耗时较长，提取效率较低。

（2）回流提取法　以有机溶剂作溶媒，用回流装置，加热回流提取，提取至一定时间后，滤出提取液，经处理后制成供试品溶液。本法主要用于固体制剂的提取，提取效率高于浸渍法，但对热不稳定或具有挥发性的成分不宜采用该方法。

（3）连续回流提取法　将样品置索氏提取器中，连续进行提取，操作简便，节省溶剂，提取效率高，遇热易破坏的成分不宜用此法。

（4）超声波提取法　将样品置适当的容器中，加入提取溶剂，放入超声波振荡器中提取。与传统方法相比，具有提取时间短，提取效率高，无须加热等优点，既适用于遇热不稳定成分的提取，也适用于各种溶剂的提取。

2. 水蒸气蒸馏法　该法是利用水和与水互不相溶的液体成分共存时，根据道尔顿分压定律，整个体系的总蒸气压等于两组分蒸气压之和，当总蒸气压等于外界大气压时，混合物开始沸腾并被蒸馏出来。挥发油、一些小分子的生物碱如麻黄碱、槟榔碱，某些酚类物质如丹皮酚等可用本法提取。

3. 升华法　利用某些成分具有升华性质的特点，使其与其他成分分离，再进行测定，如游离蒽醌类化合物、斑蝥素等成分可用该法提取。

4. 超临界流体萃取法　超临界流体萃取是利用某物质在超临界区域所形成的流体，对天然药物中有效成分进行萃取分离，集提取和分离于一体的新型技术。常用作超临界流体的物质有二氧化碳、氧化亚氮、乙烷、乙烯和甲苯等，其中最常用的是二氧化碳，因其具有无毒、不易燃易爆、安全、价廉、有较低的临界压力和临界温度、与大部分物质不反应、可循环使用等优点。该方法主要涉及挥发油、生物碱类、香豆素和木脂素类、黄酮类、萜类、苷类、醌类等有效成分的提取分离。

（三）分离

中药制剂样品提取液一般体积较大、含量低、杂质多、干扰大，需进一步分离净化才可进行分析。常用的分离净化方法有液-液萃取法、固-液萃取法、沉淀法和盐析法等。

1. 液-液萃取法　本法是利用混合物中各成分在两相互不相溶的溶剂中分配系数不同进行分离，故又称两相溶剂萃取法。通常在分液漏斗中进行，且需经萃取溶剂少量多次才能将目标成分全部分离出来。如用正丁醇从水溶液中萃取分离皂苷，用稀酸水从亲脂性有机溶剂中萃取分离生物碱。

2. 固-液萃取法　本法实际上是一种小型柱色谱法，是利用吸附剂对被测成分和杂质吸附能力的不同进行分离纯化。本法操作简单，分离效果好，因此在样品分离纯化工作中得到普遍应用。常用的吸附剂有中性氧化铝、D101 型大孔吸附树脂和聚酰胺等。如在鉴别人参再造丸中人参时，采用 D101 型大孔吸附树脂分离人参皂苷。

3. 沉淀法　本法是基于某些试剂与被测成分或杂质生成沉淀，保留溶液或分离沉淀以得到净化的方法。如含益母草制剂中水苏碱的测定，可用雷氏盐沉淀剂，利用雷氏盐（硫氰酸铬铵）在酸性介质中可与生物碱生成难溶于水的复合物，将此沉淀滤过而与其他杂质分离。

4. 盐析法　本法是在样品的水提取液中加入无机盐至一定浓度或达到饱和状态，使某些成分在水中的溶解度降低而有利于分离。常用作盐析的无机盐有 $NaCl$、Na_2SO_4、$MgSO_4$ 等。中药制剂中的生物碱、皂苷、挥发油等可用此法从水溶液中分离出来。如正骨水中挥发油的含量测定：精密量取本品 10ml，置分液漏斗中，加饱和 $NaCl$ 溶液 100ml，振摇 1~2 分钟，放置 1~2 小时，分取上层液，移入圆底烧瓶中，用热水洗涤分液漏斗数次，洗液并入圆底烧瓶中，照挥发油测定法测定，含挥发油不得少于 9.5%。

三、供试品分析

1. 性状 性状包括对中药制剂的外观、质地、色泽、气味的观测以及溶解度、物理常数的测定。

2. 鉴别 中药制剂的鉴别主要利用处方中各味药的组织学特征，所含成分的化学、光谱和色谱学特性，对制剂的真伪进行检定。方法主要包括显微鉴别、一般理化鉴别等。对含有原生药粉的制剂，可采用显微鉴别法。常用的理化鉴别方法有化学反应法、微量升华法、荧光分析法、色谱鉴别法（HPLC、GC、TLC）、光谱鉴别法等，其中，TLC 法是中药制剂定性鉴别中应用较为广泛，具有专属性、简便等优点，并具有分离和鉴别的双重作用。

3. 检查 中药制剂的检查项目主要包括制剂通则检查、一般杂质检查、特殊杂质检查和卫生学检查。

（1）制剂通则检查 检查项目与剂型有关，常用剂型需检查项目见表 7-1。

表 7-1 常用剂型制剂通则检查项目

剂型	检查项目
片剂	重量差异、崩解时限、微生物限度
丸剂	水分、重量差异或装量差异、装量、溶散时限等
颗粒剂	水分、粒度、溶化性、微生物限度
胶囊剂	水分、装量差异、崩解时限、微生物限度
合剂	附加剂、相对密度、pH、装量、微生物限度
酊剂	乙醇量、甲醇量、装量、微生物限度
酒剂	乙醇量、装量、微生物限度

（2）一般杂质检查 一般杂质是指中药材生长、采集、收购、加工、制剂的生产或贮存过程中容易引入的杂质，如水分、总灰分、酸不溶性灰分、重金属、砷盐、农药残留等。

（3）特殊杂质检查 特殊杂质是指仅在某些制剂制备和贮存过程中产生的杂质，如大黄流浸膏中土大黄苷的检查，小活络丸中乌头碱的限量检查，采用药典有关制剂项下规定的方法进行检查。

（4）卫生学检查 主要包括无菌、微生物限度、细菌内毒素及热原检查四种类型。其中，微生物限度检查用于检查非无菌制剂及其原、辅料等受微生物污染程度，包括染菌量（需氧菌、霉菌及酵母菌数）及控制菌（大肠埃希菌、沙门菌、铜绿假单胞菌、金黄色葡萄球菌、梭菌等）的检查。

4. 含量测定 含量测定是对中药制剂进行内在质量控制的重要方法，其目的是以有效成分含量为指标，客观准确地评价药品质量的优劣。但由于中药制剂成分十分复杂，大部分中药制剂的有效成分尚不十分清楚，一般遵循以下步骤进行含量测定：①首选君药及贵重药建立含量测定方法。若上述药物基础研究薄弱或无法进行含量测定的，也可依次选臣药及其他药测定含量。②当制剂中被测定药味确定以后，应综合考虑各方面因素，使测定指标既有实际意义，又能达到控制产品质量的目的，同时含量限度应根据中药制剂实测结果与原料药材的含量测定综合确定。③测定方法要根据被测成分的性质、含量、干扰成分的性质等因素进行综合考虑，还要考虑方法的灵敏性、准确度及普及性。化学分析法主要用于测定中药制剂中含量较高的一些成分及含矿物药制剂中的无机元素。色谱法尤其 HPLC 法具有分离效能高、分析速度快、灵敏度高、应用范围广的特点，是近年来中药制剂含量测定的首选方法。

四、检验报告

检验报告是对外出具对某一药品检验结果的正式凭证，是对药品质量作出的技术鉴定，是具有法律效力的技术文件。要求做到：依据准确、数据无误，结论明确、文字简洁，书写清晰、格式规范。检验报告主要内容包括检品名称、规格、批号、数量、生产单位、取样日期、检验日期、检验依据、检验结果、检验人、复核人、质检部经理签字等。

拓展阅读

灰分检查法

当纯净而无任何杂质的中药或中药制剂粉碎后，高温炽灼，则植物组织中的有机物全部氧化分解成二氧化碳、水等而逸出，所剩非挥发性物质（植物组织所含的各种盐类），则成灰分而残留，由此所得的灰分为"生理灰分"，即总灰分。每一种中药或中药制剂在无外来掺杂物（泥土、砂石等杂质）时，其生理灰分一般都有一定的含量范围，在此范围内的灰分不属于杂质，但如果总灰分超过生理灰分含量限度范围，则说明有外来杂质。因此，测定总灰分对于保证制剂的质量和洁净度有着重要意义。在《中国药典》（2015 年版）中规定总灰分限量，板蓝根不得超过 9.0%，细辛不得超过 12.0%，茯苓不得超过 2.0%，九味羌活丸不得超过 7.0%，甘草浸膏不得超过 12.0%。

总灰分加盐酸处理，得到不溶于盐酸的灰分（泥沙等）称为酸不溶性灰分。由于草酸钙等生理灰分可溶于稀盐酸，而泥沙等外来无机杂质难溶于稀盐酸，因此对于那些生理灰分本身差异较大，特别是含草酸钙较多的中药，酸不溶性灰分能更准确表明其中泥沙等杂质的掺杂程度。如大黄的总灰分，由于生长条件不同，从 8%～20%，总灰分的测定难以确证是否有外来无机杂质存在，就需要测定酸不溶性灰分。《中国药典》（2015 年版）中规定，甘草总灰分不得过 7.0%，酸不溶性灰分不得过 2.0%；红花总灰分不得过 15.0%，酸不溶性灰分不得过 5.0%；九味羌活丸总灰分不得过 7.0%，酸不溶性灰分不得过 2.0%；安宫牛黄丸酸不溶性灰分不得过 1.0%。

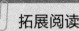 岗位对接

中药检验工系指对中药成品、半成品、原辅料及包装材料进行检验、验收、质检的人员。从事中药检验工作，必须具备医药或相关专业学历文凭，并通过国家相关职能部门组织的岗前培训或国家职业资格鉴定。中药检验工从事的工作包括：①抽取样品；②检验中药成品、半成品及原辅料的质量；③检验、验收中药外观、等级、规格、包装材料等；④记录、计算、判定检验数据；⑤协助主检人员完成检验报告；⑥检查、维护仪器设备；⑦负责检验室卫生、安全工作。

目标检测

一、单选题

1. 化学分析法主要用于测定中药制剂中的 （　　）
   A. 含量较高的一些成分
   B. 含矿物药制剂中的无机成分
   C. 含量较高的一些成分和含矿物药制剂中的无机成分
   D. 含量较高的一些成分和含贵重药制剂中的有机成分
   E. 含量较高的一些成分和含矿物药制剂中的有机成分

2. 对中药制剂进行含量测定首先应当选择的含量测定项目是 （　　）
   A. 一类总成分的含量
   B. 浸出物的含量
   C. 君药及贵重药
   D. 臣药及其他药
   E. 以上均不是

3. 大黄流浸膏需要进行的特殊杂质限量检查为 （　　）
   A. 乌头碱
   B. 挥发性碱性物质
   C. 土大黄苷
   D. 蒽醌类物质
   E. 大黄素

4. 对于酸不溶性灰分，下列说法正确的是 （　　）
   A. 测定酸不溶性灰分能更准确地反映外来杂质的含量
   B. 在总灰分中加入稀硫酸后依法测定
   C. 对于各种中药制剂都必须测定酸不溶性灰分
   D. 组织中含草酸钙较多的药材，酸不溶性灰分较高
   E. 酸不溶性灰分就是生理灰分

5. 盐析法常用的无机盐有 （　　）
   A. NaCl
   B. Na_2SO_4
   C. $MgSO_4$
   D. A、B、C 均是
   E. A、B、C 均不是

二、配伍题

[1~5]
   A. 浸渍法
   B. 回流提取法
   C. 连续回流提取法
   D. 水蒸气蒸馏法
   E. 升华法

1. 提取受热易破坏的成分最简便的方法是 （　　）
2. 提取效率高于浸渍法，但对热不稳定或具有挥发性的成分不宜采用的方法是 （　　）
3. 有机溶剂用量少而提出效率高的方法是 （　　）
4. 提取能随水蒸气蒸馏且不溶于水的方法是 （　　）
5. 提取升华性成分的方法是 （　　）

三、多选题

1. 中药制剂分析的基本程序有 （　　）

A. 取样　　　　B. 鉴别　　　　　C. 检查

D. 含量测定　　E. 供试品溶液的制备

2. 中药制剂的杂质检查项目有（　　　）

A. 水分　　　　B. 总灰分　　　　C. 重金属

D. 砷盐　　　　E. 残留农药

3. 中药制剂的定性鉴别的主要方法有（　　　）

A. 性状鉴别　　B. 显微鉴别　　　C. 色谱鉴别

D. 光谱鉴别　　E. 化学鉴别

4. 影响中药制剂质量的主要因素有（　　　）

A. 中药材的品种与质量　　　　　　B. 中药的加工炮制

C. 中药制剂的制备工艺　　　　　　D. 包装、运输、贮藏

E. 药品价格

四、简答题

1. 与单味中药或纯化学药品的检验比较，中药制剂分析有哪些特点？

2. 中药制剂分析的基本程序是什么？

3. 简述中药制剂前处理的步骤。

4. 中药制剂常见的提取方法有哪些？

药物生物检定技术

知识要求　**1. 熟悉**　药品生物检定技术概念；药品质量控制过程中常用的生物检定技术项目。

　　　　　　2. 了解　有关药品生物检定技术的原理、基本操作技术。

技能要求　1. 熟练应用生物检定技术测定生物药品的效价、进行微生物限度及无菌检查等。

　　　　　　2. 学会《中国药典》有关生物检定的常规技术要求。

案例导入

案例：2006 年 8 月，卫生部紧急叫停某制药公司生产的克林霉素磷酸酯葡萄糖注射液（即欣弗注射液）。据报道全国 16 个省区有 93 例患者使用该药后出现严重不良反应，导致 11 人死亡。这起不良事件的主要原因是该公司未经严格验证，擅自增加灭菌柜装载量，未按批准的工艺参数灭菌，降低灭菌温度，缩短灭菌时间，中国药品生物制品检定所对相关药品样品检验结果表明，该药品无菌检查和热原检查不符合规定。2008 年 10 月，卫生部紧急通知暂停销售使用某厂生产的刺五加注射液，云南省 6 例患者使用该厂生成的两批刺五加注射液出现严重不良反应，3 人死亡。抽检结果显示部分样品存在细菌污染。

讨论：1. 注射液需要进行哪些卫生学检查？

　　　 2. 其微生物限度标准是什么？

　　药物生物检定技术是指利用生物体（微生物、细胞、离体组织或动物）对药物的特定药理、毒理作用，来测定生物药品的效价、微量生理活性物质及有害物质限度的技术方法。

　　本章重点介绍药物的无菌检查法、微生物限度检查法、抗生素微生物检定法、生化药物生物测定法及药品安全性检查法等生物检定技术。

第一节　无菌检查法

一、概述

　　无菌检查法系用于检查药典要求无菌的药品、生物制品、医疗器具、原料、辅料及其他品种是否无菌的一种方法，可用于判断供试品在该检验条件下有无微生物污染。常用的无菌检查方法是将药品或材料，在严格的无菌操作条件下，接种于适合各种微生物生长的不同培养基中，置于适宜温度下培养一定的时间，逐日观察有无微生物生长，以判定供试品是否染菌。

无菌检查应在无菌条件下进行，在环境洁净度 B 级背景下的局部 A 级洁净度的单向流空气区域内或隔离系统中进行，其全过程应严格遵守无菌操作，防止微生物污染，防止污染的措施不得影响供试品中微生物的检出。A 级和 B 级区域的空气供给应通过终端高效空气过滤器（High efficiency particulate air Filter，HEPA）。单向流空气区、工作台面及环境应定期按《医药工业洁净室（区）悬浮粒子、浮游菌和沉降菌的测试方法》的现行国家标准进行洁净度确认。

二、培养基

无菌检查需按照药典规定选择适合需氧菌、厌氧菌或真菌生长的培养基，按规定处方（亦可使用商品脱水培养基）制备及灭菌，配制好的培养基避光保存于 2~25℃，试验前需做适用性检查。

（一）培养基的种类

《中国药典》（2015 年版）与《中国药典》（2010 年版）对培养基的规定相比，培养基种类变化较大。《中国药典》（2015 年版）无菌检查法保留了硫乙醇酸盐流体培养基（需氧菌、厌氧菌培养基）和 0.5% 葡萄糖肉汤培养基（用于硫酸链霉素等抗生素的无菌检查），将《中国药典》（2010 年版）规定的其余五种培养基更换为胰酪大豆胨液体培养基（真菌、需氧菌培养基）、中和或灭活用培养基、胰酪大豆胨琼脂培养基、沙氏葡萄糖液体培养基和沙氏葡萄糖琼脂培养基。

（二）培养基的适用性检查

硫乙醇酸盐流体培养基和胰酪大豆胨液体培养基，在供试品的无菌检查进行前或检查的同时，应做适用性检查，包括无菌性检查及灵敏度检查，检查合格后方可进行无菌检查方法验证试验和供试品的无菌检查。

1. 无菌性检查 每批培养基随机取不少于 5 支（瓶），培养 14 天，应无菌生长。

2. 灵敏度检查 确保无菌检查时所加菌种能够在培养基中生长良好。适用性检查的菌种有金黄色葡萄球菌、铜绿假单胞菌、枯草芽孢杆菌、生孢梭菌、白色念珠菌和黑曲霉。

方法：取每管装量为 12ml 的硫乙醇酸盐流体培养基 7 支，分别接种小于 100cfu 的金黄色葡萄球菌、铜绿假单胞菌、生孢梭菌各 2 支，另 1 支不接种作为空白对照，培养 3 天；取每管装量为 9ml 的胰酪大豆胨液体培养基 7 支，分别接种枯草芽孢杆菌、白色念珠菌、黑曲霉各 2 支，另 1 支不接种作为空白对照，培养 5 天。逐日观察。

在规定的培养条件下，空白对照管不长菌，加菌培养基生长良好，判定培养基对细菌的灵敏度检查符合规定。

三、方法适用性试验

进行产品无菌检查前，应进行方法适用性试验，以证明该方法适合于该产品的无菌检查，即需要先测定供试品是否具有抑细菌和抑真菌作用，避免假阴性结果。方法的菌种及菌液制备同培养基灵敏度测定法。对于具有抑菌作用的供试品，可采用增加冲洗量，增加培养基的用量，使用中和剂或灭活剂如 β-内酰胺酶、对氨基苯甲酸，或更换滤膜品种等方法，消除供试品的抑菌作用，并重新进行方法验证。方法适用性试验也可与供试品的无菌检查同时进行。

四、无菌检查法

（一）检验数量及检验量

检验数量是指一次试验所用供试品最小包装容器的数量。检验量是指一次试验所用供试品总量（g 或 ml）。《中国药典》（2015 年版）在第四部（通则 1101）无菌检查法列出"批出厂产品及生物制品的原液和半成品最少检验数量""上市抽验样品的最少检验数量"和"供试品的最少检验量"，可按表中的规定取量检验。

（二）对照试验

供试品在做无菌检查的同时还需作对照试验，包括阳性对照和阴性对照。

1. 阳性对照　阳性对照用以证明微生物确实可在应用的试验条件下生长。应根据供试品特性选择阳性对照菌，见表 8-1。阳性对照管应含小于 100cfu 的阳性对照菌和适量供试品，培养 72 小时内对照菌应生长良好。

表 8-1　供试品及其相应对照菌

供试品	对照菌
无抑菌作用和抗革兰阳性菌为主的供试品	金黄色葡萄球菌
抗革兰阴性菌为主的供试品	大肠埃希菌
抗厌氧菌的供试品	生孢梭菌
抗真菌的供试品	白色念珠菌

2. 阴性对照　取试验所用的相应溶剂和稀释液、冲洗液，同法操作，作为阴性对照。用以检查试验过程中使用的溶剂、表面活性剂、灭活剂、中和剂、稀释液等对微生物生长及存活无影响。要求阴性对照必须不长菌。

（三）检查方法

无菌检查法包括薄膜过滤法和直接接种法。只要供试品性状允许，应采用薄膜过滤法。检验方法和检验条件应与验证试验的方法相同。

1. 薄膜过滤法　适用性广，准确性强，适合于任何类型的药品，尤其适用于具有抑菌作用的供试品。该法通过滤膜过滤，将供试品中可能存在的微生物富集于滤膜上，再冲洗掉滤膜上的抑菌成分后，在薄膜过滤器滤筒内加入培养基，在所需温度下培养，观察是否有菌生长。

该法应采用封闭式薄膜过滤器。滤膜孔径应不大于 $0.45\mu m$，直径约为 50mm。不同类型的供试品，过滤操作的方法有所不同。《中国药典》（2015 年版）分别介绍了水溶液供试品、水溶性固体供试品、非水溶性供试品、可溶于十四烷基异丙酯的膏剂和黏性油剂供试品、无菌气（喷）雾剂供试品、装有药物的注射剂供试品、具有导管的医疗器具（输血、输液袋等）供试品的薄膜过滤操作方法等。

2. 直接接种法　操作简便，适用于无法用薄膜过滤法进行无菌检测的供试品。该法将规定量供试品分别等量接种至含有硫乙醇酸盐流体培养基及胰酪大豆胨液体培养基中，按照规定温度培养 14 天，观察是否有微生物生长。

不同类型的供试品，样品的处理和接种方式也有所区别，《中国药典》（2015 年版）分别介绍了混悬液等非澄清水溶液供试品、固体供试品、非水溶性供试品、敷料、肠线、缝合线、灭菌医用器具、放射性药品等的取样量、处理及接种方法。

3. 培养及观察　将含上述接种供试品后的培养基容器在规定的温度培养 14 天，逐日观察并记录是否有菌生长。如在加入供试品后或在培养过程中，培养基出现浑浊，培养 14 天后，不能从外观上判断有无微生物生长，可取该培养液适量转种至同种新鲜培养基中，培养 3 日，观察是否再出现浑浊；或取培养液涂片，染色，镜检是否有菌。

五、无菌检查结果判断

1. 若供试品管显澄清，或虽显浑浊但经确证无菌生长，判供试品符合规定。

2. 若供试品管中任何一管显浑浊并确证有菌生长，判供试品不符合规定，除非能充分证明试验结果无效，即生长的微生物非供试品所含。

3. 试验若经确认无效，需依法重试。

第二节 微生物限度检查

一、概述

中药、西药制剂以及生物制品的原料、辅料、包装材料、生产、贮藏和流通等环节极易受到微生物的污染，这些微生物可能导致药物活性降低，甚至使药品丧失疗效，从而对患者健康造成潜在的危害。因此微生物限度成为非无菌制剂保证药品质量的重要检查内容，也是综合评价药品生产各环节卫生状况的一个依据。

微生物限度检查法系检查非无菌制剂、非无菌药用原料、辅料以及中药提取物及中药饮片受到微生物污染程度的方法，检查项目包括微生物计数（需氧菌总数、霉菌和酵母菌总数）及控制菌的检查。

（一）技术要求

1. 检查应在不低于 GMP 要求的 D 级洁净环境、局部洁净度不低于 B 级的单向流空气区域内进行。检验全过程必须严格遵守无菌操作，防止再污染。

2. 单向流空气区域、工作台面及环境应定期进行监测。

3. 如供试品有抗菌活性，应尽可能去除或中和。供试品检查时，若使用了中和剂或灭活剂，应确认其有效性及对微生物无毒性。供试液制备时如果使用了表面活性剂，应确认其对微生物无毒性以及与所使用中和剂或灭活剂的相容性。

4. 细菌培养温度为 30~35℃；霉菌、酵母菌培养温度为 20~25℃；控制菌培养温度为 30~35℃。

5. 检验结果以 1g、1ml、10g、10ml 或 $10cm^2$ 为单位报告。

（二）检验量

检验量即一次试验所用的供试品量（g、ml 或 cm^2）。除另有规定外，一般供试品的检验量为 10g 或 10ml；膜剂为 $100cm^2$；贵重药品、微量包装药品的检验量可以酌减。检验时，应从 2 个以上最小包装单位中抽取供试品，大蜜丸不得少于 4 丸，膜剂还不得少于 4 片。

二、供试品制备

根据供试品的理化特性和生物学特性，采用适宜的方法制备供试液。《中国药典》（2015 年版）第四部（通则 1100）中提供了水溶性供试品、水不溶性非油脂类供试品、油脂类供试品以及需用特殊方法制备供试液的供试品的制备方法，其中需用特殊供试液制备方法的供试品有膜剂供试品、肠溶及结肠溶制剂供试品、气雾剂、喷雾剂供试品及贴膏剂供试品。

三、菌种及培养基

（一）菌种

微生物计数检查的菌种为金黄色葡萄球菌、铜绿假单胞菌、枯草芽孢、白色念珠菌、黑曲霉；控制菌检查的对照菌种为大肠埃希菌、金黄色葡萄球菌、乙型副伤寒沙门菌、铜绿假单胞菌、白色念珠菌和生孢梭菌。上述菌种适用于方法验证试验，所用的菌株传代次数不得超过5代，并采用适宜的菌种保藏技术，以保证试验菌株的生物学特性。

（二）培养基

微生物限度检查常用的培养基有胰酪大豆胨琼脂培养基、胰酪大豆胨液体培养基、沙氏葡萄糖琼脂培养基、沙氏葡萄糖液体培养基、玫瑰红钠琼脂培养基、马铃薯葡萄糖琼脂培养基、麦康凯液体培养基、RV沙门菌增菌液体培养基、甘露醇氯化钠琼脂培养基、梭菌增菌培养基等，《中国药典》（2015年版）新增肠道菌增菌液体培养基、紫红胆盐葡萄糖琼脂培养基。试验时需根据药典规定的方法及要求进行选择。如大肠埃希菌，做细菌计数时使用胰酪大豆胨液体培养基，而作为控制菌检查时，需使用麦康凯液体培养基。

四、方法验证

建立微生物限度检查法时，应先进行方法验证，以确认所采用的方法适合于该药品的需氧菌、霉菌、酵母菌的菌落计数测定或控制菌的检查。方法验证时需选择法定试验菌按照规定的方法及要求进行。

五、微生物限度检查方法

（一）微生物计数

微生物计数检测的是药物在单位质量或体积内所存在的活菌数量，包括需氧菌总数、霉菌和酵母菌总数，需氧菌总数是指胰酪大豆胨琼脂培养基上生长的总菌落数（包括真菌菌落数）；霉菌和酵母菌总数是指沙氏葡萄糖琼脂培养基上生长的总菌落数（包括细菌菌落数）。法定检查方法包括平皿法、薄膜过滤法和最可能数法（Most Probable-Number method, MPN法）。

1. 计数方法的验证　微生物计数方法的验证试验，用以保证方法中供试液没有抗菌活性、培养条件适宜细菌、霉菌及酵母菌生长、制备过程中稀释剂未受微生物干扰、供试液稀释级选择适宜。验证试验需测定试验组、供试品对照组和菌液对照组的菌落数来判断该试验方法是否适宜。若各试验菌回收试验均符合要求，该供试液制备方法及计数法适合于测定其需氧菌、霉菌及酵母菌总数。

2. 检查方法

（1）平皿法　平皿法有倾注法和涂布法。倾注法取适宜的连续2~3个稀释级的供试液各1ml，置直径90mm的无菌平皿中，注入15~20ml温度不超过45℃的熔化的胰酪大豆胨琼脂或沙氏葡萄糖琼脂培养基，混匀，凝固，倒置培养。涂布法先制备含有上述培养基的干燥平板，再接种不少于0.1ml的供试液，培养。平皿法以培养后需氧菌、霉菌或酵母菌在琼脂平板上形成的独立可见的菌落为计数依据，按照菌数报告规则进行报告。每稀释级每种培养基至少制备2个平板。

同时取试验用的稀释液1ml，同法操作，作为阴性对照试验。每种计数用的培养基各制备2个平板，均不得有菌生长。

《中国药典》（2015年版）对不同类型的非无菌制剂规定了相应的微生物限度标准，见表8-2，如计数超过规定限量即可认定不合格。

（2）薄膜过滤法　所用滤膜孔径应不大于 0.45μm，直径 50mm。取相当于 1g、1ml 或 10cm² 供试品的供试液（或适宜稀释级的供试液），加至适量稀释剂中，混匀，过滤，冲洗。冲洗后取出滤膜，菌面朝上贴于胰酪大豆胨琼脂或沙氏葡萄糖琼脂培养基上培养，培养条件和计数方法同平皿法。根据菌数报告规定计数，如超过规定限量即可认定不合格。

同时取试验用的稀释液 1ml 同法操作，作为阴性对照，阴性对照不得有菌生长。

（3）MPN 法　MPN 法的精密度和准确度略差，仅在供试品需氧菌总数没有适宜计数方法的情况下使用，测定结果为需氧菌总数。取规定量供试品，按方法适用性试验确认的方法进行供试液制备和供试品接种，所有试验管在 30～35℃ 培养 3～5 天，如果需要确认是否有微生物生长，按方法适应性试验确定的方法进行。记录每一稀释级微生物生长的管数，并查对每 1g 或 1ml 供试品中需氧菌总数的最可能数。

（二）控制菌检查

控制菌检查旨在检查非无菌制剂在规定试验条件下是否存在有特定的微生物。《中国药典》（2015 年版）控制菌检查项目包括耐胆盐革兰阴性菌、大肠埃希菌、沙门菌、金黄色葡萄球菌、铜绿假单胞菌、梭菌及白色念珠菌。

1. 适用性检查　控制菌检查用培养基的适用性检查项目包括促生长能力、抑制能力及指示能力的检查，以确保培养条件适宜控制菌生长。

2. 方法适用性试验　控制菌检查方法的适用性试验，用以保证方法中供试液没有抗菌活性、方法具有专属性。适用性试验包括试验组和阴性菌对照组。要求试验组应检出试验菌，阴性菌对照组不得检出阴性对照菌。

3. 阳性对照试验和阴性对照试验　方法适用性试验后，进行供试品控制菌检查时，还需进行试验菌的阳性对照试验和稀释液的阴性对照试验，阳性对照应检出相应的控制菌，阴性对照应无菌生长。

4. 控制菌检查法　控制菌检查过程：增菌培养→选择性增菌→选择性琼脂。使用无选择性增菌培养基（胰酪大豆胨液体培养基）培养，使受损的细菌得到修复，提高检出率。

（1）耐胆盐革兰阴性菌　取供试液在胰酪大豆胨液体的预培养物接种至肠道菌增菌液体培养基中，培养 24～48 小时后，划线接种于紫红胆盐葡萄糖琼脂培养基平板上，培养 18～24 小时。如果平板上无菌落生长，判供试品未检出耐胆盐革兰阴性菌。还可以对耐胆盐革兰阴性菌进行定量测定。

（2）大肠埃希菌　取供试液在胰酪大豆胨液体培养基的预培养物 1ml 接种至 100ml 麦康凯液体培养基中，42～44℃ 培养 24～48 小时。取麦康凯液体培养物划线接种于麦康凯琼脂培养基平板上，培养 18～72 小时。若麦康凯琼脂培养基平板上有菌落生长，应进行分离、纯化及适宜的鉴定试验，确证是否为大肠埃希菌。

（3）沙门菌　取供试液在胰酪大豆胨液体培养基中的培养物 0.1ml，RV 沙门增菌液体培养基中，培养 18～24 小时。取少量 RV 沙门菌增菌液体培养物划线接种于木糖赖氨酸脱氧胆酸盐琼脂培养基平板上，培养 18～48 小时。根据平板上有无菌落生长或生长的菌落形态特征，判断是否检出沙门菌。疑似菌落通过用三糖铁琼脂培养基高层斜面进行斜面和高层穿刺接种做进一步判断。

（4）铜绿假单胞菌　取供试液在胰酪大豆胨液体培养基中的预培养物，划线接种于溴化十六烷基三甲铵琼脂培养基平板上，培养 18～72 小时。取上述平板上生长的菌落进行氧化酶试验，或采用其他适宜方法进一步鉴定，判断是否检出铜绿假单胞菌。

（5）金黄色葡萄球菌　取供试液在胰酪大豆胨液体培养基中的预培养物，划线接种于甘露醇氯化钠琼脂培养基平板上，培养 24～72 小时。根据平板上有无菌落生长或生长的菌落形态特征，判断是否检出金黄色葡萄球菌。

（6）梭菌　取供试液在梭菌增菌培养基的培养物少量，涂抹接种于哥伦比亚琼脂培养基平板上，置厌氧条件下培养48~72小时。平板上有带或不带芽孢的厌氧杆菌生长，且过氧化氢酶反应阴性的，应进一步进行适宜的鉴定试验，确证是否为梭菌。

（7）白色念珠菌　取供试液在沙氏葡萄糖液体培养基中的预培养物划线接种于沙氏葡萄糖琼脂培养基平板上，培养24~48小时。疑似菌落可转接至念珠菌显色培养基平板上培养鉴定。

（三）微生物限度标准

非无菌药品的微生物限度标准是基于药品的给药途径和对患者健康潜在的危害而制订的，是药品生产、贮存、销售过程中的检验，原料及辅料的检验，新药标准制订、进口药品标准复核、药品质量考察及仲裁等的依据。《中国药典》（2015 年版）规定无菌制剂及标示无菌的制剂、用于手术、严重烧伤、严重创伤的局部给药制剂应符合无菌检查法规定。对非无菌化学药品制剂、生物制品制剂、不含药材原粉的中药制剂、非无菌含药材原粉的中药制剂、非无菌的药用原料及辅料以及中药提取物及中药饮片等规定微生物限度标准。部分标准的有关内容见表 8-2。

表 8-2　《中国药典》（2015 年版）部分微生物限度标准

给药途径	微生物限度检查项目	标　准
口服给药制剂	需氧菌总数	固体制剂每 1g 不得过 1000cfu 液体制剂每 1ml 不得过 100cfu
	霉菌和酵母菌总数	固体制剂每 1g 不得过 100cfu 液体制剂每 1ml 不得过 10cfu
	大肠埃希菌	每 1g 或 1ml 不得检出
	沙门菌（含脏器的提取物制剂）	每 10g 或 10ml 不得检出
口腔黏膜给药制剂 齿龈给药制剂 鼻用制剂	需氧菌总数	每 1g、1ml 或 10cm² 不得过 100cfu
	霉菌和酵母菌总数	每 1g、1ml 或 10cm² 不得过 10cfu
	大肠埃希菌、金黄色葡萄球菌 铜绿假单胞菌	每 1g、1ml 或 10cm² 不得检出
耳用制剂 皮肤给药制剂	需氧菌总数	每 1g、1ml 或 10cm² 不得过 100cfu
	霉菌和酵母菌总数	每 1g、1ml 或 10cm² 不得过 10cfu
	金黄色葡萄球菌、铜绿假单胞菌	每 1g、1ml 或 10cm² 不得检出
呼吸道吸入给药制剂	需氧菌总数	每 1g 或 1ml 不得过 100cfu
	霉菌和酵母菌总数	每 1g 或 1ml 不得过 10cfu
	大肠埃希菌、金黄色葡萄球菌 铜绿假单胞菌、耐胆盐革兰阴性菌	每 1g 或 1ml 不得检出
阴道、尿道给药制剂	需氧菌总数	每 1g、1ml 或 10cm² 不得过 100cfu
	霉菌和酵母菌总数	每 1g、1ml 或 10cm² 应小于 10cfu
	金黄色葡萄球菌、铜绿假单胞菌 白色念珠菌、梭菌（中药制剂）	每 1g、1ml 或 10cm² 不得检出

给药途径	微生物限度检查项目	标　准
直肠给药制剂	需氧菌总数	每 1g 不得过 1000cfu 每 1ml 不得过 100cfu
	霉菌和酵母菌总数	每 1g 或 1ml 不得过 100cfu
	金黄色葡萄球菌、铜绿假单胞菌	每 1g 或 1ml 不得检出
其他局部给药制剂	需氧菌总数、霉菌和酵母菌总数	每 1g、1ml 或 10cm² 不得过 100cfu
	金黄色葡萄球菌、铜绿假单胞菌	每 1g、1ml 或 10cm² 不得检出

第三节　抗生素微生物检定法

一、概述

抗生素微生物检定法是在适宜条件下，根据量反应平行线原理设计，通过检测抗生素对微生物的抑制作用，计算抗生素活性（效价）的方法。

该法以抗生素的抗菌活性为指标，测定原理与临床应用一致，直接反映抗生素的医疗价值，试验灵敏度较高，供试品需量较小，对产品纯度限度要求较宽。目前大多数全生物合成的抗生素类药物仍旧沿用此法检测效价，该法亦为新发现的抗生素类药物效价测定的首选方法。

抗生素微生物检定法包括两种方法，即管碟法和浊度法。

（一）检定原理

因标准品和供试品为同种抗生素，在相同试验条件下，标准品溶液和供试品溶液对试验菌所得的量反应曲线，在一定剂量范围内互相平行，此为量反应平行线原理。利用此原理，检定方法可设计为一剂量法（标准曲线法）、二剂量法、三剂量法等。

（二）试验菌

抗生素效价测定用的试验菌需与同品种国际通用药典所用的试验菌一致，应易于培养、保存，无致病性，对抗生素主要成分敏感，产生的抑菌圈应边缘清晰、测定误差小。

管碟法的试验菌有枯草芽孢杆菌、短小芽孢杆菌、金黄色葡萄球菌、藤黄微球菌、大肠埃希菌、啤酒酵母菌、肺炎克雷伯菌、支气管炎博德特菌。浊度法的试验菌有金黄色葡萄球菌、大肠埃希菌、白色念珠菌。标准菌种由中国药品生物制品检定所提供，均为冷冻干燥菌种，试验前需制备成菌悬液备用。不同类别的抗生素需按照《中国药典》（2015 年版）（通则 1201）中"表 1 抗生素微生物检定试验设计表"选择相应的试验菌。

二、管碟法

管碟法是利用抗生素在琼脂培养基内的扩散作用，比较标准品与供试品两者对接种的试验菌产生抑菌圈的大小，以测定供试品效价的一种方法。该法是国际上抗生素药品检定的经典方法。

《中国药典》（2015 年版）法定方法为二剂量法和三剂量法。通过测量和比较已知效价的标准品溶液与未知效价的供试品溶液对接种的试验菌产生抑菌圈的直径（或面积），照生物检定统计法计算供试品效价。

（一）双碟的制备

管碟法的"碟"即双碟，其制备过程包括底层及菌层的制备，应在半无菌室或洁净室内进行，避免微生物污染。不同类别的抗生素亦需按照"抗生素微生物检定试验设计表"选择试验培养基及培养条件。

1. 底层的制备 取直径约 90mm、高 16~17mm 的平底双碟，分别注入加热融化的培养基 20ml，使在碟底内均匀摊布，放置水平台上使凝固。

2. 菌层的制备 取培养基适量加热融化后，放冷至 48~50℃（芽孢可至 60℃），加入规定的试验菌悬液适量（能得清晰的抑菌圈为度，二剂量法标准品溶液的高浓度所致的抑菌圈直径在 18~22mm，三剂量法标准品溶液的中心浓度所致的抑菌圈直径在 15~18mm），摇匀，在每 1 双碟中分别加入 5ml，使在底层上均匀摊布，作为菌层。

双碟放置水平台上冷却后，在每 1 双碟中以等距离均匀安置不锈钢小管（内径 6.0mm±0.1mm，高 10.0mm±0.1mm，外径 7.8mm±0.1mm），二剂量法需安置 4 个，三剂量法需安置 6 个，用陶瓦圆盖覆盖备用。

（二）检定方法

1. 二剂量法 取双碟不得少于 4 个，在每 1 双碟中对角的 2 个不锈钢小管中分别滴装高浓度及低浓度的标准品溶液，其余 2 个小管中分别滴装相应的高低两种浓度的供试品溶液；高、低浓度的剂距为 2:1 或 4:1。在规定条件下培养后，测量各个抑菌圈的直径（或面积），照生物检定统计法（通则 1431）中的（2.2）法进行可靠性测验及效价计算。

2. 三剂量法 取双碟不得少于 6 个，在每 1 双碟中间隔的 3 个不锈钢小管中分别滴装高浓度（S_3）、中浓度（S_2）及低浓度（S_1）的标准品溶液，其余 3 个小管分别滴装相应的高、中、低三种浓度的供试品溶液；三种浓度的剂距为 1:0.8。在规定条件下培养后，测量各个抑菌圈的直径（或面积），照生物检定统计法（通则 1431）中的（3.3）法进行可靠性测验及效价计算。

三、浊度法

浊度法系利用抗生素在液体培养基中对试验菌生长的抑制作用，通过测定培养后细菌浊度值的大小，比较标准品与供试品对试验菌生长抑制的程度，以测定供试品效价的一种方法。

《中国药典》（2015 年版）法定方法为标准曲线法、二剂量法或三剂量法。细菌生长过程中，液体培养基中的细菌浊度，与细菌数、细菌群体及细菌细胞容积的增加间存在着相关性，在一定范围内符合朗伯-比尔定律。抗生素对试验菌生长的抑制作用，可直接影响液体培养基中细菌浊度值的大小。通过测量加入不同浓度标准品溶液与供试品溶液的含试验菌液体培养基的浊度值（吸光度），可计算供试品效价。

管碟法易受不锈钢小管放置位置、溶液滴装速度、液面高低、菌层厚度等因素影响，造成结果差异或试验失败，而浊度法在液体中进行，影响因素少，结果比较准确。

（一）含试验菌液体培养基的制备

取规定的试验菌悬液适量（35~37℃ 培养 3~4 小时后测定的吸光度在 0.3~0.7 之间，且剂距为 2 的相邻剂量间的吸光度差值不小于 0.1），加入到各规定的液体培养基中，混合，使在试验条件下能得到满意的剂量-反应关系和适宜的测定浊度。已接种试验菌的液体培养基应立即使用。

（二）检定法

1. 标准曲线法 取适宜的已灭菌试管，精密加入含试验菌的液体培养基 9.0ml，各浓度的标准品或供试品溶液 1.0ml，混匀后在规定条件下培养至适宜测量的浊度值（通常约为 4 小时），在线测定或取出立即加入甲醛溶液（1→3）0.5ml 以终止微生物生长，在530nm 或 580nm 波长处测定各管的吸光度。用药品稀释剂 1.0ml 制备阳性对照和空白对照。照标准曲线法进行可靠性测验和效价计算。

标准品溶液选择 5 个剂量（剂距 1∶1.25 或更小），供试品溶液根据估计效价或标示量选择中间剂量，均在各品种项下规定的剂量反应线性范围内，每一剂量不少于 3 个试管。

2. 二剂量法或三剂量法　取适宜的已灭菌试管，分别精密加入含试验菌的液体培养基9.0ml，各浓度的标准品和供试品溶液各 1.0ml，同标准曲线法操作，照生物统计法进行可靠性测验及效价计算。

标准品和供试品溶液需在各品种项下规定的剂量反应线性范围内，选择适宜的高、中、低浓度，二剂量的剂距为 2∶1 或 4∶1，三剂量的剂距为 1∶0.8。每一组浓度不少于 4 个试管。

第四节　生化药物效价的生物测定法

生化药物是从生物体中提取分离或利用现代生物技术制备的具有生物化学活性的物质，结构复杂。为反映此类药物的临床生物活性，生化药物多采用生物测定法测定效价。

生物测定法，系通过比较供试品与相应的标准品或对照品在一定条件下产生特定生物反应的剂量比例，来测得供试品的效价。供试品的活性成分应与标准品基本相同。本节仅简介《中国药典》（2015 年版）第四部所收载的生化药物效价测定方法（通则 1200），所列品种有升压素、肝素、绒促性素、缩宫素、胰岛素、精蛋白锌胰岛素、硫酸鱼精蛋白、卵泡刺激素、黄体生成素、降钙素、生长激素等。各品种的检定方法见表 8-3。

表 8-3　一些生化药物效价的生物测定法

名称	药物来源	标准品	效价检定指标	检定用生物体
升压素	—	赖氨酸升压素标准品	血压升高的程度	成年雄性大鼠
肝素	猪或牛的肠黏膜	肝素标准品	延长新鲜兔血或兔、猪血浆凝结时间的作用	新鲜兔血或兔、猪血浆
绒促性素	孕妇尿	绒促性素标准品	对雌性幼小鼠子宫增重作用	雌性幼小鼠的子宫
缩宫素	猪或牛的脑垂体后叶；化学合成	合成缩宫素标准品	对离体大鼠子宫收缩的作用	成年雌性大鼠的子宫
胰岛素	猪或牛的胰脏	胰岛素标准品	引起小鼠血糖下降的作用	成年小鼠血
精蛋白锌胰岛素注射液	含有鱼精蛋白和氯化锌的胰岛素（猪、牛）	胰岛素标准品	降低家兔血糖的作用	健康家兔血

续表

名称	药物来源	标准品	效价检定指标	检定用生物体
硫酸鱼精蛋白	鱼类新鲜成熟精子	肝素标准品	延长新鲜兔血或兔、猪血浆凝结时间的程度	新鲜兔血或兔、猪血浆
卵泡刺激素	—	尿促性素标准品	对幼大鼠卵巢增重的作用	雌性幼大鼠卵巢
黄体生成素	—	尿促性素标准品	对幼大鼠精囊增重的作用	雄性幼大鼠精囊
降钙素	—	降钙素标准品	对大鼠血钙降低的影响	大鼠血
生长激素	—	生长激素标准品	使幼龄去垂体大鼠体重和胫骨骨骺板宽度增加的程度	幼龄去垂体大鼠

对上述生化药物进行生物检定时，需配制标准品溶液和供试品溶液，一般方法如下精密称取标准品适量，采用适宜溶剂溶解，分装，4~8℃分装贮存，3个月内有效，试验当日，用稀释液稀释至规定浓度，同法配制供试品溶液。供试品与标准品各剂量组所致反应平均值应相近。生物检定具有一定的实验误差，应控制生物变异，确保生物来源、饲养或培养条件必须均一，对影响实验误差的条件和因子按因级随机分配至各组，可信限和可信限率应符合规定。

第五节　药品安全性检查

生物来源的药品，常含有危害患者身体健康甚至影响生命安全的特殊杂质，如抗生素中的热原、细菌内毒素等。为保证用药的安全有效，这些药物除进行必要的理化、微生物检验外，还需进行安全性检查。由于这些有害杂质的结构和作用机制不清，目前安全性检查多采用实验动物学方法，常用动物猫、兔、小鼠和豚鼠，常规检验的项目有：异常毒性、热原、细菌内毒素、升压和降压物质、过敏反应、溶血与凝聚及组胺类物质检查法。方法收载于《中国药典》（2015年版）第四部（通则1100），简述如下。

一、异常毒性检查法

异常毒性检查法是给予动物一定剂量的供试品溶液，在规定时间内观察动物出现的异常反应或死亡情况，以判定供试品是否符合规定的方法。

除另有规定外，《中国药典》（2015年版）规定非生物制品以小鼠在静脉给药后48小时内不得有死亡为异常毒性检查合格。生物制品的异常毒性检查应包括小鼠实验和豚鼠实验，腹腔注射供试品后的7天观察期内小鼠和豚鼠应全部健存，且无异常反应，到期时小鼠和豚鼠体重增加，判定供试品符合规定。

二、热原检查

热原检查法是将一定剂量的供试品，静脉注入家兔体内，在规定时间内观察家兔体温升高的情况，以判定供试品中所含热原的限度是否符合规定的方法。热原的检查较细菌内毒素更有实际意义。

热原检查时选取适用家兔 3 只，测定正常体温后，自耳静脉缓缓注入规定剂量并温热至 38℃ 的供试品溶液，再每隔 30 分钟测量体温 1 次，共测 6 次，以 6 次体温中最高的一次减去正常体温为家兔体温的升高温度（℃）。必要时应另取 5 只家兔复试。如初试的 3 只家兔中，体温升高 0.6℃ 或 0.6℃ 以上的家兔超过 1 只；或在复试的 5 只家兔中，体温升高 0.6℃ 或 0.6℃ 以上的家兔超过 1 只；或在初试、复试合并 8 只家兔的体温升高总和超过 3.5℃，均判定供试品的热原检查不符合规定。

测量家兔体温应使用精密度为 ±0.1℃ 的测温装置，测温探头或肛温计插入肛门的深度和时间各兔应相同，深度一般约 6cm，时间不得少于 1.5 分钟。

三、细菌内毒素检查

细菌内毒素检查系利用鲎试剂来检测或量化由革兰阴性菌产生的细菌内毒素，以判断供试品中细菌内毒素的限量是否符合规定的一种方法。

细菌内毒素检查方法包括凝胶法和光度测定法。凝胶法系通过鲎试剂与内毒素产生凝集反应的原理来检测或半定量内毒素的方法，分为凝胶限度试验和凝胶半定量试验。光度法分为浊度法和显色基质法，浊度法系利用检测鲎试剂与内毒素反应过程中的浊度变化而测定内毒素含量的方法；显色基质法系利用检测鲎试剂与内毒素反应过程中产生的凝固酶使特定底物释放出呈色团的多少而测定内毒素含量的方法。可使用任何一种方法进行试验，当测定结果有争议时，一般以凝胶限度试验结果为准。

四、升压及降压物质检查

药物中的特殊杂质可引起患者血压升高或降低。升压物质检查法是比较赖氨酸升压素标准品与供试品升高大鼠血压的程度，以判定供试品中所含升压物质的限度是否符合规定的方法。降压物质检查法是比较组胺对照品与供试品引起麻醉猫血压下降的程度，以判定供试品中所含降压物质的限度是否符合规定的方法。

试验时选择健康合格、体重 300g 以上的成年雄性大鼠（升压物质检查法）或健康合格、体重 2kg 以上的猫（降压物质检查法），麻醉后手术安装供注射药液用的静脉插管，并通过颈动脉与血压测定装置相连。选定赖氨酸升压素标准品溶液或组胺标准品的剂量（d_S）以及供试品溶液品种项下规定的剂量（d_T），按照 d_S、d_T、d_T、d_S 顺序注射，分别记录血压。比较第一与第三、第二与第四次的反应，以 d_T 所致的反应值均不大于 d_S 所致反应值的一半为供试品的升压物质（或降压物质）检查符合规定。

五、过敏反应检查法

过敏反应检查法是将一定量的供试品溶液注入豚鼠体内，间隔一定时间后静脉注射供试品溶液进行激发，观察动物出现过敏反应的情况，以判定供试品是否引起动物全身过敏反应。

检查时选取健康合格的豚鼠 6 只，隔日腹腔注射供试品 0.5ml，共 3 次，进行致敏。然后均分为 2 组，分别在首次注射后第 14 日和第 21 日，由静脉注射供试品 1ml 进行激发。规定静脉注射供试品溶液 30 分钟内，不得出现过敏反应。如在同一只动物上出现竖毛、发抖、干呕、连续喷嚏 3 声、连续咳嗽 3 声和呼吸困难等现象中的 2 种或 2 种以上，或出现二便失禁、步态不稳或倒地、抽搐、休克、死亡现象之一者，判供试品不符合规定。

拓展阅读

注射剂安全性检查项目

近年来，由于对药品安全性的逐渐重视，中药注射剂不良反应的报道逐年增加，如鱼腥草事件（2006）、刺五加事件（2008）、茵栀黄事件（2008）、双黄连事件（2009）、生脉注射液事件（2015）。为提高化学药品和中药注射剂临床使用的安全性，《中国药典》（2015 年版）第四部 9301 注射剂安全性检查法应用指导原则指出注射剂安全性检查包括异常毒性、细菌内毒素（或热原）、降压物质（包括组胺类物质）、过敏反应、溶血与凝聚等项。其中，细菌内毒素检查与热原检查项目间、降压物质检查与组胺类物质检查项目间，可以根据适用性研究结果相互替代，选择两者之一作为检查项目，中药注射剂首选热原检查项。

岗位对接

本章内容对应岗位及工种是药物检验工。药物检验工初级要求掌握细菌数、霉菌数与酵母菌数检查法，药物检验工中级要求掌握控制菌检查法、热原检查法及细菌内毒素检查法的有关知识及检查方法。药物检验工高级要求掌握异常毒性检查法、降压物质检查法和无菌检查法的有关知识及操作方法。

目标检测

一、单选题

1. 药品监督管理部门对无菌产品进行质量监督，判断产品是否被微生物污染的指标是
（　　）
   A. 无菌检查　　　　　　　　　　B. 微生物限度检查
   C. 控制菌检查　　　　　　　　　D. 内毒素检查
   E. 热原检查

2. 无菌检查需要的环境洁净度级别是（　　）
   A. A 级　　　　　B. B 级以下　　　　C. C 级以下
   D. D 级以下　　　E. E 级以下

3. 无菌检查时适用于需氧菌、厌氧菌检查的培养基是（　　）
   A. 硫乙醇酸盐流体培养基　　　　B. 改良马丁培养基
   C. 选择性培养基　　　　　　　　D. 营养肉汤培养基
   E. 麦康凯培养基

4. 无抑菌作用及抗革兰阳性菌为主的供试品，其对照菌是（　　）
   A. 金黄色葡萄球菌　　　　　　　B. 大肠埃希菌
   C. 生孢梭菌　　　　　　　　　　D. 白色念珠菌
   E. 铜绿假单胞菌

5. 药品微生物限度检查中常用的微生物计数法是（　　）

    A. 直接过滤法　　　　　　　　　　B. 平皿法

    C. 薄膜过滤法　　　　　　　　　　D. 回收率试验

    E. 空白试验

6. 抗生素效价微生物测定法管碟法中，三剂量法需在双碟中以等距离均匀安置不锈钢小管（　　）

    A. 2个　　　　　　B. 3个　　　　　　C. 4个

    D. 6个　　　　　　E. 8个

7. 以是否引起小鼠血糖下降的作用为效价检定指标的药物是（　　）

    A. 肝素　　　　　　B. 绒促性素　　　　C. 缩宫素

    D. 胰岛素　　　　　E. 降压物质

8. 鲎试剂是哪种安全性检查项目的试验试剂（　　）

    A. 异常毒性　　　　　　　　　　　B. 热原

    C. 细菌内毒素　　　　　　　　　　D. 升压和降压物质

    E. 微生物限度

二、配伍选择题

[1~5]

    A. 猫　　　　　　　B. 家兔　　　　　　C. 大鼠

    D. 豚鼠　　　　　　E. 小鼠

1. 降压物质检查使用（　　）

2. 过敏反应检查使用（　　）

3. 热原检查使用（　　）

4. 升压物质检查使用（　　）

5. 非生物制品异常毒性检查法使用（　　）

[6~9]

    A. 30~35℃　　　　B. 20~25℃　　　　C. 23~28℃

    D. 35~37℃　　　　E. 45℃

6. 细菌的培养温度为（　　）

7. 霉菌及酵母菌培养温度为（　　）

8. 控制菌培养温度为（　　）

9. 注入平皿的培养基温度为（　　）

三、多项选择题

1. 药品生物检定技术所用的生物体包括（　　）

    A. 微生物　　　　B. 细胞　　　　　　C. 离体组织

    D. 动物　　　　　E. 人

2. 微生物限度检查法系检查非规定灭菌制剂及其原料、辅料受到微生物污染程度的方法，检查项目包括（　　）

    A. 无菌检查　　　B. 需氧菌总数　　　C. 霉菌数

    D. 酵母菌数　　　E. 控制菌检查

3. 下列属于微生物限度检查中控制菌检查项目的是（　　）

A. 大肠埃希菌　B. 沙门菌　　　C. 枯草芽孢杆菌

D. 白色念珠菌　E. 金黄色葡萄球菌

4.《中国药典》（2015 年版）抗生素效价微生物检定浊度法的检定法有（　　　）

A. 标准曲线法　B. 二剂量法　　C. 三剂量法

D. A 和 B　　　E. B 和 C

5. 药品安全性检查的常规检验的项目有（　　　）

A. 异常毒性　　　　　　　　B. 热原

C. 细菌内毒素　　　　　　　D. 升压和降压物质

E. 过敏反应

第九章

典型药物分析

案例导入

案例：水杨酸类中毒是指过量或长期使用水杨酸类药物引起机体出现水杨酸反应，导
致水杨酸中毒。临床常用的水杨酸类药物有阿司匹林、复方阿司匹林、水杨酸钠、水
杨酸钠合剂、水杨酸甲酯以及其他含有水杨酸类的酊剂、软膏等。在婴儿时期更易发
生误服过量的意外事故。外用水杨酸油膏或粉类于皮肤大面积破损处，可经皮肤吸收
中毒。在有脱水，肝、肾功能不全，低凝血酶原血症的病人更易发生严重毒性反应。
水杨酸盐可以透过胎盘屏障，孕妇服用过量，常致胎儿或新生儿中毒。小儿摄入阿司匹
林或水杨酸钠等治疗量的 2~4 倍可以出现中毒症状。阿司匹林的最小致死量为 0.3~
0.4g/kg。水杨酸钠的最小致死量约为 0.15g/kg，小儿内服水杨酸甲酯的致死量约为 4ml。

讨论：1. 水杨酸类药物化学结构的基本特点是什么？

　　　　2. 以阿司匹林为例，试分析其主要化学性质。

第一节　芳酸类药物分析

　　芳酸类药物分子结构的共性是具有苯环、羧基，或酚羟基、芳伯氨基等取代基，这些
官能团具有一定的理化性质，是选择相应分析方法的基础。本节根据芳酸类药物结构特
征，分为苯甲酸类和水杨酸类两类药物，分别介绍药物结构、性质、分析方法及典型药
物分析。

一、结构与性质

（一）苯甲酸类药物

苯甲酸类药物的基本结构中具有苯环、羧基，另有酯键、酚羟基、磺酰胺等取代基。

《中国药典》（2015 年版）收载的本类药物主要有苯甲酸、甲芬那酸、丙磺舒等。此类药物多为白色结晶性粉末，均溶于氢氧化钠溶液，除钠盐溶于水外，其他药物在水中均微溶或几乎不溶，在乙醇、乙醚或三氯甲烷等有机溶剂中易溶或溶解。苯甲酸类典型药物结构与性质见表 9-1。

表 9-1　苯甲酸类典型药物结构与性质

基本结构	R_1	R_2	R_3	药　物
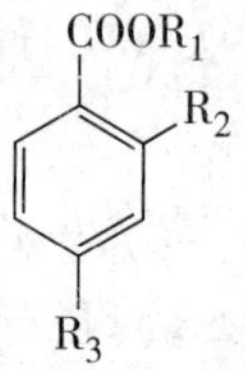	—H	—H	—H	苯甲酸（benzoic acid）
	—H	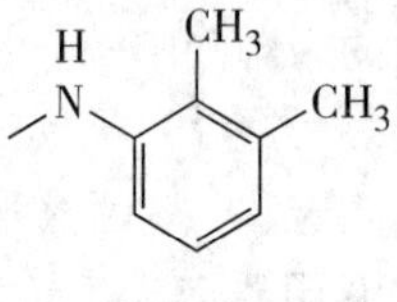 <图：N-甲基-2,3-二甲基苯胺基>	—H	甲芬那酸（mefenamic acid）
	—H	—H	—SO$_2$N(C$_3$H$_7$)$_2$	丙磺舒（probenecid）

基本结构图：COOR$_1$，邻位 R$_2$，对位 R$_3$ 的苯环

主要理化性质

1. 羧基具有酸性　本类药物结构中羧基与苯环直接相连，具有较强酸性，可用于含量测定。
2. 芳酸与三氯化铁反应　本类药物芳酸结构可与三氯化铁发生反应生成赭色沉淀（丙磺舒与三氯化铁反应生成米黄色沉淀），可用于鉴别。
3. 芳环　本类药物基本结构/取代基中包含具有较强紫外吸收的苯环，可用于鉴别和含量测定。
4. 取代基性质　如丙磺舒受热分解生成亚硫酸盐，可用于鉴别。

（二）水杨酸类药物

水杨酸类药物的基本结构为苯环、羧基、酚羟基，另有酯键、芳伯胺基以及酰胺等取代基。《中国药典》（2015 年版）收载的本类药物有水杨酸、阿司匹林、贝诺酯、对氨基水杨酸钠等。本类药物除对氨基水杨酸钠易溶于水外，其他药物在水中微溶或几乎不溶，能溶于乙醇、乙醚及三氯甲烷等有机溶剂。水杨酸类典型药物结构与性质见表 9-2。

表 9-2　水杨酸类典型药物结构与性质

基本结构	R_1	R_2	R_3	药　物
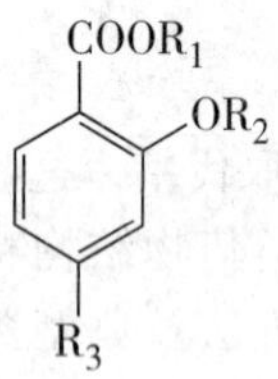	—H	—H	—H	水杨酸（salicylic acid）
	—H	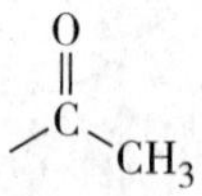 —COCH$_3$	—H	阿司匹林（aspirin）
	—Na	—H	—NH$_2$	对氨基水杨酸钠（sodium aminosalicylate）
	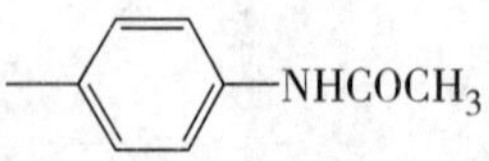 —C$_6$H$_4$NHCOCH$_3$	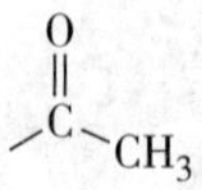 —COCH$_3$	—H	贝诺酯（benorilate）

基本结构图：COOR$_1$，邻位 OR$_2$，对位 R$_3$ 的苯环

主要理化性质

1. 羧基具有酸性　本类药物结构中因具有游离羧基显酸性，易溶于氢氧化钠溶液及碳酸钠试液，可用于鉴别和含量测定。

2. 酚羟基的三氯化铁反应　本类药物中水杨酸、对氨基水杨酸钠具有游离酚羟基，阿司匹林、贝诺酯水解后生成具有游离酚羟基的水杨酸，可与三氯化铁试液作用，生成紫色或紫堇色的配位化合物，用于鉴别。

3. 芳环　本类药物结构中的苯环及取代基，具有较强的紫外吸收特征，可用于鉴别和含量测定。

4. 取代基性质　①酯键的水解性：本类药物中的阿司匹林结构中具有酯键，在一定条件下可水解，其水解产物具有特殊的性质，可用于鉴别；②芳香第一胺的特性：对氨基水杨酸钠结构中具有芳香第一胺，贝诺酯水解产物结构中也具有芳香第一胺，可发生重氮化-偶合反应，可用于鉴别及含量测定。

二、分析示例

《中国药典》（2015 年版）中收载了阿司匹林原料药及其片剂、肠溶片、肠溶胶囊、泡腾片、栓剂的质量标准。现以阿司匹林原料药及其片剂为例说明芳酸类药物质量控制方法。

本品为白色结晶或结晶性粉末；无臭或微带醋酸臭；遇湿气即缓缓水解。

本品在乙醇中易溶，在三氯甲烷或乙醚中溶解，在水或无水乙醚中微溶；在氢氧化钠或碳酸钠溶液中溶解，但同时分解。

（一）鉴别

1. 三氯化铁反应　阿司匹林分子结构中无游离的酚羟基，不能直接与三氯化铁试液反应，但其水解产物水杨酸在中性或弱酸性（pH 为 4~6）条件下，可与三氯化铁试液反应，生成紫堇色配位化合物。

方法：取本品约 0.1g，加水 10ml，煮沸，放冷，加三氯化铁试液 1 滴，即显紫堇色。

2. 水解反应　阿司匹林在碱性溶液中加热，水解生成水杨酸钠及醋酸钠，放冷后用稀硫酸酸化，析出白色的水杨酸沉淀，并产生醋酸的臭气。

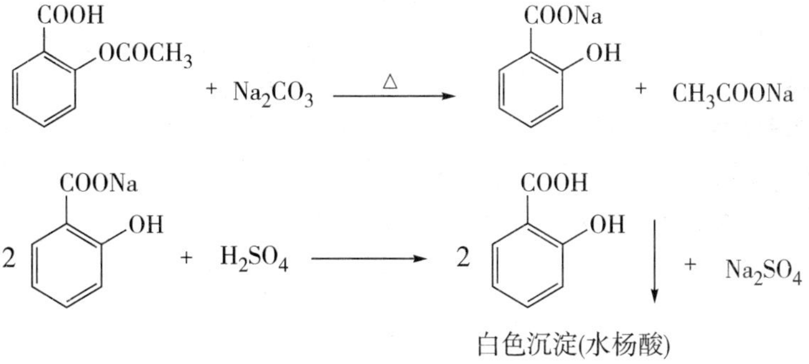

$$2CH_3COONa + H_2SO_4 \longrightarrow 2CH_3COOH + Na_2SO_4$$
臭气(醋酸)

方法：取本品约 0.5g，加碳酸钠试液 10ml，煮沸 2 分钟后，放冷，加过量的稀硫酸，即析出白色沉淀，并发生醋酸的臭气。

3. 红外分光光度法　本品的红外光吸收图谱应与对照的图谱（光谱集 5 图）一致。

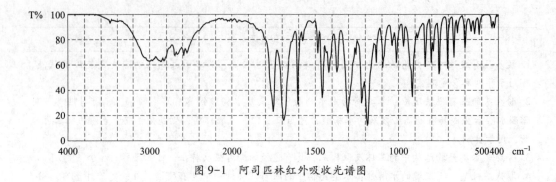

图 9-1　阿司匹林红外吸收光谱图

表 9-3　阿司匹林红外吸收光谱特征峰及其归属

波数（cm^{-1}）	归　属
3300～2300	羟基 ν_{O-H}
1760，1695	羰基 $\nu_{C=O}$
1610，1580	苯环 $\nu_{C=C}$
1310，1190	酯基 $\nu_{C=O}$
750	邻位取代苯环 γ_{C-H}

4. 高效液相色谱法　阿司匹林片剂采用高效液相色谱法鉴别。在含量测定项下记录的色谱图中，供试品溶液主峰的保留时间应与对照品溶液主峰的保留时间一致。

（二）检查

阿司匹林的合成是以水杨酸为原料，在硫酸催化下，与醋酐发生乙酰化反应生成。

阿司匹林检查项下除检查干燥失重、炽灼残渣、重金属一般杂质外，还应溶液澄清度、游离水杨酸、易炭化物、有关物质特殊杂质。各种剂型均检查特殊杂质游离水杨酸，并进行制剂质量检查，片剂、肠溶片、肠溶胶囊均检查溶出度。

1. 溶液的澄清度　阿司匹林合成过程中，可能引入反应不完全的苯酚及水杨酸，会与醋酐、水杨酸、乙酰水杨酸发生反应生成酯类杂质。阿司匹林具有羧基可与碳酸钠发生反应，而酯类杂质在碳酸钠溶液中不溶，利用二者溶解度不同控制不溶性杂质。

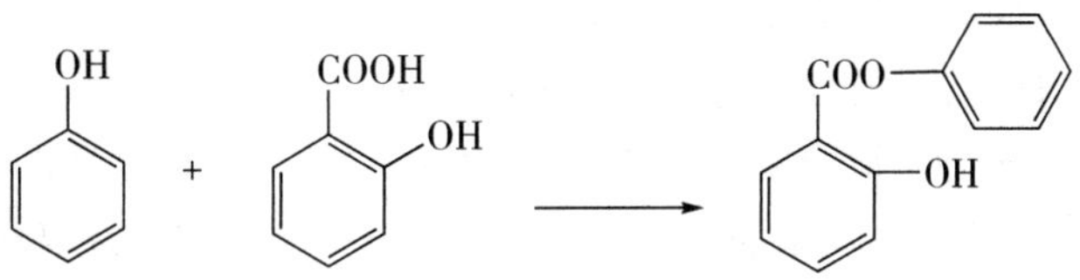

水杨酸苯酯

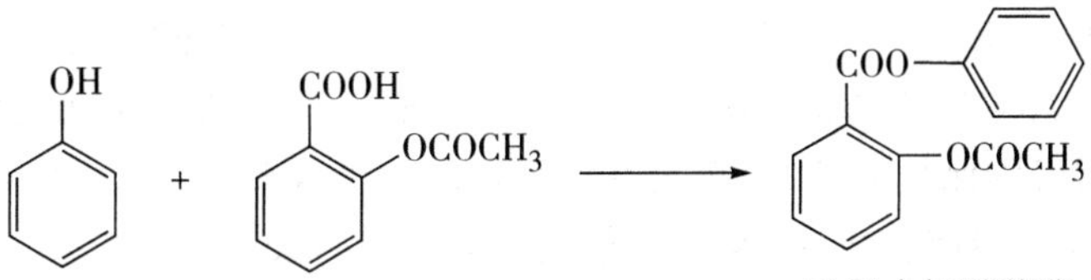

乙酰水杨酸苯酯

方法：取本品 0.50g，加温热至约 45℃的碳酸钠试液 10ml 溶解后，溶液应澄清。

2. 游离水杨酸 阿司匹林在生产中由于水杨酸乙酰化不完全及储存过程中由于酯键水解均易引入水杨酸。水杨酸不仅对人体有刺激性，而且放置过程中极易被氧化，使药物变色，影响药物质量。《中国药典》（2015 年版）采用高效液相色谱法对原料药及其制剂中游离水杨酸进行检查，其限量见表 9-4。

方法：临用新制。取本品约 0.1g，精密称定，置 10ml 量瓶中，加 1%冰醋酸的甲醇溶液适量，振摇使溶解，并稀释至刻度，摇匀，作为供试品溶液；取水杨酸对照品约 10mg，精密称定，置 100ml 量瓶中，加 1%冰醋酸的甲醇溶液适量使溶解并稀释至刻度，摇匀，精密量取 5ml，置 50ml 量瓶中，用 1%冰醋酸的甲醇溶液稀释至刻度，摇匀，作为对照品溶液。照高效液相色谱法（通则 0512）试验。用十八烷基硅烷键合硅胶为填充剂；以乙腈-四氢呋喃-冰醋酸-水（20∶5∶5∶70）为流动相；检测波长为 303nm。理论板数按水杨酸峰计算不低于 5000，阿司匹林峰与水杨酸峰的分离度应符合要求。立即精密量取对照品溶液与供试品溶液各 10μl，分别注入液相色谱仪，记录色谱图。供试品溶液色谱图中如有与水杨酸峰保留时间一致的色谱峰，按外标法以峰面积计算，不得过 0.1%。

表 9-4 阿司匹林原料药及其制剂游离水杨酸限量

原料药/制剂	游离水杨酸限量（%）
原料药	0.1
片剂	0.3
肠溶片	1.5
肠溶胶囊	1.0
泡腾片	3.0
栓剂	3.0

3. 易炭化物 检查被硫酸炭化呈色的低分子有机杂质。

方法：取本品 0.5g，依法检查（通则 0842），与对照液（取比色用氯化钴 0.25ml、比色用重铬酸钾液 0.25ml、比色用硫酸铜液 0.40ml，加水使成 5ml）比较，不得更深。

4. 有关物质 阿司匹林结构中有羧基、酯键，在生产与储存过程中极易引入苯酚、水杨酸及其反应产物，这一类杂质统称为阿司匹林"有关物质"。《中国药典》（2015 年版）采用高效液相色谱法检查阿司匹林原料中有关物质。

方法：取本品约 0.1g，精密称定，置 10ml 量瓶中，加 1% 冰醋酸的甲醇溶液适量，振摇使溶解并稀释至刻度，摇匀，作为供试品溶液；精密量取 1ml，置 200ml 量瓶中，用 1% 冰醋酸的甲醇溶液稀释至刻度，摇匀，作为对照溶液；精密量取对照溶液 1ml，置 10ml 量瓶中，用 1% 冰醋酸的甲醇溶液稀释至刻度，摇匀，作为灵敏度溶液。照高效液相色谱法（通则 0512）试验。用十八烷基硅烷键合硅胶为填充剂；以乙腈-四氢呋喃-冰醋酸-水（20：5：5：70）为流动相 A，乙腈为流动相 B，按表 9-5 进行梯度洗脱；检测波长为 276nm。阿司匹林峰的保留时间约为 8 分钟，阿司匹林峰与水杨酸峰的分离度应符合要求。分别精密量取供试品溶液、对照溶液、灵敏度溶液与游离水杨酸检查项下的水杨酸对照品溶液各 10μl，注入液相色谱仪，记录色谱图。供试品溶液色谱图中如有杂质峰，除水杨酸峰外，其他各杂质峰面积的和不得大于对照溶液主峰面积（0.5%）。供试品溶液色谱图中小于灵敏度溶液主峰面积的色谱峰忽略不计。

表 9-5　阿司匹林有关物质检查梯度洗脱程序

时间（分钟）	流动相（A%）	流动相（B%）
0	100	0
60	20	80

（三）含量测定

1. 酸碱滴定法　阿司匹林结构中游离羧基具有酸性，可采用碱滴定液直接滴定测定其含量。《中国药典》（2015 年版）采用酸碱滴定法测定阿司匹林原料含量。

方法：取本品约 0.4g，精密称定，加中性乙醇（对酚酞指示液显中性）20ml 溶解后，加酚酞指示液 3 滴，用氢氧化钠滴定液（0.1mol/L）滴定。每 1ml 氢氧化钠滴定液（0.1mol/L）相当于 18.02mg 的 $C_9H_8O_4$。

操作说明如下。

（1）阿司匹林在水中微溶，在乙醇中易溶，同时为防止阿司匹林在测定过程中由于酯键的水解而使结果偏高，故使用中性乙醇为溶剂。因本品为有机酸，显弱酸性，用氢氧化钠滴定时，化学计量点偏碱性，故选用碱性区变色的酚酞作为指示剂。因乙醇对酚酞显微酸性，故乙醇在使用前需用氢氧化钠中和后使用。

（2）滴定应在不断振摇下稍快地进行，以防止局部碱浓度过大而促使阿司匹林水解。

2. 高效液相色谱法　阿司匹林制剂中存在各种辅料，如片剂中加入枸橼酸、酒石酸作为稳定剂，在生产或储存中易引入水杨酸、醋酸等杂质，这些酸性物质会消耗碱性滴定液，对酸碱滴定法测定含量结果造成干扰。《中国药典》（2015 年版）中阿司匹林片剂、肠溶片、肠溶胶囊、泡腾片、栓剂各种剂型均采用高效液相色谱法测定阿司匹林含量。以阿司匹林片含量测定方法为例说明。

方法：照高效液相色谱法（通则 0512）测定。

色谱条件与系统适用性试验　用十八烷基硅烷键合硅胶为填充剂；以乙腈-四氢呋喃-冰醋酸-水（20：5：5：70）为流动相；检测波长为 276nm。理论板数按阿司匹林峰计算不低于 3000，阿司匹林峰与水杨酸峰的分离度应符合要求。

测定法 取本品 20 片，精密称定，充分研细，精密称取细粉适量（约相当于阿司匹林 10mg），置 100ml 量瓶中，用 1% 冰醋酸的甲醇溶液强烈振摇使阿司匹林溶解，并用 1% 冰醋酸的甲醇溶液稀释至刻度，摇匀，滤膜滤过，取续滤液作为供试品溶液，精密量取 10μl 注入液相色谱仪，记录色谱图；另取阿司匹林对照品，精密称定，加 1% 冰醋酸的甲醇溶液振摇使溶解并定量稀释制成每 1ml 中约含 0.1mg 的溶液，同法测定，按外标法以峰面积计算，即得。

拓展阅读
其他芳酸及其酯类药物-苯乙酸及其衍生物

除已介绍的苯甲酸类、水杨酸类之外，还有一类以布洛芬为代表的苯乙酸衍生物，也同属于芳酸及其酯类药物，具有解热抗炎止痛的药理作用。

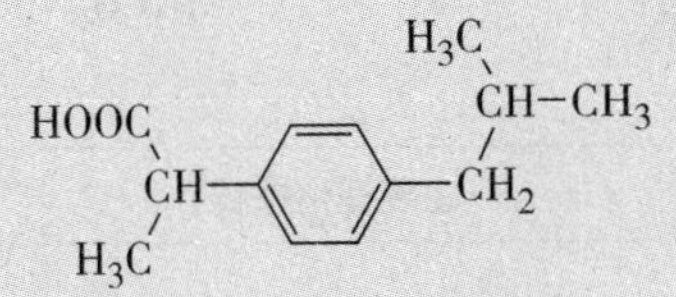

与苯甲酸及水杨酸类药物相比，布洛芬的酸性相对较弱，但仍具有一定酸性，溶于中性乙醇后，可用氢氧化钠直接滴定。分子结构中具有苯环，在紫外光区有特征吸收，可用 UV、IR 进行特征鉴别。《中国药典》（2015 年版）收载的原料及制剂分别采用中和法和高效液相色谱法测定含量。

第二节 胺类药物分析

胺类药物品种繁多、涉及面广。根据化学结构胺类药物可分为脂肪胺类、芳胺类、芳烃胺类。本节主要讨论芳胺类和芳烃胺类药物的质量分析。

一、结构与性质

（一）芳胺类药物

芳胺类药物根据结构上的取代基分为两大类：一类是芳香第一胺未被取代，在芳环的对位有取代的对氨基苯甲酸酯类；另一类是芳香第一胺被酰化，在芳环的对位有取代的芳酰胺类药物。

1. 对氨基苯甲酸酯类药物 对氨基苯甲酸酯类药物的基本结构中有芳香第一胺、酯键及脂烃胺侧链等取代基。《中国药典》（2015 年版）收载的本类药物主要包括苯佐卡因、盐酸普鲁卡因、盐酸丁卡因等局部麻醉药和盐酸普鲁卡因胺抗心律失常药。因盐酸普鲁卡因胺与盐酸普鲁卡因化学结构极为相似，性质也相似，故归在一起介绍。

本类药物苯环上具有芳香第一胺或同时具有脂烃胺侧链，其游离碱多为碱性油状液体或低熔点固体，难溶于水，可溶于有机溶剂。其盐酸盐均系白色结晶性粉末，具有一定的熔点，易溶于水和乙醇，难溶于有机溶剂。典型药物的结构与性质见表 9-6。

表 9-6 对氨基苯甲酸酯类典型药物的结构与性质

基本结构	R₁	R₂	HX	药物
	—H	—C₂H₅		苯佐卡因 （benzocaine）
R₁NH——C(=O)—O—R₂·HX	—H	—CH₂CH₂N(C₂H₅)₂	HCl	盐酸普鲁卡因 （procaine hydrochloride）
	CH₃(CH₂)₃—	—CH₂CH₂N(CH₃)₂	HCl	盐酸丁卡因 （tetracaine hydrochloride）
R₁NH——C(=O)—NH—R₂·HX	—H	—CH₂CH₂N(C₂H₅)₂	HCl	盐酸普鲁卡因胺 （procainamide hydrochloride）

主要理化性质

1. 芳香第一胺特性 本类药物分子结构中具有芳香第一胺（除盐酸丁卡因外），可发生重氮化-偶合反应，可用于鉴别和含量测定；能与芳醛缩合成 Schiff 碱；易氧化变色，可用于鉴别。

2. 水解特性 分子结构中的酯键或酰胺键易水解，盐酸丁卡因水解产物为对丁氨基苯甲酸（BABA），其余药物水解产物均为对氨基苯甲酸（PABA）。

3. 弱碱性 除苯佐卡因外，其余均含有叔胺氮的侧链，故显弱碱性。易与酸成盐；能与生物碱沉淀试剂发生反应，可用于鉴别；可采用非水溶液滴定法测定含量。

2. 芳酰胺类药物 芳酰胺类药物属苯胺的酰基衍生物，分子结构中具有芳酰氨基。《中国药典》（2015 年版）收载的本类药物有解热镇痛药对乙酰氨基酚、局部麻醉药盐酸利多卡因和盐酸布比卡因以及抗麻风药醋氨苯砜等。

本类药物多为白色结晶或结晶性粉末，游离碱难溶于水，其盐酸盐易溶于水和乙醇。典型药物的结构与性质见表 9-7。

表 9-7 芳酰胺类典型药物的结构与性质

基本结构	R₁	R₂	R₃	HX	药物
	—OH	—CH₃	—H		对乙酰氨基酚 （paracetamol）
R₁——NH—C(=O)—R₂·HX （R₃在2,6位）	—H	—CH₂N(C₂H₅)₂	—CH₃	HCl, H₂O	盐酸利多卡因 （lidocaine hydrochloride）
	—H	N-C₄H₉哌啶基	—CH₃	HCl, H₂O	盐酸布比卡因 （bupivacaine hydrochloride）

续表

主要理化性质

1. 水解后显芳香第一胺特性 分子结构中含有芳酰氨基，酸水解后显芳香第一胺的反应，可用于鉴别和含量测定。利多卡因和布比卡因受空间位阻的影响，不易水解，其盐的水溶液相对稳定。

2. 水解产物易酯化 对乙酰氨基酚酸水解生成醋酸，在硫酸中与乙醇反应，发出乙酸乙酯的香味。

3. 酚羟基三氯化铁反应 对乙酰氨基酚有游离酚羟基，可与 $FeCl_3$ 发生显色反应，用于鉴别。

4. 叔胺氮弱碱性 利多卡因和布比卡因烃胺侧链有叔胺氮，显弱碱性，易与酸成盐，可与生物碱沉淀剂发生沉淀反应；对乙酰氨基酚不发生此反应，可以与它们相区别。

5. 与金属离子发生沉淀反应 利多卡因和布比卡因酰氨基上氮可与 Cu^{2+} 或 Co^{2+} 生成有色配位化合物沉淀，此沉淀溶于三氯甲烷后呈色，可用于鉴别。

（二）芳烃胺类

芳烃胺类药物的基本结构为苯乙胺，本类药物结构中的苯环常被活泼的酚羟基取代，并有碱性的脂肪乙胺侧链，极易被氧化，因此原料药及制剂的质量控制要求较高。

《中国药典》（2015 年版）收载本类药物十多种，除硫酸沙丁胺醇和盐酸克仑特罗的剂型较多外，其余均为注射液。典型药物的结构与性质见表 9-8。

表 9-8 苯乙胺类典型药物的结构与性质

基本结构	R_1	R_2	HX	药 物
	HO— 苯环 —OH	—CH_3		肾上腺素 (epinephrine)
	HO— 苯环 —OH	—H	$CH(OH)COOH$ $CH(OH)COOH$	重酒石酸去甲肾上腺素 (norepinephrine bitartrate)
	HO— 苯环 —OH	—$CH(CH_3)_2$	HCl	盐酸异丙肾上腺素 (isoprenaline hydrochloride)
$R_1-\overset{H}{\underset{OH}{C}}-\overset{H_2}{C}-\overset{H}{N}-R_2 \cdot HX$	HO— 苯环	—CH_3	HCl	盐酸去氧肾上腺素 (phenylephrine hydrochloride)
	HO— 苯环 —HOH_2C	—$C(CH_3)_3$	H_2SO_4	硫酸沙丁胺醇 (salbutamol sulfate)
	H_2N— 苯环(Cl,Cl)	—$C(CH_3)_3$	HCl	盐酸克仑特罗 (clenbuterol hydrochloride)

主要理化性质

1. **弱碱性** 本类药物结构中有脂烃胺基侧链，为仲胺氮，故显弱碱性。其游离碱难溶于水，易溶于有机溶剂；易与酸成盐，成盐后可溶于水。

2. **酚羟基三氯化铁反应** 本类药物结构中有邻二酚羟基（或酚羟基）（除盐酸克仑特罗外），可与 $FeCl_3$ 反应而显色；露置空气中或遇光、热易氧化变色，可用于鉴别。

3. **手性碳原子具有光学活性** 多数药物结构中有手性碳原子，具有旋光性。

4. **取代基性质** 盐酸克仑特罗具有芳香第一胺，可以发生重氮化—偶合反应，用于鉴别；可用亚硝酸钠滴定法测定含量。

5. **苯环** 有共轭体系，存在紫外吸收，可用于鉴别和含量测定。

二、分析示例

以盐酸普鲁卡因及其制剂为例来说明芳胺类药物质量控制的方法。

盐酸普鲁卡因是对氨基苯甲酸和二乙氨基乙醇形成的酯与盐酸所成的盐。本品为白色结晶或结晶性粉末；无臭，味微苦，随后有麻痹感。在水中易溶，在乙醇中略溶，在三氯甲烷中微溶，在乙醚中几乎不溶。

（一）鉴别

1. 水解反应 取本品约 0.1g，加水 2ml 溶解后，加 10% 氢氧化钠溶液 1ml，即生成白色沉淀（普鲁卡因）；加热，变成油状物；继续加热，发生的蒸气（二乙氨基乙醇）能使湿润的红色石蕊试纸变为蓝色；热至油状物消失后，放冷，加盐酸酸化，即析出白色沉淀（对氨基苯甲酸）。

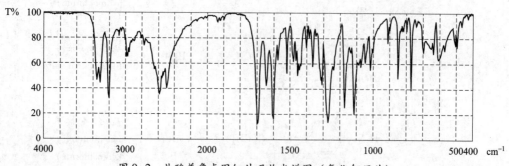

2. 红外分光光度法 本品的红外光吸收图谱与对照图谱（光谱集 397 图）一致。

图 9-2 盐酸普鲁卡因红外吸收光谱图（氯化钾压片）

表 9-9　盐酸普鲁卡因红外吸收光谱特征峰及其归属

波数（cm^{-1}）	归　属
3315，3200	伯胺 ν_{N-H}
2585	胺基 ν_{N-H}
1692	羧基 $\nu_{C=O}$
1645	胺基 δ_{N-H}
1604，1520	苯环 $\nu_{C=O}$
1271，1170，1115	酯基 ν_{C-O}

3. 芳香第一胺类的反应　苯佐卡因、盐酸普鲁卡因和盐酸普鲁卡因胺分子结构中均有芳香第一胺，在盐酸溶液中与亚硝酸钠反应，生成重氮盐，再在碱性溶液中与 β-萘酚偶合，根据供试品不同，生成橙黄至猩红色沉淀。

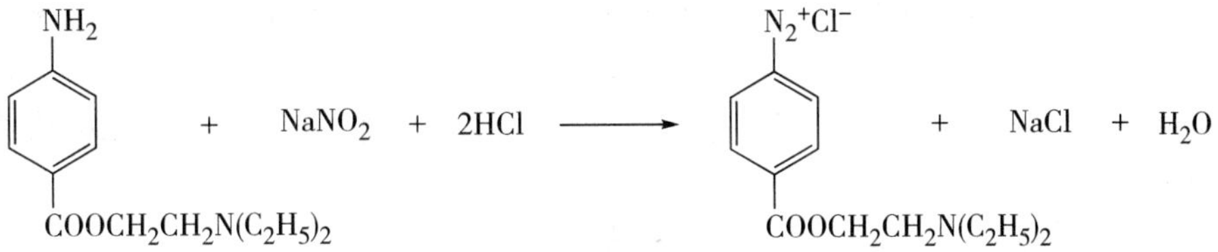

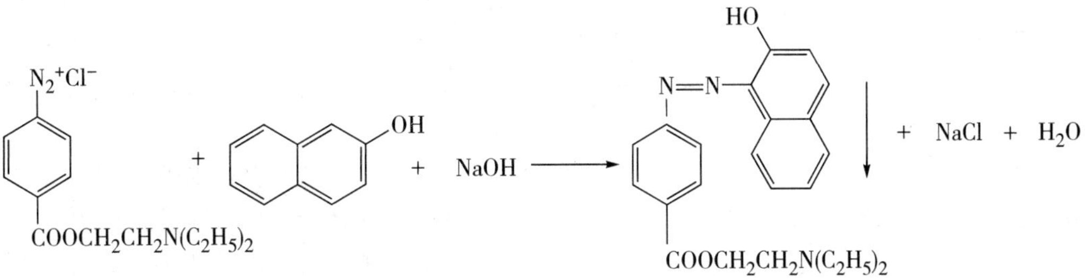

方法：取供试品约 50mg，加稀盐酸 1ml，必要时缓缓煮沸使溶解，加 0.1mol/L 亚硝酸钠溶液数滴，加与 0.1mol/L 亚硝酸钠溶液等体积的 1mol/L 脲溶液，振摇 1 分钟，滴加碱性 β-萘酚试液数滴，生成橙黄至猩红色沉淀。

盐酸丁卡因中不具芳香第一胺结构，故无此反应，可采用此法将盐酸丁卡因区别于其他芳胺类药物。《中国药典》（2015 年版）采用制备衍生物测定熔点来鉴别盐酸丁卡因。

（二）检查

盐酸普鲁卡因检查项目有酸度、溶液的澄清度、干燥失重、炽灼残渣、铁盐及重金属等一般杂质；对其注射液还需检查细菌内毒素（通则 1143），其他应符合注射剂项下有关的各项规定（通则 0102）；注射用无菌粉末需进行无菌检查（通则 1101）。除上述一般杂质外，还需控制其特殊杂质对氨基苯甲酸。

盐酸普鲁卡因分子结构中有酯键，易发生水解反应。其注射液在制备过程中受灭菌温度、时间、溶液 pH、贮藏时间以及光线和金属离子等因素的影响，可发生水解反应生成对氨基苯甲酸和二乙氨基乙醇。其中对氨基苯甲酸随贮藏时间的延长或高温加热，可进一步脱羧转化为苯胺，苯胺易被氧化变色，使注射液发黄，不仅疗效下降，而且毒性增强。《中国药典》（2015 年版）规定，盐酸普鲁卡因及其注射液、注射用无菌粉末均采用高效液相色谱法检查对氨基苯甲酸和有关物质，原料药要求对氨基苯甲酸的限量不得超过 0.5%；注射液中对氨基苯甲酸限度不得超过 1.2%，注射用无菌粉末不得超过 0.5%。

（三）含量测定

1. 亚硝酸钠滴定法　本类药物结构中具有芳香第一胺，在酸性溶液中可用亚硝酸钠滴定法测定含量。《中国药典》（2015 年版）收载了盐酸普鲁卡因、注射用盐酸普鲁卡因、盐酸普鲁卡因胺、盐酸普鲁卡因胺片、盐酸普鲁卡因胺注射液、苯佐卡因均采用本法测定其含量。本法基本原理及应用详见本教材第六章。

方法：取本品约 0.6g，精密称定，照永停滴定法（通则 0701），在 15~25℃，用亚硝酸钠滴定液（0.1mol/L）滴定。每 1ml 亚硝酸钠滴定液（0.1mol/L）相当于 27.28mg 的 $C_{13}H_{20}N_2O_2 \cdot HCl$。《中国药典》（2015 年版）规定按干燥品计算，含 $C_{13}H_{20}N_2O_2 \cdot HCl$ 不得少于 99.0%。

2. 高效液相色谱法　《中国药典》（2015 年版）采用高效液相色谱法测定盐酸普鲁卡因注射液的含量。

方法：照高效液相色谱法（通则 0512）测定。

色谱条件与系统适用性试验　用十八烷基硅烷键合硅胶为填充剂；以含 0.1% 庚烷磺酸钠的 0.05mol/L 磷酸二氢钾溶液（用磷酸调节 pH 至 3.0）-甲醇（68：32）为流动相；检测波长为 290nm，理论板数按普鲁卡因峰计算不低于 2000。盐酸普鲁卡因峰与相邻杂质峰的分离度应符合要求。

测定法　精密量取本品适量，用水定量稀释制成每 1ml 中含盐酸普鲁卡因 0.02mg 的溶液，作为供试品溶液，精密量取 10μl，注入液相色谱仪，记录色谱图；另取盐酸普鲁卡因对照品，精密称定，加水溶解并定量稀释制成每 1ml 中含盐酸普鲁卡因 0.02mg 的溶液，同法测定。按外标法以峰面积计算，即得。

第三节　磺胺类药物分析

　　磺胺类药物是对氨基苯磺酰胺的衍生物，是一类用于治疗细菌感染的化学合成药物，在抗菌类药物中发挥着重要的作用。《中国药典》（2015 年版）收载的磺胺类药物及它们的制剂和复方制剂 30 个品种。

一、结构与性质

　　本类药物是以对氨基苯磺酰胺为母体，不同的取代基形成了不同的磺胺类药物。本类药物多为白色结晶或粉末，少数（如磺胺异噁唑）为淡黄色；无臭。多数在水中几乎不溶，在稀盐酸、氢氧化钠试液或氨试液中易溶；少数（如磺胺醋酰钠）在水中易溶。典型药物的结构与性质见表 9-10。

表 9-10　磺胺类典型药物的结构与性质

基本结构	R_1	R_2	药　物
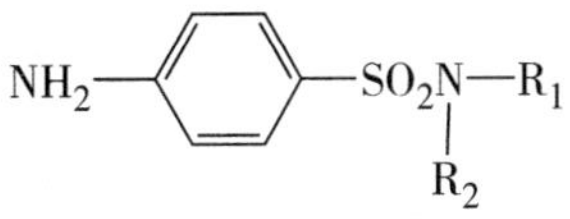 NH_2—〔苯环〕—SO_2N—R_1／R_2	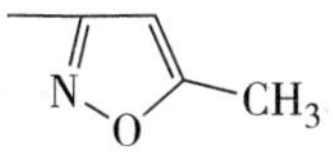 （5-甲基异噁唑基）	—H	磺胺甲噁唑（sulfamethoxazole）
	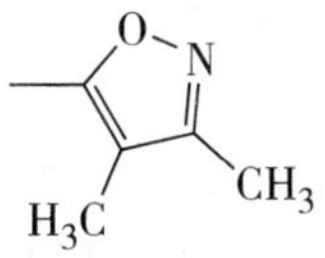 （3,5-二甲基异噁唑基）	—H	磺胺异噁唑（sulfafurazole）
	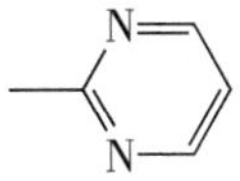 （2-甲基嘧啶基）	—H	磺胺嘧啶（sulfadiazine）
	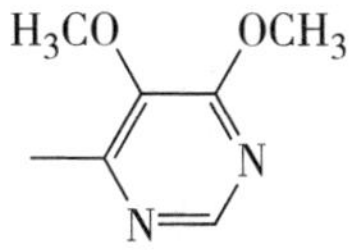 （5,6-二甲氧基嘧啶基）	—H	磺胺多辛（sulfadoxine）
	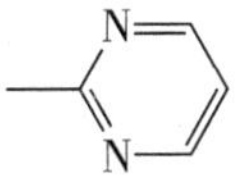 （2-甲基嘧啶基）	—Ag	磺胺嘧啶银（sulfadiazine silver）
	—$COCH_3$	—Na	磺胺醋酰钠（sulfacetamide sodium）

主要理化性质

1. 芳香第一胺反应　能发生重氮化-偶合反应，用于鉴别和含量测定；能与芳醛缩合成有色的 Schiff 碱用于鉴别。

2. 显酸碱两性　芳香第一胺和杂环取代基显弱碱性，磺酰胺基显弱酸性。磺酰胺基上的氢原子受吸电子效应的影响，比较活泼，可以和某些金属离子成盐。

3. 硫酸铜反应　不同的磺胺类药物与硫酸铜可产生不同的铜盐沉淀，可用于本类药物的鉴别。

4. 取代基的特性　除磺胺醋酰钠外，多数取代基为含 N 杂环，具有碱性，可以与生物碱沉淀试剂发生显色反应，用于鉴别。

5. 苯环和芳杂环　具有紫外特征吸收光谱，可利用紫外-可见分光光度法进行鉴别和含量测定。

二、分析示例

以磺胺甲噁唑及其制剂为例说明磺胺类药物质量控制的方法。

磺胺甲噁唑为白色结晶性粉末；无臭。在水中几乎不容；在稀盐酸、氢氧化钠试液或氨试液中易溶。

（一）鉴别

1. 与铜盐反应　磺胺类药物磺酰胺基上的氢原子受磺酰基的吸电子效应影响，非常活泼，可被银、铜、钴等金属离子取代，并生成不同颜色的难溶性的金属盐沉淀。其中与硫酸铜的反应常用于本类药物的鉴别。

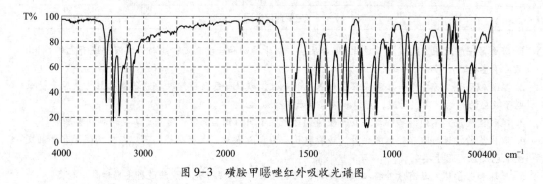

方法：取本品约 0.1 g，加水与 0.4% 氢氧化钠溶液各 3ml，振摇使溶解，滤过，取滤液，加硫酸铜试液 1 滴，即生成草绿色沉淀。

操作说明：在进行鉴别时，向磺胺药物中小心滴加碱液，使其恰好溶解，碱液切勿过量，以免过量的碱液遇到铜盐后生成蓝色的氢氧化铜沉淀而产生干扰。

不同的磺胺类药物与硫酸铜反应所产生的颜色不同，用于区别不同的磺胺类药物。常用磺胺类药物铜盐沉淀的颜色见表 9-11。

表 9-11　常用磺胺类药物与硫酸铜的显色反应

药物	铜盐沉淀的颜色
磺胺甲噁唑	草绿色
磺胺异噁唑	淡棕色→暗绿色絮状
磺胺多辛	黄绿色沉淀→淡蓝色
磺胺嘧啶	黄绿色→紫色
磺胺醋酰钠	蓝绿色

2. 红外分光光度法　本品的红外光吸收图谱应与对照图谱（光谱集 565 图）一致。

图 9-3　磺胺甲噁唑红外吸收光谱图

表 9-12　磺胺甲噁唑红外吸收光谱特征峰及其归属

波数（cm⁻¹）	归属
3460，3360，3280	胺及磺酰胺 ν_{N-H}
1615，1592，1497，1463，1360	唑、苯环 $\nu_{C=C}$，$\nu_{C=N}$
1360	芳胺 ν_{C-N}
1300，1150	磺酰胺 $\nu_{S=O}$
920	唑 ν_{N-O}

3. 与芳醛缩合反应　磺胺类药物结构中含有芳香第一胺能与多种芳醛（对二甲氨基苯甲醛、香草醛、水杨醛等）在酸性溶液中缩合为具有颜色的 Schiff 碱，可用于鉴别。如与对二甲氨基苯甲醛在酸性溶液中反应，生成黄色希夫碱。

4. 取代基的鉴别反应　磺胺嘧啶、磺胺甲噁唑、磺胺异噁唑 R_1 上均为含氮杂环取代，显碱性，能和生物碱沉淀试剂产生沉淀，如磺胺嘧啶能与碘化铋钾试液生成红棕色沉淀。

（二）检查

磺胺甲噁唑检查项下检查一般杂质，包括：酸度、碱性溶液澄清度与颜色、氯化物、硫酸盐、干燥失重、炽灼残渣、重金属；特殊杂质为有关物质，采用方法为薄层色谱法。

方法：取本品，加乙醇-浓氨溶液（9：1）制成每 1ml 中约含 10mg 的溶液，作为供试品溶液；精密量取适量，用乙醇-浓氨溶液（9：1）稀释制成每 1ml 中约含 50μg 的溶液，作为对照溶液。照薄层色谱法（通则 0502）试验，吸取上述两种溶液各 10μl，分别点于同一以 0.1%羧甲基纤维素钠为黏合剂的硅胶 H 薄层板上，以三氯甲烷-甲醇-N,N-二甲基甲酰胺（20：2：1）为展开剂，展开，晾干，喷以乙醇制对二甲氨基苯甲醛试液使显色。供试品溶液如显杂质斑点，与对照溶液的主斑点比较，不得更深。

（三）含量测定

1. 亚硝酸钠滴定法　本类药物分子结构中有芳香第一胺，均可用亚硝酸钠滴定法测定含量。磺胺甲噁唑及其片剂采用亚硝酸钠滴定法进行含量测定。以磺胺甲噁唑含量测定为例说明。

方法：取本品 0.5 g，精密称定，加盐酸溶液（1→2）25ml，再加水 25ml，振摇使溶解，照永停滴定法（通则 0701），用亚硝酸钠滴定液（0.1mol/L）滴定。每 1ml 亚硝酸钠滴定液（0.1mol/L）相当于 25.33mg $C_{10}H_{11}N_3O_3S$。按干燥品计算，含 $C_{10}H_{11}N_3O_3S$ 不得少于 99.0%。

2. 高效液相色谱法　磺胺甲噁唑与甲氧苄啶混合制成复方磺胺甲噁唑制剂，如：片剂、胶囊剂、颗粒剂、注射剂、口服混悬剂，含量测定均采用高效液相色谱法。

以复方磺胺甲噁唑片含量测定为例说明。

方法：照高效液相色谱法（通则 0512）测定。

色谱条件与系统适用性试验　用十八烷基硅烷键合硅胶为填充剂；以乙腈-水-三乙胺（200：799：1）（用氢氧化钠试液或冰醋酸调节 pH 至 5.9）为流动相；检测波长为 240nm。理论板数按甲氧苄啶峰计算不低于 4000。磺胺甲噁唑峰与甲氧苄啶峰的分离度应符合要求。

测定法　取本品 10 片，精密称定，研细，精密称取适量（约相当于磺胺甲噁唑 44mg），置 100ml 量瓶中，加 0.1mol/L 盐酸溶液适量，超声使两主成分溶解，用 0.1mol/L 盐酸溶液稀释至刻度，摇匀，滤过，取续滤液作为供试品溶液，精密量 10μl，注入液相色谱仪，记录色谱图；另取磺胺甲噁唑对照品和甲氧苄啶对照品各适量，精密称定，加 0.1mol/L 盐酸溶液溶解并定量稀释制成每 1ml 含磺胺甲噁唑 0.44mg 与甲氧苄啶 89μg 的溶液，摇匀，同法测定。按外标法以峰面积计算，即得。

《中国药典》（2015 年版）规定本品含磺胺甲噁唑（$C_{10}H_{11}N_3O_3S$）与含甲氧苄啶（$C_{14}H_{18}N_4O_3$）均应为标示量的 90.0%～110.0%。

第四节 巴比妥类药物分析

巴比妥类药物具有镇静催眠、抗惊厥的药理作用，在临床上有广泛的应用。《中国药典》（2015 年版）收载的本类药物有苯巴比妥及其钠盐、司可巴比妥钠、异戊巴比妥及其钠盐和注射用硫喷妥钠。

一、结构与性质

本类药物都具有环状丙二酰脲母核，是巴比妥酸的衍生物，其结构通式如下。除硫喷妥钠为 C_2 位硫取代的硫代巴比妥酸衍生物外，其他均为 C_5 位双取代的衍生物。相同的母核决定了巴比妥类药物的共性，不同的取代基，体现了不同种药物之间理化性质的差异。典型药物的结构和性质见表 9-13。

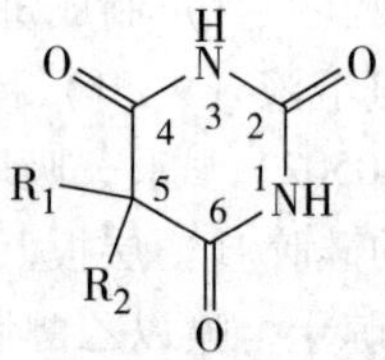

本类药物多为白色结晶性颗粒或粉末（注射用硫喷妥钠为淡黄色粉末），在水中极微溶解，易溶于乙醇或乙醚，形成的钠盐易溶于水。

表 9-13 巴比妥类典型药物的结构与性质

基本结构	R_1	R_2	备 注	药 物
	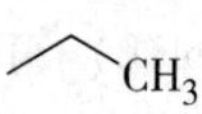 —CH2CH3	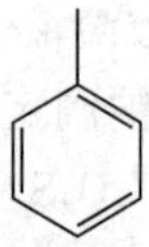 —C6H5	—	苯巴比妥（phenobarbital）
	—CH3	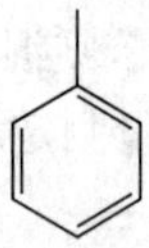 —C6H5	C_2 位与钠成盐	苯巴比妥钠（phenobarbital sodium）
	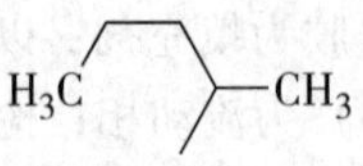 H3C—CH—CH2—CH3	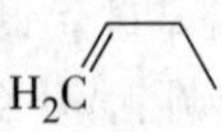 H2C=CH—CH2—	C_2 位与钠成盐	司可巴比妥钠（secobarbital sodium）
	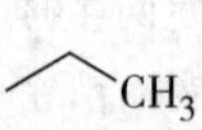 —CH2CH3	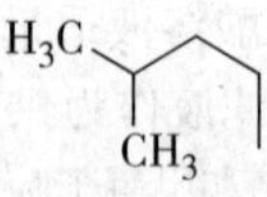 H3C—CH—CH2CH2— (CH3)	—	异戊巴比妥（amobarbital）

续表

基本结构	R₁	R₂	备 注	药 物
			C₂ 位与钠成盐	异戊巴比妥钠（amobarbital sodium）
	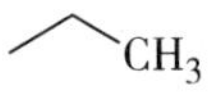	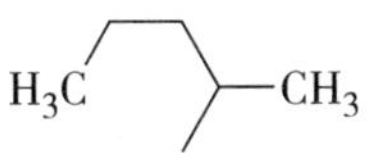	C₂ 位上的 O 被 S 取代	硫喷妥钠（thiopental sodium）

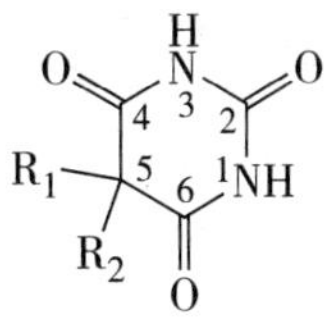

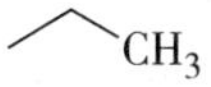

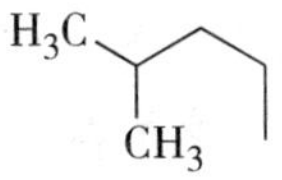

主要理化性质

1. **弱酸性**　环状丙二酰脲中 1，3-二酰亚胺基团可发生酮式-烯醇式互变异构，在水溶液中可二级电离显弱酸性（pK_a 值为 7.3~8.4），其酸性弱于碳酸（pK_a 值为 6.37）。巴比妥类药物可溶于氢氧化钠或碳酸钠溶液。

2. **水解开环**　巴比妥类的钠盐性质不稳定，吸湿后母核开环，水解失效，在温度升高以及碱性条件下可加速水解，影响药品的质量。

3. **与重金属离子的呈色反应**　在碱性条件下，环状丙二酰脲结构可与重金属离子，如 Ag^+、Cu^{2+}、Co^{2+}、Hg^{2+} 等，生成有特征颜色的物质，此性质可用于药物鉴别和含量测定。

4. **共轭体系的紫外吸收特性**　巴比妥类药物在碱性条件下可电离产生共轭体系，且吸收光谱随电离级数的不同而变化；硫喷妥钠在酸性和碱性条件下均有紫外吸收，可用于鉴别和含量测定。

5. **特殊取代基性质**　①司可巴比妥钠结构中的丙烯基，可与碘水、溴水、高锰酸钾等试剂发生加成反应，使试剂褪色，用于鉴别和含量测定；②硫喷妥钠在氢氧化钠试液中与醋酸铅反应生成白色沉淀，加热转变为黑色硫化铅沉淀，用于鉴别；③苯巴比妥及其钠盐中的苯环可与硫酸-亚硝酸钠、甲醛-硫酸试剂反应呈色，用于鉴别。

二、分析示例

以苯巴比妥及其片剂为例说明巴比妥类药物质量控制方法。

本品为白色有光泽的结晶性粉末，无臭；饱和水溶液显酸性反应。

在乙醇或乙醚中溶解，在三氯甲烷中略溶，在水中极微溶解；在氢氧化钠或碳酸钠溶液中溶解。

（一）鉴别

1. 丙二酰脲类的鉴别反应　环状丙二酰脲可与重金属离子结合，产生特征颜色，被《中国药典》（2015 年版）收载于第四部通则"一般鉴别试验"中，包括银盐和铜盐的反应。

（1）**银盐反应**　苯巴比妥可溶于碳酸钠溶液，与硝酸银试液反应，先生成可溶性的一银盐，加入过量的硝酸银试液后即生成难溶性的二银盐白色沉淀。

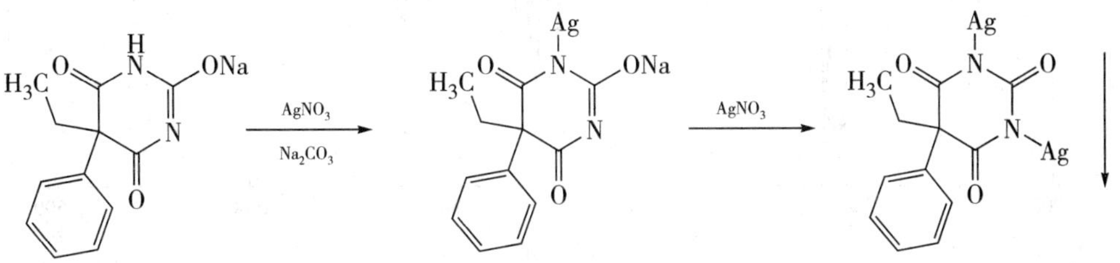

可溶性一银盐　　　　　　　　　二银盐白色沉淀

　　方法：取供试品约0.1g，加碳酸钠试液1ml与水10ml，振摇2分钟，滤过，滤液中逐滴加入硝酸银试液，即生成白色沉淀，振摇，沉淀即溶解；继续滴加过量的硝酸银试液，沉淀不再溶解。

　　（2）铜盐反应　苯巴比妥在吡啶溶液中与铜-吡啶试液反应，生成稳定的金属配合物，产物具有特征颜色，巴比妥类药物为紫堇色或紫色，含硫巴比妥类药物为绿色。

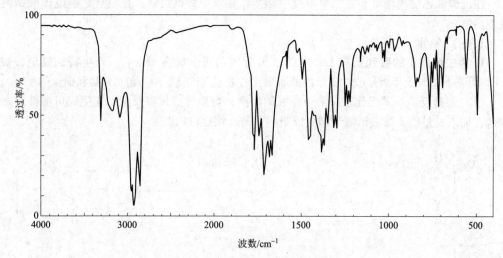

　　方法：取供试品约50mg，加吡啶溶液（1→10）5ml，溶解后，加铜吡啶试液1ml，即显紫色或生成紫色沉淀。

　　2. 苯环的鉴别反应　苯巴比妥C_5位具有苯基取代，《中国药典》（2015年版）采用苯环的硝化和缩合反应，鉴别苯巴比妥及其钠盐。

　　方法：（1）取本品约10mg，加硫酸2滴与亚硝酸钠约5mg，混合，即显橙黄色，随即转橙红色。

　　（2）取本品约50mg，置试管中，加甲醛试液1ml，加热煮沸，冷却，沿管壁缓缓加硫酸0.5ml，使成两液层，置水浴中加热，接界面显玫瑰红色。

　　3. 红外分光光度法　本品的红外光吸收图谱应与对照的图谱（光谱集227图）一致。

图9-4　苯巴比妥红外吸收光谱图

表 9-14　苯巴比妥红外吸收光谱特征峰及其归属

波数（cm^{-1}）	归　属
3300	胺基 ν_{N-H}
3180，3090	烷基 ν_{C-H}
3000～2700	烷基 ν_{C-H}
1770，1720	羰基 $\nu_{C=O}$
1680，1670	胺基 δ_{N-H}
1580，1500	双键 $\nu_{C=C}$
1370	烷基 δ_{C-H}
760，690	单取代苯环烷基 γ_{C-H}

（二）检查

苯巴比妥生产过程中由于中间体乙酰化不完全、中间体与原料发生反应等原因引入多种杂质。原料药及片剂除检查干燥失重、炽灼残渣一般杂质及含量均匀度、溶出度等制剂质量外，还应检查酸度、乙醇溶液澄清度、有关物质、中性或碱性物质特殊杂质。

1. 酸度　由于中间体反应不完全，与原料反应产生酸性较强杂质。

方法：取本品 0.20g，加水 10ml，煮沸搅拌 1 分钟，放冷，滤过，取滤液 5ml，加甲基橙指示液 1 滴，不得显红色。

2. 乙醇溶液的澄清度　中间体反应不完全，其与苯巴比妥在乙醇中溶解度不同，检查乙醇溶液澄清度控制杂质。

方法：取本品 1.0g，加乙醇 5ml，加热回流 3 分钟，溶液应澄清。

3. 有关物质　方法：取本品，加流动相溶解并稀释制成每 1ml 中含 1mg 的溶液，作为供试品溶液；精密量取 1ml，置 200ml 量瓶中，用流动相稀释至刻度，摇匀，作为对照溶液。照高效液相色谱法（通则 0512）试验，用辛烷基硅烷键合硅胶为填充剂；以乙腈-水（25：75）为流动相，检测波长为 220nm；理论板数按苯巴比妥峰计算不低于 2500，苯巴比妥峰与相邻杂质峰的分离度应符合要求。精密量取供试品溶液与对照溶液各 5μl，分别注入液相色谱仪，记录色谱图至主成分峰保留时间的 3 倍，供试品溶液色谱图中如有杂质峰，单个杂质峰面积不得大于对照溶液主峰面积（0.5%），各杂质峰面积的和不得大于对照溶液主峰面积的 2 倍（1.0%）。

4. 中性或碱性物质　原料药合成过程中未反应原料及其降解产物，与苯巴比妥在碱性溶液中溶解度不同，利用此性质进行杂质检查。

方法：取本品 1.0g，置分液漏斗中，加氢氧化钠试液 10ml 溶解，加水 5ml，乙醚25ml，振摇 1 分钟，分取醚层，用水振摇洗涤 3 次，每次 5ml，取醚液经干燥滤纸滤过，滤液置 105℃恒重的蒸发皿中，蒸干，在 105℃干燥 1 小时，遗留残渣不得过 3mg。

（三）含量测定

1. 银量法　环状丙二酰脲在碱性条件下具有与银离子定量成盐的性质，《中国药典》（2015 年版）采用银量法测定苯巴比妥的含量。本法操作简便，药物中的分解产物等相关杂质不与硝酸银反应，专属性较强，用于大多数巴比妥类药物及其钠盐的原料药和相应制剂的含量测定。如异戊巴比妥及其钠盐和片剂，苯巴比妥钠的原料及注射用无菌粉末。以苯巴比妥含量测定方法为例说明。

方法：取本品约 0.2g，精密称定，加甲醇 40ml 使溶解，再加新制的 3% 无水碳酸钠溶液 15ml，照电位滴定法（通则 0701），用硝酸银滴定液（0.1mol/L）滴定。每 1ml 硝酸银滴定液（0.1mol/L）相当于 23.22mg 的 $C_{12}H_{12}N_2O_3$。

2. 高效液相色谱法 因苯巴比妥片剂中杂质、辅料等因素的影响，《中国药典》（2015 年版）采用高效液相色谱法测定苯巴比妥片的含量，可有效提高分离效能及灵敏度。

方法：照高效液相色谱法（通则 0512）测定。

色谱条件与系统适用性实验 用辛烷基硅烷键合硅胶为填充剂；以乙腈-水（30∶70）为流动相；检测波长为 220nm。理论板数按苯巴比妥峰计算不低于 2000，苯巴比妥与相邻色谱峰的分离度应符合要求。

测定法 取本品 20 片，精密称定，研细，精密称取适量（约相当于苯巴比妥 30mg），置 50ml 量瓶中，加流动相适量，超声 20 分钟使苯巴比妥溶解，放冷，用流动相稀释至刻度，摇匀，滤过，精密量取续滤液 1ml，置 10ml 量瓶中，用流动相稀释至刻度，摇匀，精密量取 10μl，注入液相色谱仪，记录色谱图。另取苯巴比妥对照品，精密称定，加流动相溶解并定量稀释制成每 1ml 中约含苯巴比妥 60μg 的溶液，同法测定。按外标法以峰面积计算，即得。本品含苯巴比妥（$C_{12}H_{12}N_2O_3$）应为标示量的 93.0% ~ 107.0%。

第五节　杂环类药物分析

杂环类药物的分子结构中都含有杂环，环中的杂原子一般为氮、氧、硫等。杂环类药物种类繁多，根据其基本母核不同，可分为呋喃类、吡啶类、哌啶类等。本节主要介绍具有代表性的吡啶类、吩噻嗪类、苯并二氮杂䓬类以及喹诺酮类四种典型杂环类药物的质量分析方法。

一、结构与性质

（一）吡啶类药物

吡啶类药物的分子结构中，均含有氮杂原子不饱和六元单环，取代基上有酰胺键。《中国药典》（2015 年版）收载的本类典型药物主要有异烟肼、尼可刹米、硝苯地平、尼群地平等。异烟肼在水中易溶，在乙醇中微溶，在乙醚中极微溶解。吡啶类典型药物的结构与性质见表 9-15。

表 9-15　吡啶类典型药物结构与性质

基本结构	R_1	R_2	药　物
R₁ R₂ 结构图	—CONHNH₂	—H	异烟肼（isoniazid）
	—H	—CON(C₂H₅)₂	尼可刹米（nikethamide）

主要理化性质

1. **弱碱性** 吡啶环上的氮原子显碱性，在水中其 pK_b 值为 8.8，可用非水溶液滴定法进行含量测定。

2. **吡啶环开环反应** 吡啶环上 α、α′位未被取代，而 β 或 γ 位被羧酸衍生物所取代的药物，均可发生吡啶环的开环反应，可用于鉴别。

续表

主要理化性质

3. 紫外吸收光谱特征　吡啶环为芳香杂环，具有特征紫外吸收，可用于鉴别和含量测定。

4. 还原性　异烟肼的吡啶环 γ 位上被酰肼基取代，酰肼基具有较强的还原性，可被氧化剂氧化。

5. 酰肼基羰基缩合反应　异烟肼结构中的酰肼基可与某些含羰基的化合物（如芳醛）发生缩合反应生成腙，具有特定的颜色和熔点，可用于鉴别和含量测定。

6. 水解性　异烟肼分子结构中的酰肼基、尼可刹米分子结构中的酰胺基以及硝苯地平分子结构中的酯键均具有水解性，在一定条件下能发生水解反应，可供鉴别。

（二）吩噻嗪类药物

吩噻嗪类药物为苯并噻嗪的衍生物，其分子结构中均含有硫氮杂蒽母核。临床上常用的本类药物多为其盐酸盐。《中国药典》（2015 年版）收载本类的典型药物有：盐酸氯丙嗪、盐酸异丙嗪、奋乃静等。盐酸氯丙嗪在水、乙醇或三氯甲烷中易溶，在乙醚或苯中不溶。盐酸异丙嗪在水中极易溶解，在乙醇或三氯甲烷中易溶，在丙酮或乙醚中几乎不溶。奋乃静在三氯甲烷中极易溶解，在乙醇中溶解，在水中几乎不溶；在稀盐酸中溶解。吩噻嗪类典型药物的结构与性质见表 9-16。

表 9-16　吩噻嗪类典型药物的结构与性质

基本结构	R_1	R_2	HX	药物
	—Cl	—CH₂CH₂CH₂N(CH₃)₂	HCl	盐酸氯丙嗪（chlorpromazine hydrochloride）
	—H	—CH₂CHCH₃N(CH₃)₂	HCl	盐酸异丙嗪（promethazine hydrochloride）
	—Cl	H₂CH₂CH₂C—N◯N—CH₂CH₂OH		奋乃静（perphenazine）

主要理化性质

1. 氮原子的碱性　本类药物母核上氮原子的碱性极弱，10 位侧链上烃胺基，如二甲氨基或哌嗪基碱性较强，药用盐酸盐。可根据其碱性，用非水溶液滴定法进行含量测定。

2. 多电子体系的还原性　本类药物吩噻嗪环上的二价硫离子具有较强的还原性，易被氧化剂（如硫酸、硝酸、三氯化铁、过氧化氢等）氧化，生成砜、亚砜等产物，其氧化产物随取代基的不同而呈不同的颜色，可用于本类药物的鉴别和含量测定。

3. 硫离子与金属离子的反应　本类药物分子结构中未被氧化的硫，可与金属离子如钯离子（Pd^{2+}）形成有色配合物，其氧化产物砜和亚砜则无此反应，可用于鉴别和含量测定。

4. 紫外吸收光谱特征　本类药物结构中的吩噻嗪环三环共轭的 π 系统，有较强的紫外吸收，在紫外光区一般有三个吸收峰，分别在 205nm、254nm 和 300nm 附近，最强峰多在 254nm 附近，可用于鉴别和含量测定。

（三）苯并二氮杂䓬类

苯并二氮杂䓬类药物为苯环与七元含氮杂环稠合而成的有机药物。其中 1,4-苯并二氮杂䓬类药物是目前临床应用最广泛的抗焦虑和抗惊厥药。《中国药典》（2015 年版）收载的典型药物主要有地西泮、硝西泮、奥沙西泮、氯氮䓬、艾司唑仑、阿普唑仑等。地西泮在丙酮或三氯甲烷中易溶，在乙醇中溶解，在水中几乎不溶。艾司唑仑在醋酐或三氯甲烷中易溶，在甲醇中溶解，在醋酸或乙醇中略溶，在水中几乎不溶。苯并二氮杂䓬类典型药物的结构与性质见表 9-17。

表 9-17　苯并二氮杂䓬类典型药物的结构与性质

基本结构	R_1	R_2	备注	药物
	—CH₃	=O	—	地西泮（diazepam）
	—H	=O	C_3—OH 取代	奥沙西泮（oxazepam）
	N_1=C_2	—NHCH₃	$N_4 \rightarrow O$ 取代	氯氮䓬（chlordiazepoxide）
			—	艾司唑仑（estazolam）

主要理化性质

1. **氮原子的碱性**　二氮杂䓬七元环上的亚胺氮原子具有强碱性，但苯基的取代可使其碱性降低，因而在含量测定时不能用直接酸碱滴定法，需要用非水溶液滴定法。同时，氮原子还可以和某些有机碱沉淀剂发生沉淀反应，可用于鉴别。

2. **七元环的水解性**　二氮杂䓬七元环在强酸性溶液中能水解开环，生成含有芳香第一胺结构的二苯甲酮衍生物，根据水解产物的不同性质可对本类药物进行鉴别。

3. **紫外吸收光谱特征**　本类药物分子中有较长的共轭体系，在紫外区有特征吸收，随着介质 pH 的不同，紫外吸收光谱也不同；溶于硫酸后在 365nm 处显不同的荧光，可利用这一特性鉴别。

（四）喹诺酮类药物

喹诺酮类药物是人工合成的含 4-喹诺酮母核的抗菌药物。该类药物因其抗菌谱广，抗菌活性强，不良反应少等优点，临床上得到了广泛应用，并成为国内外众多制药企业竞相开发和生产的热门药品。《中国药典》（2015 年版）收载的代表药物主要有诺氟沙星、氧氟沙星等。喹诺酮类典型药物的结构与性质见表 9-18。

表 9-18　喹诺酮类典型药物的结构与性质

基本结构	R_1	R_2	R_3	备注	药物
	—CH₂CH₃	—H	HN⌐N	—	诺氟沙星（norfloxacin）
		CH₃	H₃C—N⌐N—	$\frac{1}{2}$H₂O	左氧氟沙星（levofloxacin）

续表

主要理化性质

1. **羧基及哌嗪基的酸碱两性**　本类药物因含有酸性的羧基和碱性的哌嗪基，呈酸碱两性，易溶于醋酸、盐酸和氢氧化钠溶液中。有哌嗪基的药物还可与丙二酸、醋酐作用，生成有色产物，可供鉴别。

2. **哌嗪基的还原性**　本类药物分子结构中的哌嗪基具有还原性，遇光易被氧化，颜色渐变深。

3. **紫外吸收光谱特征**　本类药物喹诺酮母核有共轭体系，在一定的紫外光区有特征吸收，可进行鉴别和含量测定。

二、分析示例

以尼可刹米及其注射液为例说明杂环类药物质量控制方法。

本品为无色至淡黄色的澄清油状液体，放置冷处，即成结晶；有轻微的特臭；有引湿性。

本品能与水、乙醇、三氯甲烷或乙醚任意混合。

（一）鉴别

1. 水解反应　取本品 10 滴，加氢氧化钠试液 3ml，加热，即发生二乙胺的臭气，能使湿润的红色石蕊试纸变蓝色。

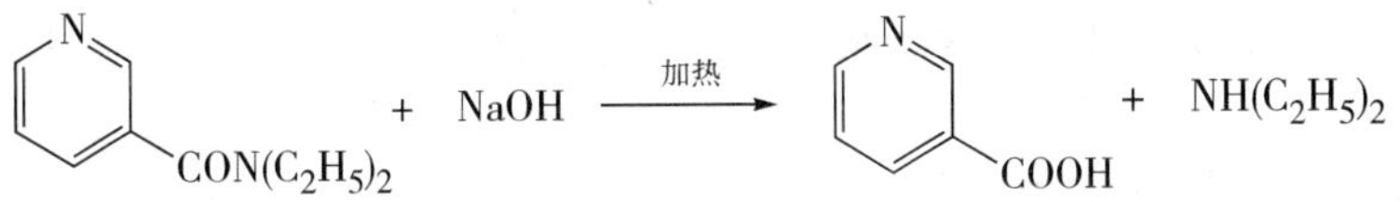

2. 吡啶开环反应　适用于吡啶环上 α、α′位无取代，β 或 γ 位被羧酸衍生物取代的杂环药物。尼可刹米结构中含有吡啶环，当溴化氰与苯胺作用于吡啶环时，首先在溴化氰作用下，吡啶环开环水解，生成戊烯二醛，再与苯胺缩合，生成黄色产物。尼可刹米及其注射液均采用此法鉴别。

方法：取本品 1 滴，加水 50ml，摇匀，分取 2ml，加溴化氰试液 2ml 与 2.5% 苯胺溶液 3ml，摇匀，溶液渐显黄色。

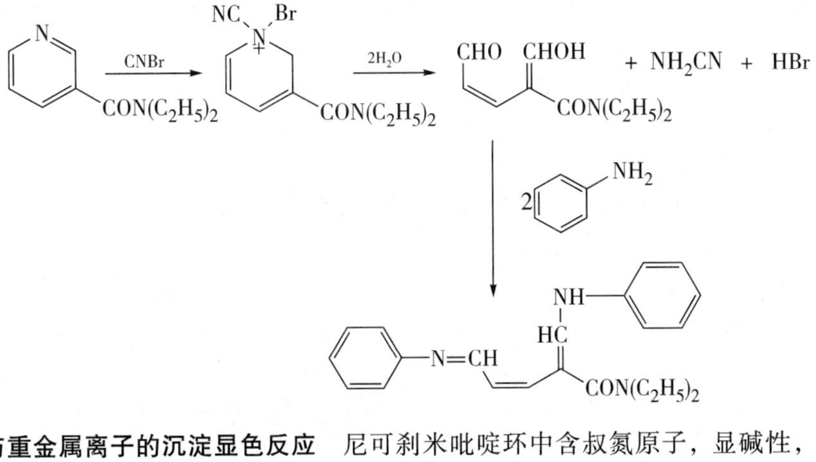

3. 与重金属离子的沉淀显色反应　尼可刹米吡啶环中含叔氮原子，显碱性，可与重金属盐类等沉淀试剂硫酸铜发生反应，产物为具有特征草绿色的沉淀。

方法：取本品 2 滴，加水 1ml，摇匀，加硫酸铜试液 2 滴与硫氰酸铵试液 3 滴，即生成草绿色沉淀。

$$2 \quad \text{[pyridine-CON(C}_2\text{H}_5)_2] + CuSO_4 + NH_4SCN \longrightarrow [\text{pyridine-CON(C}_2\text{H}_5)_2]_2 \cdot Cu(SCN)_2 \downarrow + (NH_4)_2SO_4$$

4. 红外分光光度法 本品的红外光吸收图谱应与对照的图谱（光谱集 135 图）一致。

表 9-19 尼可刹米红外吸收光谱特征峰及其归属

波数（cm⁻¹）	归 属
3020，2990，2950	烷基 ν_{C-H}
1635	羰基 $\nu_{C=O}$
1590~1430	吡啶环 $\nu_{C=N}$、$\nu_{C=C}$
1380，1370	饱和烷基 δ_{C-H}
1100，1035	烷基 δ_{C-H}
880，825	吡啶环烷基 γ_{C-H}

（二）检查

尼可刹米除需检查酸碱度、溶液的澄清度与颜色、氯化物、水分等一般杂质外，还应检查有关物质、易氧化物特殊杂质。注射剂需检查有关物质。

1. 有关物质 尼可刹米在生产和贮藏过程中易引入 N-乙基烟酰胺和其他化学结构不明的有关物质，尼可刹米及其注射液均采用高效液相色谱法检查有关物质。以尼可刹米为例说明。

方法：取本品，加甲醇制成每 1ml 中含 4mg 的溶液，作为供试品溶液；精密量取 1ml，置 100ml 量瓶中，用水稀释至刻度，摇匀，作为对照溶液。照高效液相色谱法（通则 0512）试验，用十八烷基硅烷键合硅胶为填充剂，以甲醇-水（30∶70）为流动相，检测波长为 263nm。理论板数按尼可刹米峰计算不低于 2000，尼可刹米峰与其相邻杂质峰的分离度应符合要求。精密量取供试品溶液与对照溶液各 10μl，分别注入液相色谱仪，记录色谱图至主成分峰保留时间的 2 倍。供试品溶液色谱图中如有杂质峰，各杂质峰面积的和不得大于对照溶液主峰面积的 0.5 倍（0.5%）。

2. 易氧化物 尼可刹米在合成过程中会产生具有还原性的杂质，本法通过氧化还原反应，用灵敏度法控制杂质的含量。

方法：取本品 1.2g，加水 5ml 与高锰酸钾滴定液（0.02mol/L）0.05ml，摇匀，粉红色在 2 分钟内不得消失。

（三）含量测定

《中国药典》（2015 年版）采用非水溶液滴定法测定原料药含量，紫外-可见分光光度法测定注射液含量，现将两种方法介绍如下。

1. 非水溶液滴定法 尼可刹米分子中的吡啶氮原子具有弱碱性，可采用非水碱量法测定其含量。本法以高氯酸为滴定液，以冰醋酸为溶剂，以结晶紫作为指示剂，采用空白试验进行校正，反应到达终点时，溶液显蓝绿色。

方法：取本品约 0.15g，精密称定，加冰醋酸 10ml 与结晶紫指示液 1 滴，用高氯酸滴定液（0.1mol/L）滴定至溶液显蓝绿色，并将滴定的结果用空白试验校正。每 1ml 高氯酸滴定液（0.1mol/L）相当 17.82mg 的 $C_{10}H_{14}N_2O$。含 $C_{10}H_{14}N_2O$ 不得少于 98.5%。

2. 紫外-可见分光光度法 尼可刹米分子结构中含有吡啶环和酰胺键，形成共轭，在紫外光区有特征吸收，可采用紫外-可见分光光度法测定其含量。

方法：用内容量移液管精密量取本品 2ml，置 200ml 量瓶中，用 0.5% 硫酸溶液分次洗涤移液管内壁，洗液并入量瓶中，加 0.5% 硫酸溶液稀释至刻度，摇匀；精密量取适量，加 0.5% 硫酸溶液定量稀释成每 1ml 中约含尼可刹米 20μg 的溶液，照紫外-可见分光光度法（通则 0401），在 263nm 的波长处测定吸光度，按 $C_{10}H_{14}N_2O$ 的吸收系数（$E_{1cm}^{1\%}$）为 292 计算，即得。含尼可刹米（$C_{10}H_{14}N_2O$）应为标示量的 90.0%～110.0%。

第六节　生物碱类药物分析

生物碱是指存在于生物体内一类含有氮原子的有机化合物，多呈碱性，故有生物碱之称。生物碱的数目较多，结构复杂，大多具有特殊而显著的生理活性，广泛应用于临床。生物碱大部分有毒性，因此，临床应用须慎重，应严格控制其质量，以确保用药安全。游离生物碱大都不溶或难溶于水，溶于或易溶于有机溶剂，碱性生物碱在稀酸溶液中成盐而溶解。生物碱的盐类多易溶于水，不溶或难溶于有机溶剂。手性碳原子在生物碱结构中很常见，因此生物碱类药物多具有旋光性，可以作为鉴别、检查的依据。

目前，生物碱类药物一般按母核的化学结构分类，《中国药典》（2015 年版）收载的生物碱类药物主要有苯烃胺类、托烷类、喹啉类、异喹啉类、吲哚类及黄嘌呤类。

一、结构与性质

（一）苯烃胺类

本类药物是生物碱中结构较为简单的小分子物质，氮原子位于脂烃胺侧链，代表药物有麻黄碱、伪麻黄碱、秋水仙碱等。盐酸麻黄碱易溶于水，在乙醇中溶解，不溶于三氯甲烷和乙醚；盐酸伪麻黄碱极易溶于水，易溶于乙醇，微溶于三氯甲烷；秋水仙碱无臭，遇光颜色渐深，易溶于乙醇、三氯化铁，能溶于水，极微溶于乙醚。典型药物结构与性质见表 9-20。

表 9-20　苯烃胺类典型药物的结构与性质

化学结构	药　物
	盐酸麻黄碱（ephedrine hydrochloride）
	盐酸伪麻黄碱（pseudoephedrine hydrochloride）

主要理化性质

1. **氮原子的碱性**　本类药物的结构特点是其氮原子不在环状结构内，而是在侧链上，且为仲胺氮，故碱性较一般生物碱强，易与酸成盐。其游离碱难溶于水，易溶于有机溶剂，其盐可溶于水。

2. **旋光性**　侧链上具有两个手性碳原子，具有旋光性。盐酸麻黄碱为左旋体，盐酸伪麻黄碱为右旋体。

3. **氨基醇性质**　芳环侧链上有氨基醇结构，可发生双缩脲反应，用于鉴别。

4. **紫外吸收光谱特征**　本类药物结构中都含有芳环及特征官能团，有紫外和红外光谱特征吸收，可供鉴别和含量测定。

（二）托烷类生物碱

本类药物具有莨菪烷母核，氮原子位于桥环上，具有一定碱性。代表药物有硫酸阿托品、氢溴酸东莨菪碱和氢溴酸山莨菪碱，临床上用于解痉止痛。硫酸阿托品在水中极易溶解，在乙醇中易溶；氢溴酸山莨菪碱在乙醇中易溶，在盐酸溶液和水中溶解；氢溴酸东莨菪碱在水中易溶，乙醇中略溶，三氯甲烷中极微溶解，乙醚中不溶。典型药物结构与性质见表9-21。

表 9-21　托烷类典型药物的结构与性质

化学结构	药　物
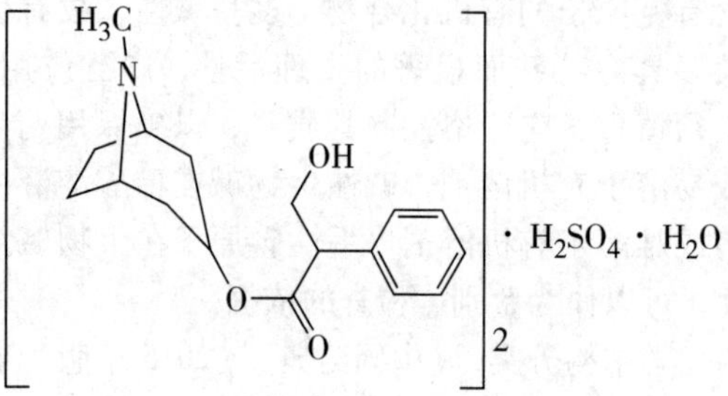	硫酸阿托品 （atropine sulfate）
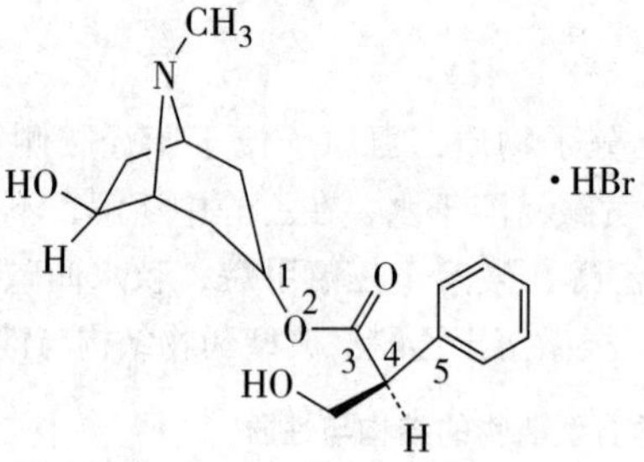	氢溴酸山莨菪碱 （anisodamine hydrobromide）
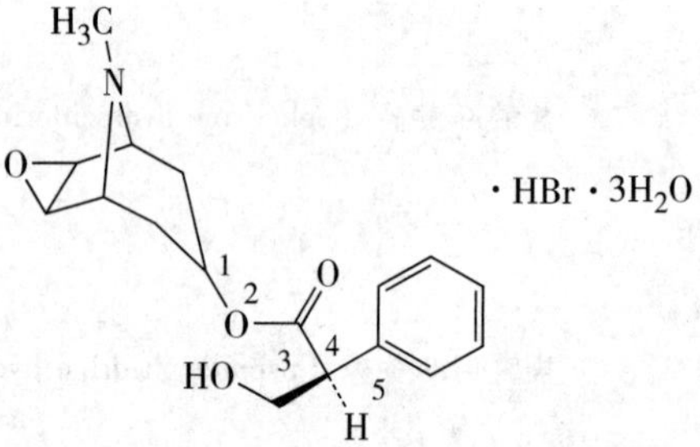	氢溴酸东莨菪碱 （scopolamine hydrobromide）

主要理化性质

1. 氮原子的碱性　分子结构中的五元脂环和六元脂环上共用一个叔胺氮原子，碱性较强，易与酸成盐。

2. 手性碳原子旋光性　结构中含有手性碳原子，氢溴酸山莨菪碱为左旋体，阿托品因外消旋化而为消旋体，无旋光性。

3. 酯键的水解性　本类生物碱为莨菪醇和莨菪酸形成的酯，易发生水解。

4. 托烷生物碱维他立（vitali）反应　水解生成的莨菪酸可发生 vitali 反应，与发烟硝酸反应硝化，在碱性醇溶液中显深紫色，后转为暗红色，最后颜色消失。此法可用于本类生物碱的专属鉴别。

（三）喹啉类生物碱

本类药物具有6-羟基喹啉母核和喹核碱，每分子药物含有两个氮原子，具有一定碱性。代表药物有硫酸奎宁和硫酸奎尼丁。硫酸奎宁水溶液显中性，易溶于水、乙醇、三氯甲烷、乙醚中微溶。硫酸奎尼丁易溶于沸水，溶于三氯甲烷、乙醇，在水中微溶，不溶于乙醚。喹啉类典型药物结构与性质见表9-22。

表9-22　喹啉类典型药物的结构与性质

化学结构	药　物
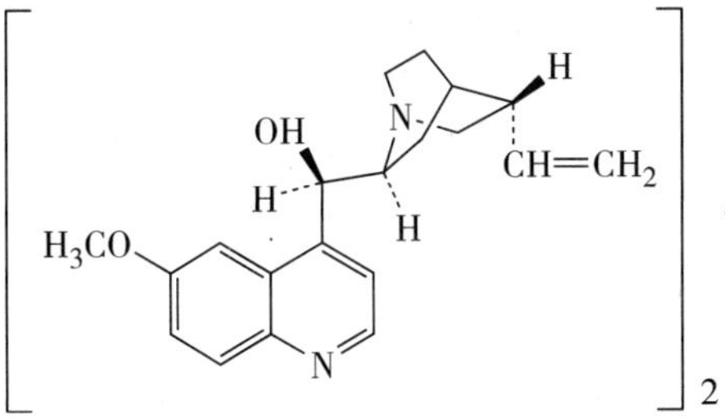 · H_2SO_4 · $2H_2O$	硫酸奎宁（quinine sulfate）
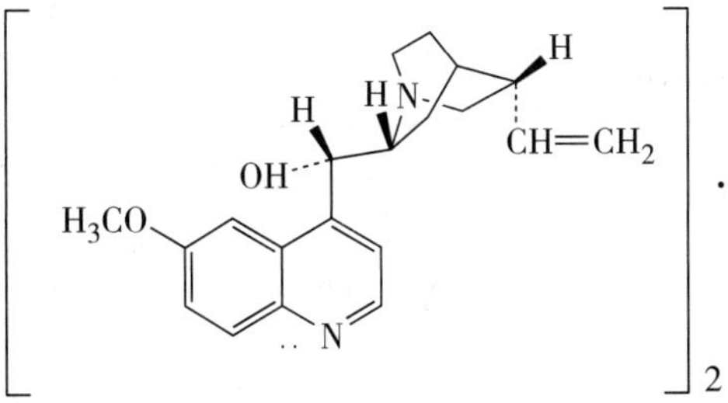 · H_2SO_4 · $2H_2O$	硫酸奎尼丁（quinidine sulfate）

主要理化性质

1. 氮原子的碱性　奎宁和奎尼丁结构中包括喹啉环和喹核碱两部分，各含一个氮原子，其中喹啉环芳环氮碱性弱，不能与硫酸成盐；喹核碱脂环氮碱性强，能与强酸成稳定的盐。奎宁的碱性略大于奎尼丁。
2. 旋光性　奎宁和奎尼丁的分子式完全相同，但喹核碱部分立体结构不同，前者为左旋体，后者为右旋体，立体结构的不同导致了两者的旋光性、碱性、溶解性能和药理作用的不同。
3. 荧光特性　硫酸奎宁和硫酸奎尼丁在稀硫酸溶液中显蓝色荧光，可用于鉴别。
4. 绿奎宁反应　本类药物能与氯水、溴水发生反应，溶液显绿色，再以氨水处理缩合，可用于鉴别。

（四）异喹啉类生物碱

本类药物以四氢异喹啉环为母核，氮原子位于杂环上，具有一定碱性，同时还具有酚羟基，显弱酸性。代表药物有硫酸吗啡、盐酸吗啡、磷酸可待因、盐酸小檗碱等。硫酸吗啡、盐酸吗啡、磷酸可待因在水中溶解，乙醇中微溶，三氯甲烷和乙醚中几乎不溶；盐酸小檗碱溶于热水，微溶于水和乙醇，不溶于三氯甲烷和乙醚。异喹啉类典型药物结构与性质见表9-23。

表 9-23 异喹啉类典型药物的结构与性质

化学结构	药 物
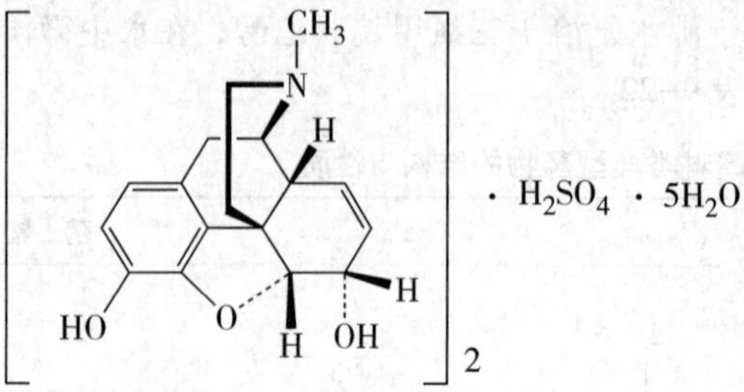 · H_2SO_4 · $5H_2O$	硫酸吗啡 （morphine sulfate）
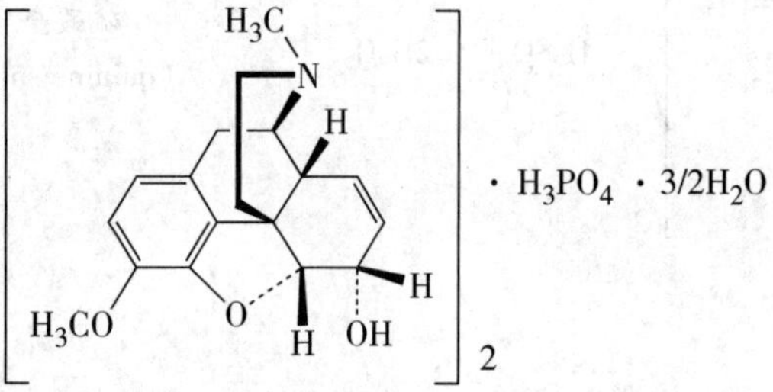 · H_3PO_4 · $3/2H_2O$	磷酸可待因 （codeine phosphate）

主要理化性质

1. 酸碱性 吗啡分子中含酚羟基和叔胺基团，具有酸碱两性，但碱性略强；可待因分子中无酚羟基，仅含叔胺基团，碱性比吗啡强。

2. 吗啡生物碱的显色反应 盐酸吗啡可与甲醛硫酸、钼硫酸试液分别发生反应，可用于鉴别，亦可与铁氰化钾试液反应，生成蓝绿色而与可待因区别。

3. 还原性 吗啡酚羟基具有还原性，易被氧化；可待因不具有酚羟基，不易氧化，此性质可用来鉴别吗啡和可待因。

（五）黄嘌呤类生物碱

本类药物以嘌呤碱为母核，嘌呤环上含有四个氮原子，碱性较弱，不与酸成盐，游离碱即可供药用。代表药物有咖啡因、茶碱、氨茶碱等。咖啡因在热水或三氯甲烷中易溶，在水、乙醇或丙酮中略溶，在乙醚中极微溶；茶碱在乙醇、三氯甲烷中微溶，水中极微溶，氢氧化钾或氨溶液中易溶；氨茶碱在水中溶解，乙醚中不溶。黄嘌呤类典型药物结构与性质见表 9-24。

表 9-24 黄嘌呤类典型药物的结构与性质

化学结构	药 物
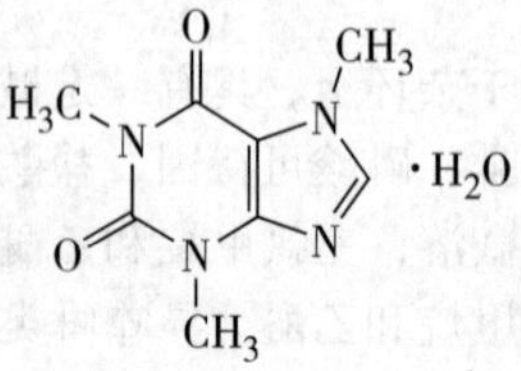 · H_2O	咖啡因 （caffeine）

续表

化学结构	药 物
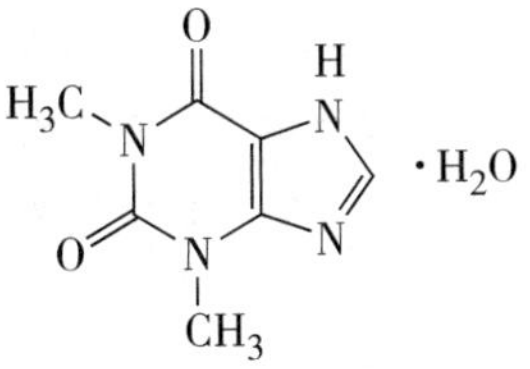	茶碱 （theophyline）
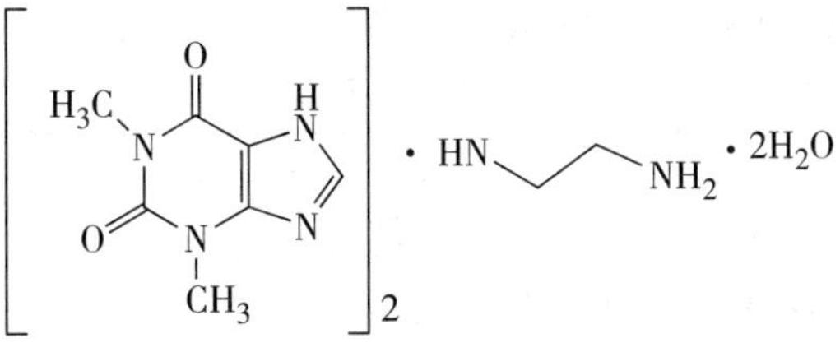	氨茶碱 （aminophylline）

主要理化性质

1. 酸碱性　本类药物结构中含有四个氮原子，但受邻位羰基的影响，碱性极弱。咖啡因 pK_b 值为 14.15，不易与酸成盐，以游离碱供药用；茶碱分子中具有活泼氢，呈酸性，可溶于碱的水溶液中，临床上使用的氨茶碱即为乙二胺与茶碱形成的盐。

2. 紫脲酸铵特征反应　咖啡因和茶碱具有黄嘌呤结构，加盐酸和氯酸钾水浴蒸干后的残渣遇氨气生成甲基紫脲酸铵，显紫色，再加氢氧化钠，则紫色消失，可用于鉴别。

（六）吲哚类生物碱

本类药物以吲哚环为母核，一分子生物碱中含有两个氮原子，一个位于吲哚环上，几乎无碱性；另一个位于脂环上，有一定碱性。同时还具有内酰胺键、酯键，能够水解断裂。代表药物有硝酸士的宁、利血平、硫酸长春碱等。硝酸士的宁在沸水中易溶，在水中略溶，在乙醇或三氯甲烷中微溶，在乙醚中几乎不溶；利血平在三氯甲烷中易溶，丙酮中微溶，水、甲醇、乙醇或乙醚中不溶。吲哚类典型药物结构与性质见表9-25。

表 9-25　吲哚类典型药物的结构与性质

化学结构	药 物
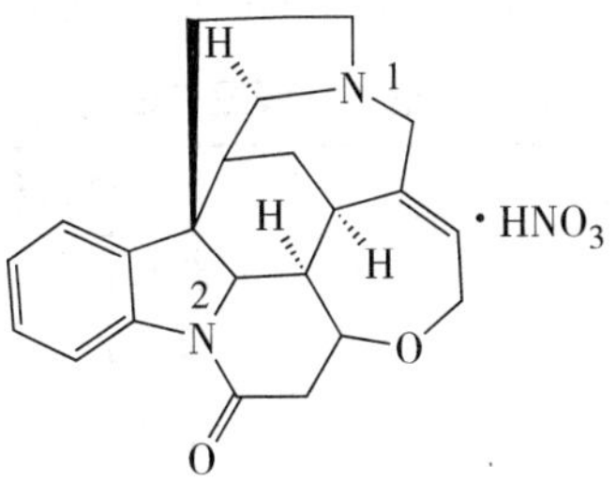	硝酸士的宁 （strychnine nitrate）
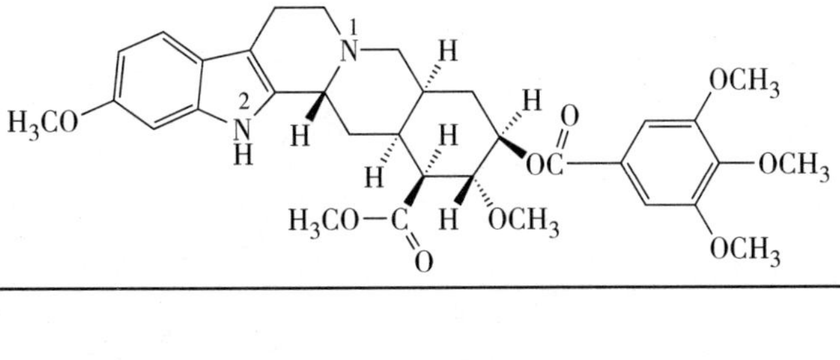	利血平 （reserpine）

主要理化性质

1. 氮原子的碱性　本类药物中含有两个碱性不同的氮原子，吲哚环上的氮（N_2）由于与芳环共轭，几乎无碱性，不与酸成盐。士的宁分子中脂环叔氨氮（N_1）碱性较强，可与硝酸成盐；而利血平分子中的脂环叔胺氮（N_1）受邻近基团空间位阻的影响，碱性较弱，不能与酸结合成稳定的盐，而以游离状态存在。

2. 酯键的水解性　利血平有酯键，在弱碱或受热条件下易水解。

3. 还原性和荧光性　利血平在光照和氧气存在情况下极易被氧化，氧化产物为黄色的 3,4-二去氢利血平，并带有黄绿色荧光，进一步氧化为 3,4,5,6-四去氢利血平，具有蓝色荧光。

二、分析示例

以盐酸麻黄碱及其制剂为例说明生物碱类药物质量控制的方法。

本品为白色针状结晶或结晶性粉末；无臭。

本品在水中易溶，在乙醇中溶解，在三氯甲烷或乙醚中不溶。

（一）鉴别

1. 双缩脲反应　该反应为芳环侧链含有氨基醇结构的专属鉴别反应。盐酸麻黄碱在碱性溶液中与硫酸铜反应，Cu^{2+} 与仲胺基形成紫堇色配位化合物，加入乙醚后，无水铜配位化合物及其有 2 个结晶水的铜配位化合物进入醚层，呈紫红色，具有 4 个结晶水的铜配位化合物和剩余的硫酸铜则溶于水层呈蓝色。

方法：取本品约 10mg，加水 1ml 溶解后，加硫酸铜试液 2 滴与 20% 氢氧化钠溶液 1ml，即显蓝紫色；加乙醚 1ml，振摇后，放置，乙醚层即显紫红色，水层变成蓝色。

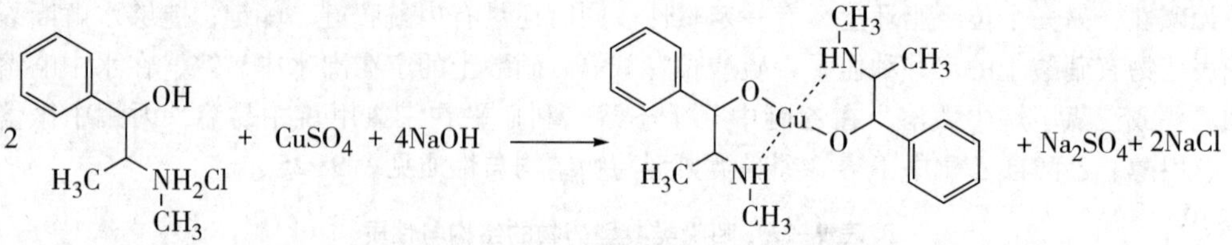

紫堇色

2. 红外分光光度法　本品的红外光吸收图谱应与对照的图谱（光谱集 387 图）一致。

表 9-26　盐酸麻黄碱红外吸收光谱特征峰及其归属

波数（cm^{-1}）	归　属
3330	胺基 ν_{N-H} 羟基 ν_{O-H}
3100~2700	烷基 ν_{C-H}
1590	双键 $\nu_{C=C}$
1450，1400	烷基 δ_{C-H}
1350	羟基 δ_{O-H}
1150	羟基 ν_{C-O}
750，700	单取代苯环烷基 γ_{C-H}

3. 高效液相色谱法 在含量测定项下记录的色谱图中，供试品溶液主峰的保留时间应与对照品溶液主峰的保留时间一致。盐酸麻黄碱注射液与滴鼻液均采用此法鉴别。

（二）检查

盐酸麻黄碱除需检查溶液澄清度、酸碱度、硫酸盐、干燥失重、炽灼残渣和重金属一般杂质外，注射液及滴鼻液检查 pH 及制剂质量外，均应进行有关物质的检查。以盐酸麻黄碱为为例说明。

盐酸麻黄碱生产工艺主要是从天然麻黄草中提取分离而得。天然提取工艺可能带入盐酸伪麻黄碱、草酸及麻黄草中的其他麻黄碱类似物或降解产物。为控制其质量，须进行有关物质检查。

方法：取本品约 50mg，置 50ml 量瓶中，加流动相溶解并稀释至刻度，摇匀，作为供试品溶液；精密量取 1ml，置 100ml 量瓶中，用流动相溶解并稀释至刻度，摇匀，作为对照溶液。照高效液相色谱法（通则 0512）试验，用十八烷基硅烷键合硅胶为填充剂；以磷酸盐缓冲液（取磷酸二氢钾 6.8g，三乙胺 5ml，磷酸 4ml，加水至 1000ml，用稀磷酸或三乙胺调剂 pH 至 3.0±0.1）-乙腈（90：10）为流动相；检测波长为 210nm。理论板数按盐酸麻黄碱峰计算不低于 3000。精密量取对照溶液与供试溶液各 10μl，分别注入液相色谱仪，记录色谱图至主成分峰保留时间的 2 倍。供试品溶液的色谱图中如有杂质峰，各杂质峰面积的和不得大于对照溶液主峰面积的 0.5 倍（0.5%）。

（三）含量测定

1. 非水溶液滴定法 生物碱类药物通常具有弱碱性，在水溶液中用酸直接滴定没有明显的突跃，而在非水酸性（如冰醋酸、醋酐）介质中，碱强度明显增大，可用非水溶液滴定法。只要选择合适的溶剂、滴定剂和指示终点的方法，pK_b 值为 8~13 的弱碱性药物都能采用本法测定，见表 9-27。原料药选用此法进行含量测定。

表 9-27 非水溶液滴定法测定生物碱类药物的实验条件

pK_b	典型药物	溶 剂	指示剂	终点颜色	备 注
8~10	盐酸麻黄碱	冰醋酸	结晶紫	翠绿色	加醋酸汞
	氢溴酸山莨菪碱	冰醋酸	结晶紫	纯蓝色	加醋酸汞
	硝酸士的宁	冰醋酸	电位法	—	硝酸有干扰
	硫酸阿托品	醋酐-冰醋酸	结晶紫	纯蓝色	—
10~12	硫酸奎宁	冰醋酸-醋酐	结晶紫	蓝绿色	需加醋酐
	硫酸奎尼丁	冰醋酸-醋酐	结晶紫	绿色	需加醋酐
>12	咖啡因	醋酐-冰醋酸	结晶紫	黄色	—

方法：取本品约 0.15g，精密称定，加冰醋酸 10ml，加热溶解后，加醋酸汞试液 4ml 与结晶紫指示液 1 滴，用高氯酸滴定液（0.1mol/L）滴定至溶液显翠绿色，并将滴定的结果用空白试验校正。每 1ml 高氯酸滴定液（0.1mol/L）相当于 20.17mg 的盐酸麻黄碱 $C_{10}H_{15}NO \cdot HCl$。

2. 高效液相色谱法 盐酸麻黄碱注射液及滴鼻剂采用此法进行含量测定。在流动相中加入二乙胺等碱性试剂，防止因部分生物碱类药物碱性过强而导致的拖尾现象。

方法：照高效液相色谱法（通则 0512）测定。

色谱条件与系统适用性试验 用十八烷基硅烷键合硅胶为填充剂；以磷酸盐缓冲液

（取磷酸二氢钾 6.8g，三乙胺 5ml，磷酸 4ml，加水至 1000ml，用稀磷酸或三乙胺调剂 pH 至 3.0±0.1）－乙腈（90：10）为流动相；检测波长为 210nm。理论板数按盐酸麻黄碱峰计算不低于 3000，盐酸麻黄碱峰与相邻杂质峰的分离应符合要求。

测定法 精密量取本品适量，用流动相稀释制成每 1ml 中约含 30μg 的溶液，精密量取 10μl 注入液相色谱仪，记录色谱图；另取盐酸麻黄碱对照品，同法测定。按外标法以峰面积计算，即得。含盐酸麻黄碱（$C_{10}H_{15}NO \cdot HCl$）应为标示量的 95.0%～105.0%。

拓展阅读

托烷类生物碱制剂含量测定方法－酸性染料比色法

本法是利用在适当的 pH 介质中，生物碱类药物（B）可与氢离子结合成阳离子（BH^+），一些酸性染料在此介质中能解离为阴离子（In^-），上述阳离子和阴离子可定量地结合成有色配位化合物（$BH^+ \cdot In^-$），即离子对，可被某些有机溶剂定量地提取，形成有色溶液。即在一定波长处测定该有机相中有色离子对的吸光度，即可计算出生物碱的含量。

本法常选用的酸性染料为溴甲酚绿；常选用的有机溶剂为三氯甲烷。此法适用于小剂量的有机碱性药物及制剂或体内有机碱性药物的监测。在实验过程中，影响因素主要包括：最佳 pH 的选择；适宜酸性染料的选取；提取溶剂的选取和水分的干扰与排除。

《中国药典》（2015 年版）对硫酸阿托品的片剂和注射液的含量均采用此法测定。

第七节　甾体激素类药物分析

甾体激素类药物分子结构的共性是，具有环戊烷并多氢菲的基本母核，又各自具有不同的取代基及对应的理化性质，是选择相应分析方法的基础。根据甾体激素类药物结构特征，将甾体激素类药物分为肾上腺皮质激素和性激素两大类，性激素又可分为雄性激素及蛋白同化激素、雌性激素，其中雌性激素包括孕激素和雌激素。

一、结构与性质

本类药物具有环戊烷并多氢菲母核，由 3 个六元环和 1 个五元环所组成，其基本骨架及位次编号如下。

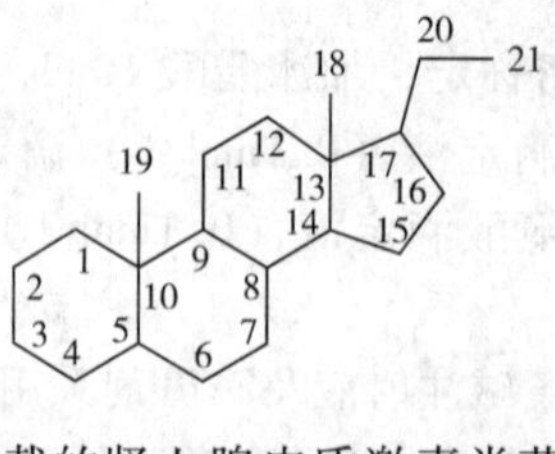

《中国药典》（2015 年版）收载的肾上腺皮质激素类药物主要有氢化可的松、醋酸地塞米松等；雄性激素及蛋白同化激素类药物主要有甲睾酮、丙酸睾酮等，雄性激素一般同时具有蛋白同化激素作用，对其进行结构改造，使雄性激素作用效果减弱，同化作用保留或

增强，成为蛋白同化激素药物，常用的蛋白同化激素药物有苯丙酸诺龙等；孕激素类药物主要有黄体酮、醋酸甲地孕酮等；雌激素类药物主要有雌二醇、炔雌醇等。甾体激素典型药物结构与性质见表9-28。

表9-28 甾体激素典型药物结构与性质

分类	药物结构式	备 注	药 物
肾上腺皮质激素	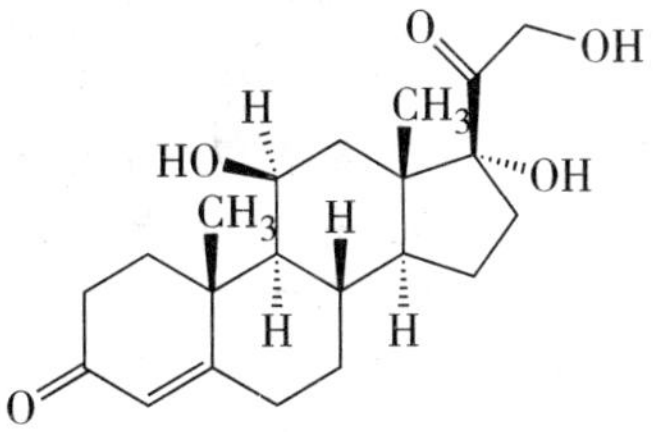	A环Δ⁴-3-酮基17位取代基为α-醇酮基	氢化可的松（hydrocortisone）
肾上腺皮质激素	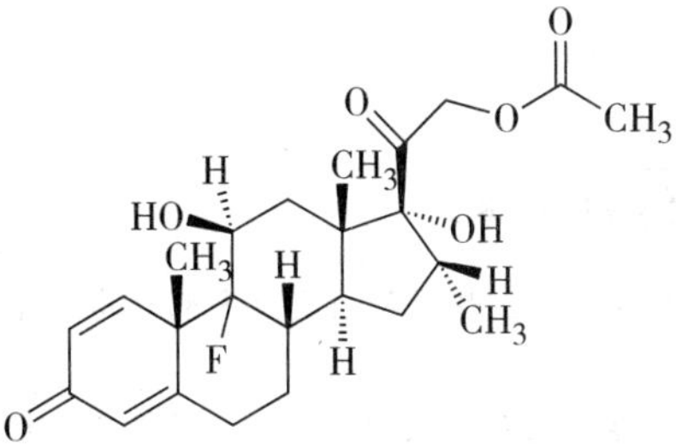	A环Δ⁴-3-酮基17位取代基为α-醇酮基	醋酸地塞米松（dexamethasone acetate）
雄性激素及蛋白同化激素	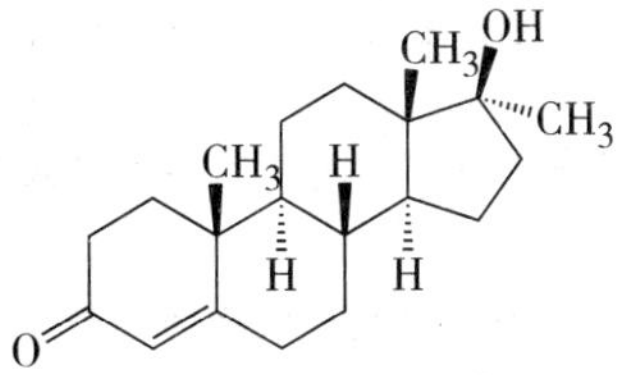	A环Δ⁴-3-酮基雄性激素的母核有19个碳原子，蛋白同化激素母核由于在C_{10}上无角甲基，母核只有18个碳原子，17位取代基为羟基、部分羟基发生酯化	甲睾酮（methyltestosterone）
	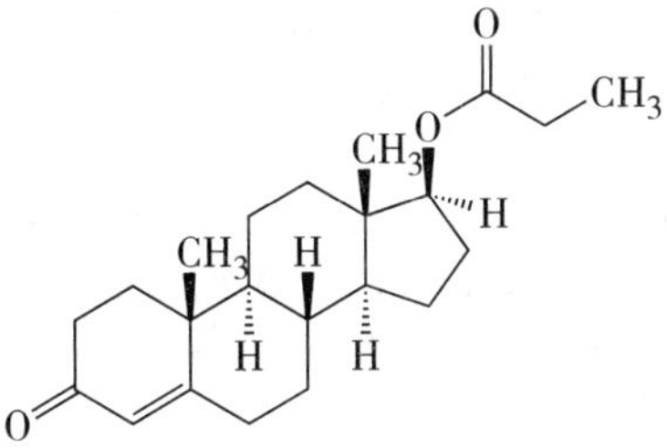		丙酸睾酮（testosterone propionate）
孕激素	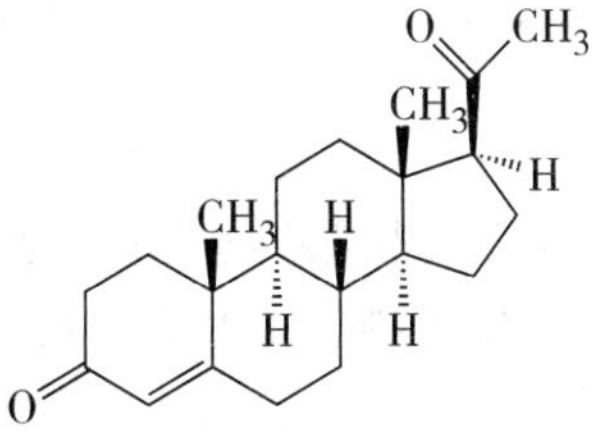	A环有Δ⁴-3-酮基共有21个碳原子17位上有甲酮基	黄体酮（progesterone）
	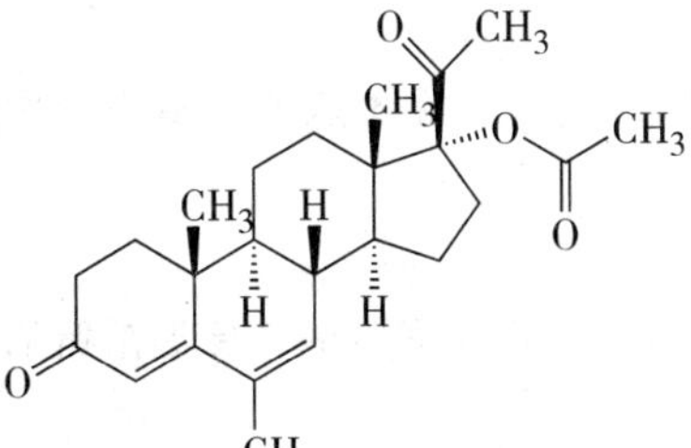		醋酸甲地孕酮（megestrol acetate）

备注列对应栏目为：A环Δ⁴-3-酮基17位取代基为α-醇酮基（对应氢化可的松与醋酸地塞米松）；A环Δ⁴-3-酮基雄性激素的母核有19个碳原子，蛋白同化激素母核由于在C_{10}上无角甲基，母核只有18个碳原子，17位取代基为羟基、部分羟基发生酯化（对应甲睾酮与丙酸睾酮）；A环有Δ⁴-3-酮基共有21个碳原子17位上有甲酮基（对应黄体酮与醋酸甲地孕酮）。

续表

分类	药物结构式	备注	药物
雌激素	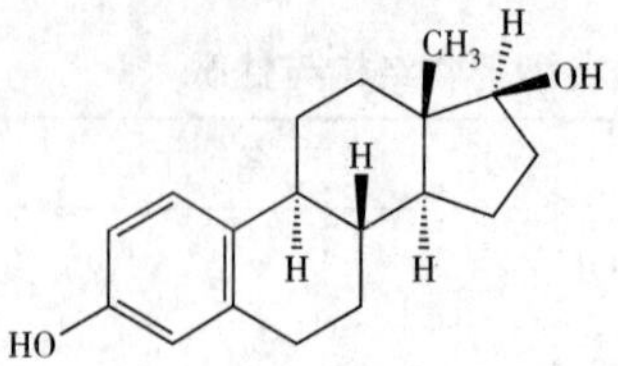	A 环为苯环，在 3 位有酚羟基 17 位上有羟基，有些药物在 17 位上有乙炔基	雌二醇（estradiol）
	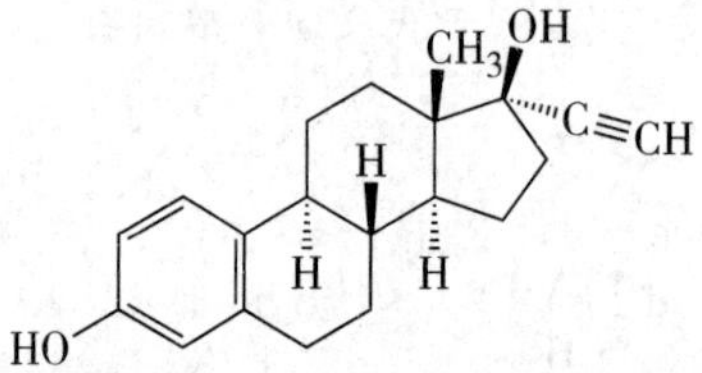		炔雌醇（ethinylestradiol）

主要理化性质

1. 甾体母核呈色反应　本类药物能与硫酸、盐酸、高氯酸等强酸反应呈色，其中与硫酸的呈色反应应用较为广泛，可用于鉴别。

2. $C_{17}-\alpha-$醇酮基还原性　能与碱性酒石酸铜发生氧化还原反应生成红色的氧化亚铜沉淀；与氨制硝酸银发生银镜反应生成黑色单质银的沉淀，可用于鉴别。在强碱溶液中可将四氮唑盐定量的还原为有色甲䐶，通过测定其吸光度测定药物含量。

3. 酮基呈色反应　C_3-酮和$C_{20}-$酮的甾体激素类药物能与羰基试剂 2,4-二硝基苯肼、硫酸苯肼、异烟肼等反应呈色，可用于鉴别。

4. 甲酮基的呈色反应　甾体激素中含有甲酮基时，能与亚硝酸铁氰化钠、芳香醛、间二硝基苯反应呈色，可用于鉴别。

5. 紫外吸收光谱特性　甾体激素类药物结构中具有Δ^4-3-酮基、苯环或者其他共轭结构，在紫外区有特征吸收，可进行鉴别、含量测定。

6. 取代基具有性质　具有炔基的甾体激素类药物，可与硝酸银试液反应，生成白色的炔银沉淀，可用于鉴别。某些含氟的甾体激素类药物，经氧瓶燃烧法破坏后生成无机氟化物，再与茜素氟蓝及硝酸亚铈反应，生成蓝紫色配位化合物。具有羧酸酯结构的甾体激素类药物，水解后生成相应的羧酸，可根据羧酸的性质进行鉴别。

二、分析示例

以醋酸地塞米松及其制剂为例说明肾上腺皮质激素类药物质量控制方法。

醋酸地塞米松为肾上腺皮质激素类药物，《中国药典》（2015 年版）中收载了该药的片剂、乳膏剂及注射剂。

本品为白色或类白色的结晶或结晶性粉末；无臭。

本品在丙酮中易溶，在甲醇或无水乙醇中溶解，在乙醇或三氯甲烷中略溶，在乙醚中极微溶解，在水中不溶。

（一）鉴别

1. 碱性酒石酸铜试液反应　取本品约 10mg，加甲醇 1ml，微温溶解后，加热的碱性酒石酸铜试液 1ml，即生成红色沉淀。

2. 红外分光光度法　本品的红外光吸收图谱应与对照的图谱（光谱集 546 图）一致。

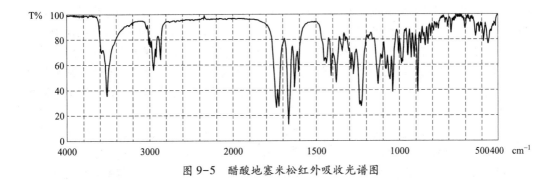

图 9-5　醋酸地塞米松红外吸收光谱图

表 9-29　醋酸地塞米松红外吸收光谱特征峰及其归属

波数（cm⁻¹）	归　属
3500	羟基 ν_{O-H}
1740	酯羰基 $\nu_{C=O}$
1724	20 位酮羰基 $\nu_{C=O}$
1660	3 位酮羰基 $\nu_{C=O}$
1629，1602	双键 $\nu_{C=C}$
1230，1130	酯键 ν_{C-O}
1055，1036	羟基 ν_{C-O}
885	烯氢 $\delta_{=C-O}$

3. 高效液相色谱法　在含量测定项下记录的色谱图中，供试品溶液主峰的保留时间应与对照品溶液主峰的保留时间一致。

4. 酯化反应　取本品约 50mg，加乙醇制氢氧化钾试液 2ml，置水浴中加热 5min，放冷，加硫酸溶液（1→2）2ml 缓缓煮沸 1min，即发生乙酸乙酯的香气。

5. 薄层色谱法　醋酸地塞米松乳膏采用此法进行鉴别。

方法：取本品约 5g，加无水乙醇 30ml，在水浴上加热使溶解，放冷，置冰浴中约 30min，滤过，取滤液，用无水乙醇稀释至 20ml，作为供试品溶液；另取醋酸地塞米松对照品 12.5mg，加无水乙醇溶解并稀释至 100ml，作为对照品溶液。照薄层色谱法（通则 0502）试验，取上述两种溶液各 4μl，分别点于同一硅胶 G 薄层板上，以三氯甲烷-丙酮（4:1）为展开剂，展开，晾干，喷以硫酸-无水乙醇（4:1），在 105℃加热至对照品溶液有斑点显出，供试品溶液所显主斑点的位置和颜色与对照品溶液的主斑点相同。

（二）检查

醋酸地塞米松检查项下除检查干燥失重、炽灼残渣外，还需要检查有关物质、硒特殊杂质。片剂还需要检查含量均匀度、溶出度及制剂质量检查；乳膏剂、注射液应进行相应的制剂质量检查。

1. 有关物质　取本品，精密称定，加流动相溶解并定量稀释制成每 1ml 中约含 0.5mg 的溶液，作为供试品溶液（临用新制），另取地塞米松对照品，精密称定，加流动相溶解并定量稀释制成每 1ml 中约含 0.5mg 的溶液，精密量取 1ml 与供试品溶液 1ml，置同一 100ml

量瓶中，用流动相稀释至刻度，摇匀，作为对照溶液。照含量测定项下的色谱条件，精密量取供试品溶液与对照溶液各 20μl，分别注入液相色谱仪，记录色谱图至供试品溶液主成分峰保留时间的 2 倍。供试品溶液的色谱图中如有与对照溶液中地塞米松峰保留时间一致的杂质峰，按外标法以峰面积计算，不得过 0.5%；其他单个杂质峰面积不得大于对照溶液中醋酸地塞米松峰面积的 0.5 倍（0.5%），各杂质峰面积（与地塞米松峰保留时间一致的杂质峰面积乘以 1.13）的和不得大于对照溶液中醋酸地塞米松峰面积（1.0%）。供试品溶液色谱图中小于对照溶液中醋酸地塞米松峰面积 0.01 倍（0.01%）的峰忽略不计。

2. 硒　在醋酸地塞米松合成过程中需要使用二氧化硒脱氢，在药物中可能引入杂质硒。《中国药典》（2015 年版）第四部（通则 0804）中收载"硒检查法"（二氨基萘比色法）。

方法：（1）标准硒溶液的制备　取已知含量的亚硒酸钠适量，精密称定，加硝酸溶液（1→30）制成每 1ml 中含硒 1.00mg 的溶液；精密量取 5ml 置 250ml 量瓶中，加水稀释至刻度，摇匀后，再精密量取 5ml，置 100ml 量瓶中，加水稀释至刻度，摇匀，即得（每 1ml 相当于 1μg 的 Se）。

（2）硒对照溶液的制备　精密量取标准硒溶液 5ml，置 100ml 烧杯中，加硝酸溶液（1→30）25ml 和水 10ml，摇匀，即得。

（3）供试品溶液的制备　除另有规定外，取品种项下规定量的供试品，照氧瓶燃烧法（通则 0703），用 1000ml 的燃烧瓶，以硝酸溶液（1→30）25ml 为吸收液，进行有机破坏后，将吸收液移置 100ml 烧杯中，用水 15ml 分次冲洗燃烧瓶及铂丝，洗液并入吸收液中，即得。

（4）检查法　将上述硒对照溶液与供试品溶液分别用氨试液调节 pH 至 2.0±0.2 后，转移至分液漏斗中，用水少量分次洗涤烧杯，洗液并入分液漏斗中，使成 60ml，各加盐酸羟胺溶液（1→2）1ml，摇匀后，立即精密加二氨基萘试液 5ml，摇匀，室温放置 100min，精密加环己烷 5ml，强烈振摇 2min，静置分层，弃去水层，环己烷层用无水硫酸钠脱水后，照紫外-可见分光光度法（通则 0401），在 378nm 的波长处分别测定吸光度。供试品溶液的吸光度不得大于硒对照溶液的吸光度（0.005%）。

（三）含量测定

1. 高效液相色谱法　醋酸地塞米松原料药、片剂、乳膏剂均采用此种方法进行含量测定。以醋酸地塞米松为例说明。

方法：照高效液相色谱法（通则 0512）测定。

色谱条件与系统适用性试验　用十八烷基硅烷键合硅胶为填充剂；以乙腈-水（40∶60）为流动相；检测波长为 240nm。取有关物质项下的对照溶液 20μl 注入液相色谱仪，出峰顺序依次为地塞米松与醋酸地塞米松，地塞米松峰与醋酸地塞米松峰的分离度应大于 20.0。

测定法　取本品，精密称定，加甲醇溶解并定量稀释制成每 1ml 中约含 50μg 的溶液，作为供试品溶液，精密量取 20μl 注入液相色谱仪，记录色谱图；另取醋酸地塞米松对照品，同法测定。按外标法以峰面积计算，即得。按干燥品计算，含 $C_{24}H_{31}FO_6$ 应为 97.0% ~ 102.0%。

2. 四氮唑比色法　醋酸地塞米松结构中 C_{17}-α-醇酮基有还原性，可以还原成四氮唑盐成有色甲臜。醋酸地塞米松注射液采用此种方法进行含量测定。

方法：取本品，摇匀，精密量取 5ml（约相当于醋酸地塞米松 25mg），置 100ml 量瓶中，加无水乙醇适量，振摇，使醋酸地塞米松溶解并稀释至刻度，摇匀，滤过，取续滤液作为供试品溶液；另取醋酸地塞米松对照品约 25mg，精密称定，置 100ml 量瓶中，加无水乙醇溶解并稀释至刻度，摇匀，作为对照品溶液。精密量取供试品溶液与对照品溶液各1ml，分别置干燥具塞试管中，各精密加无水乙醇9ml与氯化三苯四氮唑试液1ml，摇匀，再各精密加氢氧化四甲基铵试液1ml，摇匀，在25℃的暗处放置40~50min，照紫外-可见分光光度法（通则0401），在485nm的波长处分别测定吸光度，计算，即得。含醋酸地塞米松（$C_{24}H_{31}FO_6$）应为标示量的90.0%~110.0%。

拓展阅读

四氮唑盐比色法

四氮唑比色法的原理：肾上腺皮质激素C_{17}-α-醇酮基（—CO—CH_2OH）具有还原性，在强碱性溶液中能将四氮唑盐定量地还原为甲臜。常用的四氮唑盐有两种：一种是氯化三苯四氮唑：即2,3,5-三苯四氮唑(TTC)，其还原产物为不溶于水的深红色三苯甲臜，λ_{max}在480~490nm，也称红四氮唑。另一种为蓝四氮唑(BT)：即3,3′-二甲氧苯基-双-4,4′-(3,5-二苯基)氯化四氮唑，其还原产物为暗蓝色的双甲臜，λ_{max}在525nm附近。测定时各种因素如：溶剂、反应温度和时间、水分、碱的浓度、空气中的氧等，对甲臜形成的速度、呈色强度和稳定性、皮质激素的结构都有影响。

第八节 维生素类药物分析

维生素（vitamins）是维持人体正常代谢功能所必需的一类活性物质，主要用于能量转移和代谢，体内不能自行合成，需要从食物中摄取。从化学结构上看，维生素类并非同属于一类有机化合物，其中有些是醇、酯，有些是酸、胺类，还有一些是酚和醛类，各具有不同的理化性质和生理作用。《中国药典》（2015年版）收载了维生素A、维生素B_1、维生素B_2、维生素B_6、维生素B_{12}、维生素C、维生素D_2、维生素D_3、维生素E、维生素K_1、叶酸、烟酸、烟酰胺等原料及制剂共40多个品种，按其溶解度分为脂溶性维生素和水溶性维生素两大类。其中脂溶性维生素有维生素A、维生素D、维生素E、维生素K等；水溶性维生素有维生素B_1、维生素B_2、维生素C、烟酸、泛酸、叶酸等。

维生素类药物的分析方法很多，依据药物的化学结构、理化性质及生物特性，可采用生物法、微生物法、化学法和物理化学法。目前，常用的分析方法主要是化学法或物理化学法。本节仅对《中国药典》（2015年版）中收载的维生素A、维生素B_1、维生素C、维生素E的质量控制进行讨论。

一、结构与性质

（一）维生素A

维生素A（vitamin A）包括维生素A_1（retinol，视黄醇）、去氢维生素A（dehydroretinol，维生素A_2）和去水维生素A（anhydroretinol，维生素A_3）等，其中维生素A_1活性最高，维生素A_2的生物活性是维生素A_1的30%~40%，维生素A_3的生物活性是维生素A_1的0.4%，故通常所说的维生素A系指维生素A_1。结构与性质见表9-30。维生素A_1是一种不饱和脂肪醇，在自然界中，其天然产物主要来源于鲛类无毒海鱼肝脏中提取的脂肪油（即鱼肝油），但目前主要是用人工合成方法制取。在鱼肝油中，维生素A多以各种酯类混合物形式存在，其中主要为醋酸酯和棕榈酸酯。

《中国药典》（2015 年版）收载的维生素 A 是指人工合成的维生素 A 醋酸酯结晶加精制植物油制成的油溶液；无臭；在空气中易氧化，遇光易变质。本品与三氯甲烷、乙醚、环己烷或石油醚能任意混合，在乙醇中微溶，在水中不溶。其制剂有维生素 A 软胶囊、维生素 AD 软胶囊和维生素 AD 滴剂等品种。

表 9-30　维生素 A 结构与性质

基本结构	R	药物
	—H	维生素 A 醇（retinol）
	—COCH$_3$	维生素 A 醋酸酯（vitamin A acetate）
	—COC$_{15}$H$_{31}$	维生素 A 棕榈酸酯（vitamin A palmitate）

主要理化性质

1. 不饱和键不稳定性。多个不饱和键易被空气中氧或氧化剂氧化，易被紫外线光裂解，加热和金属离子存在时，更易氧化变质。

2. 共轭多烯醇。具有紫外吸收特性共轭多烯醇的侧链结构，在 325~328nm 的范围内有最大吸收，可用于鉴别和含量测定。

3. 与三氯化锑呈色。在三氯甲烷中能与三氯化锑试剂作用，产生不稳定的蓝色，可以此进行鉴别或用比色法测定含量。

4. 维生素 A 的结构为具有一个共轭多烯醇侧链的环己烯，因而具有许多立体异构体。天然维生素 A 主要是全反式维生素 A，尚有多种其他异构体。

（二）维生素 E

维生素 E（vitamin E）为 α-生育酚（α-tocopherol）及其各种酯类，有天然型和合成型之分，其中以 α-异构体的生理活性最强。天然型为右旋体，合成型为消旋体，右旋体与消旋体效价比为 1.4∶10，一般药用品为合成型，即消旋体。《中国药典》（2015 年版）收载维生素 E 包括合成型维生素 E 和天然型维生素 E，结构与性质见表 9-31。合成型维生素 E 是消旋的 α-生育酚醋酸酯，天然型维生素 E 为右旋的 α-生育酚醋酸酯。维生素 E 为微黄色至黄色或黄绿色澄清的黏稠液体；几乎无臭；遇光色渐深。天然型放置会固化，25℃会熔化。在无水乙醇、丙酮、乙醚、植物油中易溶，在水中不溶。收载的维生素 E 制剂有片剂、软胶囊、粉剂与注射剂。

表 9-31　维生素 E 结构与性质

基本结构	药物
	合成型维生素 E（vitamin E）

维生素E合成型

续表

基本结构	药　物

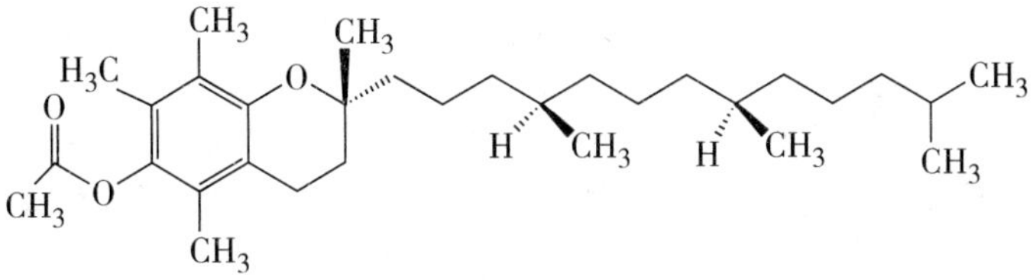

维生素E天然型

天然型维生素E

主要理化性质

1. 酯键具有水解性。苯环上有乙酰化的酚羟基，在酸性或碱性溶液中加热可水解生成游离生育酚，常作为特殊杂质进行检查。

2. 氧化性。对氧十分敏感，遇光、空气可被氧化。游离生育酚在有氧或其他氧化剂存在时，进一步氧化生成有色的醌型化合物，尤其在碱性条件下，氧化反应更易发生，所以游离生育酚暴露于空气和日光中，极易被氧化变色，应避光保存。

3. 苯环具有紫外吸收特性。结构中含有苯环，故具有紫外吸收，可进行鉴别与含量测定。

4. 旋光性。天然型为右旋体，具有旋光活性，可进行鉴别。

5. 维生素E为苯骈二氢吡喃醇衍生物，苯环上有一个乙酰化的酚羟基。

（三）维生素C

维生素C（vitamin C）又称L-抗坏血酸，在化学结构上和糖类十分相似，有两个手性碳原子，四种光学异构体，其中以L-构型右旋体的生物活性最强，结构与性质见表9-32。维生素C为白色结晶或结晶性粉末。在水中易溶，水溶液呈酸性；在乙醇中略溶，在三氯甲烷或乙醚中不溶。《中国药典》（2015年版）收载有维生素C原料药及其片剂、泡腾片、泡腾颗粒、注射液和颗粒剂。

表9-32　维生素C结构与性质

基本结构 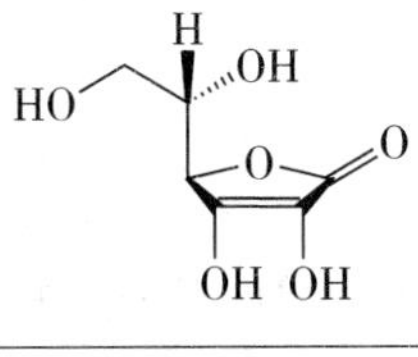

主要理化性质

1. 烯二醇具有酸性　维生素C分子结构中的烯二醇基，尤其是C_3位OH由于受共轭效应的影响，酸性较强（$pK_1 = 4.17$）；C_2位OH由于形成分子内氢键，酸性极弱（$pK_2 = 11.57$）。故维生素C一般表现为一元酸，可与碳酸氢钠作用生成钠盐。

2. 烯二醇具有还原性　维生素C分子结构中的烯二醇基具有极强的还原性，可用于鉴别与含量测定。

3. 手性碳原子具有旋光性　维生素C分子结构中有2个手性碳原子，故有4个光学异构体，其中L-（+）-抗坏血酸活性最强，可用于鉴别。

主要理化性质

4. **水解性** 维生素 C 因双键使内酯环变得较稳定，和碳酸钠作用可生成单钠盐，不致发生水解；但在强碱中，内酯环可水解，生成酮酸盐。

5. **糖类的性质** 维生素 C 的化学结构与糖类相似，具有糖类的性质和反应。维生素 C 可在三氯醋酸或盐酸存在下水解脱羧，生成戊糖，再失水，转化为糠醛，加入吡咯，加热至 50℃ 产生蓝色，可用于鉴别。

6. **紫外吸收特性** 维生素 C 分子结构中具有共轭双键，其稀盐酸溶液在 243nm 波长处有最大吸收，可用于鉴别和含量测定。若在中性或碱性条件下，则最大吸收红移至 265nm 处。

二、分析示例

维生素 B_1（vitamin B_1）广泛存在于米糠、麦麸和酵母中，此外来源于人工合成。本品具有维持糖代谢及神经传导与消化的正常功能，主要用于治疗脚气病、多发性神经炎和胃肠道疾病。《中国药典》（2015 年版）收载有维生素 B_1 及片剂和注射液。下面以维生素 B_1 及其制剂为例说明维生素类药物质量控制方法。

维生素 B_1（亦称盐酸硫胺，thiamine hydrochloride）是由氨基嘧啶环和噻唑环通过亚甲基连接而成的季铵类化合物，噻唑环上季铵及嘧啶环上氨基，为两个碱性基团，可与酸成盐。结构式如下：

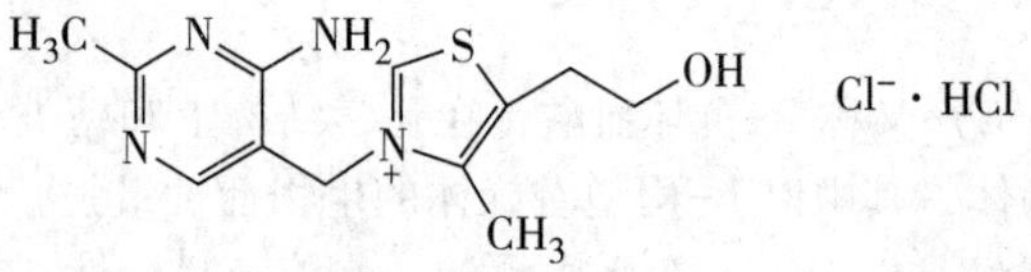

本品为白色结晶或结晶性粉末，有微弱的特臭，味苦；干燥品在空气中迅速吸收 4% 的水分。

本品在水中易溶，在乙醇中微溶，在乙醚中不溶。

（一）鉴别

1. **硫色素荧光反应** 维生素 B_1 在碱性溶液中，可被铁氰化钾氧化生成硫色素。硫色素溶于正丁醇（或异丁醇等）中，显蓝色荧光。硫色素反应为维生素 B_1 的专属鉴别反应。

方法：取本品约 5mg，加氢氧化钠试液 2.5ml 溶解后，加铁氰化钾试液 0.5ml 与正丁醇 5ml，强力振摇 2min，放置使分层，上面醇层显强烈的蓝色荧光；加酸使呈酸性，荧光即消失；再加碱使呈碱性，荧光又显出。

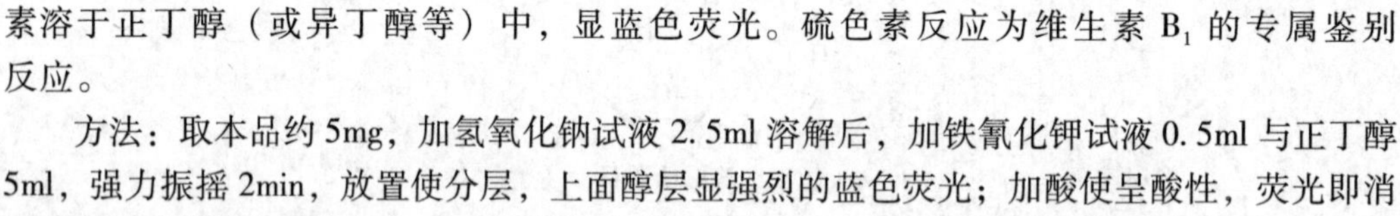

2. **红外分光光度法** 取本品适量，加水溶解，水浴蒸干，在 105℃ 干燥 2 小时测定。本品的红外吸收图谱应与对照的图谱（光谱集 1205 图）一致。

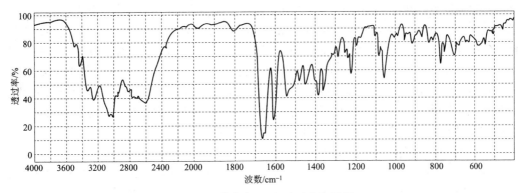

图 9-6　维生素 B₁ 红外吸收光谱图

表 9-33　维生素 B₁ 红外吸收光谱特征峰及其归属

波数（cm⁻¹）	归　属
3500，3420	胺基 ν_{N-H}
3260	羟基 ν_{O-H}
3010	嘧啶环 ν_{C-H}
2740，2680	烷基 ν_{C-H}
1660，1600	胺基 δ_{N-H}
1540	$\nu_{C=C}$ 和 $\nu_{C=N}$
1475，1450，1400	烷基 δ_{C-H}
1375	羟基 δ_{O-H}

（二）检查

维生素 B₁ 除需检查酸度、溶液的澄清度与颜色、硫酸盐、干燥失重、炽灼残渣、铁盐和重金属一般杂质外，还应检查硝酸盐、总氯量、有关物质特殊杂质。片剂及注射剂除进行制剂质量检查外，还应进行有关物质检查。以维生素 B₁ 为例说明。

1. 硝酸盐　维生素 B₁ 在合成中需要使用硝酸盐，因此需对其进行检查。

方法：取本品 1.0g，加水溶解并稀释至 100ml，取 1.0ml，加水 4.0ml 与 10% 氯化钠溶液 0.5ml，摇匀，精密加稀靛胭脂试液［取靛胭脂试液，加等量的水稀释。临用前，量取本液 1.0ml，用水稀释至 50ml，照紫外-可见分光光度法（通则 0401），在 610nm 的波长处测定，吸光度应为 0.3～0.4］1ml，摇匀，沿管壁缓缓加硫酸 5.0ml，立即缓缓振摇 1 分钟，放置 10 分钟，与标准硝酸钾溶液（精密称取在 105℃ 干燥至恒重的硝酸钾 81.5mg，置 50ml 量瓶中，加水溶解并稀释至刻度，摇匀，精密量取 5ml，置 100ml 量瓶中，用水稀释至刻度，摇匀。每 1ml 相当于 50μg 的 NO_3^-）0.50ml 用同法制成的对照液比较，不得更浅（0.25%）。

2. 总氯量　本品为盐酸盐，需检查总氯量。

方法：取本品约 0.2g，精密称定，加水 20ml 溶解后，加稀醋酸 2ml 与溴酚蓝指示液 8～10 滴，用硝酸银滴定液（0.1mol/L）滴定至显蓝紫色。每 1ml 硝酸银滴定液（0.1mol/L）相当于 3.54mg 的氯（Cl）。按干燥品计算，含总氯量应为 20.6%～21.2%。

3. 有关物质　取本品，精密称定，用流动相溶解并稀释制成每 1ml 中约含 1mg 的溶液，作为供试品溶液；精密量取 1ml，置 100ml 量瓶中，用流动相稀释至刻度，摇匀，作为对照溶液。照高效液相色谱法（通则 0512）试验，用十八烷基硅烷键合硅胶为填充剂，以甲醇-乙腈-0.02mol/L 庚烷磺酸钠溶液（含 1%三乙胺，用磷酸调节 pH 至 5.5）（9：9：82）为流动相，检测波长为 254nm，理论板数按维生素 B$_1$ 峰计算不低于 2000，维生素 B$_1$ 峰与相邻峰的分离度均应符合要求。精密量取供试品溶液与对照溶液各 20μl，分别注入液相色谱仪，记录色谱图至主峰保留时间的 3 倍。供试品溶液色谱图中如有杂质峰，各杂质峰面积的和不得大于对照溶液主峰面积的 0.5 倍（0.5％）。

（三）含量测定

维生素 B$_1$ 及其制剂常用的含量测定方法有非水溶液滴定法、紫外-可见分光光度法。原料药采用非水溶液滴定法，片剂和注射液均采用紫外-可见分光光度法。

1. 非水溶液滴定法　维生素 B$_1$ 分子中含有两个碱性的已成盐的伯胺和季铵基团，在非水溶液中，均与高氯酸作用，以电位滴定法指示终点。

方法：取本品约 0.12g，精密称定，加冰醋酸 20ml，微热使溶解，放冷，加醋酐 30ml，照电位滴定法（通则 0701），用高氯酸滴定液（0.1mol/L）滴定，并将滴定的结果用空白试验校正。每 1ml 高氯酸滴定液（0.1mol/L）相当于 16.86mg 的 C$_{12}$H$_{17}$ClN$_4$OS·HCl。按干燥品计算，含 C$_{12}$H$_{17}$ClN$_4$OS·HCl 不得少于 99.0%。

2. 紫外-可见分光光度法　维生素 B$_1$ 分子中具有共轭双键结构，在紫外区有吸收，根据其最大吸收波长处的吸光度即可计算含量。

片剂含量测定方法：取本品 20 片，精密称定，研细，精密称取适量（约相当于维生素 B$_1$ 25mg），置 100ml 量瓶中，加盐酸溶液（9→1000）约 70ml，振摇 15min 使维生素 B$_1$ 溶解，用上述溶剂稀释至刻度，摇匀，用干燥滤纸滤过，精密量取续滤液 5ml，置另一 100ml 量瓶中，再加上述溶剂稀释至刻度，摇匀，照紫外-可见分光光度法（通则 0401），在 246nm 的波长处测定吸光度。按 C$_{12}$H$_{17}$ClN$_4$OS·HCl 的吸收系数（$E_{1cm}^{1\%}$）为 421 计算，即得。本品含维生素 B$_1$（C$_{12}$H$_{17}$ClN$_4$OS·HCl）应为标示量的 90.0%～110.0%。

注射剂含量测定方法：精密量取本品适量（约相当于维生素 B$_1$ 50mg），置 200ml 量瓶中，加水稀释至刻度，摇匀，精密量取 5ml，置 100ml 量瓶中，加盐酸溶液（9→1000）稀释至刻度，摇匀，照紫外-可见分光光度法（通则 0401），在 246nm 的波长处测定吸光度，按 C$_{12}$H$_{17}$ClN$_4$OS·HCl 的吸收系数（$E_{1cm}^{1\%}$）为 421 计算，即得。本品含维生素 B$_1$（C$_{12}$H$_{17}$ClN$_4$OS·HCl）应为标示量的 93.0%～107.0%。

第九节　抗生素类药物分析

抗生素（antibiotics）是指生物（包括微生物、动物、植物）在其生命活动中产生的（或者用化学、生物或生化方法衍生的），能在低微浓度下有选择地抑制或影响其他生物机能的化学物质的总称。抗生素类药物是临床上治疗感染性疾病的一类重要药物。抗生素多数是通过微生物发酵提纯制得，也有部分经化学合成或半合成方法获取，具有化学纯度较低、活性组分易发生变异、稳定性差等特点。易出现相关组分、降解产物、聚合物、热源或细菌内毒素等杂质，使疗效降低、甚至出现过敏及毒副反应。因此需要严格控制本类药物质量。《中国药典》（2015 版）检查项目下，除进行一般杂质检查外，还须进行无菌、热原、细菌内毒素、异常毒性、升压降压物质等检查。

抗生素类药物的质量控制方法一般通过鉴别、检查、含量（效价）测定三个主要方面来判断其质量的优劣。根据抗生素类药物的特点，其质量分析方法可分为理化方法和生物学法两大类。抗生素类药物的鉴别主要为理化方法；检查项目包括影响产品稳定性，控制有机和无机杂质，与临床安全性密切相关及其他检查项目；含量（效价）测定的方法包括：微生物检定法和理化方法。微生物检定法系在适宜的条件下，通过检测抗生素对微生物的抑制作用，计算抗生素活性（效价）的方法。详见本教材第八章内容。微生物检定法灵敏度高，需用量小，测定结果较为直观，测定原理与临床应用相吻合并且适用范围广，是抗生素药物效价测定的最基本的方法。但是存在操作步骤多、测定时间长、误差大等特点。微生物检定法测得的药物含量以效价单位表示，即每毫升或每毫克中含有某种抗生素的有效成分的多少。理化方法根据药物结构特点，利用其理化性质进行含量测定。该方法准确度高、专属性强、操作简捷，但测定的结果只能代表药物的总含量，与临床疗效存在一定的偏差。《中国药典》（2015 版）收载的抗生素理化分析方法主要是高效液相色谱法。

抗生素类药物按其化学结构可分为九大类包括：β-内酰胺类、氨基糖苷类、四环素类、大环内酯类、多烯大环类、多肽类、酰胺醇类、抗肿瘤类及其他抗生素。本节主要讨论 β-内酰胺类、氨基糖苷类、四环素类抗生素的结构、性质、分析方法及典型药物分析。

一、结构与性质

（一）β-内酰胺类抗生素

本类抗生素分子结构中均具有 β-内酰胺环，因此被称为 β-内酰胺类抗生素。根据并合杂环结构的不同，可分为青霉素类（氢化噻唑环）和头孢菌素类（氢化噻嗪环），基本结构如下。

青霉素类　　　　　　　　　　头孢菌素类

本类药物的基本结构中都有一个游离羧基和酰胺侧链。由于取代基的不同，构成各种不同的青霉素和头孢菌素。青霉素类药物分子中的母核称为 6-氨基青霉烷酸（6-APA）；通常青霉素类分子中含有三个手性碳原子（C_2、C_5、C_6）。头孢菌素类分子中的母核称为 7-氨基头孢菌烷酸（7-ACA），头孢菌素类分子中含有两个手性碳原子（C_6、C_7）。《中国药典》（2015 年版）收载的本类药物原料药及其制剂均为白色、类白色或淡黄色粉末或结晶性粉末，其钠盐或钾盐易溶于水或乙醇，有机碱盐不易溶于水，易溶于有机溶剂。β-内酰胺类抗生素典型药物结构与性质见表 9-34。

表 9-34　β-内酰胺类抗生素典型药物结构与性质

结构式	药物
	阿莫西林 （amoxicillin）

结构式	药　物
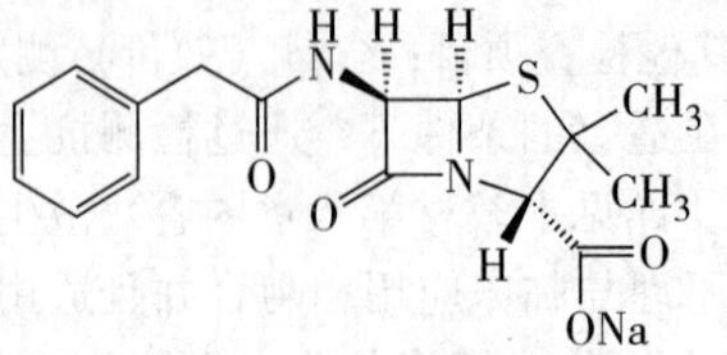	青霉素钠 (benzylpenicillin sodium)
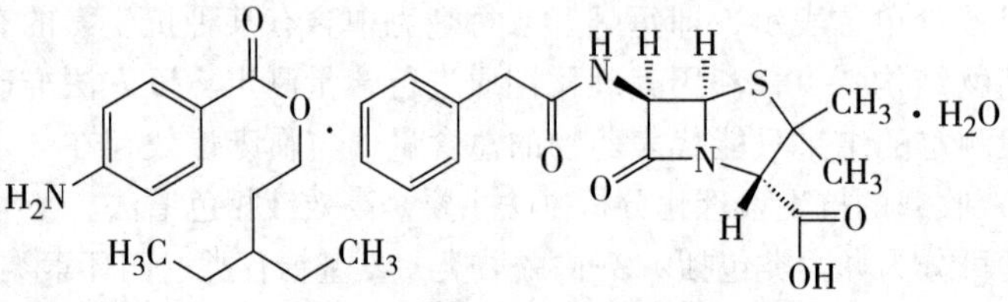	普鲁卡因青霉素 (procaine benzylpenicillin)
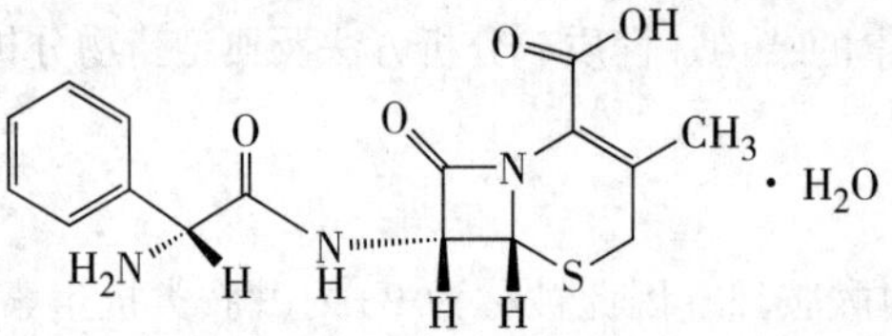	头孢氨苄 (cefalexin)
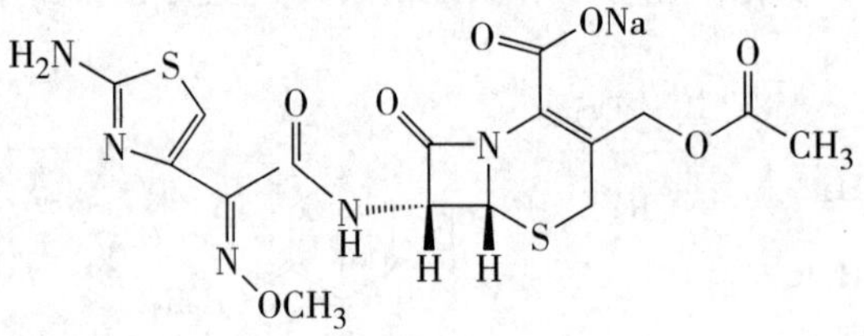	头孢噻肟钠 (cefotaxime sodium)
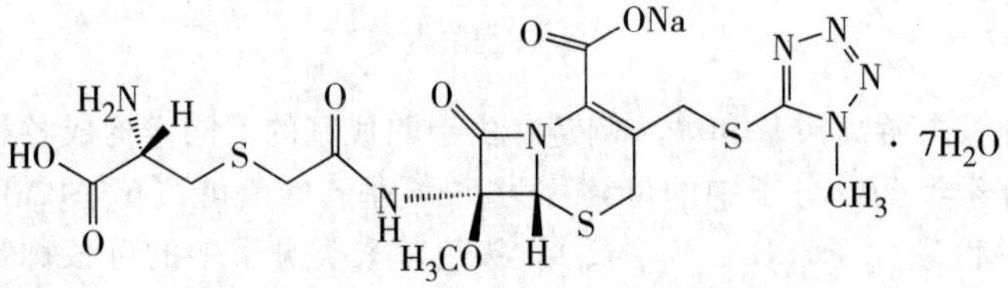	头孢米诺钠 (cefminox sodium)

主要理化性质

1. 羧基具有酸性　游离羧基显酸性，pK_a 值多介于 2.5~2.8 之间，可与无机碱或有机碱成盐。

2. β-内酰胺环的不稳定性　β-内酰胺环易被酸、碱、酶、羟胺、金属离子（铜、铅、汞）或氧化剂等破坏而开环失去活性。

3. 羟肟酸铁反应　盐酸羟胺使 β-内酰胺环开环形成羟肟酸，发生羟肟酸铁反应，可用于鉴别。

4. 旋光性　手性碳原子具有旋光性，此类药物具有 3 个手性碳（青霉素类）或 2 个手性碳（头孢菌素类）。

5. 紫外吸收光谱特性　本类药物的取代基或母核（青霉素类抗生素除外）具有共轭结构，有特征紫外吸收，可用于药物的鉴别及含量测定。

6. 钠盐的性质　注射剂多以钠盐使用，可显钠离子的特征鉴别反应。

7. 特征取代基性质　氨苄基取代，具有典型的 α-氨基酸性质，可发生双缩脲和茚三酮反应；酚羟基取代，可与重氮苯磺酸试液发生偶合反应，可用于鉴别。

（二）氨基糖苷类抗生素

氨基糖苷类抗生素是由碱性环己多元醇（苷元）与氨基糖缩合而成的苷。《中国药典》（2015 年版）收载的硫酸链霉素、硫酸庆大霉素等多种原料药及其制剂均为白色、类白色或微黄色粉末，无臭味微苦，有引湿性。临床上应用的主要为硫酸盐。其盐在水中易溶，在乙醇、三氯甲烷等有机溶剂中不溶。氨基糖苷类抗生素典型药物结构与性质见表 9-35。

表 9-35 氨基糖苷类抗生素典型药物结构与性质

结构式	备 注	药 物
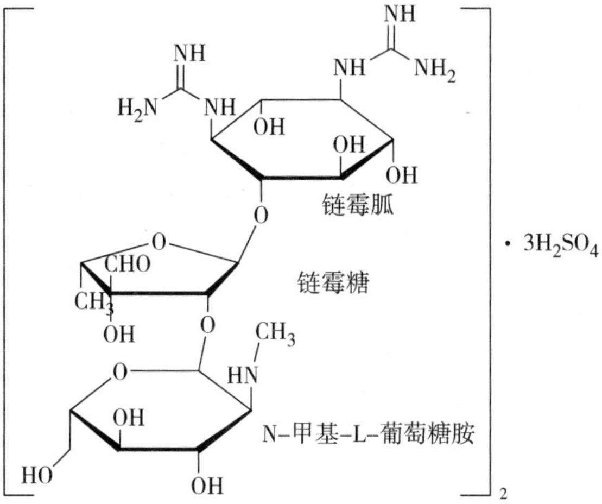 （链霉胍、链霉糖、N-甲基-L-葡萄糖胺结构式）·3H_2SO_4	链霉素的结构为一分子链霉胍和一分子双糖胺结合而成的碱性苷。其中链霉双糖胺是由链霉糖与 N-甲基 L-葡萄糖胺所组成	硫酸链霉素（streptomycin sulfate）
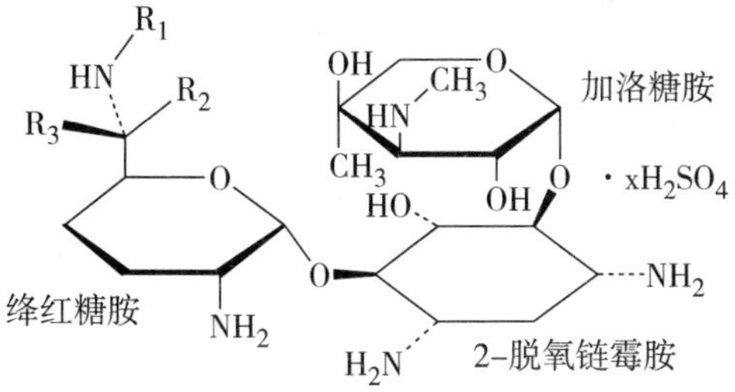 （绛红糖胺、加洛糖胺、2-脱氧链霉胺结构式；R_1、R_2、R_3）·xH_2SO_4	庆大霉素是由绛红糖胺、脱氧链霉胺和加洛糖胺缩合而形成。它是庆大霉素 C 复合物。R_1、R_2、R_3 的不同决定其为不同的 C 组分，表 9-36 为庆大霉素结构式	硫酸庆大霉素（gentamicin sulfate）
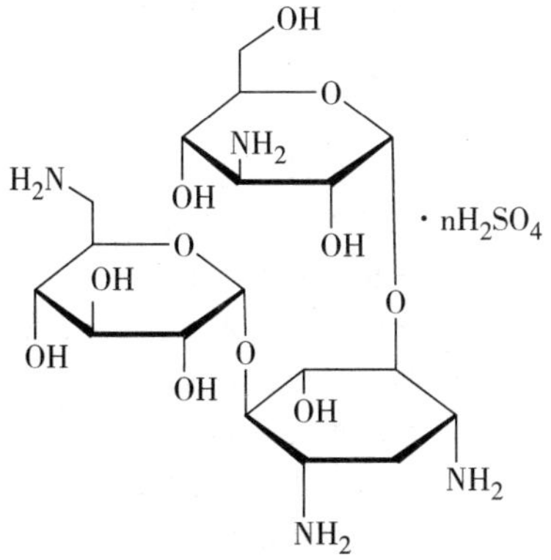 （卡那霉素结构式）·nH_2SO_4	—	硫酸卡那霉素（kanamycin sulfate）

主要理化性质

1. **碱性** 结构中含有氨基和脒基等碱性基团，可与无机酸或有机酸成盐，药用多为硫酸盐。
2. **糖苷键的水解** 糖苷键易于水解，可根据水解生成的氨基葡萄糖及碱性多元醇的化学性质进行鉴别。配制注射液时需注意其 pH。
3. **旋光性** 手性碳原子具有旋光性，结构中具有多个手性中心。

表 9-36　庆大霉素结构式

硫酸庆大霉素	分子式	R_1	R_2	R_3
C_1	$C_{21}H_{43}N_5O_7$	CH_3	CH_3	H
C_{1a}	$C_{19}H_{39}N_5O_7$	H	H	H
C_2	$C_{20}H_{41}N_5O_7$	H	CH_3	H
C_{2a}	$C_{20}H_{41}N_5O_7$	H	H	CH_3

（三）四环素类抗生素

四环素类抗生素在化学结构上都具有四个并苯或萘并萘环结构。《中国药典》（2015 年版）收载的盐酸土霉素、盐酸四环素、盐酸金霉素等原料药及其制剂，均为黄色结晶性粉末，无臭味苦，有引湿性，遇光颜色变暗，在碱溶液中易破坏失效。临床上多应用盐酸盐，其盐易溶于水，且溶于碱性或酸性溶液中，而不溶于三氯甲烷、乙醚等有机溶剂。四环素类抗生素典型药物结构与性质见表 9-37。

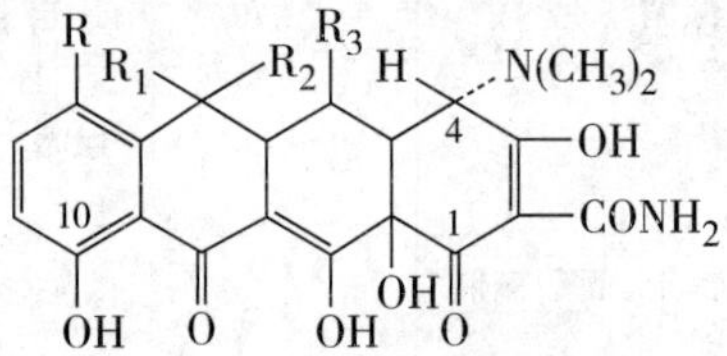

表 9-37　四环素类抗生素典型药物结构与性质

结构式	说　明	药　物
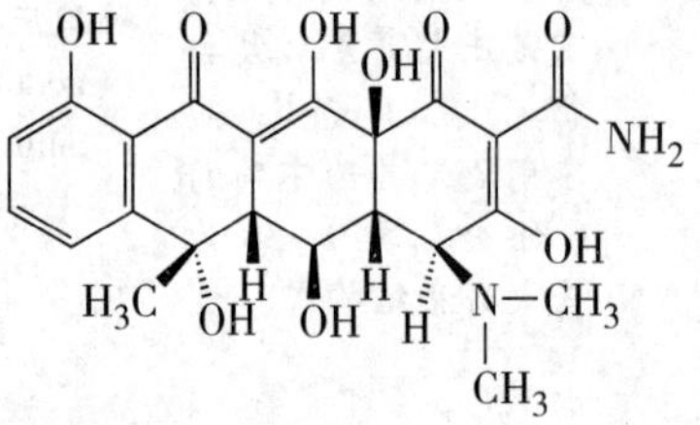 · HCl		盐酸土霉素（oxytetracycline hydrochloride）
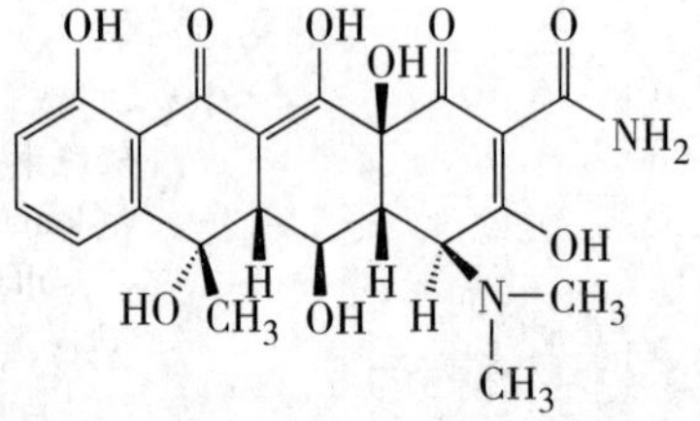 · HCl	游离碱在水中的溶解度很小，其溶解度与溶液的 pH 有关，在 pH 4.5~7.2 之间时难溶于水；当在 pH 高于 8 或低于 4 时，水中溶解度增加，其盐类在水中会水解，当在溶液浓度较大时，会析出游离碱	盐酸四环素（tetracycline hydrochloride）
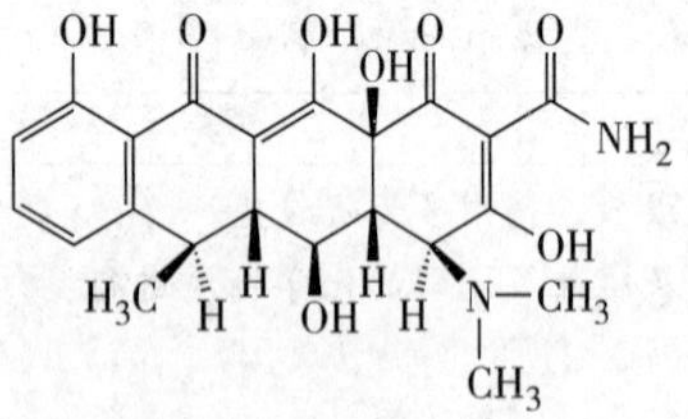 $\cdot HCl\cdot 1/2C_2H_5OH\cdot 1/2H_2O$		盐酸多西环素（doxycycline hyclate）

结构式	说　明	药　物
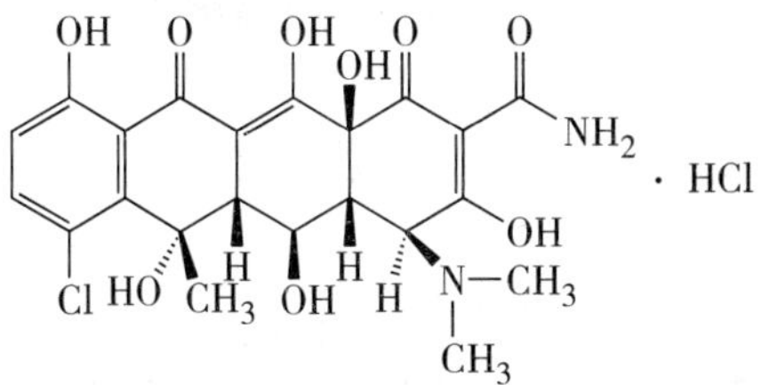	—	盐酸金霉素 （chlortetracycline hydrochloride）

主要理化性质

1. 酸碱性　结构中母核上 C_4 位上的二甲氨基显弱碱性，C_{10} 位上的酚羟基和两个含有酮基和烯醇基的共轭双键系统显弱酸性，本类抗生素为两性化合物，遇酸及碱均能生成盐。

2. 稳定性　四环素类抗生素对各类氧化剂（空气中氧）、酸、碱都是不稳定的。干燥的四环素类游离碱和它们的盐类避光条件下保存均较稳定，但其水溶液随 pH 的不同会发生差向异构化、降解（酸性、碱性）、脱水等反应，尤其是在碱性水溶液中特别容易氧化，颜色很快变深，形成色素。

3. 旋光性　分子中具有不对称碳原子，具有旋光性，可用于定性、定量分析。

4. 紫外吸收和荧光性质　本类抗生素分子内含有共轭双键系统，在紫外光区有吸收。在紫外光照射下产生荧光，它们的降解产物也具有荧光。常采用薄层色谱法鉴别。

二、分析示例

抗生素因其结构较为复杂，多具有相似组分，在药物的鉴别、检查、含量测定项目下具有较大的差别，但大部分采用的是高选择、高灵敏性的色谱法进分离分析。

从青霉素培养液和头孢菌素发酵液中得到的天然青霉素有 7 种，即青霉素 G、K、X、V、N、F 及双氢青霉素。在这些天然青霉素中，以青霉素 G 和青霉素 V 的疗效较好。在酸性溶液中，青霉素 V 比青霉素 G 稳定，口服有效。《中国药典》（2015 年版）收载了青霉素 V 钾、青霉素钠、青霉素钾等原料药及其片剂、胶囊剂及注射剂。以青霉素钠及其制剂为例说明抗生素类药物质量控制方法。

本品为白色结晶性粉末；无臭或微有特异性臭；有引湿性；遇酸、碱或氧化剂等即迅速失效，水溶液在室温放置易失效。

本品在水中极易溶解，在乙醇中溶解，在脂肪油或液状石蜡中不溶。

（一）鉴别

1. 高效液相色谱法　在含量测定项下记录的色谱图中，供试品溶液主峰的保留时间应与对照品溶液主峰的保留时间一致。

2. 红外分光光度法　本品的红外光吸收图谱应与对照的图谱（光谱集 222 图）一致。

表 9-38　青霉素钠红外吸收光谱特征峰及其归属

波数（cm^{-1}）	归　属
3350	胺基 ν_{N-H}
3100~3000	苯环 ν_{C-H}
2980，2940	烷基 ν_{C-H}

续表

波数（cm^{-1}）	归　属
1780，1700，1650	羰基 $\nu_{C=O}$
1500	酰胺$_{C-N}$
1460，1420	双键 $\nu_{C=C}$
1310	酯键$_{C-O}$
760，700	苯环 γ_{C-H}

（二）检查

青霉素钠检查项下除干燥失重、溶液澄清度与颜色、可见异物、不溶性微粒、无菌及细菌内毒素外，还应检查酸碱度、吸光度、有关物质、青霉素聚合物。无菌粉末应检查酸碱度、有关物质、青霉素聚合物。

1. 酸碱度　β-内酰胺类抗生素结构中的 β-内酰胺环对酸、碱均不稳定，可发生开环反应，使药物的抗菌活性降低或消失。《中国药典》（2015 年版）根据药物的稳定性研究规定了相关品种的最适宜 pH 范围，在检查项下列入。

方法：取本品，加水制成每 1ml 中含 30mg 的溶液，依法测定（通则 0631），pH 应为5.0~7.5。

2. 吸光度　取本品，精密称定，加水溶解并定量稀释制成每 1ml 中约含 1.80mg 的溶液，照紫外-可见分光光度法（通则 0401），在 280nm 与 325nm 波长处测定，吸光度均不得大于 0.10，在 264nm 波长处有最大吸收，吸光度应为 0.80~0.88。

3. 有关物质　取本品适量，加水溶解并定量稀释制成每 1ml 中约含 4mg 的溶液，作为供试品溶液；精密量取 1.0ml，置 100ml 量瓶中，用水稀释至刻度，作为对照溶液；精密量取对照溶液适量，用水定量稀释制成每 1ml 中约含 1.0μg 的溶液，作为灵敏度溶液。照高效液相色谱法（通则 0512）试验。用十八烷基硅烷键合硅胶为填充剂；以磷酸盐缓冲液（取磷酸二氢钾 10.6g，加水至 1000ml，用磷酸调节 pH 至 3.4）-甲醇（72∶14）为流动相 A，乙腈为流动相 B；检测波长为 225nm，流速为每分钟 1.0ml，柱温为 34℃。取青霉素系统适用性对照品适量，加水溶解并稀释制成每 1ml 中约含 4mg 的溶液，取 20μl 注入液相色谱仪，先以流动相 A-流动相 B（86.5∶13.5）等度洗脱，待杂质 E 的第 3 个色谱峰，如图 9-7 所示，洗脱完毕后，立即按表 9-39 进行线性梯度洗脱，记录的色谱图应与标准图谱一致。取灵敏度溶液 20μl 注入液相色谱仪，主成分色谱峰峰高的信噪比应大于 10。精密量取供试品溶液与对照溶液各 20μl 分别注入液相色谱仪，记录色谱图。供试品溶液色谱图中如有杂质峰，各杂质峰面积的和不得大于对照溶液主峰面积（1.0 %）。供试品溶液色谱图中小于灵敏度溶液主峰面积的峰忽略不计。

表 9-39　高效液相色谱法对青霉素钠有关物质检查梯度洗脱程序

时间（min）	流动相 A（%）	流动相 B（%）
0	86.5	13.5
t_g+2	86.5	13.5
t_g+26	64	36

时间（min）	流动相 A（%）	流动相 B（%）
t_g+38	64	36
t_g+39	86.5	13.5
t_g+50	86.5	13.5

t_g青霉素系统适用性对照品溶液中杂质 E 的第 3 个色谱峰的保留时间。

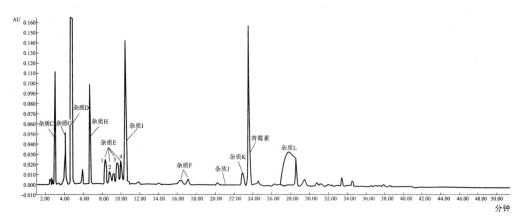

图 9-7　青霉素钠有关物质参考图谱

表 9-40　青霉素中有关物质及其结构式

青霉素有关物质	结构式
杂质 C	
杂质 D	
杂质 E	

青霉素有关物质	结构式
杂质 F	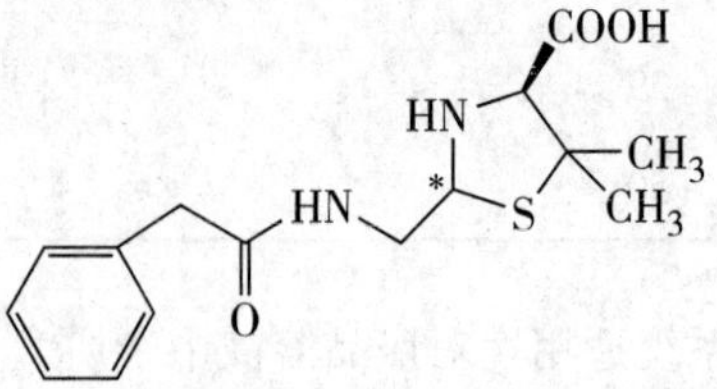
杂质 G	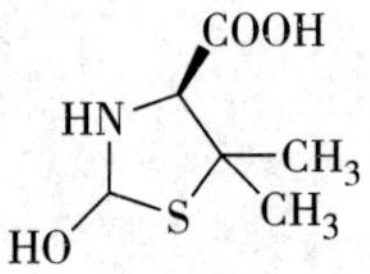
杂质 H	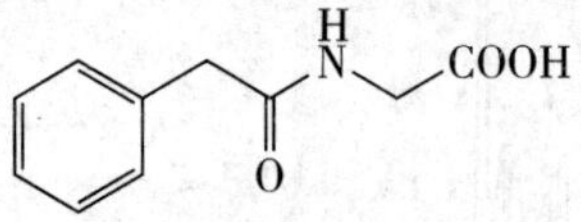
杂质 I	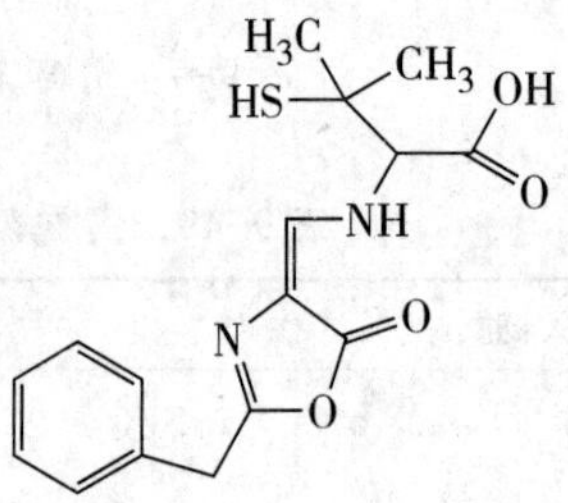
杂质 J	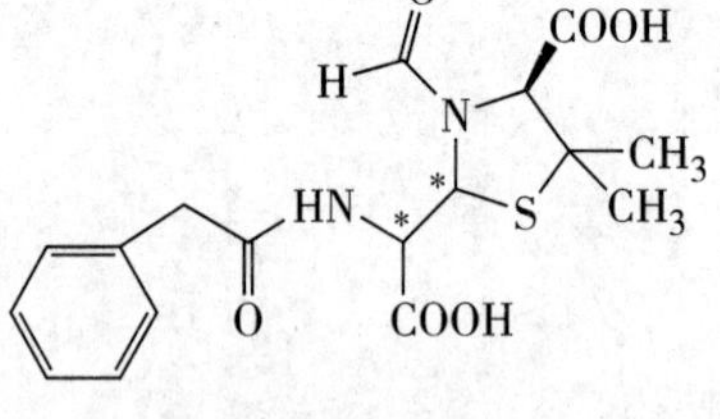
杂质 K	青霉素二聚体（penicillic acid dimer）
杂质 L	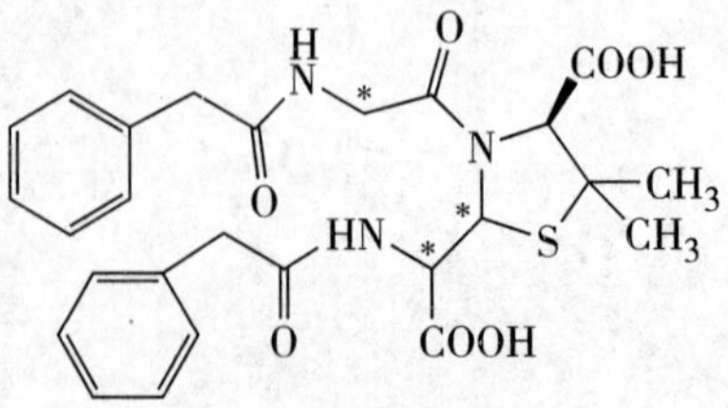

4. 青霉素聚合物　青霉素聚合物的特点是在生产工艺中产生的杂质，可发生降解作用，以异构体存在的样品同聚和异聚反应可同时发生，高分子杂质的种类和数量与生产工艺密切相关。本类药物中的高分子杂质的分离分析方法主要采用反相高效液相色谱法，凝胶色谱和离子交换色谱等。其中根据分子量差异进行分离的凝胶色谱是一种简便易行的分离方法。葡聚糖凝胶 G-10 为 β-内酰胺类抗生素高分子杂质分离色谱系统的凝胶介质。

方法：照分子排阻色谱法（通则 0514）测定。

色谱条件与系统适用性试验　用葡聚糖凝胶 G-10（40~120μm）为填充剂，玻璃柱内径为 1.0~1.4cm，柱长为 30~40cm，流动相 A 为 pH 7.0 的 0.1mol/L 磷酸盐缓冲液 [0.1mol/L 磷酸氢二钠溶液-0.1mol/L 磷酸二氢钠溶液（61：39）]，流动相 B 为水，流速 1.5ml/min，检测波长为 254nm，量取 0.1mg/ml 蓝色葡聚糖 2000 溶液 100~200μl，注入液相色谱仪，分别以流动相 A、B 进行测定，记录色谱图。理论板数按蓝色葡聚糖 2000 峰计算均不低于 400，拖尾因子均应小于 2.0。在两种流动相系统中蓝色葡聚糖 2000 峰的保留时间的比值应在 0.93~1.07 之间，对照溶液主峰与供试品溶液中聚合物峰与相应色谱系统中蓝色葡聚糖 2000 峰的保留时间的比值均应在 0.93~1.07 之间。取本品约 0.4g，置 10ml 量瓶中，加 0.05mg/ml 的蓝色葡聚糖 2000 溶液溶解并稀释至刻度，摇匀。量取 100~200μl 注入液相色谱仪，用流动相 A 进行测定，记录色谱图。高聚体的峰高与单体与高聚体之间的谷高比应大于 2.0。另以流动相 B 为流动相，精密量取对照溶液 100~200μl，连续进样 5 次，峰面积的相对标准偏差应不大于 5.0%。

对照溶液的制备　取青霉素对照品适量，精密称定，加水溶解并定量稀释制成每 1ml 中约含 0.1mg 的溶液。

测定法　取本品约 0.4g，精密称定，置 10ml 量瓶中，加水适量使溶解后，用水稀释至刻度，摇匀，立即精密量取 100~200μl 注入液相色谱仪，以流动相 A 为流动相进行测定，记录色谱图。另精密量取对照溶液 100~200μl 注入液相色谱仪，以流动相 B 为流动相进行测定，记录色谱图。按外标法以青霉素峰面积计算，青霉素聚合物的量不得过 0.08%。

青霉素无菌粉末要求青霉素聚合物的量不得过标示量的 0.10%。

（三）含量测定

《中国药典》（2015 年版）对青霉素钠及其制剂的含量测定均采用高效液相色谱法。

方法：照高效液相色谱法（通则 0512）测定。

色谱条件与系统适用性试验　用十八烷基硅烷键合硅胶为填充剂；以有关物质项下流动相 A-流动相 B（70：30）为流动相，检测波长为 225nm；取青霉素系统适用性对照品适量，加水溶解并稀释制成每 1ml 中约含 1mg 的溶液，取 20μl 注入液相色谱仪，记录的色谱图应与标准图谱一致。

测定法　取本品适量，精密称定，加水溶解并定量稀释制成每 1ml 中约含 1mg 的溶液，作为供试品溶液，精密量取 20μl 注入液相色谱仪，记录色谱图；另取青霉素对照品适量，同法测定。按外标法以峰面积计算，其结果乘以 1.0658，即为供试品中 $C_{16}H_{17}N_2NaO_4S$ 的含量。按干燥品计算，含 $C_{16}H_{17}N_2NaO_4S$ 不得少于 96.0%。

拓展阅读

依据抗生素特征结构及取代基的化学鉴别反应

β-内酰胺类、氨基糖苷类及四环素类抗生素，由于具有典型的结构和取代基，可以利用其特征结构进行化学反应鉴别。

1. 羟肟酸铁反应　在碱性条件下，盐酸羟胺可与β-内酰胺类抗生素发生开环反应，形成羟肟酸，可与高铁离子生成有色的羟肟酸铁配合物。如：头孢哌酮采用此法进行鉴别。

2. 肽键特征反应　氨基糖苷类抗生素具有特征的α-氨基酸和羟基胺的性质，与茚三酮试液反应生成蓝紫色产物。如：硫酸巴龙霉素采用TLC鉴别并选择茚三酮为显色剂。

3. 坂口（Sakaguchi）反应　硫酸链霉素在碱性条件下水解后可生成特征的链霉胍，链霉胍可与8-羟基喹啉、次溴酸钠反应生成橙红色产物，此为坂口反应，为链霉胍的特征反应。

4. 麦芽酚（Maltol）反应　在碱性条件下，硫酸链霉素水解重排生成麦芽酚（α-甲基-β-羟基-γ-吡喃酮），与硫酸铁铵中的Fe^{3+}在微酸条件下生成紫红色配合物。麦芽酚反应是链霉素特征反应。

5. 糠醛反应（Molisch试验）　氨基糖苷类抗生素具有五碳糖或六碳糖，在酸性条件下水解脱水生成糠醛或羟甲基糠醛，与蒽酮试液反应呈色。如：硫酸卡那霉素采用此法鉴别。

6. 三氯化铁的显色反应　四环素类抗生素分子结构中具有酚羟基，与三氯化铁的发生显色反应。如：盐酸四环素与三氯化铁的显色反应。

岗位对接

本项目对应岗位的工种包括药物检验工等药品生产、质量相关岗位的职业工种。药物检验工（初级）要求掌握典型药物的质量检验，如纯化水、精制盐酸以及对乙酰氨基酚原料药；药物检验工（中级）要求掌握典型药物的质量检验，包括维生素C原料药和对乙酰氨基酚片剂；药物检验工（高级）要求掌握典型药物的质量检验，如维生素C注射液、阿司匹林、对氨基水杨酸钠、盐酸普鲁卡因及其注射液的质量标准及质量分析。在熟记药物有关知识的基础上，能运用药物检验方法与技术熟练完成检验操作。

目标检测

一、单选题

1. 丙磺舒与三氯化铁反应生成（　　）沉淀。
   A. 赭色　　　　　　　　B. 紫堇色　　　　　　　C. 米黄色
   D. 白色　　　　　　　　E. 红色

2. 阿司匹林中检查水杨酸，是利用杂质与药物的（　　）

A. 溶解性差异   B. 化学性质的差异

C. 熔点差异   D. 对光的吸收性差异

E. 物理化学性质差异

3. 阿司匹林的三氯化铁反应在（   ）条件下进行。

    A. 酸性   B. 碱性   C. 中性

    D. 弱酸性   E. 弱碱性

4. 《中国药典》（2015 年版）规定阿司匹林片的含量测定方法是（   ）

    A. 双相滴定法   B. 直接酸碱滴定法

    C. 紫外-可见分光光度法   D. 高效液相色谱法

    E. 两步滴定法

5. 直接酸碱滴定法测定阿司匹林原料药时所用的溶剂是（   ）

    A. 水   B. 乙醇   C. 中性乙醇

    D. 三氯甲烷   E. 石油醚

6. 取某药物适量，加水溶解，加氢氧化钠试液使溶液呈碱性，即析出白色沉淀，加热沉淀则变为油状物，继续加热，则产生可使红色石蕊试纸变蓝的气体。试验中所产生使红色石蕊试纸变蓝的气体应为（   ）

    A. 氨气   B. 盐酸水汽雾   C. 二乙氨基乙醇

    D. 氮气   E. 三乙胺

7. 确保亚硝酸钠滴定法测定结果准确性的主要条件为（   ）

    A. 室温，溴化钾，盐酸   B. 弱酸，40℃以上

    C. 快速滴定，40℃以上   D. 加入盐酸的量少

    E. 室温，强碱

8. 某药物的水溶液加三氯化铁试液，即显蓝紫色，该药物应为（   ）

    A. 盐酸普鲁卡因   B. 苯佐卡因

    C. 对乙酰氨基酚   D. 盐酸利多卡因

    E. 对氨基水杨酸钠

9. 亚硝酸钠滴定法中将滴定尖端插入液面下约 2/3 处，滴定被测样品。其原因是（   ）

    A. 避免亚硝酸挥发和分解   B. 防止被测样品分解

    C. 防止重氮盐分解   D. 防止样品吸收 CO_2

    E. 避免样品被氧化

10. 肾上腺素中酮体的检查，《中国药典》（2015 年版）采用的方法是（   ）

     A. HPLC   B. TLC   C. GC

     D. UV   E. IR

11. 《中国药典》（2015 年版）规定，磺胺甲噁唑含量测定的方法是（   ）

     A. 紫外-可见分光光度法   B. 非水溶液滴定法

     C. 亚硝酸钠滴定法   D. 高效液相色谱法

     E. 薄层色谱法

12. 下列试药中，能加速重氮化反应速度的是（   ）

     A. KI   B. KBr   C. NaBr

     D. NaCl   E. 碱液

13. 用亚硝酸钠滴定法测定磺胺类药物的含量，《中国药典》（2015 年版）采用确定终点的方法为（   ）

    A. 内指示剂法　　　　　B. 外指示剂法　　　　　C. 永停滴定法

    D. 自身指示剂法　　　　E. 淀粉

14. 磺胺类药物与硫酸铜试液作用生成不同颜色的铜盐沉淀，用于鉴别，其反应发生的部位是（　　）

    A. 苯环　　　　　　　　B. 芳香第一胺基　　　　C. 取代基

    D. 磺酰胺基　　　　　　E. 母核结构

15. 用亚硝酸钠滴定法测定磺胺类药物含量时，最佳滴定反应温度是（　　）

    A. $10 \sim 30℃$　　　　　B. $15 \sim 20℃$　　　　　C. $2 \sim 25℃$

    D. $10 \sim 20℃$　　　　　E. $40℃$

16. 下列性质中不属于巴比妥类药物的是（　　）

    A. 在紫外光区有特征吸收　　　　　　　　B. 在碱性条件下水解开环

    C. 可形成二银盐白色沉淀　　　　　　　　D. 与重金属离子反应呈色

    E. 水溶液显强碱性

17. 能够与甲醛-硫酸试液生成玫瑰色环，在适当的碳酸钠溶液中与硝酸银生成白色沉淀，焰色反应为亮黄色，此药物可能是（　　）

    A. 苯巴比妥钠　　　　　B. 苯巴比妥　　　　　　C. 司可巴比妥

    D. 司可巴比妥钠　　　　E. 异戊巴比妥钠

18. 异烟肼中的特殊杂质为（　　）

    A. 水杨酸　　　　　　　B. 对氨基苯甲酸　　　　C. 阿司匹林

    D. 游离肼　　　　　　　E. 硝基苯

19. 能和硫酸铜及硫氰酸铵反应生成草绿色沉淀的药物是（　　）

    A. 左氧氟沙星　　　　　B. 异烟肼　　　　　　　C. 尼可刹米

    D. 地西泮　　　　　　　E. 盐酸异丙嗪

20. 下列尼可刹米的化学性质中错误的是（　　）

    A. 中性　　　　　　　　B. 开环反应　　　　　　C. 水解性

    D. 缩合反应　　　　　　E. 特征紫外吸收

21. 《中国药典》（2015 年版）采用非水滴定法对尼可刹米原料药进行含量测定的原因是（　　）

    A. 尼可刹米在水中的溶解性差　　　　　　B. 尼可刹米具有弱碱性

    C. 尼可刹米的碱性由酰胺氮提供　　　　　D. 尼可刹米能够被盐酸直接滴定

    E. 尼可刹米具有还原性

22. 盐酸氯丙嗪遇光易变色的主要原因是（　　）

    A. 吩噻嗪环具有还原性　　　　　　　　　B. 吩噻嗪环具有氧化性

    C. 吩噻嗪环具有水解性　　　　　　　　　D. 侧链的还原性

    E. 侧链的氧化性

23. 《中国药典》（2015 年版）对地西泮原料药的含量测定采用（　　）

    A. 紫外-分光光度法　　　　　　　　　　B. 非水溶液滴定法

    C. 比色法　　　　　　　　　　　　　　　D. 中和法

    E. 高效液相色谱法

24. 能用 vitali 反应鉴别的药物是（　　）

    A. 麻黄碱　　　　　　　B. 奎尼丁　　　　　　　C. 硫酸阿托品

    D. 可待因　　　　　　　E. 咖啡因

25. 应用酸性染料比色法测定硫酸阿托品片剂的含量，能否成功的关键在于（　　）
    A. 水相 pH　　　　　　B. 温度的选择　　　　C. 染料选择
    D. 提取溶剂选择　　　E. 指示剂的选择

26. 采用非水溶液滴定法测定盐酸麻黄碱，加入醋酸汞的目的是（　　）
    A. 消除麻黄碱干扰　　B. 消除氢卤酸干扰　　C. 消除氮原子干扰
    D. 消除高氯酸干扰　　E. 消除氯离子干扰

27. 盐酸麻黄碱由于具有氨基醇所以能发生的特征反应是（　　）
    A. 甲醛-硫酸反应　　B. Marquis 反应　　　C. 绿奎宁反应
    D. 双缩脲反应　　　E. vitali 反应

28. 喹啉类生物碱常用的鉴别反应是（　　）
    A. 维他立反应　　　　B. 双缩脲反应　　　　C. Frohde 反应
    D. 紫脲酸铵反应　　　E. 绿奎宁反应

29. 黄嘌呤类生物碱的特征鉴别反应是（　　）
    A. Marquis 反应　　　B. 紫脲酸铵反应　　　C. vitali 反应
    D. 绿奎宁反应　　　　E. 甲醛-硫酸反应

30. 在酸性溶液中，与过量的溴水和氨水反应，呈翠绿色的是（　　）
    A. 茶碱　　　　　　　B. 奎宁　　　　　　　C. 吗啡
    D. 士的宁　　　　　　E. 咖啡因

31. 含有 C_{17}-α-醇酮基结构的药物为（　　）
    A. 醋酸地塞米松　　　B. 雌二醇　　　　　　C. 炔诺酮
    D. 黄体酮　　　　　　E. 睾酮

32. 维生素 B_1 可用下列哪个反应鉴别（　　）
    A. 三氯化锑反应　　　B. 三氯化铁反应　　　C. 麦芽酚反应
    D. 硫色素反应　　　　E. 坂口反应

33. 维生素 B_1 进行硫色素反应鉴别而显荧光的条件是（　　）
    A. 酸性　　　　　　　B. 碱性　　　　　　　C. 中性
    D. 弱酸性　　　　　　E. 弱碱性

34. 《中国药典》（2015 年版）规定，青霉素钠及其制剂含量测定采用的方法（　　）
    A. 紫外-可见分光光度法　　　　　　　B. 中和法
    C. 氧化还原法　　　　　　　　　　　D. 高效液相色谱法
    E. 微生物抗生素检定法

二、配伍选择题

[1~3]
    A. 赭色　　　　　　　B. 紫堇色　　　　　　C. 米黄色
    D. 白色　　　　　　　E. 红色
从以上选项中选择以下药物与三氯化铁反应所显颜色
1. 阿司匹林（　　）
2. 苯甲酸（　　）
3. 丙磺舒（　　）
[4~6]
    A. 直接酸碱滴定法　　B. 双相滴定法　　　　C. 紫外-可见分光光度法

D. 高效液相色谱法　　　E. 两步滴定法

从以上选项中选择《中国药典》（2015 年版）规定的以下药物的含量测定方法

4. 阿司匹林肠溶片 （　　）

5. 苯甲酸 （　　）

6. 布洛芬胶囊 （　　）

[7~10]

　　A. 酮体　　　　　　　　　B. 对氨基苯甲酸　　　　C. 对氨基酚

　　D. 游离酚　　　　　　　　E. 水杨酸

7. 阿司匹林的特殊杂质是 （　　）

8. 盐酸普鲁卡因的特殊杂质是 （　　）

9. 对乙酰氨基酚的特殊杂质是 （　　）

10. 酒石酸去甲肾上腺素特殊杂质是 （　　）

[11~15]

　　A. 草绿色　　　　　　　　B. 蓝绿色　　　　　　　C. 暗绿色絮状

　　D. 紫色　　　　　　　　　E. 淡蓝色

从以上选项中选择以下药物与硫酸铜反应所显颜色

11. 磺胺甲噁唑 （　　）

12. 磺胺异噁唑 （　　）

13. 磺胺嘧啶 （　　）

14. 磺胺醋酰钠 （　　）

15. 磺胺多辛 （　　）

[16~18]

　　A. 白色　　　　　　　　　B. 紫色　　　　　　　　C. 红色

　　D. 绿色　　　　　　　　　E. 荧光

以下药物和试剂反应显色，从以上颜色中选择

16. 苯巴比妥和过量硝酸银反应 （　　）

17. 硫喷妥钠和铜吡啶反应 （　　）

18. 司可巴比妥钠和铜吡啶反应 （　　）

[19~23]

　　A. 双缩脲反应　　　　　　B. 维他立反应　　　　　C. 绿奎宁反应

　　D. 紫脲酸铵反应　　　　　E. 甲醛-硫酸反应

从以上反应中选出下列各生物碱的特征鉴别反应

19. 氢溴酸东莨菪碱 （　　）

20. 磷酸可待因 （　　）

21. 氨茶碱 （　　）

22. 硫酸奎尼丁 （　　）

23. 盐酸伪麻黄碱 （　　）

[24~28]

　　A. 分子结构中含有甲酮基，在一定条件下与亚硝基铁氰化钠反应显蓝紫色

　　B. 分子结构中含有酚羟基，可与重氮苯磺酸反应生成红色偶氮染料

　　C. 分子结构中含有 C_3-酮基，可与 2,4-二硝基苯肼反应，形成黄色的腙

　　D. 可与硝酸银试液反应，生成白色沉淀

E. 经有机破坏（氧瓶燃烧后），可显氟化物反应

24. 醋酸地塞米松可发生的反应为（ 　　 ）

25. 炔雌醇可发生的反应为（ 　　 ）

26. 黄体酮可发生的反应为（ 　　 ）

27. 可的松可发生的反应为（ 　　 ）

28. 雌二醇可发生的反应为（ 　　 ）

［29~32］

　　A. 三氯化锑反应　　　　B. 硝酸反应　　　　　C. 与2,6-二氯靛酚反应

　　D. 硫色素反应　　　　　E. 三氯化铁反应

29. 维生素 E 鉴别反应是（ 　　 ）

30. 维生素 A 鉴别反应是（ 　　 ）

31. 维生素 C 鉴别反应是（ 　　 ）

32. 维生素 B₁ 鉴别反应是（ 　　 ）

［33~35］

　　A. β-内酰胺环结构　　　　　　　B. 链霉胍-双糖胺结构

　　C. 萘并萘结构　　　　　　　　　D. 环戊烷并多氢菲结构

　　E. 苯并二氢吡喃醇结构

从以上选项中选择以下药物母核的是

33. 青霉素钠（ 　　 ）

34. 硫酸链霉素（ 　　 ）

35. 盐酸四环素（ 　　 ）

三、多项选择题

1. 阿司匹林片剂【检查】项下记载内容包括（ 　　 ）

　　A. 溶液澄清度　　　　B. 游离水杨酸　　　　C. 有关物质

　　D. 溶出度　　　　　　E. 重量差异

2. 能与三氯化铁反应呈色的药物包括（ 　　 ）

　　A. 苯甲酸　　　　　　B. 阿司匹林　　　　　C. 对氨基水杨酸钠

　　D. 贝诺酯　　　　　　E. 布洛芬

3. 能够发生重氮化-偶合反应的药物包括（ 　　 ）

　　A. 水杨酸　　　　　　B. 对氨基水杨酸钠　　C. 苯甲酸

　　D. 贝诺酯　　　　　　E. 阿司匹林

4. 下列关于采用直接酸碱滴定法测定阿司匹林原料药的说法，正确的是（ 　　 ）

　　A. 采用的溶剂是对酚酞显中性的乙醇　　　B. 应缓慢滴定至终点，以免水解

　　C. 采用结晶紫作为指示剂　　　　　　　　D. 以氢氧化钠为滴定液

　　E. 滴定终点的现象是出现红色

5. 《中国药典》（2015 年版）规定鉴别肾上腺素的方法有（ 　　 ）

　　A. 过氧化氢氧化呈色反应　　　　　　　　B. 与三氯化铁呈色反应

　　C. 氯化物反应　　　　　　　　　　　　　D. 与硫酸铜的呈色反应

　　E. 红外分光光度法

6. 盐酸普鲁卡因分子结构中具有特征的结构部分有（ 　　 ）

　　A. 芳伯氨基　　　　　　　　　　　　　　B. 侧链中含有的脂肪胺氮

C. 酯键   D. 氯化物

E. 分子极性

7. 重氮化反应要求在强酸性介质中进行，这是因为（   ）

  A. 防止亚硝酸挥发   B. 可加速反应

  C. 重氮化合物在酸性溶液中稳定   D. 可使反应平稳进行

  E. 可防止生成偶氮氨基化合

8. 经长久贮存或高温加热，盐酸普鲁卡因注射液变黄的原因存于（   ）

  A. 该药物水解产生对氨基苯甲酸   B. 苯甲酸脱羧产生苯胺

  C. 苯胺被氧化为黄色化合物   D. 芳伯氨基的缩合反应

  E. 该药物成盐反应

9. 《中国药典》（2015 年版）中收录的巴比妥类药物含量测定方法包括（   ）

  A. 高效液相色谱法   B. 紫外-可见分光光度法

  C. 银量法   D. 溴量法

  E. 荧光光谱法

10. 巴比妥类药物的鉴别方法包括（   ）

  A. 与铜-吡啶试液反应   B. 紫外-可见分光光度法

  C. 红外分光光度法   D. 三氯化铁反应

  E. 与硝酸银试液反应

11. 异烟肼的常用鉴别方法有（   ）

  A. 重氮化-偶合反应   B. 银镜反应

  C. 生物碱沉淀试剂反应   D. 缩合反应

  E. 三氯化铁反应

12. 吩噻嗪类药物可采用以下哪些方法鉴别（   ）

  A. 三氯化铁反应   B. 重氮化-偶合反应   C. 紫外-可见分光光度法

  D. 红外分光光度法   E. 薄层色谱法

13. 可采用非水滴定法测定含量的杂环类药物包括（   ）

  A. 尼可刹米   B. 艾司唑仑   C. 盐酸异丙嗪

  D. 地西泮   E. 奋乃静

14. 吡啶类药物的开环反应包括（   ）

  A. 茚三酮反应   B. 戊烯二醛反应   C. 坂口反应

  D. 硫色素反应   E. 二硝基氯苯反应

15. 盐酸氯丙嗪的含量测定方法有（   ）

  A. 中和法   B. 高效液相色谱法   C. 紫外-可见分光光度法

  D. 旋光度法   E. 非水溶液滴定法

16. 非水溶液滴定法测定生物碱类药物含量应考虑的测定条件有（   ）

  A. K_b 值   B. 碱化试剂   C. 提取溶剂种类

  D. 提取溶剂用量   E. 指示剂

17. 用非水溶液滴定法测定盐酸吗啡的含量，以下叙述中正确的有（   ）

  A. 用中性乙醇作溶剂   B. 用冰醋酸作溶剂

  C. 滴定前加入一定量醋酸汞试液   D. 用高氯酸滴定液滴定

  E. 用结晶紫指示终点

18. 不加 $Hg(Ac)_2$，以结晶紫为指示剂，用 $HClO_4$ 直接滴定的药物有（　　）

　　A. 硫酸奎尼丁　　　　　　B. 硝酸士的宁　　　　　C. 盐酸吗啡

　　D. 磷酸可待因　　　　　　E. 氢溴酸山莨菪碱

19. 既可溶于酸又可溶于碱的生物碱类药物是（　　）

　　A. 咖啡因　　　　　　　　B. 硫酸长春碱　　　　　C. 硫酸吗啡

　　D. 硫酸奎宁　　　　　　　E. 盐酸吗啡

20. 黄体酮的鉴别试验方法包括（　　）

　　A. 红外分光光度法　　　　　　　　　　B. vitali 反应

　　C. 与异烟肼反应　　　　　　　　　　　D. 氯元素反应

　　E. 与亚硝基铁氰化钠的反应

21. 维生素 C 的鉴别实验方法包括（　　）

　　A. 红外分光光度法　　　　　　　　　　B. 坂口反应

　　C. 与硝酸银反应　　　　　　　　　　　D. 与 2,6-二氯靛酚反应

　　E. 硫色素反应

22. 用非水滴定法测定维生素 B_1 含量时，需下列条件（　　）

　　A. 冰醋酸　　　　　　　　　　　　　　B. 甲醇-水

　　C. 喹哪啶红-亚甲基蓝混合指示剂　　　D. 醋酸汞

　　E. 高氯酸滴定液（0.1mol/L）

23. 青霉素钠【检查】项下记载内容包括（　　）

　　A. 溶液的颜色及澄清度　　　　　　　　B. 青霉素聚合物

　　C. 有关物质　　　　　　　　　　　　　D. 结晶性

　　E. 吸光度

24. 抗生素含量测定的现行方法有（　　）

　　A. 中和法　　　　　　　　　　　　　　B. 紫外-可见分光光度法

　　C. 高效液相色谱法　　　　　　　　　　D. 微生物检定法

　　E. 免疫法

四、简答题

1. 结合贝诺酯结构分析其性质及其对应分析方法。

2. 试述亚硝酸钠滴定法的原理，测定的主要条件及指示终点的方法？加入 KBr 的目的是什么？加过量盐酸的作用是什么？

3. 根据胺类药物的结构，可把该类药物分为哪几类？各类药物的结构特征是什么？

4. 用化学方法区别下列药物：盐酸普鲁卡因、对乙酰氨基酚、肾上腺素

5. 现有 3 种药物粉末，可能为苯巴比妥钠、注射用硫喷妥钠和司可巴比妥钠，请阐述如何利用简单的方法来鉴别？试验现象如何？

6. 鉴别尼可刹米常用的方法是什么？简述其原理及现象。

7. 吩噻嗪类药物为什么易氧化变色？如何利用此性质进行鉴别。

8.《中国药典》（2015 年版）中杂环类原料药物的含量测定常采用什么方法？为什么？

9. 采用非水滴定法测定生物碱类药物含量时的实验条件有哪些？

10. 现有硫酸阿托品、硫酸奎宁、盐酸吗啡、盐酸麻黄碱四种药物，如何用理化方法加以

鉴别？

11. 用薄层色谱法对硫酸奎宁中的特殊杂质金鸡纳碱进行检查，展开剂中为何要加入二乙胺？还有什么方法也可达到同样效果？

12. 甾体激素类药物有哪些鉴别方法？

13. 简述紫外-可见分光光度法测定维生素 B_1 片含量的原理。写出标示量%的计算公式。

14. 抗生素类药物含量测定方法有生物学法和理化方法，简述各自的特点？

第十章

体内药物分析

学习目标

知识要求　**1. 熟悉**　生物样品的种类、采集、贮存及预处理方法；体内药物分析常用分析方法。
　　　　　2. 了解　体内药物分析的性质、任务、特点、发展趋势。
技能要求　会根据药物性质、生物样品类型等选择贮存、预处理方法。

案例导入

案例：运动员在大型体育比赛后需要接受体育组织专门的检测人员所做的兴奋剂检查，以确定其是否在刚刚结束的比赛中使用了违禁药物。兴奋剂检测目前有尿样检查和血液检查两种取样方式。尿样检测是兴奋剂检测的理想样本，取样方便、对人无损害、药物浓度或代谢物高，其他干扰少。血样检测的目的主要是补充尿样分析方法的不足，目前用于血液回输、红细胞生成素、生长激素、绒毛膜促性腺激素和睾酮等方面检测。

讨论：1. 对尿样、血样进行检测的特点是什么？
　　　　2. 为准确检测出药物在体内吸收、分布、代谢、排泄过程，应如何对生物样品采集、处理？

第一节　概述

一、体内药物分析的性质与任务

（一）体内药物分析的性质

体内药物分析是一门研究体内样品（生物体液、器官或组织）中药物及其代谢物或内源性生物活性物质的质与量变化规律的分析方法学学科。通过对生样样品进行分析，获得药物动力学的各种参数以及药物在体内吸收、分布、代谢、排泄等信息。体内药物分析直接关系到药物的体内作用机制探讨与质量评价，关系到临床药物的安全有效合理使用，在研究临床合理用药、血药浓度监测、新药设计开发等方面均有重要作用。

（二）体内药物分析的任务

作为药物分析的重要分支，体内药物分析为药物从生产过程到临床应用的安全性和有效性搭建了桥梁，通过药代动力学和药效学的研究，对药物在体内的作用情况做出评价。

体内药物分析的任务可概述如下。

1. 进行方法学研究，为体内药物分析提供灵敏度高、专属性强、可靠的分析方法。

2. 提供药物在动物或人体内的药代动力学参数，为开展药物体内研究、临床合理用药等工作提供参考数据。

3. 为临床药物治疗中的药物监测提供准确的血药浓度测定数据，并根据血药浓度的情况，确定用药剂量，提供合理治疗方案，指导临床科学用药。

4. 开展内源性物质的测定与研究，为某些疾病的诊断及治疗提供参考。

5. 对麻醉药品和精神药品滥用进行检测。

二、体内药物分析的特点与发展趋势

（一）体内药物分析的对象

体内药物分析的对象主要是指人体，也包括动物，可泛称为机体。从具体检材来看，分析的对象包括器官、组织、体液（血液、尿液和唾液）以及呼出气体中与药物有关的成分等。

（二）体内药物分析的特点

1. 药物和代谢的浓度或活性极低。如血浆中测定的药物和代谢物的浓度或活性极低，所以分离提取后常用浓缩方法以浓集待测组分。

2. 干扰因素多。样品中存在各种直接或间接影响和干扰测定结果的物质，如无机盐、蛋白质、内源性物质、代谢产物等，大多需要分离和净化，需要在大量复杂组分中进行微量或超微量药物及代谢物的测定。

3. 样品量较少，且多数为在特定条件下采集，不易重新获得。

4. 临床工作中要求能快速提供测定结果，以便迅速为临床用药及中毒解决提供数据和治疗方案。

5. 需应用多样化分析设备对样品进行综合性分析处理。如样品的冷贮、萃取、离心、浓集设备，高效液相色谱等高灵敏度分析仪器等。

6. 数据多，工作量大。尤其是治疗药物监测，取样周期长，数据点相应分布广泛，测定数据的处理和结果阐明有时存在一定难度。

（三）体内药物分析的主要研究内容

1. 游离型血药浓度测定方法研究　目前为止，测定的血药浓度仍是血清或血浆中游离型与结合型药物浓度的总和。但只有游离型血药浓度才与药效直接相关，因此关于游离型血药浓度监测的方法学研究是体内药物分析研究的一个重要方面。

2. 代谢物的监测与研究　药物进入体内经历了吸收、分布、代谢和排泄的过程，其中代谢物的浓度监测能够反映血药浓度与药效间的关系，也有助于解释和预防治疗期间出现的某些不良反应。如当肾功能出现障碍时，代谢物的浓度蓄积可能导致不良反应。

3. 对映体的监测研究　药物对映体虽然分子结构与组成完全相同，但是由于立体异构导致的光学活性不同，药效学和药动学情况也不相同。如（-）-戊巴比妥具有镇静作用强，而（+）-戊巴比妥则能引起中枢兴奋。利用体内药物分析方法对异构体进行拆分，从而监测其在体内的浓度是一项有价值的研究任务。

4. 体内微量元素的测定研究　人体内存在 Fe、Cu、Mn、Zn 等 14 种微量元素，构成了组织、细胞和体液内的活性成分，影响着新陈代谢、营养保健、遗传病、"三高"、地方病（如地中海贫血等）等很多系统性疾病的预防、诊断。通过体内药物分析方法对微量元素进行监控和测定，对探讨疾病的病因、发病机制、预防、诊疗都有着积极意义。

（四）体内药物分析的发展趋势

随着新药研发的不断深入，长效药物的出现使得药物服用剂量呈现出不断下降的趋势。药物剂量越来越小，体内药物浓度越来越低，这就对检测仪器、技术和方法提出了更高的要求。因此在建立体内药物分析方法时，对其高灵敏度、高选择性和高专属性以及高分析效率的考量将是未来发展的显著趋势。

同时，先进的分离分析方法和仪器设备对开展体内药物分析工作具有决定性的作用。在测定生物样品内痕量药物及其代谢物的分析工作中，最常用的分析方法为气相色谱法（GC）、高效液相色谱法（HPLC）、高效毛细管电泳法（high performance capillary electrophoresis，HPCE）、紫外-可见分光光度法（UV）、荧光分析法、放射免疫测定法（radioimmunoassay，RIA）、酶免疫测定法（enzyme immunoassay，EIA）及气相色谱-质谱联用（GC-MS）、液相色谱-质谱联用（LC-MS）等。详见第二节体内药物分析常用分析方法。

三、生物样品的种类

体内药物分析采用的生物样品种类包括体内的各种体液和组织。其中最常用的是血液（血浆、血清、全血）、尿液和唾液。在一些特定情况下也有采用乳汁、泪液、脊椎液、汗液、胆汁、羊水、精液、粪便以及各种组织或其他接近有关药物作用点的检体。也根据药物在体内分布、研究目的等确定选择生物样品。

四、生物样品的采集

（一）血样

血样主要用于药物代谢动力学、生物利用度、临床治疗药物浓度监测等研究与实际工作中，其测定方法大都测定原型药物的总量。

供测定的血样应代表整个血药浓度，因而应待药物在血液中分布均匀后取样。目前使用较多的方法是从静脉采血。根据血中药物浓度和分析方法灵敏度的要求，一般每次采血1~5ml。有时从毛细血管采血用于临床化验。血样的采集时间由测定目的和药代动力学参数决定。

血样包括血浆、血清和全血。将采集的静脉血液与抗凝剂（如肝素）混合、离心、分离，即得血浆。血清是除去纤维蛋白原的血浆。二者基本成分相同，作为血药浓度测定的样品，可任意选用，但血浆比血清分离快，且制取量多，因此血浆较为常用。保持血浆和血细胞混合在一起，则为全血。若需专门测定平均分布于细胞内、外的药物浓度，则应使用全血样品。血浆和血清是体内药物分析最常用的样品。

（二）尿样

测定尿药浓度主要用于药物的剂量回收、尿清除率和生物利用度的研究以及药物代谢类型的测定。体内兴奋剂检测的样品主要是尿液。

采集的尿是自然排尿。包括随时尿、晨尿、白天尿、夜间尿及时间尿几种。测定尿中药物浓度时应采用时间尿（一定时间区间的尿）；测定尿中药物的总量时，应收集用药后的一定时间内（如8小时、12小时或24小时等）排泄的全部尿液进行测定。尿液放置后会析出盐类，因伴有细菌繁殖、固体成分的崩解而使尿液变混浊，必须加入适当防腐剂保存。

（三）唾液

唾液的采集应尽可能在刺激少的安静状态下进行，一般在漱口后15分钟左右进行，1分钟内大约可采集1ml。也可采用物理或化学方法刺激，在短时间内得到大量唾液。唾液样品采集后，应立即测量其除去泡沫部分的体积，放置分层后离心，取上清液作为药物浓度测定的样品。

五、生物样品的贮存

体内药物分析所采用的生物样品是处于变化之中的,所采用的样品只代表当时所处平衡状态时的情况。因此,取样后应立即进行分析测定。若不能立即测定,应予冷藏(4℃)或冷冻(-20℃)保存,即使这样也不能保证样品不起变化,只是延缓变化的速度。

1. 血浆或血清 应尽快把血浆或血清从全血中分离出来,分离后再进行冰冻保存,若不预先分离,则可因冰冻引起细胞溶解,阻碍血浆或血清的分离。

2. 尿样 常采取冷藏方法或加防腐剂以及改变尿液酸碱性来抑制微生物生长。

3. 唾液 应在4℃以下保存,冷冻保存唾液时,解冻后有必要充分搅匀后再用。

4. 组织性样品 常在-20℃速冻,无需加防腐剂。

某些药物在生物样品中是不稳定的,所以生物样品的贮存还应考虑:样品的贮存条件;样品在贮存期间是否稳定,对分析结果有何影响;样品若不稳定,应如何预防或校正分析结果。

六、生物样品的预处理

在测定体内药物及其代谢物时,一般都需在测定前对样品先进行适当的预处理,通过分离、净化、浓缩以及化学衍生化等手段为样品的准确测定创造前提条件。

样品预处理是体内药物分析中极为重要的环节,也是难度较大的、内容繁琐的一项工作。由于生物样品类型众多、药品理化性质各异,在体内存在的形式也不尽相同,因此样品的预处理没有固定的流程和途径,必须结合实际需要,采取适当的分析方法和技术,如有机破坏法、去除蛋白法、溶剂提取法以及化学衍生化法等。

(一) 去除蛋白质法

在测定血浆、血清、全血和组织匀浆等样品中药物浓度时,首先是去除蛋白质。大多数药物进入体内很快与蛋白形成结合物,为了测定体液中药物的总浓度,也常需要去除蛋白质。同时,可预防提取过程中蛋白质的干扰,保护仪器性能和延长仪器使用期限。

1. 加入沉淀剂和变性试剂 通常除去蛋白质的方法是加入沉淀剂或变性试剂。其作用机制是使蛋白质形成不溶性盐而沉淀。常用的沉淀剂及变性试剂包括:中性盐,如饱和硫酸铵、硫酸钠、硫酸镁等;强酸,如10%三氯醋酸、6%高氯酸等;金属离子,如铜盐、汞盐等沉淀剂。

2. 加入与水混溶的有机溶剂 加入水溶性的有机溶剂,可使蛋白质的分子内及分子间的氢键发生变化而使蛋白质凝聚,使与蛋白质结合的药物释放出来。几种常用的水溶性有机溶剂,如甲醇、丙酮、乙腈、四氢呋喃等,当过量存在时,可使多数药物从蛋白质结合物中游离出来。由于较大体积有机溶剂的加入使样品稀释,方法灵敏度下降。

3. 酶消化法 在测定某些与蛋白质结合强,且对酸不稳定的药物,尤其是测定组织中的药物时,常采用酶消化法,此法不仅可使组织分解,还可使药物释放出来。最常用的酶是蛋白水解酶中的枯草菌溶素,枯草菌溶素是一种细菌性碱性蛋白分解酶,可在较宽的pH范围(pH 7.0~11.0)内使蛋白质的肽链降解。

(二) 溶剂提取法

溶剂提取法在体内药物分析中应用相当广泛。由于多数药物是亲脂性的,血样或尿样中含有的大多数内源性杂质是强极性的水溶性物质,用有机溶剂萃取一次即可除去大部分内源性杂质,从大量样品中萃取药物经富集后作为分析用样品。溶剂提取的效果受诸多因素的影响,主要包括如下因素。

1. 提取溶剂的选择 合适的溶剂选择是提取成功的主要条件。在满足提取需要的前提下,尽可能选用极性小的溶剂。这样既可得到合适的提取回收率,又可使干扰物的提取量减至最小。对于高度电离的极性化合物，很难用有机溶剂从水相中定量提取，可采用离子对提取法，向溶液中添加与药物离子所带电荷相反的离子型物质（反离子物质），如烷基磺酸类的戊烷磺酸、月桂磺酸等，以及烷基季铵类化合物四丁基铵等，使二者结合形成具有一定脂溶性的离子对，再用有机溶剂将其从水相中提取出来。常用的提取溶剂包括二氯甲烷、三氯甲烷等。

2. 水相 pH 的调节　溶剂提取时，水相的最佳 pH 选择主要与药物的 pK_a 值有关。理论上讲，对于碱性药物的最佳 pH 要高于 pK_a 值 1~2 个 pH 单位；对于酸性药物则要低于 pK_a 值 1~2 个单位，这样可使得 90% 以上药物以非电离形式存在，易被溶剂提取。一般规则是碱性药物在碱性条件下提取，酸性药物在酸性条件下提取，而对中性药物则可在近中性条件下提取。但生物样品一般多在碱性介质中萃取。在溶剂提取中，为了保持溶液 pH 的稳定，多采用缓冲溶液，这样也可维持提取效率的重现性。

（三）缀合物的水解

药物或其代谢物与体内的内源性物质结合生成的产物称为缀合物。尿中药物多数呈缀合状态。一些含羟基、羧基、氨基和巯基的药物可与内源性物质形成葡萄糖苷缀合物、硫酸酯缀合物。由于缀合物较原型药物具有较大的极性，不易被有机溶剂提取。为了测定尿液中药物总量，需要将缀合物中的药物释出。常用酸水解或酶水解的方法。

（四）有机破坏法

一般包括湿法破坏、干法破坏和氧瓶燃烧法三种方法。

1. 湿法破坏

（1）硝酸-高氯酸法适用于血、尿、组织等生物样品的破坏，经本法破坏后所得的无机金属离子一般为高价态。

（2）电热消化器法适合人发样品的破坏，将样品加硝酸浸泡过夜后，次日晨时放入电热消化器进行处理，待样品软化溶解成淡黄色溶液后待测。

还有电热板消化法和烘箱消化法，均适合人发样品的破坏，区别在于所加溶液的类型和比例不同。

2. 干法破坏　分别为高温电阻炉灰化法和低温等离子灰化法，适用于人发样品的破坏，与湿法破坏的区别在于不加溶液处理，直接将样品放入马弗炉或灰化盘中，高温加热破坏。

3. 氧瓶燃烧法　本法是快速分解有机物的简单方法，不需要复杂设备也可将有机物中的待测元素定量分解成离子型，适用于血样、人发等样品。

（五）化学衍生化法

在色谱过程中，用特殊的化学试剂借助化学反应给样品化合物接上某个特殊基团，使其转变为相应衍生物之后进行检测。分离前将药物进行化学衍生化的主要作用是使药物变成具有能被分离的性质，提高检测灵敏度，增强药物的稳定性，以及提高对光学异构体分离的能力等。药物分子中含有活泼 H 者均可被化学衍生化，如含有—COOH、—OH、—NH$_2$、—NH—、—SH 等官能团的药物都可被衍生化。

第二节　体内药物分析常用分析方法

体内药物分析常见方法包括气相色谱法、高效液相色谱法、质谱法、放射免疫测定法、荧光分析法、比色法、薄层色谱法、紫外-可见分光光度法、酶免疫测定法、极谱法、微生物学测定法、酶测定法、其他免疫测定法、蛋白结合测定法等。

随着时代的发展，新技术新仪器的不断涌现，使得上述方法在体内药物分析中应用的频率也在发生变化。例如放射免疫测定法中的放射性同位素对人体健康存在一定危害，实验废物处理困难，而酶免疫测定法则能很好解决这些问题，因此应用越来越广。又如气相色谱法的使用范围仅限于高挥发性、热稳定性的有机物，为了提高挥发性，多数药物在进行分析前需要先经化学衍生化，使成挥发性的衍生物，为检测增加了困难。随着新开发的色谱柱填充剂、高压填充法、高灵敏度检测器、自动进样装置等，高效液相色谱法得到迅速普及，尤其是反相色谱法在生物样品测定中的优势尤为明显，所以如今高效液相色谱法的应用范围和频率都已超过了气相色谱法，在体内药物分析领域占据了主导地位。在选择分析方法时，要结合方法本身的特点，综合考虑生物样品和药物的具体信息。本节主要介绍免疫法和色谱法，分别阐明方法的基本原理及其在体内药物分析中的应用。

一、免疫分析法

免疫分析法（immunoassay，IA）是基于抗原与抗体结合，形成抗原-抗体结合物的一种分析方法。原理是利用样品中待测药物与标记药物之间的竞争，使标记药物从抗原-抗体结合物上被取代，而其取代量与加入的待测药物的量成一定的比例关系，通过测定被取代的标记药物来定量分析待测药物。常用的免疫分析法有放射免疫法（radioimmunoassay，RIA）、酶免疫法（enzyme immunoassay，EIA）、化学发光免疫法（chemiluminescent immunoassay，CLIA）和荧光免疫法（fluorescence immunoassay，FIA）等。各种免疫法的区别在于使用的标记物以及检测标记物的手段不同。

（一）放射免疫法

放射免疫分析是免疫分析技术中最早建立起来的，它利用放射性同位素的测定方法与免疫反应的原理相结合，形成一种同位素分析技术。该法具有灵敏度高、特异性强、重复性好、样品及试剂用量少、操作简便且易于标准化等优点，广泛应用于生物医学研究和临床诊断领域中各种微量或痕量物质，如蛋白质、激素、小分子药物和肿瘤标志物的定量分析。本法在临床中的应用实例很多，其中最典型的例子是利用固相放射免疫分析试剂盒测定血清中地高辛的浓度。

（二）酶免疫法

本法是以酶作为标记物的免疫测定技术，将抗原、抗体的免疫反应和酶的高效催化反应有机结合。与 RIA 相比，采用了具有高效专一催化特性的标记酶代替了放射性同位素。由于标记物的多样性，使其应用范围更广且无同位素污染。EIA 根据是否需将结合的酶标记物与游离的酶标物分开，可分为均相酶免疫分析和非均相酶免疫分析。在均相酶免疫测定中，因不需分离，使操作更方便、快速，广泛用于抗生素、抗癫痫药、平喘药、心血管系统药等多种药物的测定和药物滥用的监测。例如均相酶免疫分析法测定血样中利多卡因的浓度。

（三）化学发光免疫法

本法将化学发光反应与免疫反应相结合，同时具有高灵敏性和高专一性的优点，可用于测定超微量物质。其中化学发光反应多为氧化反应，将发光物质标记在抗原或抗体上，或将酶作用于发光底物，即可进行化学发光免疫分析，根据所产生的光信号强度求得待测药物的含量。根据标记方法的不同又可分为直接化学发光物质标记法和化学发光酶免疫分析法。其中后者可应用于血清中睾酮的检测，对于女性来说，血清中睾酮的异常增高常提示肿瘤的可能性。

（四）荧光免疫法

本法以荧光物质作为标记物与待测药物结合，所形成的荧光标记物能与抗体发生免疫反应，引起荧光强度发生变化，其荧光强度与待测药物的含量成正比。在治疗药物监测中，FIA 应用最为广泛。由于荧光物质比酶稳定且无同位素污染，且易实现自动化分析，是目前应用较为广泛的免疫分析方法。按产生荧光的方式不同，可分为底物标记荧光免疫分析、荧光偏振免疫分析、荧光淬灭免疫分析、荧光增强免疫分析及时间分辨荧光免疫分析等。其中应用较多的是荧光偏振免疫分析法，除用于治疗药物和药物滥用监测外，还用于生化检验、内分泌检验和毒性监测等。例如采用 TD_x 荧光偏振免疫分析仪测定血样中丙戊酸的浓度。

二、色谱分析法

色谱法主要利用物质在流动相和固定相中分配系数、吸附能力的差异而达到分离。常用方法包括薄层色谱法、纸色谱法、凝胶色谱法、气相色谱法和液相色谱法。随着临床药学的迅速发展，色谱法在体内药物分析中的应用越来越广泛，已经具有不可替代的重要位置。

（一）薄层色谱法

薄层色谱法具有分离速度快、检出灵敏度高、选择性好、显色方便等特点，其中薄层扫描法（thin layer chromatography scanning method，TLCs）能够定量测定分离的色谱斑点含量，现已成为临床治疗药物监测中的常用方法。例如采用 TLCs 法检测患者血清中对乙酰氨基酚的浓度，为临床急诊中毒分析和血药浓度监测提供了快速简便的方法。

（二）气相色谱法

气相色谱法兼具分离和分析两种功能，同时具有选择性好、灵敏度高、样品用量少、分析速度快等特点。在最佳测定条件下可分离检测化学结构类似的药物及其代谢产物和血样中的内源性杂质。该法适用于具有挥发性或经衍生化后具有挥发性的药物及其代谢物的测定。临床上采用气相色谱法对抗癫痫药丙戊酸钠进行血药浓度的监测。丙戊酸钠的治疗窗较窄，个体差异大。为减少毒副作用，提高疗效，应用本法建立了快速简便、灵敏准确的药物血清浓度测定法。

（三）高效液相色谱法

高效液相色谱法是一种集分离与分析能力于一身的色谱技术，具有快速、灵敏度高、分离效能好、流动相选择范围广、高沸点及对热不稳定的化合物均可分离等优点，因此与气相色谱相比，能够更为广泛的应用于体内药物浓度的测定。

常用的色谱分离方法包括液-固吸附色谱法、液-液分配色谱法、离子交换色谱法、凝胶排阻色谱法，其中以液-液分配色谱法中的反相高效液相色谱法最为常用。由于体内药物分析的研究对象极性大都较低，分子结构中含有较大的非极性基团，易溶于有机溶剂，可用反相高效液相色谱法分离测定。临床上建立了反相离子对色谱测定人血浆中芬太尼浓度的方法，对各类心脏手术具有积极意义。芬太尼是一种作用快、对心血管系统影响小的强效镇痛药，在各种外科手术中作为主要药物使用。本法具有较高的准确度，为芬太尼的临床药动学研究提供了科学的资料。

从 20 世纪 90 年代发展成熟的 HPLC-MS 联用的分析技术，已成为药品质量控制、体内药物分析和药物代谢研究中的有效方法。样品预处理简单，一般不需水解或衍生化，可直接用于药物及其代谢物的同时分离和鉴定，集色谱法的高分离能力与质谱法的高灵敏度、高专属性于一体，在体内药物及代谢产物的药代动力学研究和结构研究等现代药学前沿领域中发挥着强有力的作用。

> ## 拓展阅读
>
> 治疗药物监测
>
> 　　治疗药物监测（therapeutic drug monitoring，TDM）是近年来医院药学领域内崛起的新兴学科。通过采用先进的体内药物分析技术，测定血液或其他体液中药物的浓度，在临床药物代谢动力学理论的指导下，实现个体给药方案，以提高疗效、减少药物毒副作用。
>
> 　　用于临床的药物种类繁多，并非所有的药物都需要进行监测。在血药浓度与药理效应关系确立的前提下，下列情况通常需要进行 TDM。
>
> 　　1. 药物治疗窗窄，血药浓度稍高则出现毒性反应，稍低则无疗效，代表药物地高辛、奎尼丁等。
>
> 　　2. 药物剂量小，毒性强，代表药物利多卡因。
>
> 　　3. 药物在体内过程个体差异大，难以通过剂量控制给药后的血药浓度，代表药物苯妥英钠、茶碱。
>
> 　　4. 合用药物之间存在相互作用影响疗效或有中毒危险时。
>
> 　　5. 常规剂量下即可出现严重毒性反应时。
>
> 　　6. 长期用药患者依从性差，或长期使用某些药物后产生耐药性时。

目标检测

一、单选题

1. 体内药物分析与常规药物分析最显著的区别在于（　　　）
   　A. 样品来源不同　　　　　B. 分析方法不同　　　　　C. 分析仪器不同
   　D. 分析原理不同　　　　　E. 需进行预处理

2. 体内药物分析中最复杂，也是极其重要的一个环节是（　　　）
   　A. 样品的分类　　　　　B. 样品的采集　　　　　C. 样品的贮存
   　D. 样品的制备　　　　　E. 样品的分析

3. 在满足提取需要的前提下（　　　）
   　A. 尽可能选用极性大的溶剂　　　　　　　B. 选用极性适中的溶剂
   　C. 选用极性溶剂　　　　　　　　　　　　D. 尽可能选用极性小的溶剂
   　E. 选用非极性溶剂

4. 溶剂提取时，水相的最佳 pH 选择，从理论上讲对于碱性药物的最佳 pH 应是（　　　）
   　A. 高于药物的 pK_a 值 1~2 个 pH 单位　　　　B. 低于药物的 pK_a 值 1~2 个单位
   　C. 等于药物的 pK_a 值　　　　　　　　　　　D. 与药物的 pK_a 值无关
   　E. 低于药物的 pK_a 值 2~3 个 pH 单位

5. 在治疗药物监测中，应用最为广泛的一种分析方法是（　　　）
   　A. 放射免疫法（RIA）　　　　　　　　　B. 酶免疫法（EIA）
   　C. 荧光免疫法（FIA）　　　　　　　　　D. 游离基免疫法（FRAT）
   　E. 以上都正确

二、多项选择题

1. 蛋白质的去除常采用的方法有（　　　）

    A. 加入沉淀剂和变性试剂　　　　　　B. 加入可与水混溶的有机溶剂

    C. 酶消化法　　　　　　　　　　　　D. 加入水

    E. 增加样品的取量

2. 体内药物分析常用的方法有（　　　）

    A. 放射免疫法　　　　B. 酶免疫法　　　　C. 荧光免疫法

    D. 高效液相色谱法　　E. 气相色谱法

实训项目

实训项目一　常用玻璃仪器洗涤与容量仪器校正

一、实训目的

1. 掌握常用洗涤液的配制方法、选择、使用。
2. 掌握容量仪器校正方法。

二、实训器材

（一）试剂

重铬酸钾、蒸馏水、浓硫酸

（二）仪器

烧杯、滴管、玻璃棒、容量瓶、分析天平、温度计、锥形瓶、滴定管、移液管

三、实训内容

（一）铬酸洗液配制

称取 10g $K_2Cr_2O_7$（工业纯）置 500ml 烧杯中，加约 20ml 水加热溶解，放冷后，将烧杯置于冷却水中，缓慢加入 180ml 工业纯硫酸，边加边搅拌，混合均匀，溶液呈红褐色。待溶液冷却后转入玻璃瓶中备用。

（二）玻璃仪器洗涤

1. 先用肥皂将手洗净，避免手上油污附在玻璃仪器上。
2. 对于非容量玻璃仪器，用刷子蘸洗涤剂内外刷一遍，再用水刷洗至肉眼看不到洗涤剂，用自来水冲洗 3~6 次，用蒸馏水冲洗 3 次以上。以不挂水珠为洗净标准。
3. 对于容量玻璃仪器，如用水无法洗净，用铬酸洗液浸泡一夜，再用水冲洗干净。
4. 玻璃仪器洗净后，倒置于玻璃仪器架上晾干或置于烘箱中烘干（烘干前需控去水分）。容量仪器不可烘干。对于急于干燥或不适于放入烘箱烘干的仪器，通常用少量乙醇、丙酮（或最后再用乙醚）倒入已沥去水分的仪器中摇洗，然后用电吹风机吹，开始用冷风吹 1~2 分钟，当大部分溶剂挥发后吹入热风至完全干燥，再用冷风吹去残余蒸气，不使其又冷凝在容器内。
5. 洗净干燥后，要分门别类存放在试验柜中。需长期保存的磨口仪器要在塞间垫一张纸片，以免日久粘住。

（三）容量瓶的校正

1. 取干燥洁净容量瓶、蒸馏水置于天平室 1 小时，其与空气温度一致，记下蒸馏水温度。
2. 精密称定空容量瓶质量，质量记为 m_1。
3. 加入蒸馏水至刻度，注意不得有水珠挂在刻度线以上，外壁不得沾上水迹。
4. 精密称定盛有蒸馏水的容量瓶，质量记为 m_2。
5. 根据该温度时水的相对密度计算出水的体积，即为容量瓶的准确容积。测定时一般

应校正 2 次，取其平均值。

$$V = \frac{m_2 - m_1}{\rho}$$

表 1　不同温度下用水充满 20℃时容积为 1L 的玻璃容器
在空气中以黄铜砝码称取的水的质量

温度/℃	质量/g	温度/℃	质量/g	温度/℃	质量/g
1	998.39	21	997.00	32	994.34
2	998.32	22	996.80	33	994.06
3	998.23	23	996.60	34	993.75
4	998.14	24	996.38	35	993.45
14	998.04	25	996.17	36	993.12
15	997.93	26	995.93	37	992.80
16	997.80	27	995.69	38	992.46
17	997.65	28	995.44	39	992.12
18	997.51	29	995.18	40	991.77
19	997.34	30	994.91		
20	997.18	31	994.64		

（四）移液管的校正

1. 取一干燥洁净锥形瓶，精密称定，质量记为 m_1。

2. 取内壁已洁净的移液管，按移液管使用方法，吸取蒸馏水至刻度，将蒸馏水放入已称定重量的锥形瓶中，精密称定盛有蒸馏水的锥形瓶，质量记为 m_2。

3. 根据该温度时水的相对密度计算出水的体积，即为移液管的准确容积。测定时一般应校正 2 次，取其平均值。

$$V = \frac{m_2 - m_1}{\rho}$$

（五）滴定管的校正

1. 取干燥洁净的 50ml 锥形瓶，精密称定其质量。

2. 在洗净的滴定管中加入蒸馏水，调节液面至 0 刻度。记下水温。

3. 从滴定管放下 5.00ml 蒸馏水至该锥形瓶中，读取滴定管读数至小数点后 2 位。精密称定盛有蒸馏水的锥形瓶质量。两次质量之差与该温度下蒸馏水的相对密度可计算该段滴定管的实际体积。

4. 同样方法，可分别得出滴定管各段体积。校正实验每段必须重复 1 次，每次校正值的误差应小于 0.01ml。

四、注意事项

1. 铬酸洗液腐蚀性强，使用中应小心避免沾到皮肤及衣物。

2. 仪器校正温度一般 15~25℃较好。蒸馏水、容量仪器应置于天平室 1 小时以上，温度恒定，减少校正误差。

五、思考题

1. 根据实验总结常用洗涤剂适用范围。
2. 容量仪器校正的基本原理。

实训项目二　布洛芬质量检测

一、实训目的

1. 掌握《中国药典》的查阅及标准解读。
2. 掌握熔点仪、紫外-可见分光光度计、红外分光光度计、薄层色谱法、容量分析法操作方法。
3. 掌握紫外-可见分光光度法、红外分光光度法在鉴别中的应用；一般杂质、特殊杂质检查操作方法及结果判断；中和法测定药物含量的操作及数据处理。

二、实训器材

（一）试剂

布洛芬，溴化钾（光谱纯），高锰酸钾，五氧化二磷，邻苯二甲酸氢钾，0.4%氢氧化钠溶液，氢氧化钠滴定液（0.1mol/L），稀硝酸，稀硫酸，冰醋酸，醋酸盐缓冲液（pH 3.5），标准氯化钠溶液，标准铅溶液，硝酸银试液，三氯甲烷，正己烷，乙酸乙酯，乙醇，硫代乙酰胺试液，酚酞指示液

（二）仪器

熔点仪，紫外-可见分光光度计，红外分光光度计，马弗炉，纳氏比色管，滴定管

三、实训内容

（一）查阅质量标准

查阅《中国药典》（2015年版），确定布洛芬原料药质量标准。解读质量标准，配制试剂，准备仪器及操作规程。

（二）性状

1. 外观　本品为白色结晶性粉末；稍有特异臭。

2. 熔点　取本品适量，研成细粉，减压干燥，置熔点测定毛细管内，装实，高度约3mm。将样品放入盛有传温液的容器中，测定。记录供试品在初熔至全熔时的温度，重复测定3次，取其平均值，即得。本品的熔点为74.5~77.5℃。

（三）鉴别

1. 紫外-可见分光光度法　取本品，加0.4%氢氧化钠溶液制成每1ml中约含0.25mg的溶液，照紫外-可见分光光度法测定，在265nm与273nm的波长处有最大吸收，在245nm与271nm的波长处有最小吸收，在259nm的波长处有一肩峰。

2. 红外分光光度法　取供试品约1~1.5mg，置玛瑙研钵中，加入干燥的溴化钾细粉约200~300mg（与供试品的比约为200∶1）作为分散剂，充分研磨混匀，置于压片模具中，使铺布均匀，抽真空约2分钟，加压至（0.8~1）×10⁶kPa，保持压力2分钟，撤去压力并放气后取出制成的供试片，目视检测，片子应呈透明状，其中样品分布应均匀，并无明显的颗粒状样品。本品的红外光吸收图谱应与对照的图谱（光谱集943图）一致。

（四）检查

1. 氯化物　取本品1.0g，置于具塞锥形瓶中，加水50ml，振摇5分钟，滤过，取续滤

液 25ml，置于 50ml 纳氏比色管中，加入稀硝酸 10ml，加水使成约 40ml，摇匀，即得供试品溶液。另取标准氯化钠溶液 5.0ml，置于 50ml 纳氏比色管中，加入稀硝酸 10ml，加水使成约 40ml，摇匀，即得对照品溶液。分别加入硝酸银试液 1.0ml，用水稀释使成 50ml，摇匀，在暗处放置 5 分钟，置黑色背景上，由上向下观察、比较，供试品较对照品产生浑浊不得更浓（0.010%）。

2. 有关物质　取本品，用三氯甲烷制成每 1ml 中含 100mg 的溶液，作为供试品溶液；精密量取适量，用三氯甲烷定量稀释制成每 1ml 中含 1mg 的溶液，作为对照溶液。照薄层色谱法试验，吸取上述两种溶液各 5μl，分别点于同一硅胶 G 薄层板上，以正己烷-乙酸乙酯-冰醋酸（15∶5∶1）为展开剂，展开，晾干，喷以 1% 高锰酸钾的稀硫酸溶液，在 120℃ 加热 20 分钟，置紫外光灯（365nm）下检视。供试品溶液如显杂质斑点，与对照溶液的主斑点比较，不得更深。

3. 干燥失重　取本品，以五氧化二磷为干燥剂，在 60℃ 减压干燥至恒重，减失重量不得过 0.5%。

4. 炽灼残渣　取供试品 1.0~2.0g，置已炽灼至恒重的坩埚中，精密称定，缓缓炽灼至完全炭化，放冷；加硫酸 0.5~1ml 使湿润，低温加热至硫酸蒸气除尽后，在 700~800℃ 炽灼使完全灰化，移置干燥器内，放冷，精密称定后，再在 700~800℃ 炽灼至恒重，即得。炽灼残渣量不得过 0.1%。

5. 重金属　取 25ml 纳氏比色管三支，分为甲、乙、丙三支。甲管中加入标准铅溶液 1.0ml，醋酸盐缓冲液（pH 3.5）2ml，加乙醇稀释成 25ml。乙管中加入供试品 1.0g，加乙醇 22ml 溶解后，加醋酸盐缓冲液（pH 3.5）2ml 与乙醇适量使成 25ml。丙管中加入供试品 1.0g，加乙醇适量溶解后，加入标准铅溶液 1.0ml、醋酸盐缓冲液（pH 3.5）2ml，用乙醇稀释成 25ml。再在甲、乙、丙三管中分别加硫代乙酰胺试液各 2ml，摇匀，放置 2 分钟，同置白纸上，自上向下透视，丙管颜色不浅于甲管，乙管中显示颜色与甲管比较，不得更深。重金属含量不得过百万分之十。

（五）含量测定

1. 氢氧化钠滴定液（0.1mol/L）的配制与标定　配制：取氢氧化钠适量，加水振摇使溶解成饱和溶液，冷却后，置聚乙烯塑料瓶中，静置数日，澄清后备用。取澄清的氢氧化钠饱和溶液 5.6ml，加新沸过的冷水使成 1000ml，摇匀。

标定：取在 105℃ 干燥至恒重的基准邻苯二甲酸氢钾约 0.6g，精密称定，加新沸过的冷水 50ml，振摇，使其尽量溶解；加酚酞指示液 2 滴，用本液滴定；至临近终点时，应使邻苯二甲酸氢钾完全溶解，滴定至溶液显粉红色。每 1ml 氢氧化钠滴定液（0.1mol/L）相当于 20.42mg 的邻苯二甲酸氢钾。根据本液的消耗量与邻苯二甲酸氢钾的取用量，算出本液的浓度，即得。

$$c = \frac{m \times 0.1}{20.42 \times 10^{-3} \times V}$$

式中，m 为邻苯二甲酸氢钾的重量，g；V 为消耗滴定液体积，ml。

2. 布洛芬含量测定　取本品约 0.5g，精密称定，加中性乙醇（对酚酞指示液显中性）50ml 溶解后，加酚酞指示液 3 滴，用氢氧化钠滴定液（0.1mol/L）滴定。每 1ml 相当于 20.63mg 的 $C_{13}H_{18}O_2$。按干燥品计算，含 $C_{13}H_{18}O_2$ 不得少于 98.5%。

$$阿司匹林\% = \frac{V \times T \times F \times 10^{-3}}{W} \times 100\%$$

式中，F 为浓度校正因子，T 为滴定度，本法中为 20.63mg，V 为消耗氢氧化钠滴定液体积，

ml，W 为供试品质量，g。

四、注意事项

1. 熔点判断。供试品在熔点测定中，毛细管内固体受热出现"发毛""收缩""软化"等现象，均不作为初熔判断。只有在熔点测定管内出现明显液滴时的温度作为初熔温度，全部液化时的温度作为全熔温度。

2. 一般杂质检查应遵循平行原则，使供试品、对照品结果具有可比性。

3. 根据质量标准中对取样量精密度要求正确选择量具。

4. 样品取用量和溴化钾取用量约为 1：200，否则观测不到合适的信号；混合研磨要充分均匀。

5. 含量测定中使用的氢氧化钠滴定液需要提前标定，计算出准确浓度备用。

6. 减压干燥除另有规定外，压力应在 2.67kPa 以下。干燥器内部为负压，开启前应缓缓旋开进气阀，使干燥空气进入，同时避免气流吹散供试品。

7. 炽灼温度。炭化时应控制温度，避免供试品膨胀逸出，炽灼至供试品呈黑色，不再冒烟为止。灰化时，应加热至白烟完全消失，残渣为灰白色。

五、思考题

1. 一般杂质检查应遵循平行原则，从操作中如何体现此原则？

2. 布洛芬有关物质检查方法及结果判断方法。

3. 紫外-可见分光光度法中仪器校正与检定项目包括哪些？

4. 为什么样品及所有器具要置红外灯下干燥？

5. 硅胶薄层色谱法的基本操作步骤及注意事项。

6. 含量测定中使用的中性乙醇溶剂是如何配制的？

实训项目三　对乙酰氨基酚片质量检测

一、实训目的

1. 掌握《中国药典》的查阅及标准解读。

2. 掌握红外分光光度计、高效液相色谱仪、溶出度仪、容量分析法操作方法。

3. 掌握化学法、红外分光光度法在鉴别中的应用；溶出度检查操作方法及结果判断；高效液相色谱法在检查中的应用及结果判断；中和法测定药物含量的操作及数据处理。

二、实训器材

（一）试剂

稀盐酸、三氯化铁、亚硝酸钠试液、碱性 β-萘酚试液、丙酮、对氨基酚对照品、对乙酰氨基酚对照品、磷酸盐缓冲液等

（二）仪器

溶出度仪，紫外-可见分光光度计，1000ml、100ml 容量瓶，2ml 刻度吸管，辛烷基硅烷键合硅胶柱等

三、实训内容

（一）查阅质量标准

查阅《中国药典》（2015 年版），确定对乙酰氨基酚片的质量标准。解读质量标准，配

制试剂，准备仪器及操作规程。

（二）性状

本品为白色片、薄膜衣或明胶包衣片，除去包衣后显白色。

（三）鉴别

1. 化学鉴别法 取本品的细粉适量（约相当于对乙酰氨基酚0.5g），用乙醇20ml分次研磨使对乙酰氨基酚溶解，滤过，合并滤液，蒸干，残渣照（1）、（2）项试验，显相同的反应。

（1）本品的水溶液加三氯化铁试液，即显蓝紫色。

（2）取本品约0.1g，加稀盐酸5ml，置水浴中加热40分钟，放冷；取0.5ml，滴加亚硝酸钠试液5滴，摇匀，用水3ml稀释后，加碱性β-萘酚试液2ml，振摇，即显红色。

2. 红外分光光度法 取本品细粉适量（约相当于对乙酰氨基酚100mg），加丙酮10ml，研磨溶解，滤过，滤液水浴蒸干，残渣经减压干燥，依法测定。本品的红外光吸收图谱应与对照的图谱（光谱集131图）一致。

（四）检查

1. 对氨基酚 临用新制。取本品细粉适量（约相当于对乙酰氨基酚0.2g），精密称定，置10ml量瓶中，加溶剂［甲醇-水（4∶6）］适量，振摇使对乙酰氨基酚溶解，加溶剂稀释至刻度，摇匀，滤过，取续滤液作为供试品溶液；另取对氨基酚对照品与对乙酰氨基酚对照品各适量，精密称定，加上述溶剂制成每1ml中各约含20μg混合的溶液，作为对照品溶液。照高效液相色谱法试验。用辛烷基硅烷键合硅胶为填充剂；以磷酸盐缓冲液（取磷酸氢二钠8.95g，磷酸二氢钠3.9g，加水溶解至1000ml，加10%四丁基氢氧化铵溶液12ml）-甲醇（90∶10）为流动相；检测波长为245nm；柱温为40℃；理论板数按对乙酰氨基酚峰计算不低于2000，对氨基酚峰与对乙酰氨基酚峰的分离度应符合要求。精密量取对照溶液与供试品溶液各20μl，分别注入液相色谱仪，记录色谱图至主峰保留时间的4倍。供试品溶液色谱图中如有与对照品溶液中对氨基酚保留时间一致的色谱峰，按外标法以峰面积计算，含对氨基酚不得过对乙酰氨基酚标示量的0.1%。

2. 溶出度 取本品，照溶出度与释放度测定法第一法，以稀盐酸24ml加水至1000ml为溶出介质，转速为每分钟100转，依法操作，经30分钟时，取溶液滤过，精密量取续滤液适量，用0.04%氢氧化钠溶液稀释成每1ml中含对乙酰氨基酚5~10μg的溶液，照紫外-可见分光光度法，在257nm的波长处测定吸光度，按$C_8H_9NO_2$的吸收系数（$E_{1cm}^{1\%}$）为715计算每片的溶出量。限度为标示量的80%，应符合规定。

（五）含量测定

取本品20片，精密称定，研细，精密称取适量（约相当于对乙酰氨基酚40mg），置250ml量瓶中，加0.4%氢氧化钠溶液50ml与水50ml，振摇15分钟，用水稀释至刻度，摇匀，滤过，精密量取续滤液5ml，置100ml量瓶中，加0.4%氢氧化钠溶液10ml，加水至刻度，摇匀，照紫外-可见分光光度法，在257nm波长处测定吸收度，按$C_8H_9NO_2$的吸收系数（$E_{1cm}^{1\%}$）为715计算，即得。本品含对乙酰氨基酚（$C_8H_9NO_2$）应为标示量的95.0%~105.0%。

$$标示量\% = \frac{\dfrac{A}{E_{1cm}^{1\%}\times100}\times V\times D\times\overline{W}}{m\times S}\times100\%$$

式中，A为供试品溶液的吸光度；$E_{1cm}^{1\%}$为供试品溶液的百分吸收系数；l为液层厚度，cm；

100 为浓度换算因数（系将 g/100ml 换算成 g/ml）；V 为供试品初次配制的体积，ml；D 为供试品的稀释倍数；$\overline{W}$ 为平均片重，g；m 为供试品的取样量，g；S 为片剂的标示量，mg。

四、注意事项

1. 溶出度仪每次使用前应检查仪器是否水平，转动轴是否垂直；检查转篮旋转时与溶出杯的垂直轴在任一点的偏离均不得大于 2mm，检查转篮旋转时摆动幅度不得偏离轴心的 ±1.0mm；检查篮轴运转时整套装置应保持平稳，均不能产生明显的晃动或振动。

2. 调节水浴的温度应能使溶出杯中溶出介质的温度保持在 37.0℃±0.5℃。

3. 调节使转篮底部距溶出杯的内底部 25mm±2mm。

4. 整个取样过程 30s 内完成，取样位置应在转篮的顶端至液面的中点，并距溶出杯内壁 10mm 处，应提前做好各项准备。

5. 溶出介质必须脱气处理。

6. 对各种仪器进行检查，清洗，填写仪器使用记录。

五、思考题

1. 溶出度的测定主要针对哪些制剂？溶出度测定前需做好哪些准备工作？

2. 测定溶出度时必须严格控制哪些实验条件？

3. 在紫外-可见分光光度法中，吸光度应控制在什么范围内以减少测定误差？如何选择配对比色皿？

4. 使用紫外-可见分光光度计时，应注意哪些操作事项？简述使用和维护紫外-可见分光光度计的方法。

实训项目四　复方磺胺嘧啶片质量检测

一、实训目的

1. 掌握《中国药典》的查阅及标准解读。

2. 掌握高效液相色谱仪、溶出度仪操作方法。

3. 掌握化学法、高效液相色谱法在鉴别中的应用；溶出度检查操作方法及结果判断；高效液相色谱法测定药物含量的操作及数据处理。

二、实训器材

（一）试剂

硫酸铜试液、乙腈（色谱纯）、甲醇、碘试液、磺胺嘧啶对照品、甲氧苄啶对照品等

（二）仪器

溶出度仪，高效液相色谱仪，电子天平、C_{18} 色谱柱等

三、实训内容

（一）查阅质量标准

查阅《中国药典》（2015 年版），确定复方磺胺嘧啶片的药质量标准。解读质量标准，配制试剂，准备仪器及操作规程。

（二）性状

本品为白色片。

（三）鉴别

1. 化学法

（1）取本品的细粉适量（约相当于磺胺嘧啶 0.1g），加 0.4% 氢氧化钠溶液与水各 3ml，振摇，滤过，取滤液加硫酸铜试液 0.5ml，即生成青绿色的沉淀，放置后变为紫灰色。

（2）取本品的细粉适量（约相当于甲氧苄啶 25mg），加 0.4% 氢氧化钠溶液 5ml，摇匀，加三氯甲烷 5ml，振摇提取，分取三氯甲烷液加稀硫酸 5ml，振摇后，加碘试液 2 滴，在稀硫酸层生成褐色沉淀。

（3）取本品的细粉适量（约相当于磺胺嘧啶 50mg），显芳香第一胺类的鉴别反应。

2. 高效液相色谱法 在含量测定项下记录的色谱图中，供试品溶液两主峰的保留时间应与对照品溶液相应两主峰的保留时间一致。

（四）检查

取本品，照溶出度与释放度测定法第二法，以 0.1mol/L 盐酸溶液 1000ml 为溶出介质，转速为每分钟 75 转，依法操作，经 60 分钟时，取溶液 10ml，滤过，精密量取续滤液 5ml，置 25ml 量瓶中，用流动相稀释至刻度，摇匀，照含量测定项下的方法，依法测定，计算每片中磺胺嘧啶和甲氧苄啶的溶出量。限度均为标示量的 70%，应符合规定。

（五）含量测定

本品含磺胺嘧啶与甲氧苄啶均应为标示量的 90.0%～110.0%。

1. 色谱条件与系统适用性试验 用十八烷基硅烷键合硅胶为填充剂；以乙腈-0.3%醋酸铵溶液（20∶80）为流动相；检测波长为 220nm。理论板数按甲氧苄啶峰计算不低于 3000，磺胺嘧啶峰与甲氧苄啶峰间的分离度应符合要求。

2. 磺胺嘧啶与甲氧苄啶的含量测定 取本品 10 片，精密称定，研细，精密称取适量（约相当于磺胺嘧啶 80mg），置 100ml 量瓶中，加 0.1mol/L 氢氧化钠溶液 10ml，振摇使磺胺嘧啶溶解，再加甲醇适量，振摇使甲氧苄啶溶解，用甲醇稀释至刻度，摇匀，滤过，精密量取续滤液 5ml，置 50ml 量瓶中，用流动相稀释至刻度，摇匀，作为供试品溶液，精密量取 20μl，注入液相色谱仪，记录色谱图；另取磺胺嘧啶对照品 80mg 和甲氧苄啶对照品 10mg，精密称定，置同一 100ml 量瓶中，加 0.1mol/L 氢氧化钠溶液 10ml，振摇使磺胺嘧啶溶解，再加甲醇适量，振摇使甲氧苄啶溶解，用甲醇稀释至刻度，摇匀，精密量取适量，再用流动相定量稀释制成每 1ml 中约含磺胺嘧啶 80μg 与甲氧苄啶 10μg 的溶液，同法测定。按外标法以峰面积计算，即得。

$$标示量\% = \frac{c_R \times \dfrac{A_X}{A_R} \times V \times D \times \overline{W}}{m \times S} \times 100\%$$

式中，A_X 为供试品溶液的吸光度；A_R 为对照品溶液的吸光度；c_R 为对照品溶液的浓度，mg/ml；V 为供试品初次配制的体积，ml；D 为供试品的稀释倍数；m 为供试品的取样量，g；$\overline{W}$ 为平均片重，g；S 为片剂的标示量，mg。

四、注意事项

1. 操作分析天平、溶出度仪、高效液相色谱仪等仪器时，应按仪器使用说明书进行安装和使用，并进行仪器的适用性及性能确认试验。

2. 流动相应选用色谱纯试剂、高纯水或双蒸水，酸碱液及缓冲液需经过滤后使用，过滤时注意区分水系膜和油系膜的使用范围。

3. 样品处理后，需经微孔滤膜过滤后进样。

4. 色谱柱在不使用时，应用甲醇冲洗，取下后紧密封闭两端保存。

5. 实验结束后，一般先用低浓度甲醇水溶液冲洗整个管路 30 分钟以上，再用甲醇冲洗。

五、思考题

1. 何谓正相色谱？何谓反相色谱？其适用范围为何？

2. 何谓化学键合相？常用的化学键合相有哪几种类型？分别用于哪些液相色谱法中？

3. 复方制剂的特点是什么？目前常用什么方法分析复方制剂的含量？

实训项目五 诺氟沙星胶囊质量检测

一、实训目的

1. 掌握《中国药典》的查阅及标准解读。

2. 掌握紫外-可见分光光度计、溶出度仪、薄层色谱法、高效液相色谱仪的操作方法。

3. 掌握紫外-可见分光光度法、高效液相色谱法在鉴别中的应用；有关物质、溶出度检查操作方法及结果判断；高效液相色谱法测定含量的原理及操作技术。

二、实训器材

（一）试剂

诺氟沙星胶囊，三氯甲烷，甲醇，浓氨溶液，0.1mol/L 盐酸溶液，冰醋酸，50% 氢氧化钠溶液，0.025mol/L 磷酸溶液，三乙胺，乙腈（色谱纯），环丙沙星对照品，依诺沙星对照品

（二）仪器

硅胶 G 薄层板，紫外灯，紫外-可见分光光度计，高效液相色谱仪，溶出度仪，超声波清洗仪

三、实训内容

（一）查阅质量标准

查阅《中国药典》（2015 年版），确定诺氟沙星胶囊质量标准。解读质量标准，配制试剂，准备仪器及操作规程。

（二）性状

本品内容物为白色至淡黄色颗粒或粉末。

（三）鉴别

1. 薄层色谱法 取本品内容物，加三氯甲烷-甲醇（1:1）制成每 1ml 中含 2.5mg 的溶液，滤过，取续滤液作为供试品溶液，取诺氟沙星对照品适量，同法配制，作为对照品溶液。照薄层色谱法试验，吸取上述两种溶液各 10μl，分别点于同一硅胶 G 薄层板上，以三氯甲烷-甲醇-浓氨溶液（15:10:3）为展开剂，展开，晾干，置紫外光灯（365nm）下检视。供试品溶液所显主斑点的位置与荧光应与对照品溶液主斑点的位置与荧光相同。

2. 高效液相色谱法 在含量测定项下记录的色谱图中，供试品溶液主峰的保留时间应与对照品溶液主峰的保留时间一致。

以上两项可选做一项。

（四）检查

1. 有关物质 取本品的内容物适量，精密称定，按标示量加 0.1mol/L 盐酸溶液适量

（每 12.5mg 诺氟沙星加 0.1mol/L 盐酸溶液 1ml）使溶解，用流动相 A 定量稀释制成每 1ml 约含 0.15mg 的溶液，滤过，取续滤液作为供试品溶液。精密量取适量，用流动相定量稀释制成每 1ml 中含 0.75μg 的溶液，作为对照溶液。另精密称取杂质 A（1-乙基-6-氟-7-氯 4-氧代-1，4-二氢喹啉-3-羧酸）对照品约 15mg，置 200ml 量瓶中，加乙腈溶解并稀释至刻度，摇匀，精密量取适量，用流动相 A 定量稀释制成每 1ml 中约含 0.3μg 的溶液，作为杂质 A 对照品溶液。照高效液相色谱法测定，用十八烷基硅烷键合硅胶为填充剂；以 0.025mol/L 磷酸溶液（用三乙胺调节 pH 至 3.0±0.1）-乙腈（87∶13）为流动相 A，乙腈为流动相 B；按表 2 进行线性梯度洗脱。称取诺氟沙星对照品、环丙沙星对照品和依诺沙星对照品各适量，加 0.1mol/L 盐酸溶液适量使溶解，用流动相 A 稀释制成每 1ml 中含诺氟沙星 0.15mg、环丙沙星和依诺沙星各 3μg 的混合溶液，取 20μl 注入液相色谱仪，以 278nm 为检测波长，记录色谱图，诺氟沙星峰的保留时间约为 9 分钟。诺氟沙星峰与环丙沙星峰和诺氟沙星峰与依诺沙星峰的分离度均应大于 2.0。取对照溶液注入液相色谱仪，以 278nm 为检测波长，调节检测灵敏度，使主成分色谱峰的峰高约为满量程的 25%。精密量取供试品溶液、对照溶液和杂质 A 对照品溶液各 20μl，分别注入液相色谱仪，以 278 nm 和 262nm 为检测波长，记录色谱图。供试品溶液色谱图中如有杂质峰，杂质 A（262nm 检测）按外标法以峰面积计算，不得过 0.2%。其他单个杂质（278nm 检测）峰面积不得大于对照溶液主峰面积（0.5%）；其他各杂质峰面积的和（278nm 检测）不得大于对照溶液主峰面积的 2 倍（1.0%）。供试品溶液色谱图中任何小于对照溶液主峰面积 0.1 倍的峰可忽略不计。

表 2　诺氟沙星有关物质测定梯度洗脱表

时间（分钟）	流动相 A（%）	流动相 B（%）
0	100	0
10	100	0
20	50	50
30	50	50
32	100	0
42	100	0

2. 溶出度　取本品，照溶出度与释放度测定法第二法，以醋酸缓冲液（取冰醋酸 2.86ml 与 50% 氢氧化钠溶液 1ml，加水 900ml，振摇，用冰醋酸或 50% 氢氧化钠溶液调节 pH 至 4.0，加水至 1000ml）1000ml 为溶出介质，转速为每分钟 50 转，依法操作，经 30 分钟时，取溶液适量，滤过，精密量取续滤液适量，用溶出介质定量稀释制成每 1ml 中约含 5μg 的溶液，作为供试品溶液，照紫外-可见分光光度法，在 277nm 的波长处测定吸光度；另取诺氟沙星对照品适量，精密称定，加溶出介质溶解并定量稀释制成每 1ml 中含 5μg 的溶液，同法测定，计算每粒的溶出量。限度为标示量的 75%，应符合规定。

$$溶出度 = \frac{溶出量}{标示量} \times 100\%$$

$$溶出量 = \frac{A_X}{A_R} \times c_R \times D \times V$$

式中，A_X 为供试品的吸光度，A_R 为对照品的吸光度，c_R 为对照品的浓度，μg/ml，D 为稀释倍数，V 为供试品初次配制的体积，ml。

（五）含量测定

1. 色谱条件与系统适用性试验 用十八烷基硅烷键合硅胶为填充剂；以 0.025mol/L 磷酸溶液（用三乙胺调节 pH 至 3.0±0.1）－乙腈（87：13）为流动相，检测波长为 278nm。称取诺氟沙星对照品、环丙沙星对照品和依诺沙星对照品各适量，加 0.1mol/L 盐酸溶液适量使溶解，用流动相稀释制成每 1ml 中含诺氟沙星 25μg、环丙沙星和依诺沙星的混合溶液，取 20μl 注入液相色谱仪，记录色谱图，诺氟沙星峰的保留时间约为 9 分钟。诺氟沙星峰与环丙沙星峰和诺氟沙星峰与依诺沙星峰的分离度均应大于 2.0。

2. 诺氟沙星胶囊含量测定 取本品的细粉适量（约相当于诺氟沙星 125mg），精密称定，置 500ml 量瓶中，加 0.1mol/L 盐酸溶液 10ml 使溶解后，用水稀释至刻度，摇匀，精密量取续滤液 5ml，置 50ml 量瓶中，用流动相稀释至刻度，摇匀，作为供试品溶液。另取诺氟沙星对照品，同法测定，按外标法以峰面积计算，即得。本品含诺氟沙星（$C_{16}H_{18}FN_3O_3$）应为标示量的 90.0%～110.0%。

$$诺氟沙星胶囊标示量\% = \frac{\dfrac{A_X}{A_R} \times c_R \times D \times V \times \overline{W}}{m \times S} \times 100\%$$

式中，A_X 为供试品的峰面积；A_R 为对照品的峰面积；c_R 为对照品的浓度，mg/ml；S 为标示量，g；D 为稀释倍数；V 为供试品初次配制的体积，ml；$\overline{W}$ 为平均装量，g；m 为供试品的称取量，mg。

四、注意事项

1. 测定胶囊的平均装量时，胶囊壳用小刷或其他适宜的用具拭净，再精密称定胶囊壳的重量。

2. 流动相应严格脱气，并经滤过（用 0.45μm 的滤膜），防止颗粒状物导入系统中。更换流动相时应注意溶剂的互溶性。分析过程中注意流动相的补充，避免贮液瓶内流动相排空。

3. 使用泵时，应设定仪器允许的极限压力和最大流量，防止仪器内部受到损坏。开机时，充泵排气，加大流量，排空系统内气泡，以免因气泡造成无法吸液或脉动过大。流动相中含有缓冲溶液，不应长时间停留于泵内，以免析出盐的晶体及腐蚀泵的密封环和垫片。

4. 色谱柱安装时，应使其进出口位置与流动相的流向一致，以免影响柱效；操作过程时，应避免压力和温度的急剧变化及任何机械震动，以免影响柱内的填充情况；保存时，反相色谱柱应将柱内充满无水甲醇，并拧紧柱接头，防止溶剂挥发干燥。

5. 由于微量注射器不易精确控制进样量，当采用外标法测定含量时，以定量环或自动进样器进样为好。

6. 高压运行过程中，应注意观察泵的异常变化，当泵压急剧波动或无泵压时，应停机检查。泵压波动常与气泡有关。基线噪音增加也往往与检测器流通池的污染，固定相的流失，仪器接地是否良好等有关。

7. 流动相中含有缓冲溶液，在分析结束后，从泵、进样器、色谱柱到检测器流通池均应立即用低浓度甲醇水溶液（30 分钟以上）、甲醇溶液充分冲洗。

五、思考题

1. 薄层色谱法进行鉴别时，展开剂中加入浓氨溶液有何作用？

2. 《中国药典》（2015 年版）规定溶出度测定有几种方法？每种方法的特点和适用条件是什么？

3. 高效液相色谱法应用于药物分析中要进行系统适用性试验，都包括哪些项目？

实训项目六 硫酸阿托品质量检测

一、实训目的

1. 掌握《中国药典》的查阅及标准解读。

2. 掌握熔点仪、旋光仪、红外分光光度计、高效液相色谱仪和非水溶液滴定法的操作方法。

3. 掌握化学法以及红外分光光度法在鉴别中的应用；一般杂质、特殊杂质检查操作方法及结果判断；非水溶液滴定法测定药物含量的实验条件和结果处理。

二、实训器材

（一）试剂

硫酸阿托品，溴化钾（光谱纯），发烟硝酸，乙醇，氢氧化钾，氯化钡，盐酸，硝酸，醋酸铅试液，醋酸铵试液，氢氧化钠试液，高氯酸滴定液（0.1mol/L），0.0025mol/L 庚烷磺酸钠，乙腈（色谱纯），磷酸，冰醋酸，醋酐，结晶紫

（二）仪器

熔点仪，旋光仪，红外分光光度计，水浴锅，高效液相色谱仪，滴定管

三、实训内容

（一）查阅质量标准

查阅《中国药典》（2015 年版），确定硫酸阿托品原料药质量标准。解读质量标准，配制试剂，准备仪器及操作规程。

（二）性状

1. 外观　本品为无色结晶或白色结晶性粉末；无臭。

2. 熔点　取本品适量，在 120℃ 干燥 4 小时后，研成细粉，减压干燥，置熔点测定毛细管内，装实，高度约 3mm。将样品放入盛有传温液的容器中，立即依法测定，重复测定 3 次，取其平均值，即得。熔点不得低于 189℃，熔融时同时分解。

（三）鉴别

1. 红外分光光度法　取供试品约 1~1.5mg，置玛瑙研钵中，加入干燥的溴化钾细粉约 200~300mg（与供试品的比约为 200∶1）作为分散剂，充分研磨混匀，置于压片模具中，使铺布均匀，抽真空约 2 分钟，加压至 0.8×10⁶kPa，保持压力 2 分钟，撤去压力并放气后取出制成的供试片，目视检测，片子应呈透明状，其中样品分布应均匀，并无明显的颗粒状样品。本品的红外光吸收图谱应与对照的图谱（光谱集 487 图）一致。

2. 化学法

（1）取供试品约 10mg，加发烟硝酸 5 滴，置水浴上蒸干，得黄色的残渣，放冷，加乙醇 2~3 滴湿润，加固体氢氧化钾一小粒，即显深紫色。

（2）硫酸盐的鉴别反应

①取供试品溶液，滴加氯化钡试液，即生成白色沉淀；分离，沉淀在盐酸或硝酸中均不溶解。

②取供试品溶液，滴加醋酸铅试液，即生成白色沉淀；分离，沉淀在醋酸铵试液或氢氧化钠试液中溶解。

③取供试品溶液，加盐酸，不生成白色沉淀（与硫代硫酸盐区别）。

同时满足以上 3 个实验现象为鉴别合格。

(四) 检查

1. 酸度 取本品 0.50g，加水 10ml 溶解后，加甲基红指示液 1 滴，如显红色，加氢氧化钠滴定液 (0.02mol/L) 0.15ml，应变为黄色。

2. 莨菪碱 除另有规定外，采用钠光谱的 D 线 (589.3nm) 测定旋光度，测定管长度为 1dm (如使用其他管长，应进行换算)，测定温度为 20℃。用读数至 0.01°并经过检定的旋光计测定。

取本品，按干燥品计算，加水溶解并制成每 1ml 中含 50mg 的溶液，依法测定，旋光度测定一般应在溶液配制后 30 分钟内进行测定。测定旋光度时，将测定管用供试液冲洗数次，缓缓注入供试液体或溶液适量 (注意勿使发生气泡)，置于旋光计内检测读数，即得供试液的旋光度。按《中国药典》(2015 年版) 的要求，旋光度不得过-0.40°。

3. 有关物质 取本品，加水溶解并稀释制成每 1ml 中含 0.5mg 的溶液，作为供试品溶液；精密量取 1ml，置 100ml 量瓶中，用水稀释至刻度，摇匀，作为对照溶液。照高效液相色谱法试验。用十八烷基硅烷键合硅胶为填充剂，以 0.05mol/L 磷酸二氢钾溶液 (含 0.0025mol/L 庚烷磺酸钠) -乙腈 (84 : 16) (用磷酸或氢氧化钠试液调节 pH 至 5.0) 为流动相，检测波长为 225nm，阿托品峰与相邻杂质峰的分离度应符合要求。精密量取对照溶液与供试品溶液各 20μl，分别注入液相色谱仪，记录色谱图至主成分峰保留时间的 2 倍。供试品溶液色谱图中如有杂质峰，扣除相对主峰保留时间 0.17 之前的色谱峰外，各杂质峰面积的和不得大于对照溶液主峰面积 (1.0%)。

4. 干燥失重 取本品，在 120℃干燥 4 小时，减失重量不得过 5.0%。操作与计算方法详见第四章。

5. 炽灼残渣 不得过 0.1%。操作与计算方法详见第四章。

(五) 含量测定

1. 高氯酸滴定液的配制和标定 配制：取无水冰醋酸 (按含水量计算，每 1g 水加醋酐 5.22ml) 750ml，加入高氯酸 (70%~72%) 8.5ml，摇匀，在室温下缓缓滴加醋酐 23ml，边加边摇，加完后再振摇均匀，放冷，加无水冰醋酸适量使成 1000ml，摇匀，放置 24 小时。若所测供试品易乙酰化，则须用水分测定法第一法 (费休法) 中的容量滴定法测定本液的含水量，再用水和醋酐调节至本液的含水量为 0.01%~0.2%。

标定：取在 105℃干燥至恒重的基准邻苯二甲酸氢钾约 0.16g，精密称定，加无水冰醋酸 20ml 使溶解，加结晶紫指示液 1 滴，用本液缓缓滴定至蓝色，并将滴定的结果用空白试验校正。每 1ml 高氯酸滴定液 (0.1mol/L) 相当于 20.42mg 的邻苯二甲酸氢钾。根据本液的消耗量与邻苯二甲酸氢钾的取用量，算出本液的浓度，即得。如需用高氯酸滴定液 (0.05mol/L 或 0.02mol/L) 时，可取高氯酸滴定液 (0.1mol/L) 用无水冰醋酸稀释制成，并标定浓度。

本液也可用二氧六环配制：取高氯酸 (70%~72%) 8.5ml，加异丙醇 100ml 溶解后，再加二氧六环稀释至 1000ml。标定时，取在 105℃干燥至恒重的基准邻苯二甲酸氢钾约 0.16g，精密称定，加丙二醇 25ml 与异丙醇 5ml，加热使溶解，放冷，加二氧六环 30ml 与甲基橙-二甲苯蓝 FF 混合指示液数滴，用本液滴定至由绿色变为蓝灰色，并将滴定的结果用空白试验校正。即得。

2. 硫酸阿托品含量测定 取本品约 0.5g，精密称定，加冰醋酸与醋酐各 10ml 溶解后，加结晶紫指示液，高氯酸滴定液 (0.1mol/L) 滴定至溶液显纯蓝色，并将滴定的结果用空白试验校正。每 1ml 高氯酸滴定液（0.1mol/L）相当于 67.68mg 的（$C_{17}H_{23}NO_3$）$_2$·H_2SO_4。本品按干燥品计算，含（$C_{17}H_{23}NO_3$）$_2$·H_2SO_4 不得少于 98.5%。

$$含量\% = \frac{(V-V_0) \times T \times F}{m} \times 100\%$$

式中，F 为浓度校正因子；T 为滴定度，本法中为 67.68mg；V 为消耗高氯酸滴定液体积，ml；V_0 为空白校正消耗高氯酸滴定液体积，ml；m 为供试品质量，g。

四、注意事项

1. 熔融同时分解。本法要求测定熔点的同时观察到"熔融同时分解"的现象，熔融同时分解是指药品在一定温度时产生气泡、上升、变色或浑浊等现象。

2. 旋光仪的校正。每次测定前应以溶剂作空白校正，测定后，再校正 1 次，以确定在测定时零点有无变动；如第 2 次校正时发现旋光度差值超过 ±0.01° 时表明零点有变动，则应重新测定旋光度。

3. 非水碱量法中的空白校正。在不加供试品或以相同体积溶剂代替供试液的情况下，按同法操作，所得的消耗滴定液的体积，与按供试品所消耗滴定液的体积之差为药品实际消耗的滴定液体积，对于含量测定具有实际意义。

五、思考题

1. 本项目中对莨菪碱的检查方法属于杂质检查方法中的哪一种？
2. 非水溶液滴定法的原理和应用条件是什么？
3. 非水碱量法测定硫酸阿托品含量时，溶剂的选择依据是什么？

实训项目七　黄体酮注射液质量检测

一、实训目的

1. 掌握《中国药典》的查阅及标准解读。
2. 掌握高效液相色谱法操作方法。
3. 掌握高效液相色谱法在鉴别、检查、药物含量测定中的应用；外标法计算药物含量的方法及结果判定。

二、实训器材

（一）试剂

黄体酮注射液、黄体酮对照品、乙醚、甲醇、乙腈（色谱纯）、0.1mol/L 氢氧化钠甲醇溶液、1mol/L 盐酸溶液、双蒸水

（二）仪器

高效液相色谱仪、水浴锅、移液管、容量瓶、具塞离心管

三、实训内容

（一）查阅质量标准

查阅《中国药典》（2015 年版），确定黄体酮注射液质量标准。解读质量标准，配制试剂，准备仪器及操作规程。

（二）性状

本品为无色至淡黄色的澄明油状液体。

（三）鉴别

在含量测定项下记录的色谱图中，供试品溶液主峰的保留时间应与对照品溶液主峰的保留时间一致。

（四）检查

1. 有关物质

（1）供试品溶液制备　用内容量移液管精密量取本品适量（约相当于黄体酮 50mg），置 50ml 量瓶中，用乙醚分数次洗涤移液管内壁，洗液并入量瓶中，用乙醚稀释至刻度，摇匀，精密量取 25ml，置具塞离心管中，在温水浴中使乙醚挥散，用甲醇振摇提取 4 次（第 1~3 次每次 5ml，第 4 次 3ml），每次振摇 10 分钟后离心 15 分钟，并将甲醇液移至 25ml 量瓶中，合并提取液，用甲醇稀释至刻度，摇匀，经 0.45μm 滤膜滤过，取续滤液作为供试品溶液。

（2）对照品溶液制备　精密量取供试品溶液 1ml，置 100ml 量瓶中，用甲醇稀释至刻度，摇匀，作为对照品溶液。

（3）测定方法

①色谱条件：用辛烷基硅烷键合硅胶为填充剂；以甲醇-乙腈-水（25：35：40）为流动相；检测波长为 241nm。

②操作步骤：精密量取供试品溶液与对照溶液各 10μl，分别注入液相色谱仪，记录色谱图至主成分峰保留时间的 2 倍。供试品溶液色谱图中如有杂质峰，扣除相对保留时间 0.1 之前的峰（如处方中含有苯甲醇，应扣除苯甲醇的色谱峰），单个杂质峰面积不得大于对照溶液主峰面积的 0.5 倍（0.5%），各杂质峰面积的和不得大于对照溶液主峰面积的 2 倍（2.0%）。供试品溶液色谱图中小于对照溶液主峰面积 0.05 倍的色谱峰忽略不计。

2. 装量　供试品标示装量不大于 2ml 者，取供试品 5 支（2ml 以上至 50ml 者，取供试品 3 支）。开启时注意避免损失，将内容物分别用相应体积的干燥注射器及注射针头抽尽，然后缓慢连续地注入经标化的量入式量筒内（量筒的大小应使待测体积至少占其额定体积的 40%，不排尽针头中的液体），在室温下检视。测定油溶液、乳状液或混悬液时，应先加温（如有必要）摇匀，再用干燥注射器及注射针头抽尽后，同前法操作，放冷（加温时），检视。每支（瓶）的装量均不得少于其标示量。

3. 可见异物　除另有规定外，照可见异物检查法检查，应符合规定。操作方法详见第五章。

4. 无菌　照无菌检查法检查，应符合规定。

5. 细菌内毒素或热原　除另有规定外，照细菌内毒素检查法或热原检查法检查，应符合规定。

（五）含量测定

1. 供试品溶液制备　用内容量移液管精密量取本品适量（约相当于黄体酮 50mg），置 50ml 量瓶中，用乙醚分数次洗涤移液管内壁，洗液并入量瓶中，用乙醚稀释至刻度，摇匀，精密量取 5ml，置具塞离心管中，在温水浴中使乙醚挥散，用甲醇振摇提取 4 次（第 1~3 次每次 5ml，第 4 次 3ml），每次振摇 10min 后离心 15min，并将甲醇液移置 25ml 量瓶中，合并提取液，用甲醇稀释至刻度，摇匀，作为供试品溶液。

2. 对照品溶液制备　取黄体酮对照品同法制成每 1ml 中含 0.2mg 的溶液，作为对照溶液。

3. 测定方法

（1）色谱条件与系统适用性试验　用辛烷基硅烷键合硅胶为填充剂；以甲醇-乙腈-水

（25：35：40）为流动相；检测波长为 241nm。取本品适量，置 25ml 量瓶中，加 0.1mol/L 氢氧化钠甲醇溶液 10ml 使溶解，置 60℃ 水浴中保温 4 小时，放冷，用 1mol/L 盐酸溶液调节至中性，用甲醇稀释至刻度，摇匀，取 10μl 注入液相色谱仪，调节流速使黄体酮峰的保留时间约为 12min，黄体酮峰与相对保留时间约为 1.1 的降解产物峰的分离度应大于 4.0。

（2）测定法 精密量取供试品 10μl 注入液相色谱仪，记录色谱图；另取黄体酮对照品，同法测定。按外标法以峰面积计算，即得。

4. 计算

$$标示量\% = \frac{c_R \times \dfrac{A_X}{A_R} \times V \times D \times \overline{V}}{m \times S} \times 100\%$$

式中，A_X 为供试品溶液的吸光度；A_R 为对照品溶液的吸光度；c_R 为对照品溶液的浓度，mg/ml；V 为供试品初次配制的体积，ml；D 为供试品的稀释倍数；$\overline{V}$ 为每支注射液的容积，ml/支；m 为供试品的取样量，ml；S 为注射剂的标示量，即标示每支注射液中含药物的量，mg/支。本品为黄体酮的灭菌油溶液。含黄体酮（$C_{21}H_{30}O_2$）应为标示量的 93.0% ~ 107.0%。

四、注意事项

1. 注射剂装量检查时，所用注射器及量筒必须洁净、干燥并经定期校正；其最大容量应与供试品的标示装量一致，量筒的体积应使待测体积至少占其额定体积的 40%；注射器应配上适宜号数的注射针头，其大小与临床使用情况相近为宜。

2. 黄体酮注射液在进行含量测定时，注意样品的前处理。先用乙醚溶解，再用甲醇分次提取。

3. 流动相应严格脱气，并经滤过（0.45μm 的滤膜），防止颗粒状物导入系统中。更换流动相时应注意溶剂的互溶性。分析过程中注意流动相的补充，避免贮液瓶内流动相排空。

4. 由于微量注射器不易精确控制进样量，当采用外标法测定含量时，以定量环或自动进样器进样为好。

五、思考题

1. 简述外标法定量的原理、方法及特点？
2. 黄体酮注射剂中注射用油溶液中的干扰物质如何排除？

实训项目八 维生素 C 泡腾颗粒质量检测

一、实训目的

1. 掌握《中国药典》的查阅及标准解读。
2. 掌握熔点仪、紫外-可见分光光度计、红外分光光度计、薄层色谱法、容量分析法操作方法。
3. 掌握薄层色谱法、化学法在鉴别中的应用；一般杂质、特殊杂质检查操作方法及结果判断；氧化还原滴定法（碘量法）测定药物含量的结果处理。

二、实训器材

（一）试剂

维生素 C 泡腾颗粒，硝酸银试液，二氯靛酚钠试液，乙酸乙酯，乙醇，无水乙醇，稀

醋酸，淀粉指示剂，碘滴定液（0.05mol/L），新沸过放冷的水

（二）仪器

硅胶 GF_{254} 薄层板，酸式滴定管，碘量瓶，分析天平，紫外灯，烘箱，扁形称量瓶

三、实训内容

（一）查阅质量标准

查阅《中国药典》（2015 年版），确定维生素 C 泡腾颗粒的质量标准。解读质量标准，配制试剂，准备仪器及操作规程。

（二）性状

本品为淡黄色颗粒；气芳香，味酸甜。

（三）鉴别

1. 化学法 取本品细粉适量（约相当于维生素 C 0.2g），加水 10ml 使维生素 C 溶解，滤过，滤液分成二等份，在一份中加硝酸银试液 0.5ml，即生成银的黑色沉淀；在另一份中，加二氯靛酚钠试液 1~2 滴，试液的颜色即消失。

2. 薄层色谱法 取本品细粉适量（约相当于维生素 C 10mg），加水 10ml，振摇使维生素 C 溶解，滤过，取滤液作为供试品溶液；另取维生素 C 对照品，加水溶解并稀释制成 1ml 中约含 1mg 的溶液，作为对照品溶液。照薄层色谱法试验，吸取上述两种溶液各 2μl，分别点于同一硅胶 GF_{254} 薄层板上，以乙酸乙酯-乙醇-水（5：4：1）为展开剂，展开，晾干，立即（1 小时内）置紫外光灯（254nm）下检视。供试品溶液所显主斑点的位置和颜色应与对照品溶液的主斑点相同。

（四）检查

1. 酸度 取本品 7.5g，加水 100ml，待溶解完全无气泡后，依法测定，pH 应为 4.5~5.5。

2. 粒度 除另有规定外，照粒度和粒度分布测定法第二法（双筛分法）测定，不能通过一号筛与能通过五号筛的总和不得超过 15%。

3. 干燥失重 于 105℃ 干燥（含糖颗粒应在 80℃ 减压干燥）至恒重，减失重量不得超过 2.0%。

4. 溶化性 取供试品 3 袋，将内容物分别转移至盛有 200ml 水的烧杯中，水温为 15~25℃，应迅速产生气体而呈泡腾状，5 分钟内颗粒均应完全分散或溶解在水中。

6. 装量差异 操作与计算方法详见第五章。

7. 微生物限度 照非无菌产品微生物限度检查：微生物计数法和控制菌检查法及非无菌药品微生物限度标准检查，应符合规定。操作方法详见第八章。

（五）含量测定

取装量差异项下的内容物，混合均匀，精密称取适量（约相当于维生素 C 0.2g），加新沸过的冷水 100ml 与稀醋酸 10ml 使维生素 C 溶解，加淀粉指示剂 1ml，立即用碘滴定液（0.05mol/L）滴定，至溶液显蓝色并持续 30 秒不褪。每 1ml 碘滴定液（0.05mol/L）相当于 8.806mg 的 $C_6H_8O_6$。

$$标示量\% = \frac{V \times F \times T \times \overline{W} \times 10^{-3}}{m \times S} \times 100\%$$

式中，F 为滴定液的浓度校正因子；T 为滴定度，本法中为 8.806mg/ml；V 为供试品消耗滴定液的体积，ml；$\overline{W}$ 为平均装量，g；m 为供试品的取样量，g；S 为标示量，g。

本品含维生素 C（$C_6H_8O_6$）应为标示量的 93.0%~107.0%。

四、注意事项

1. 过筛时，左右往返的速度不宜太快，边筛动边拍打的力度要适当；实验环境的相对湿度对测定结果有影响，宜在相对湿度为 45%±10% 的实验环境下进行。

2. 检查装量差异时，试验过程中应避免用手直接接触供试品的内容物。

3. 滴定操作多在酸性溶液中进行，因在酸性溶液中维生素 C 受空气中氧的氧化速度减慢，但供试品溶液加稀醋酸后仍需立即进行。

4. 用碘量瓶进行滴定操作，应将碘量瓶瓶塞盖住，以避免空气氧化维生素 C。

五、思考题

1. 为什么使用碘量瓶进行操作？
2. 为什么使用新沸过放冷的水溶解供试品？

实训项目九 头孢氨苄片质量检测

一、实训目的

1. 掌握《中国药典》的查阅及标准解读。
2. 掌握紫外-可见分光光度计、溶出度仪、高效液相色谱仪操作方法。
3. 掌握高效液相色谱仪法在鉴别中的应用；一般杂质、特殊杂质检查操作方法及结果判断；高效液相色谱法测定药物含量的结果处理。

二、实训器材

（一）试剂

头孢氨苄片，头孢氨苄对照品，甲醇，醋酸钠，醋酸，重蒸水

（二）仪器

紫外-可见分光光度计，高效液相色谱仪，溶出度仪，容量瓶，移液管，分析天平，称量瓶，平头手术镊

三、实训内容

（一）查阅质量标准

查阅《中国药典》（2015 年版），确定头孢氨苄片质量标准。解读质量标准，配制试剂，准备仪器及操作规程。

（二）性状

本品为白色片或糖衣片或薄膜衣片，除去包衣后显白色至乳黄色。

（三）鉴别

在含量测定项下记录的色谱图中，供试品溶液主峰的保留时间应与对照品溶液主峰的保留时间一致。

（四）检查

1. 有关物质 取含量测定项下的细粉适量，加 0.2mol/L 磷酸二氢钠溶液（用氢氧化钠试液调节 pH 至 5.0）溶解并稀释制成每 1ml 中约含头孢氨苄（按 $C_{16}H_{17}N_3O_4S$ 计）1.0mg 的溶液，滤过，取续滤液作为供试品溶液，照头孢氨苄项下的方法测定。含 7-氨基去乙酰氧基头孢烷酸与 α-苯甘氨酸按外标法以峰面积计算，均不得过标示量的 1.0%；其他单个杂质峰面积不得大于对照溶液主峰面积的 2 倍（2.0%），其他各杂质峰面积的和不得大于

对照溶液主峰面积的 3 倍（3.0%）。

2. 溶出度 取本品，照溶出度与释放度测定法第一法，以水 900ml 为溶出介质，转速为每分钟 100 转，依法操作，经 45 分钟时，取溶液适量，滤过，精密量取续滤液适量，用溶出介质定量稀释制成每 1ml 中约含头孢氨苄（按 $C_{16}H_{17}N_3O_4S$ 计）25μg 的溶液，照紫外-可见分光光度法，在 262nm 的波长处测定吸光度；另精密称取头孢氨苄对照品适量，加溶出介质溶解并定量稀释制成每 1ml 中约含 25μg 的溶液，同法测定，计算每片的溶出量。限度为标示量的 80%，应符合规定。

3. 重量差异 操作与计算方法详见第五章。

（五）含量测定

1. 色谱条件及系统适用性实验 十八烷基硅烷键合硅胶为填充剂；以水-甲醇-3.86% 醋酸钠溶液-4% 醋酸溶液（742：240：15：3）为流动相；检测波长为 254nm。取供试品溶液适量，在 80℃ 水浴中加热 60 分钟，冷却，取 20μl 注入液相色谱仪，记录色谱图，头孢氨苄峰与相邻杂质峰间的分离度应符合要求。

2. 测定方法 取本品 10 片，精密称定，研细，精密称取适量（约相当于头孢氨苄，按 $C_{16}H_{17}N_3O_4S$ 计 0.1g），置 100ml 量瓶中，加流动相适量，充分振摇，使头孢氨苄溶解，再用流动相稀释至刻度，摇匀，滤过，精密量取续滤液 10ml，置 50ml 量瓶中，用流动相稀释至刻度，摇匀，作为供试品溶液，精密量取 10μl 注入液相色谱仪，记录色谱图；另取头孢氨苄对照品适量，同法测定。按外标法以峰面积计算，即得。

$$标示量\% = \frac{\dfrac{A_X}{A_R} \times c_R \times V \times D \times \overline{W}}{m \times S} \times 100\%$$

式中，A_X 为供试品的峰面积；A_R 为对照品的峰面积；c_R 为对照品的浓度，mg/ml；V 为供试品初次配制的体积，ml；D 为供试品的稀释倍数；$\overline{W}$ 平均装量，g；m 为供试品的取量，g；S 为标示量，g。

本品含头孢氨苄（按 $C_{16}H_{17}N_3O_4S$ 计）应为标示量的 90.0% ~ 110.0%。

四、注意事项

1. 重量差异检查时，在称量前后，均应仔细查对药品片数。称量过程中，应避免用手直接接触供试品。已取出的药片，不得再放回供试品原包装容器内。

2. 使用泵时，应设定仪器允许的极限压力和最大流量，防止仪器内部受到损坏。开机时，充泵排气，加大流量，排空系统内气泡，以免影响分离效果；保存时，反相色谱柱应将柱内充满无水甲醇，并拧紧柱接头，防止溶剂挥发干燥。

3. 高压运行过程中，应注意观察泵的异常变化，当泵压急剧波动或无泵压时，应停机检查。泵压波动常与气泡有关。基线噪声增加也往往与检测器流通池的污染、固定相的流失、仪器接地是否良好等有关。

4. 流动相中含有缓冲溶液，在分析结束后，从泵、进样器、色谱柱到检测器流通池均应用甲醇-水溶液充分冲洗。

五、思考题

1. 请简述高效液相色谱法用于含量测定的原理及高效液相色谱仪的操作流程？

2. 简述高效液相色谱法测定头孢氨苄中有关物质和含量测定的色谱条件一致性的原因？

实训项目十　硫酸庆大霉素缓释片质量检测

一、实训目的

1. 掌握《中国药典》的查阅及标准解读。

2. 掌握紫外-可见分光光度计、薄层色谱法、抗生素微生物检定法操作方法。

3. 掌握薄层色谱法、化学法在鉴别中的应用；溶出度检查操作方法及结果判断；抗生素微生物检定法测定药物含量的结果处理。

二、实训器材

（一）试剂

硫酸庆大霉素缓释片，庆大霉素标准品，0.1mol/L 盐酸溶液，异丙醇，邻苯二醛试液，三氯甲烷，甲醇，氨溶液，碘试液，灭菌水，氯化钡试液，硝酸溶液，金黄色葡萄球菌［CMCC（B）26003］，pH 7.8 灭菌磷酸盐缓冲液

（二）仪器

硅胶 G 薄层板，紫外-可见分光光度计，溶出度仪，pH 7.0~7.2 培养基Ⅲ，比色皿、刻度吸管均灭菌处理，自动浊度测定仪，分析天平

三、实训内容

（一）查阅质量标准

查阅《中国药典》（2015 年版），确定硫酸庆大霉素缓释片的质量标准。解读质量标准，配制试剂，准备仪器及操作规程。

（二）性状

本品为白色或类白色片。

（三）鉴别

1. 薄层色谱法　取本品的细粉适量，加水使硫酸庆大霉素溶解并稀释制成每1ml 中含庆大霉素 2.5mg 的溶液，于水浴加热约 15min，冷却，滤过，取滤液，作为供试品溶液；庆大霉素标准品加水制成每1ml 含 2.5mg 的溶液，作为对照品溶液；照薄层色谱法试验，吸取上述两种溶液各2μl，分别点于同一硅胶 G 薄层板（临用前于 105℃活化 2 小时）上；另取三氯甲烷-甲醇-氨溶液（1:1:1）混合振摇，放置 1 小时，分取下层混合液为展开剂，展开，取出于 20~25℃晾干，置碘蒸气中显色，供试品溶液所显主斑点数、位置和颜色应与标准品溶液主斑点数、位置和颜色相同。

2. 硫酸盐反应　取供试品溶液，滴加氯化钡试液，即生成白色沉淀；分离，沉淀在盐酸或硝酸中均不溶解。

（四）检查

取本品，照溶出度与释放度测定法第一法，以 0.1mol/L 盐酸溶液 900ml 为溶出介质，转速为每分钟 100 转，依法操作，在 2 小时、4 小时与 6 小时分别取溶液 5ml，滤过，并即时在操作容器中补充溶出介质 5ml；分别精密量取续滤液各 3ml 于具塞试管中，加异丙醇 2.2ml，邻苯二醛试液 0.8ml，密塞，摇匀，置 60℃水浴中加热 15min，冷却至室温，照紫外-可见分光光度法，在 300~400nm 的波长范围内扫描一阶导数光谱图，在 350~360nm 的波长最大峰谷处分别测定吸光度；另取本品 10 片，研细，精密称取适量（约相当于平均片重），置 500ml 量瓶中，用 0.1mol/L 盐酸溶液溶解并稀释至刻度，振摇后，取上清液 25ml，

置 50ml 量瓶中，用 0.1mol/L 盐酸溶液稀释至刻度，摇匀，滤过，精密量取续滤液 3.0ml 于具塞试管中作为对照溶液，同法测定。按各自的一阶导数吸光度与对照溶液的一阶导数吸光度的比值分别计算每片在不同时间的溶出量。在 2 小时、4 小时与 6 小时的溶出量限度应分别为 45% ~ 70%、60% ~ 85% 与 80% 以上，均应符合规定。如各时间测定值仅有 1 ~ 2 片超出上述规定限度，但不超过规定值的 10%，且其平均溶出量限度均符合规定范围，仍可判为符合规定；如最后时间溶出量有 1 ~ 2 片低于规定值 10%，应另取 6 片复试。初复试的 12 片，其平均溶出量限度均应符合各时间规定限度，且最后时间溶出量限度低于规定值 10% 者不超过 2 片，亦可判定为符合规定。

（五）含量测定

1. 称量 称量前先将标准品从冰箱中取出，使其温度与室温平衡；供试品与标准品的称量应使用同一台天平；对于吸湿性较强的抗生素，应在称量前 1 ~ 2 小时更换天平内干燥剂；标准品与供试品的称量尽量一次取样称取，不得将已取出的称取物倒回原容器内。标准品的称取量不得少于 20mg，取样后立即将盛有样品的称量瓶或适宜的容器用盖盖好，以免吸水。

$$称样量计算：W = \frac{V \times c}{P}$$

式中，W 为需称取的标准品或供试品的重量，mg；V 为溶解标准品或供试品制成浓溶液时所用容量瓶的体积，ml；c 为标准品或供试品浓溶液的浓度，μ/ml 或 μg/ml；P 为标准品的纯度或供试品的估计效价，μ/mg 或 μg/mg。

2. 稀释 标准品与供试品溶液的稀释应使用经标定的量瓶，每步稀释取量以不少于 2ml 为宜，稀释步骤一般不超过 3 步。

3. 溶液配制

（1）标准品溶液配制 取庆大霉素标准品适量，用灭菌水溶解稀释成 1000U/ml 的溶液，作为标准品溶液。

（2）供试品溶液配制 取本品 10 片，精密称定，研细，精密称取适量（约相当于庆大霉素 0.1g），加灭菌水适量，超声使硫酸庆大霉素充分溶解并定量稀释制成每 1ml 中约含 1000 单位的悬液，摇匀，静置，滤过，作为供试品溶液。

4. 菌液培养基制备 将金黄色葡萄球菌密集划线于营养琼脂斜面上，在 36℃ ±1℃ 培养 16 ~ 17 小时后，用灭菌水将菌苔洗下为菌原液。取菌原液，按 1.0% 比例加入到抗生素 III 号培养基中为菌液培养基，适当稀释使得菌液培养基在 580nm 波长处的吸光度约为 1.0。

5. 测定方法（二剂量法） 取标准品和供试品溶液，分别用缓冲液稀释至 0.5U/ml（低剂量）和 1U/ml（高剂量），剂距比 1 : 2。精密量取各溶液 1ml 于灭菌比色皿中，再分别精密加入菌液培养基 9ml，每个溶液浓度平行 4 管，密塞，立即摇匀，置微生物比浊仪中 37℃ 培养。另取磷酸盐缓冲液（pH 7.8）1ml，加入 9ml 空白培养基，混匀，作为空白对照；取磷酸盐缓冲液（pH 7.8）1ml 菌液培养基 9ml，混匀，作为阳性对照。37℃ 培养约 3 ~ 4 小时，并在线测定 A_{580}，直至 A_{580} 在 0.3 ~ 0.7 之间时，即可终止实验，记录实验数据。可信限率不得大于 7%，1000 单位庆大霉素相当于 1mg 庆大霉素。

参照抗生素微生物检定法标准曲线法的计算及统计学检验。

四、注意事项

1. 注意尽量保证所产生的抑菌圈边缘整齐，大小均匀。

2. 注意培养温度、缓冲溶液的 pH。

3. 根据质量标准中对取样量精密度要求正确选择量具。

五、思考题

1. 《中国药典》（2015 年版）溶出度与释放度测定方法有几种？每种方法适用何种剂型？

2. 抗生素含量测定方法的种类。选择不同方法的依据。

实训项目十一 复方丹参片质量检测

一、实训目的

1. 掌握《中国药典》的查阅及标准解读。

2. 掌握生物光学显微镜、薄层色谱法、高效液相色谱法操作方法。

3. 掌握片剂的常规检查项目（重量差异检查、崩解时限检查）操作方法。

4. 掌握生物光学显微镜、薄层色谱法在鉴别中的应用；片剂的常规检查项目（重量差异检查、崩解时限检查）的结果判断；薄层色谱鉴别药物的结果判断；高效液相色谱法测定药物含量的结果处理。

二、实训器材

（一）试剂

复方丹参片，乙醚，乙酸乙酯，丹参酮 II_A 对照品，冰片对照品，甲苯，1% 香草醛硫酸溶液，甲醇，三七对照药材，三七皂苷 R_1 对照品，人参皂苷 Rb_1 对照品，人参皂苷 Rg_1 对照品，人参皂苷 Re 对照品，二氯甲烷，无水乙醇，10% 硫酸乙醇溶液等

（二）仪器

生物光学显微镜，高效液相色谱仪，分析天平，研钵，超声波清洗仪，水浴锅，蒸发皿，硅胶 G 薄层板，烘箱，C_{18} 小柱，紫外灯，C_{18} 色谱柱、具塞棕色瓶等

三、实训内容

（一）查阅质量标准

查阅《中国药典》（2015 年版），确定复方丹参片质量标准。解读质量标准，配制试剂，准备仪器及操作规程。

（二）性状

本品为糖衣片或薄膜衣片，除去包衣后显棕色至棕褐色；气芳香，味微苦。

（三）鉴别

1. 显微鉴别法 取本品，置显微镜下观察，树脂道碎片含黄色分泌物（三七）。

2. 薄层色谱法

（1）取本品 5 片［0.32g/片、0.8g/片］或 2 片［糖衣片］，糖衣片除去糖衣，研碎，加乙醚 20ml，超声处理 5 分钟，滤过，滤液挥干，残渣加乙酸乙酯 2ml 使溶解，作为供试品溶液。另取丹参酮 II_A 对照品、冰片对照品，分别加乙酸乙酯制成每 1ml 含 0.5mg 的溶液，作为对照品溶液。照薄层色谱法试验，吸取上述三种溶液各 4μl，分别点于同一硅胶 G 薄层板上，以甲苯-乙酸乙酯（19：1）为展开剂，展开，取出，晾干。供试品色谱中，在与丹参酮 II_A 对照品色谱相应的位置上，显相同颜色的斑点；喷以 1% 香草醛硫酸溶液，在 110℃ 加热数分钟，在与冰片对照品色谱相应的位置上，显相同颜色的斑点。

（2）取［含量测定］三七项下续滤液 45ml，蒸干，残渣加水 10ml 使溶解，滤过，滤液至 C_{18} 小柱（0.5g，分别加甲醇 5ml 和水 5ml 预处理）上，分别用水 10ml、25% 甲醇 10ml 洗脱，弃去洗脱液，再用甲醇 10ml 洗脱，收集洗脱液，蒸干，残渣加甲醇 2ml 使溶解，作为供试品溶液。另取三七对照药材 1g，加 70% 甲醇 20ml，超声处理 30 分钟，滤过，滤液蒸干，残渣自"加水 10ml 使溶解"起同供试品溶液制备方法制成对照药材溶液。再取三七皂苷 R_1 对照品、人参皂苷 Rb_1 对照品、人参皂苷 Rg_1 对照品及人参皂苷 Re 对照品，分别加甲醇制成每 1ml 含 1mg 的溶液，作为对照品溶液。照薄层色谱法试验，吸取上述六种溶液各 2μl，分别点于同一高效预制硅胶 G 薄层板上，以二氯甲烷-无水乙醇-水（70：45：6.5）为展开剂，展开，取出，晾干，喷以 10% 硫酸乙醇溶液，在 105℃ 加热至斑点显色清晰，分别置日光和紫外光灯（365nm）下检视。供试品色谱中，在与对照药材色谱和对照品色谱相应的位置上，显相同颜色的斑点或荧光斑点。

（四）检查

1. 重量差异 取供试品 20 片，精密称定总重量，求得平均片重后，再分别精密称定每片的重量，每片重量与平均片重（或标示片重）比较，超过重量差异限度的不得多于 2 片，并不得有 1 片超出限度一倍。

2. 崩解时限 照崩解时限检查法检查，糖衣片应每管加挡板 1 块，各片应在 1 小时内全部崩解；薄膜衣片应在盐酸溶液（9→1000）中进行检查，每管加挡板 1 块，各片应在 1 小时内全部崩解。

3. 微生物限度 按微生物限度检查法依法检查，需氧菌总数 ≤1000cfu/g；霉菌和酵母菌总数 ≤100cfu/g；不得检出大肠埃希菌。

（五）含量测定

1. 丹参中丹参酮 II_A 的含量测定

（1）色谱条件与系统适用性试验 以十八烷基硅烷键合硅胶为填充剂；甲醇-水（73：27）为流动相；检测波长为 270nm。理论板数按丹参酮 II_A 峰计算应不低于 2000。

（2）对照品溶液的制备 取丹参酮 II_A 对照品适量，精密称定，置棕色量瓶中，加甲醇制成每 1ml 含 40μg 的溶液，即得。

（3）供试品溶液的制备 取本品 10 片，糖衣片除去糖衣，精密称定，研细，取约 1g，精密称定，置具塞棕色瓶中，精密加入甲醇 25ml，密塞，称定重量，超声处理（功率 250W，频率 33kHz）15 分钟，放冷，再称定重量，用甲醇补足减失的重量，摇匀，滤过，取续滤液，置棕色瓶中，即得。

（4）含量测定 分别精密吸取对照品溶液与供试品溶液各 10μl，注入液相色谱仪，测定，即得。本品每片含丹参以丹参酮 II_A（$C_{19}H_{18}O_3$）计，［0.32g/片、0.8g/片］不得少于 0.20mg；［糖衣片］不得少于 0.60mg。

$$标示量\% = \frac{c_R \times \dfrac{A_X}{A_R} \times V \times D \times \overline{W}}{m \times S} \times 100\%$$

式中，A_X 为供试品溶液的吸光度；A_R 为对照品溶液的吸光度；c_R 为对照品溶液的浓度，mg/ml；V 为供试品初次配制的体积，ml；D 为供试品的稀释倍数；m 为供试品的取样量，g；$\overline{W}$ 为平均片重，g；S 为片剂的标示量，mg。

2. 丹参中丹酚酸 B 的含量测定

（1）色谱条件与系统适用性试验 以十八烷基硅烷键合硅胶为填充剂；乙腈-甲醇-甲

酸-水（10：30：1：59）为流动相；检测波长为286nm。理论板数按丹酚酸B峰计算应不低于4000。

（2）对照品溶液的制备　取丹酚酸B对照品适量，精密称定，加水制成每1ml含60μg的溶液，即得。

（3）供试品溶液的制备　取本品10片，糖衣片除去糖衣，精密称定，研细，取约0.15g，精密称定，置50ml量瓶中，加水适量，超声处理（功率300W，频率50kHz）30分钟，放冷，加水至刻度，摇匀，离心，取上清液，即得。

（4）含量测定　分别精密吸取对照品溶液与供试品溶液各10μl，注入液相色谱仪，测定，即得。本品每片含丹参以丹酚酸B（$C_{36}H_{30}O_{16}$）计，［0.32g/片、0.8g/片］不得少于5.0mg；［糖衣片］不得少于15.0mg。

$$标示量\% = \frac{c_R \times \dfrac{A_X}{A_R} \times V \times D \times \overline{W}}{m \times S} \times 100\%$$

式中，A_X为供试品溶液的吸光度；A_R为对照品溶液的吸光度；c_R为对照品溶液的浓度，mg/ml；V为供试品初次配制的体积，ml；D为供试品的稀释倍数；m为供试品的取样量，g；$\overline{W}$为平均片重，g；S为片剂的标示量，mg。

3. 三七中人参皂苷 Rg_1、人参皂苷 Rb_1、三七皂苷 R_1 及人参皂苷 Re 的含量测定

（1）色谱条件与系统适用性试验　以十八烷基硅烷键合硅胶为填充剂；以乙腈为流动相A，以水为流动相B，按表3中的规定进行梯度洗脱；检测波长为203nm。理论板数按人参皂苷 Rg_1 峰计算应不低于6000，人参皂苷 Rg_1 与人参皂苷 Re 的分离度应大于1.8。

表3　三七含量测定梯度洗脱表

时间（分钟）	流动相 A （%）	流动相 B （%）
0~35	19	81
35~55	19→29	81→71
55~70	29	71
70~100	29→40	71→60

（2）对照品溶液的制备　取人参皂苷 Rg_1 对照品、人参皂苷 Rb_1 对照品、三七皂苷 R_1 对照品及人参皂苷 Re 对照品适量，精密称定，加70%甲醇制成每1ml含人参皂苷 Rg_1、人参皂苷 Rb_1 各0.2mg，三七皂苷 R_1 及人参皂苷 Re 各0.05mg的混合溶液，即得。

（3）供试品溶液的制备　取本品10片，除去包衣，精密称定，研细，取约1g，精密称定，精密加入70%甲醇50ml，称定重量，超声处理（功率250W，频率33kHz）30分钟，放冷，再称定重量，用70%甲醇补足减失的重量，摇匀，滤过，取续滤液，即得。

（4）含量测定　分别精密吸取对照品溶液与供试品溶液各20μl，注入液相色谱仪，测定，即得。本品每片含人参皂苷 Rg_1（$C_{42}H_{72}O_{14}$）、人参皂苷 Rb_1（$C_{54}H_{92}O_{22}$）、三七皂苷 R_1（$C_{47}H_{80}O_{18}$）及人参皂苷 Re（$C_{48}H_{88}O_{18}$）计，［0.32g/片、0.8g/片］不得少于6.0mg；［糖衣片］不得少于18.0mg。

$$标示量\% = \frac{c_R \times \dfrac{A_X}{A_R} \times V \times D \times \overline{W}}{m \times S} \times 100\%$$

式中，A_X 为供试品溶液的吸光度；A_R 为对照品溶液的吸光度；c_R 为对照品溶液的浓度，mg/ml；V 为供试品初次配制的体积，ml；D 为供试品的稀释倍数；m 为供试品的取样量，g；$\overline{W}$ 为平均片重，g；S 为片剂的标示量，mg。

四、注意事项

1. 进行薄层色谱鉴别时，展开剂应新鲜配制，所用溶剂应分别量取后再混合，不得在同一量具中累积量取；硅胶薄层板临用前一般110℃活化30分钟，展开前展开剂对展开缸进行预平衡15~30分钟，以防止边缘效应。

2. 糖衣片的片芯应检查重量差异并符合规定，包糖衣后不再检查重量差异。薄膜衣片应在包薄膜衣后检查重量差异并符合规定。

3. 根据质量标准中对取样量精密度要求正确选择量具。

五、思考题

1. 复方丹参片"检查"项下"应符合片剂项下有关的各项规定"进行哪些检查？
2. 高效液相色谱法中常用的定量方法有几种？本实验中采用的哪一种？

实训项目十二　排石颗粒质量检测

一、实训目的

1. 掌握《中国药典》的查阅及标准解读。
2. 掌握紫外-可见分光光度计、薄层色谱法操作方法。
3. 掌握薄层色谱法在鉴别中的应用；装量差异检查操作方法及结果判断；紫外-可见分光光度法测定药物含量的结果处理。

二、实训器材

（一）试剂

排石颗粒，乙酸乙酯，无水乙醇，硫酸，甲苯，甲酸，亚硝酸钠，硝酸铝，氢氧化钠，熊果酸对照品，芦丁对照品等

（二）仪器

研钵，电热套，超声波清洗仪，紫外-可见分光光度计，分析天平等

三、实训内容

（一）查阅质量标准

查阅《中国药典》（2015年版），确定排石颗粒质量标准。解读质量标准，配制试剂，准备仪器及操作规程。

（二）性状

本品为浅黄色至棕褐色的颗粒或混悬性颗粒（无蔗糖）；气微，味甜、略苦或味微甜、微苦（无蔗糖）。

（三）鉴别

取本品1袋，研细，加乙酸乙酯50ml，超声提取30分钟，滤过，滤液蒸干，残渣加无水乙醇0.5ml使溶解，作为供试品溶液。另取熊果酸对照品，加无水乙醇制成每1ml含0.5mg的溶液，作为对照品溶液。照薄层色谱法试验，吸取上述三种溶液各5μl，分别点于同一硅胶G薄层板上，以甲苯-乙酸乙酯-甲酸（24∶10∶1）为展开剂，展开，取出，晾

干，喷以 10% 硫酸乙醇溶液，在 105℃ 加热至斑点清晰。供试品色谱中，在与对照品色谱相应的位置上，显相同颜色的斑点。

（四）检查

1. 粒度 除另有规定外，照粒度和粒度分布测定法第二法双筛分法测定，取单剂量分装的颗粒剂 5 袋（瓶）或多剂量分装的颗粒剂 1 包（瓶），称定重量，置规定的药筛中，保持水平状态过筛，左右往返，边筛动边拍打 3 分钟，取不能通过一号筛与能通过五号筛的颗粒及粉末，称定重量，计算其所占比例不得过 15%。

2. 水分 照水分测定法测定，除另有规定外，水分不得超过 8.0%。

3. 溶化性 取本品 10g 袋（单剂量包装取 1 袋），加热水 200ml，搅拌 5 分钟，立即观察，可溶颗粒应全部融化或轻微浑浊。

4. 装量差异 单剂量包装的颗粒剂，取供试品 10 袋（瓶），除去包装，分别精密称定每袋（瓶）内容物的重量，求出每袋（瓶）内容物的装量与平均装量。超过装量差异限度的颗粒剂不得多于 2 袋（瓶），并不得有 1 袋（瓶）超出装量差异限度 1 倍。

5. 微生物限度 按微生物限度检查法依法检查，需氧菌总数 ≤ 1000cfu/g；霉菌和酵母菌总数 ≤ 100cfu/g；不得检出大肠埃希菌。

（五）含量测定

1. 对照品溶液的制备 取无水芦丁对照品约 20mg，精密称定，置 100ml 量瓶中，加 50% 甲醇适量，振摇使溶解，并稀释至刻度，摇匀，即得（每 1ml 含无水芦丁 0.2mg）。

2. 标准曲线的制备 精密量取对照品溶液 1ml、2ml、3ml、4ml、5ml，分别置 10ml 量瓶中，各加 50% 甲醇至 5ml，加 5% 亚硝酸钠溶液 0.3ml，摇匀，放置 6 分钟，加 10% 硝酸铝溶液 0.3ml，摇匀，放置 6 分钟，加氢氧化钠试液 4ml，再加 50% 甲醇至刻度，摇匀。以相应的溶液为空白。照紫外-可见分光光度法，在 510nm 的波长处测定吸光度，以吸光度为纵坐标、浓度为横坐标，绘制标准曲线。

$$A = ac + b$$

式中，A 为吸光度；c 为浓度，mg/ml。

3. 测定 取装量差异项下的本品，研细，取约 5g 或约 1g（无蔗糖），精密称定，置具塞锥形瓶中，精密加入甲醇 100ml，密塞，称定重量，加热回流提取 20 分钟，放冷，再称定重量，用甲醇补足减失的重量，摇匀，滤过，精密量取续滤液 25ml，置 50ml 量瓶中，加水至刻度，摇匀，作为空白对照。另精密量取 2ml，置 10ml 量瓶中，照标准曲线制备项下的方法，自"加 50% 甲醇至 5ml"起，依法立即测定吸光度，从标准曲线上读出供试品溶液中无水芦丁的量，计算，即得。本品每袋含总黄酮以无水芦丁（$C_{27}H_{30}O_{16}$）计，不得少于 0.12g。

将回归方程转变为下列浓度计算公式，将 $A_{供}$ 代入即可计算出供试品中以芦丁计总黄酮的浓度 $c_{供}$（mg/ml）。

$$c_{供} = \frac{A_{供} - b}{a}$$

按下列公式计算总黄酮的含量（g/袋）

$$含量（g/袋）= \frac{c_{供} \times 10^{-3} \times D \times V \times 平均量}{m}$$

式中，A 为吸光度；$c_{供}$ 为浓度，mg/ml；D 为稀释倍数；平均装量，g；V 为供试品初次配制的体积，ml；m 为取样量，g。

四、注意事项

1. 含量测定中，加亚硝酸钠溶液和硝酸铝溶液后要摇匀，并按规定时间充分放置，否则反应不完全会影响测量结果；供试品溶液显色后稳定性较差，故需立即上机测定。

2. 吸光度测定时，比色皿应配对。盛装样品溶液以比色皿体积的 3/4 为宜。

3. 根据质量标准中对取样量精密度要求正确选择量具。

五、思考题

1. 含量测定时供试品制备加入亚硝酸钠溶液、硝酸铝溶液和氢氧化钠溶液的目的是什么？

2. 紫外-可见分光光度法中仪器校正与检定项目包括哪些？

3. 为什么在 510nm 的波长处测定吸光度？

4. 测定芦丁吸光度时，为什么要用空白参比溶液作对照？有何意义？

实训项目十三 综合设计实验

一、实训目的

1. 逐步形成结构、性质、分析方法对应关系的分析思路。

2. 形成质量意识与全面质量控制的理念。

二、实训器材

根据实验设计选择试剂与仪器。

三、实训内容

（一）确定分析方法

1. 根据已知药物结构，分析其基本化学性质及可能产生的结构变化而引入的降解产物，选择适宜的鉴别、检查、含量测定项目及方法。

2. 根据药物结构性质，分析其可制备剂型，确定制剂检查项目。

（二）设计原始记录

参照附录中原始记录模板设计成品检验原始记录。

重点小结

第一章 药品检验基本知识

药品检验基本知识

├ 药品检验基本程序
│
│ ├ 取样：均匀合理，具有科学性、真实性、代表性；人员要求经过培训具有专业技能；取样器具清洁灭菌
│
│ ├ 检验：性状、鉴别、检查、含量测定
│ ├ 留样：用于质量追溯或调查
│ └ 检验报告：依据准确、数据无误、结论明确、文字简洁、书写清晰、格式规范
│
├ 常用玻璃仪器
│
│ ├ 常用玻璃仪器：根据分析目的不同正确选择容量仪器；定期校正容量仪器，确保分析数据准确
│
│ └ 洗涤方法：普通非容量玻璃仪器可选用合成洗涤剂洗涤；如油污严重可选择碱液洗涤；不用能刷子洗的容量仪器、比色皿等选择铬酸洗液洗涤
│
└ 实验室记录基本要求

  └ 数据要求可靠、准确、完整、可追溯

第二章 药品质量标准

药品质量标准
├─ 我国现行药品质量标准
│ ├─ 《中华人民共和国药典》：简称《中国药典》，英文缩写ChP，具有国家法律效力的、记载药品标准及规格的法典
│ ├─ 部/局颁标准：《中华人民共和国卫生部药品标准》《国家食品药品监督管理局国家药品标准》
│ ├─ 药品注册标准：国家食品药品监督管理局批准给申请人特定药品的标准，生产该药品的药品生产企业必须执行该注册标准
│ └─ 企业标准：内控标准，一般高于国家标准
│
├─ 《中国药典》
│ ├─ 基本结构：一部收载中药，二部收载化学药，三部收载生物制品，四部收载通则（原附录）和药用辅料
│ └─ 组成
│   ├─ 凡例：关于溶解度、贮藏条件、温度、精确度的相关规定
│   ├─ 正文：药品质量的技术规定
│   ├─ 索引：中文、英文、拉丁文、汉语拼音
│   └─ 通则：制剂通则，通用检测方法和指导原则
│
├─ 药品质量标准内容
│ └─ 名称、性状、鉴别、检查、含量测定、类别、贮藏
│
└─ 分析方法验证
  ├─ 准确度：以回收率（R）表示
  ├─ 精密度：以相对标准偏差（RSD）表示
  ├─ 专属性
  ├─ 检测限
  ├─ 定量限
  ├─ 线性
  ├─ 范围
  └─ 耐用性

第三章 药物性状与鉴别技术

药物性状与鉴别技术
- 药物物理常数测定
  - 相对密度
    - 在相同温度、压力条件下，某物质的密度与水的密度之比，除另有规定外，温度为20℃
    - 方法及适用范围：比重瓶法——液体药品的相对密度；韦氏比重秤法——测定易挥发液体的相对密度
    - 用于鉴别、杂质检查
  - 熔点
    - 按照规定方法测定，由固态转化为液态的温度、熔融同时分解的温度或在熔化时自初熔至全熔的一段温度范围（熔程、熔距）
    - 方法及适用范围：第一法——测定易粉碎的固体药品；第二法——测定不易粉碎的固体药品；第三法——测定凡士林或其他类似物质
    - 用于鉴别、杂质检查
  - 比旋度
    - 在一定波长与温度下，偏振光透过每1ml含有1g旋光性物质的溶液且光路长为1dm时，测得的旋光度
    - 用于鉴别、杂质检查和含量测定
  - 制药用水电导率
    - 表征物体传导电流能力的物理量，通过检查制药用水的电导率进而控制水中电解质的总量
    - 应用在纯化水、注射用水和灭菌注射用水的检查
- 药物鉴别技术
  - 化学鉴别法
    - 呈色反应、沉淀生成反应、气体生成反应、荧光反应、焰色反应
    - 常见无机离子：钠盐、钾盐、（亚）铁盐、银盐、铵盐等
    - 常见有机酸根：水杨酸、苯甲酸、枸橼酸、乳酸等
  - 光谱鉴别法
    - 紫外-可见分光度法（UV）：λ_{max}、λ_{min}、肩峰的峰位；$A_{\lambda max}$；规定波长处的吸光度比值$A_{\lambda_1}/A_{\lambda_2}$；最大吸收波长处的百分吸收系数；比较特定波长范围内样品的光谱图与对照光谱图或对照品光谱；化学处理后，测定其反应产物的吸收光谱特性
    - 红外分光光度法（IR）：供试品的红外光吸收图谱与《药品红外光谱集》的图谱进行对比，峰位、峰形、相对强度一致
  - 色谱鉴别法
    - 薄层色谱法（TLC）：相同的色谱条件下，相同物质的比移值R_f相同
    - 高效液相色谱法（HPLC）、气相色谱法（GC）：相同的色谱条件下，供试品和对照品色谱峰的保留时间（t_R）应一致

第四章　药物的杂质检查

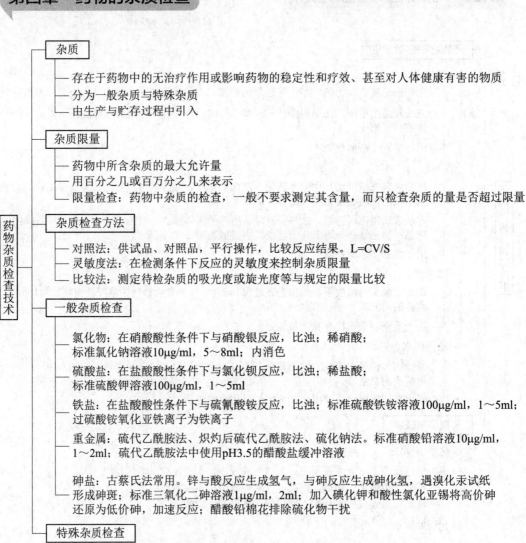

药物杂质检查技术

- 杂质
  - 存在于药物中的无治疗作用或影响药物的稳定性和疗效、甚至对人体健康有害的物质
  - 分为一般杂质与特殊杂质
  - 由生产与贮存过程中引入

- 杂质限量
  - 药物中所含杂质的最大允许量
  - 用百分之几或百万分之几来表示
  - 限量检查：药物中杂质的检查，一般不要求测定其含量，而只检查杂质的量是否超过限量

- 杂质检查方法
  - 对照法：供试品、对照品，平行操作，比较反应结果。L=CV/S
  - 灵敏度法：在检测条件下反应的灵敏度来控制杂质限量
  - 比较法：测定待检杂质的吸光度或旋光度等与规定的限量比较

- 一般杂质检查
  - 氯化物：在硝酸酸性条件下与硝酸银反应，比浊；稀硝酸；标准氯化钠溶液10μg/ml，5～8ml；内消色
  - 硫酸盐：在盐酸酸性条件下与氯化钡反应，比浊；稀盐酸；标准硫酸钾溶液100μg/ml，1～5ml
  - 铁盐：在盐酸酸性条件下与硫氰酸铵反应，比浊；标准硫酸铁铵溶液100μg/ml，1～5ml；过硫酸铵氧化亚铁离子为铁离子
  - 重金属：硫代乙酰胺法、炽灼后硫代乙酰胺法、硫化钠法。标准硝酸铅溶液10μg/ml，1～2ml；硫代乙酰胺法中使用pH3.5的醋酸盐缓冲溶液
  - 砷盐：古蔡氏法常用。锌与酸反应生成氢气，与砷反应生成砷化氢，遇溴化汞试纸形成砷斑；标准三氧化二砷溶液1μg/ml，2ml；加入碘化钾和酸性氯化亚锡将高价砷还原为低价砷，加速反应；醋酸铅棉花排除硫化物干扰

- 特殊杂质检查
  - 物理法：药物与杂质臭、味、挥发性、溶解度、旋光性差异
  - 化学法：药物杂质酸碱性、氧化还原性、反应颜色
  - 光谱法：UV、AAS、IR
  - 色谱法：TLC、HPLC、GC

第五章 药物制剂检查技术

药物制剂检查技术

重量差异检查法

— 每片的重量与平均片重之间的差异，保证用药剂量准确性
— 重量差异限度：0.3g以下——±7.5%；0.3g及以上——±5%
— 判定标准：均未超出重量差异限度；超出重量差异限度的供试品不多于2片，且均未超出限度1倍

装量差异检查法

— 检查药物的均匀性，是保证临床用药剂量的基础
— 注射用无菌粉末：5瓶（支），0.05g以下——±15%；0.05～0.15g——±10%；0.15～0.5g——±7%；0.5g以上——±5%
— 胶囊剂：20粒（中药10粒），0.3g以下——±10%；0.3g以上——±7.5%
— 判定标准：均未超出重量差异限度

崩解时限检查法

— 口服固体制剂（片剂、胶囊剂、滴丸剂）在规定条件下的崩解溶散时限情况
— 条件：37℃±1℃；吊篮下降时筛网距烧杯底部25mm；吊篮上升时筛网在水面下15mm；支架上下移动距离为55mm±2mm；往返速率为每分钟30～32次
— 判定标准：在规定时间内完全崩解

溶出度测定法

— 药物从片剂、胶囊剂或颗粒剂等普通制剂在规定条件下溶出的速率和程度。凡检查溶出度、释放度的制剂，不再进行崩解时限的检查
— 测定方法：第一法为篮法，第二法为桨法、第三法为小杯法、第四法为桨碟法、第五法为转筒法
— 基本操作方法：37℃±0.5℃；转篮或桨叶底部距溶出杯的内底部25mm±2mm；取样位置应在转篮或桨叶顶端到液面的中点，距溶出杯内壁10mm处；取样至滤过应在30秒内完成

含量均匀度检查法

— 小剂量或单剂量的固体制剂、半固体制剂和非均相液体制剂的每片（个）含量符合标示量的程度。凡检查含量均匀度的制剂，一般不再检查重（装）量差异

可见异物检查法

— 存在于注射剂、眼用液体制剂和无菌原料药中，在规定条件下目视可以观测到的不溶性物质
— 检查方法：灯检法、光散射法。常用灯检法
— 操作方法：供试品与人眼距离25cm；分别在黑色和白色背景下目视检查，总检查时限为20秒

不溶性微粒检查法

— 检查静脉用注射剂（溶液型注射液、注射用无菌粉末、注射用浓溶液）及供静脉注射用无菌原料药中不溶性微粒的大小及数量
— 检查方法：光阻法、显微计数法

第六章 药物含量测定技术

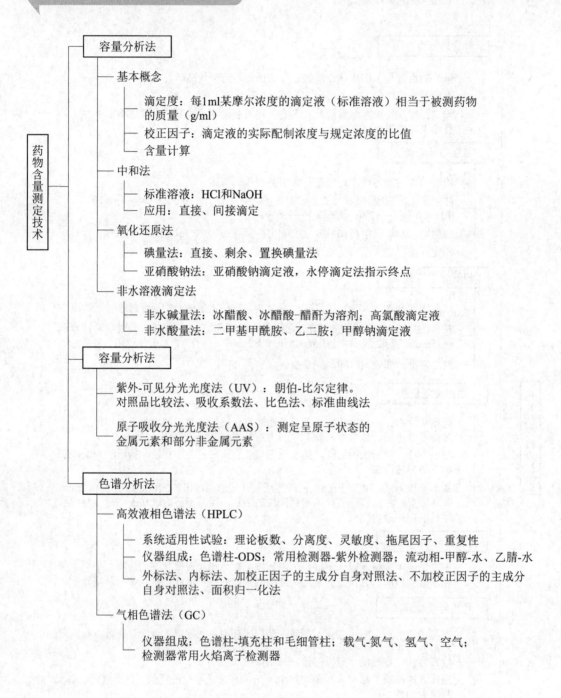

- 容量分析法
  - 基本概念
    - 滴定度：每1ml某摩尔浓度的滴定液（标准溶液）相当于被测药物的质量（g/ml）
    - 校正因子：滴定液的实际配制浓度与规定浓度的比值
    - 含量计算
  - 中和法
    - 标准溶液：HCl和NaOH
    - 应用：直接、间接滴定
  - 氧化还原法
    - 碘量法：直接、剩余、置换碘量法
    - 亚硝酸钠法：亚硝酸钠滴定液，永停滴定法指示终点
  - 非水溶液滴定法
    - 非水碱量法：冰醋酸、冰醋酸-醋酐为溶剂；高氯酸滴定液
    - 非水酸量法：二甲基甲酰胺、乙二胺；甲醇钠滴定液

药物含量测定技术

- 容量分析法
  - 紫外-可见分光光度法（UV）：朗伯-比尔定律。对照品比较法、吸收系数法、比色法、标准曲线法
  - 原子吸收分光光度法（AAS）：测定呈原子状态的金属元素和部分非金属元素

- 色谱分析法
  - 高效液相色谱法（HPLC）
    - 系统适用性试验：理论板数、分离度、灵敏度、拖尾因子、重复性
    - 仪器组成：色谱柱-ODS；常用检测器-紫外检测器；流动相-甲醇-水、乙腈-水
    - 外标法、内标法、加校正因子的主成分自身对照法、不加校正因子的主成分自身对照法、面积归一化法
  - 气相色谱法（GC）
    - 仪器组成：色谱柱-填充柱和毛细管柱；载气-氮气、氢气、空气；检测器常用火焰离子检测器

第七章　中药制剂检验技术

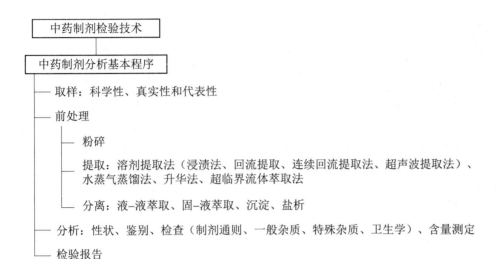

中药制剂检验技术

中药制剂分析基本程序

— 取样：科学性、真实性和代表性

— 前处理

　　— 粉碎

　　— 提取：溶剂提取法（浸渍法、回流提取、连续回流提取法、超声波提取法）、水蒸气蒸馏法、升华法、超临界流体萃取法

　　— 分离：液–液萃取、固–液萃取、沉淀、盐析

— 分析：性状、鉴别、检查（制剂通则、一般杂质、特殊杂质、卫生学）、含量测定

— 检验报告

第八章　药物生物检定技术

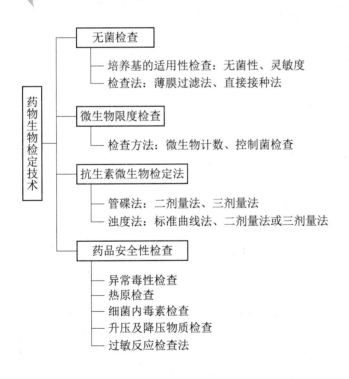

药物生物检定技术

— 无菌检查

　　— 培养基的适用性检查：无菌性、灵敏度
　　— 检查法：薄膜过滤法、直接接种法

— 微生物限度检查

　　— 检查方法：微生物计数、控制菌检查

— 抗生素微生物检定法

　　— 管碟法：二剂量法、三剂量法
　　— 浊度法：标准曲线法、二剂量法或三剂量法

— 药品安全性检查

　　— 异常毒性检查
　　— 热原检查
　　— 细菌内毒素检查
　　— 升压及降压物质检查
　　— 过敏反应检查法

第九章 典型药物分析

典型药物分析
- 芳酸类药物
  - 苯甲酸类：羧基具有酸性；芳酸与三氯化铁反应；芳环具有紫外吸收；取代基性质
  - 水杨酸类：羧基具有酸性；酚羟基与三氯化铁反应；芳环具有紫外吸收；酯键水解；芳伯氨基性质
  - 阿司匹林及其制剂检查
    - 鉴别：三氯化铁反应；水解反应；IR；HPLC
    - 检查：溶液澄清度；游离水杨酸；有关物质；易炭化物
    - 含量测定：酸碱滴定法；HPLC
- 胺类药物
  - 芳胺类
    - 对氨基苯甲酸酯类：芳伯氨基性质；水解产物性质；弱碱性
    - 芳酰胺类：水解后芳伯氨基性质；酚羟基与三氯化铁反应；叔氮弱碱性、与金属离子反应
  - 芳烃胺类：脂烃胺弱碱性；酚羟基与三氯化铁反应；手性碳原子具有旋光性；苯环具有紫外吸收
  - 盐酸普鲁卡因及其制剂检查
    - 鉴别：水解反应；芳伯氨基发生重氮化偶合反应；IR
    - 检查：对氨基苯甲酸
    - 含量测定：亚硝酸钠滴定法；HPLC
- 磺胺类药物
  - 芳伯氨基重氮化偶合反应；酸碱两性；硫酸铜反应显色；芳环苯环具有紫外吸收
  - 磺胺甲噁唑及其制剂检查
    - 鉴别：硫酸铜沉淀反应；与芳缩醛显色反应；IR
    - 检查：有关物质
    - 含量测定：亚硝酸钠滴定法；HPLC
- 巴比妥类药物
  - 弱酸性；水解性；与重金属离子反应；共轭结构具有紫外吸收；取代基性质
  - 苯巴比妥及其制剂检查
    - 鉴别：丙二酰脲鉴别 - 银盐、铜盐反应；苯环紫外吸收；IR
    - 检查：酸度；乙醇溶液澄清度；有关物质；中性和碱性物质
    - 含量测定：银量法；HPLC

典型药物分析

杂环类药物
- 吡啶类：弱碱性；开环反应；紫外吸收；还原性；水解性
- 吩噻嗪类：碱性；还原性；与重金属离子反应；紫外吸收
- 苯并二氮杂䓬类：碱性；水解性；紫外吸收
- 喹诺酮类：酸碱两性；还源性；紫外吸收
- 尼可刹米及其制剂检查
  - 鉴别：水解反应；戊烯二醛开环反应；重金属离子显色反应；IR
  - 检查：有关物质；易氧化物
  - 含量测定：非水溶液滴定法；UV

生物碱类药物
- 苯烃胺类：碱性；旋光性；双缩脲反应；紫外吸收
- 托烷类：碱性；旋光性；维他立反应；水解性
- 喹啉类：碱性；旋光性；绿奎宁反应；荧光性
- 异喹啉类：碱性；还原性；吗啡生物碱反应
- 黄嘌呤类：碱性；紫脲酸铵反应
- 吲哚类：碱性；水解性；还原性；荧光性
- 盐酸麻黄碱及其制剂检查
  - 鉴别：双缩脲反应；IR；HPLC
  - 检查：有关物质
  - 含量测定：非水溶液滴定法；HPLC

甾体激素类药物
- 母核呈色反应：还原性；酮基呈色反应；甲酮基呈色反应；紫外吸收；取代基性质
- 醋酸地塞米松及其制剂检查
  - 鉴别：碱性酒石酸铜反应；酯化反应；IR；HPLC；TLC
  - 检查：有关物质；硒
  - 含量测定：HPLC；四氮唑比色法

维生素类药物
- 维生素 A：不饱和键不稳定性；共轭多烯紫外吸收；三氯化锑呈色反应
- 维生素 E：酯键水解；易被氧化；苯环紫外吸收；旋光性
- 维生素 C：烯二醇还原性、酸性；旋光性；紫外吸收；糖类性质；水解性
- 维生素 B_1 及其制剂检查
  - 鉴别：硫色素反应；IR
  - 检查：硝酸盐；总氯量；有关物质
  - 含量测定：非水溶液滴定法；UV

抗生素类药物
- β-内酰胺类：羧基显酸性；内酰胺环不稳定性；羟肟酸铁反应；旋光性；紫外吸收
- 氨基糖苷类：胺基、胍基显碱性、糖苷键水解性；旋光性
- 四环素类：酸碱两性；不稳定性；旋光性；紫外吸收
- 青霉素钠及其制剂检查
  - 鉴别：HPLC；IR
  - 检查：酸碱度；吸光度；有关物质；青霉素聚合物
  - 含量测定：HPLC

第十章　体内药物分析

体内药物分析

- 生物样品种类
  - 最常用的是血液、尿流和唾液
  - 还有乳汁、泪液、脊椎液、汗液、胆汁、羊水、精液、粪便等
- 生物样品采集
  - 血样
    - 用于药物代谢动力学、生物利用度、临床治疗药物浓度监测等研究
    - 包括血浆、血清和全血
  - 尿样
    - 主要用于药物的剂量回收、尿清除率和生物利用度的研究以及药物代谢类型的测定
    - 需加入适当防腐剂保存
  - 唾液：采集后立即测量除去泡沫部分的体积，旋转分层后离心，取上清液
- 生物样品贮存
  - 血浆／血清：从全血中分离出后进行冰冻保存
  - 尿样：冷藏或加防腐剂以及改变尿液酸碱性
  - 唾液：4℃以下保存
- 生物样品预处理
  - 去除蛋白质法
    - 沉淀剂／变性试剂：中性盐；强酸；金属离子
    - 与水混溶的有机溶剂：甲醇、丙酮、乙腈、四氢呋喃等
    - 酶消化法：蛋白水解酶 - 枯草菌溶素
  - 溶剂提取法：尽可能选择极性小溶剂；水相 pH 要使药物处于游离状态
  - 缀合物的水解：常用酸水解或酶水解
  - 有机破坏法：湿法破坏、干法破坏、氧瓶燃烧法
  - 化学衍生化法

附　录

附录一　药品成品检验原始记录

成品检验原始记录

样品品名	丁酸氢化可的松乳膏	检验编号	
样品批号		样品来源	
剂　型		生产日期	年　月　日
检验 SOP 编号		取样日期	年　月　日
规　格		报告日期	年　月　日
批代表量		有效期至	年　月　日
检验依据			

检验项目	检 验 过 程	检验结论
【性状】	本品为＿＿＿＿＿＿乳膏	
【鉴别】液相色谱法	供试品溶液主峰的保留时间与对照品溶液主峰的保留时间＿＿＿＿＿＿。见＿＿＿＿＿批含量测定项下的色谱图	
【检查】最低装量	天平编号＿＿＿＿＿　　　　　室温＿＿＿＿℃ 标示装量＿＿＿＿g 总　　重：　　g　　　g　　　g　　　g　　　g 空容器重：—　g —　g —　g —　g —　g 装　　量：　　g　　　g　　　g　　　g 　　　　　　　　　　　　　　平均装量＿＿＿＿g 装量 百分率：＿＿％ ＿＿％ ＿＿％ ＿＿％ ＿＿％ 　　　　　　　　　　　平均装量百分率＿＿＿％	
粒度	显微镜编号＿＿＿＿＿　　校正系数 （1）＿＿＿＿＿×＿＿＿＿＿＝＿＿＿＿＿μm （2）＿＿＿＿＿×＿＿＿＿＿＝＿＿＿＿＿μm （3）＿＿＿＿＿×＿＿＿＿＿＝＿＿＿＿＿μm 最大粒度：＿＿＿＿＿μm	

检验人：　　　　　　　　　　　　　复核人：
检验日期：　　　　　　　　　　　　复核日期：

表格代码：××-×××××　　　　　　　生效日期：　　年　月　日

源文件号：SOP-XXXXX　　　　　　　版本号：01　　　　　　　页号：2/2

成品检验原始记录

样品品名：　　　　　　检验 SOP 编号：SOP-XXXXX　　　　批号：

检验项目	检 验 过 程	检验结论
【含量测定】	1. 色谱条件： 液相色谱仪：＿＿＿＿＿＿　液相色谱仪编号：＿＿＿＿＿ 色谱柱：＿＿＿＿＿＿＿　色谱柱编号：＿＿＿＿＿＿ 检测波长：＿＿＿＿＿nm　进样量：＿＿＿＿＿ml 流　速：＿＿＿＿ml/min　柱　温：＿＿＿＿＿℃ 流动相：水-乙腈-冰醋酸（＿＿＿：＿＿＿：＿＿＿） 　　　　编号：＿＿＿＿＿＿＿＿ 2. 对照品稀溶液的制备：精密量取＿＿＿＿＿＿＿对照品溶液 ml（编号：＿＿＿＿，浓度（1）：＿＿＿＿＿mg/ml，浓度（2）： ＿＿＿＿＿mg/ml）与＿＿＿＿＿＿＿内标溶液＿＿＿ml（编 号：＿＿＿＿＿，浓度：＿＿＿＿＿mg/ml），置＿＿ml 容量瓶中， 用甲醇(批号：＿＿＿＿＿)稀释至刻度，摇匀。将该溶液用 0.45μm 针筒式有机滤膜滤过。平行制备＿＿份备用 3. 供试品溶液的制备：取本品，精密称定为（1）＿＿＿＿＿g （2）＿＿＿＿＿g（天平编号：＿＿＿＿＿），置＿＿＿ml 量瓶中， 加甲醇＿＿＿ml，置 50℃水浴中加热，振摇使丁酸氢化可的松溶 解，于空气中放冷至室温，精密加＿＿＿＿＿内标溶液＿＿＿ml， 用甲醇稀释至刻度，摇匀，置冰箱（0℃）中冷却 2 小时以上，取 出迅速用定性滤纸滤过于 50ml 烧杯中，取续滤液用 0.45μm 针 筒式有机滤膜滤过。放至室温后，作为供试品溶液，平行制备 ＿＿＿份备用	

检验人：　　　　　　　　　　　　复核人：

检验日期：　　　　　　　　　　　复核日期：

表格代码：××-×××××　　　　　　　　　　生效日期：　　年　　月　　日

附录二 药品中间体检验报告单

检验报告书编号		检验编号	
品　　名	丁酸氢化可的松乳膏	取样日期	年　月　日
规　　格	0.1%	报告日期	年　月　日
批　　号		批产量	kg
样品来源		检验依据	企业中间产品内控标准
检验项目	标　　　准		结　　果
性　　状	本品应为白色乳膏		
粒度检查	不得检出大于 180μm 的粒子		
含量测定	本品含羟苯乙酯应不低于标示量的 90.0%　本品含丁酸氢化可的松应为标示量的 93.5%～106.5%		
结　　论	本品（　　　）企业中间产品内控标准		

负责人：　　　　　　　复核人：　　　　　　检验人：

表格代码：××-×××××　　　　　　　　　生效日期：　年　月　日

附录三 紫外-可见分光光度计操作规程

文件名称 Document Name	紫外分光光度计 UV-2401 PC 标准操作规程		
文件编号 Document No.	Lab-SOP-×××	页数 Pagination	共×页
版本 Version	××××-××	生效日期 Effctive Date	××××.××.××

一、目的：为指示和规范正确操作，特制订本规程。

二、使用范围：××部

三、操作规程：

1. 依次开启稳压电源，打开主机开关，打印机开关，微机开关。

2. 待进入 WINDOWS 系统后将光标移至 Uvpc 图标上双击鼠标左键，仪器自检开始。

3. 仪器自检结束后出现主画面，将光标移至 Configure、Utilities 选项上，单击鼠标左键将光标移至 OK 处，单击鼠标左键。

4. 定点测量

4.1 吸收度的测定。

4.2 在主画面上将光标移至 Acquire Mode 单击鼠标左键，选择 Quantitative 单击鼠标左键，设定 Method、Wavelength、Number of cell、Recording Range、Slit Width、Repetitions 参数。设定后，将光标移至 $\boxed{\text{OK}}$ 处单击。

4.3 将两个吸收池均盛入空白溶液，放在样品室的"参比 R"及"样品 S"位置后，关闭样品室盖，点击 Auto Zero 进行基线校正。

4.4 将样品池换入被测样品，关闭样品室盖，点击 $\boxed{\text{Read}}$ 键。

4.5 数据打印：点击 Manipulate 下 Data Print 再点击 Printer。数据将被打印出来。

4.6 若更换波长点击 Configure 下 Parameters 输入所需波长点击 $\boxed{\text{OK}}$ 后，重复 4.2~4.4。

5. 光谱扫描

5.1 点击 Acquire Mode 下 Spectrum 输入 Measuring Mode、Recording Range、Wavelength Range、Scan speed、Slit Width、Sampling Interval 参数后点击 $\boxed{\text{OK}}$。

5.2 参数设定后将两个吸收池均盛入空白溶液放入样品室的"参数 R"及"样品 S"位置后关闭样品室盖，点击 Baseline 进行基线校正。

5.3 将样品池换入被测样品溶液，关闭样品室盖点 $\boxed{\text{start}}$ 扫描开始。

5.4 扫描结束后，点击 Manipulate 下 Peak Print，在 Peak Pick 画面下点击 Output 下的 Graphics Plot，将图形和数据打印出来。

6. 仪器使用完毕，取出吸收池冲洗干净，按使用记录要求逐项检查并登记。

7. 仪器使用完毕后，点击 Configure 下 Utilities 在 System Utilies 画面 Photometer 下点出 $\boxed{\text{OFF}}$ 后再点击 $\boxed{\text{OK}}$。

8. 将打开的对话框关闭再点击 $\boxed{\text{开始}}$ 下 $\boxed{\text{关闭系统}}$ 键，当屏幕上出现提示后方可依次关闭打印机、微机、主机、UPS、电源。

注意：仪器关闭后如重新使用应间隔 15 分钟以上。

四、仪器的检查

1. 检查标准

No.	部位	实施项目	方法	周期	判定标准	不良时处理
	\multicolumn{2}{}{检查项目}		\multicolumn{2}{}{检查方法}		
1	吸收池	是否损伤、污染	目检	使用时	干净、无污染	清洗或更换
2	主体	仪器是否清洁	目检	使用时	无尘土、无污染	清理
3	主体	仪器自检、开始设定菜单	目检	使用时	无错误显示	修理
4	溶剂	空白溶剂和比色池吸光度	测定	使用时	吸光度 A 220~240nm A≤0.4 241~250nm A≤0.2 251~300nm A≤0.1 300nm 以上 A≤0.05	更换溶剂

续表

检查项目			检查方法		判定标准	不良时处理
No.	部位	实施项目	方法	周期		
5	主体	波长准确度校正	测定	每年	486.02±0.5nm 656.10±0.5nm	调整
6	主体	吸光度准确度检查	测定	每年	235nm　124.5（123.0~126.0） 257nm　144.0（142.8~146.2） 313nm　48.6（47.0~50.3） 350nm　106.6（105.5~108.5）	修理
7	主体	杂散光检查	测定	每年	杂散光透光率<0.8%	修理

2. 检查操作规程

2.1　比色池：目检比色池是否干净，无污染，无损伤。

2.2　仪器主体：目检仪器主体是否清洁无污染。

2.3　仪器开机自检情况：目检仪器开机自检，开始设定菜单是否正常，无错误显示。

2.4　溶剂检查：测定前应先检查所用溶剂在测定供试品所用的波长附近是否符合要求，依照紫外-可见分光光度计操作规程中之定点测定法，可用 1cm 石英吸收池盛溶剂以空气为空白（即参比光路中不放任何物质）测定其吸光度，吸光度应符合下表。

以空气为空白测定溶剂在不同波长处的吸光度的规定

波长范围（nm）	220~240	241~250	251~300	300 以上
吸光度	≤0.40	≤0.20	≤0.10	≤0.05

每次测定时应采用同一厂牌批号，混合均一的一批溶剂。

2.5　波长准确度检查：依照紫外-可见分光光度计操作规程中之测图法，选择扫描方式。设狭缝 0.2nm，进行扫描，并打印结果。

应符合：486.02±0.5nm

　　　　656.10±0.5nm

2.6　吸光度准确度检查：取 120℃ 干燥至恒重的基准重铬酸钾约 60mg，精密称定，置1000ml 量瓶中用 0.005mol/L 硫酸溶液溶解并稀释至刻度，依照紫外-可见分光光度计操作规程中之定点测定法，在 235，257，313，350nm 波长处测定吸收系数应分别为 124.5（许可范围 123.0~126.0），144.0（许可范围 142.8~146.2），48.6（许可范围 47.0~50.3），106.6（许可范围 105.5~108.5）。

2.7　杂散光检查：选择菜单 Acquire Mode/Spictrum，点击 Measuring Mode 项 T%，用1.00% 的碘化钠溶液在 220nm 处测量透光率并打印数据，透光率应<0.8%；用 5.00% 的亚硝酸钠溶液在 340nm 处测量透光率并打印数据，透光率应<0.8%。

编写 Drafting	审核 Review	批准 Approval	批准日期 Approved Date

附录四　溶出仪操作规程

文件名称 Document Name	智能溶出试验仪 ZRS-8G 操作规程		
文件编号 Document No.	Lab-SOP-×××	页数 Pagination	共×页
版本 Version	××××-××	生效日期 Effctive Date	××××.××.××

一、目的：为严格智能溶出试验仪 ZRS-8G 操作规程，保证操作安全，特制定本操作规程。

二、使用范围：××部××实验室。

三、操作

1. 开机前检查。开机前首先检查各插头插入相应的插座内，水浴槽不放置溶出杯时水位（纯化水）达到红色水位线高度。

2. 检查转杆对心功能。从附件箱中取出两个圆形调中板（中心带有圆孔），分别放置在水浴槽两端的溶出杯杯孔上，将机头下拉至水平工作位。从附件箱中取出两根转杆，将转杆倒置从上向下分别插入两个调中板正上方机头顶面的轴孔中，两转杆尖顶端都应能从调中板的中心孔顺利穿过。将转杆拔出，扬起机头。移动两个调中板位置，按上一步的方法，验证两转杆是否均能从其他溶出杯位置上的调中板中心孔顺利通过。转杆能从上述六个位置的调中板中心孔穿过，证明仪器转杆自动对心功能正常，否则应调整水浴槽及溶出杯定位钮位置。

3. 安装转杆。从附件箱中将各转杆逐一取出，分别自下向上插入机头底面的各轴孔中，直至转杆底部（桨杆的桨叶和篮杆的三爪卡盘）碰到机头底面。如是篮杆，再从附件箱中取出网篮，按对应编号用手指捏住网篮开口的端环部，轻轻向上推入篮杆下端的三爪卡簧。从附件箱中取出测量钩，放在溶出杯底部。用手拉下机头，使机头处于水平工作位置，由下向上按压溶出杯上的转杆，使转杆桨叶底部和网篮底部接触到测量钩。从附件箱中取出离合器，将离合器由端面向下从转杆上端套入转杆，并使右旋（顺时针）旋紧离合器套筒，完成转杆高度的标定。扬起机头，取出测量钩，对其他转杆逐一标定，将测量钩放回附件箱中。

4. 开机。打开电源开关，此时前面板上转速部分显示为 000，计时部分显示为 00：00，温度部分显示水浴实测温度值。将经脱气处理的溶媒按实验要求体积注入各溶出杯内。拉下机头至水平工作位。

5. 温度控制。按一下温度部分的启/停键，开始控温。

6. 转速控制。按一下转速部分的启/停键，开始转动，此时计时部分开始计时。

7. 取样方法。将选定的针垫嵌入溶出杯盖上面各取样孔内，将选定的针头插入针垫中心的孔内，使针头折弯处接触到针垫顶。

桨法配套的针头、针垫用法（见图 1）：

a 为 900ml 用薄垫短弯针头。

b 为 1000ml 用厚垫短弯针头。

c 为 500ml 用薄垫长弯针头。

d 为 600ml 用厚垫长弯针头。

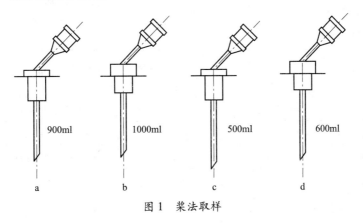

图 1 桨法取样

篮法与桨法基本相同，只需在针垫之上再垫一个"篮法取样柱"（见图 2）。

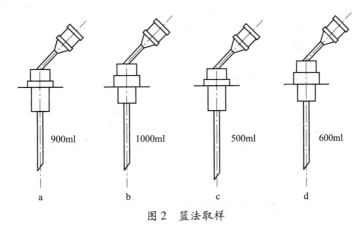

图 2 篮法取样

8. 计时控制复位。任意状态下按计时部分的"△"和"确认"键，计时显示返回起始状态。

9. 结束试验

9.1 按一下转速部分的启/停键，转杆停止转动。显示屏的转速"实测"值变为"000"。

9.2 按一下温度部分的启/停键，停止控温，循环加热系统关闭。

9.3 取下采样针头、针垫、垫柱，清洗干净，收置备用。

9.4 左旋（逆时针）旋松并取下离合器，放入附件箱中。

9.5 扬起机头，取下转杆，冲洗，干燥，放入附件箱中。

9.6 取出溶出杯，处理残液，清洗干净，放回机座杯架板上的各杯孔中固定。

9.7 关闭主机座右侧的电源开关。

四、注意事项

1. 开机前确认水槽内水位高于水位线才能开机。

2. 按温度部分键启动循环加热系统，必须确认水已循环。

3. 水箱内应使用纯化水，保持清洁，不得有异物，以免造成循环泵阻塞、快速接嘴接插不实引起漏水。

4. 禁止使用有机溶剂清洁仪器外壳及水箱。

五、仪器的检查

（一）检查标准

检查项目		检查方法		判定标准	不良时处理
No.	部位	实施项目	方法	周期	
1	主体	仪器是否清洁	目检	U	无污染、无尘土	清扫
2	温控器	温控器显示是否正常	测定	U	设定温度的±0.5℃	修理
3	转速控制器	转速是否正常	测定	M	预制转速的±2rpm	修理

备注：U 使用时检查；M 每月检查一次

（二）检查操作规程

1. 主体。目检仪器内外是否清洁，无污染，无尘土。画面及指示灯显示均正常。

2. 温控器。温控器显示应正常，设定温度为 37℃，升温稳定后，显示温度应与设定温度一致。用强检合格的温度计测量，测得温度与显示温度温差范围应在±0.5℃。

3. 转速控制器。设定转速为 100 转/分钟，用秒表计时 1 分钟，记录转数，实际转速应为预制转速的±2 转/分钟。

编写 Drafting	审核 Review	批准 Approval	批准日期 Approved Date

附录五　高效液相色谱仪操作规程

文件名称 Document Name	高效液相色谱仪（Agilent 1200 型）操作规程		
文件编号 Document NO.	Lab-SOP-×××	页数 Pagination	共×页
版本 Version	××××-××	生效日期 Effctive Date	××××.××.××

一、目的：建立 Agilent 高效液相色谱仪的操作与维护规程，确保仪器的准确操作，以获取准确的分析数据。

二、适用范围：适用于 Agilent 高效液相色谱仪的操作及维护。

三、操作规程

1. 仪器组成

安捷伦高效液相色谱仪由脱气机，四元泵，柱温箱，自动进样器，二极管阵列紫外检测器及系统软件组成。

2. 操作程序

2.1　流动相的准备

将去离子水和有机溶剂分别用 0.45μm 微孔滤膜过滤，除去颗粒性杂质，倒入贮液瓶，超声波脱气 15 分钟后，将之放置在仪器的试剂架上。

2.2　开机

开启稳压电源，然后依次开启各组件的电源开关及计算机电源开关，待仪器通过自检后，在计算机"Windows"程序中，对"Instrument 1 online"轻击二次，即进入在线工作站应用程序。

2.3　方法编辑和参数设定

2.3.1　建立方法：在"方法和运行"画面下，展开"方法"菜单，选择"新建方法"。

2.3.2　在泵参数：在流量处输入流量，如 1ml/min，在溶剂 B 处输入 70.0，（A=100-B），也可插入一行时间列表，编辑梯度。在最大压力极限处输入柱子的最大耐高压，以保护柱子。单击确定，完成泵参数设定。

2.3.3　在柱温下面的方框内输入所需温度，点击确定进入下一画面。

2.3.4　在检测器参数"DAD"画面下，设定检测波长、带宽等参数。需要光谱扫描时在"光谱""存储"选择"全部"，"范围"190-900。点击确定。

2.3.5　单击方法菜单，选中保存方法，输入一方法名，如"test"，单击确定。

2.4　样品测定

2.4.1　泵密封垫清洗的设置：在方法和运行控制页面，将鼠标放置泵，单击左键，单击控制，点击定期清洗，设置所需的清洗周期及持续时间时注意如果流动相中含有盐，应将周期设定相对短一些。

2.4.2　旋开泵上的排气阀，将工作站中的泵流量设到 5ml/min，溶剂 A 设到 100%；在工作站中打开泵，排出管线中的气体数分钟；依此切换到 B、C、D 溶剂分别排气；将工作站中的泵流量设到方法设定流速，关闭排气阀，检查柱前压力。A、D 通道一般用水相。B、C 通道用有机相。

2.4.3　待柱前压力基本稳定后，打开柱温箱、检测器灯，观察基线情况。

2.4.4　由运行控制，进入样品信息。设定操作者姓名，样品数据文件名等。

2.4.5　等仪器就绪，基线平稳，从方法和运行控制界面中选择"开始"，进样。

2.4.6　自动进样序列表及数据文件的设置

2.4.6.1　点击"首选项"，设定序列、数据、方法路径。

2.4.6.2　点击"序列"下拉式菜单，选取"序列参数"，设置数据保存方式及保存文件名，若选用"自动"则数据按序自动保存，若选用"前缀/计数器"则需重新设定数据文件编码，以区别于以前的数据文件。设置好后，点击"确定"标识，返回主界面。

2.4.6.3　再次点击"序列"下拉式菜单，选取"序列表"进入样品序列设置界面，按进样顺序设置"样品瓶"-样品瓶位置，"样品名称"-样品名称，"方法名称"-方法文件名，"进样次数"-进样次数，"进样体积"-进样体积等参数。设置完毕后，点击"确定"标识，返回主界面。

2.5　数据处理

2.5.1　由主菜单上的视图进入数据分析，到数据处理界面。

2.5.2　由主菜单上的文件进入调用信号，调出要分析的数据文件色谱图。

2.5.3 由主菜单上的图形进入信号选项，调整谱图坐标

2.5.3.1 点自定义量程，在时间范围中输入横坐标（时间）（例如 0 到 10）。

2.5.3.2 在响应范围：中输入纵坐标（响应值）（例如 -50 到 800）。

2.5.3.3 在量程框中，调到全部使用相同量程。

2.5.3.4 点击确定退出。

2.5.4 由主菜单上的积分进入积分事件，设置、修改积分参数

2.5.4.1 在斜率灵敏度后，输入斜率值。

2.5.4.2 在峰宽后中，输入最小峰宽值。

2.5.4.3 在最小峰面积后，输入最小峰面积值。

2.5.4.4 在最小峰高后，输入最小峰高值。

2.5.4.5 点击左上方带钩的图标，确认。

2.5.5 由主菜单上的报告进入设定报告，设置报告参数

2.5.5.1 在定量结果栏中，选择计算（面积百分比，外标法，内标法等）。

2.5.5.2 在目标栏，选打印机打印，或屏幕打印。

2.5.5.3 点击确定退出。

2.5.6 由主菜单上的报告进入打印报告，打印报告。

2.6 关机

2.6.1 反相色谱柱冲洗：试验结束后，用 90% 水冲洗柱子和系统 0.5~1 小时，最后用至少 80% 有机溶剂冲洗 0.5 小时（至少 10 个柱内体积）。

2.6.2 柱子冲洗完毕后，轻击系统"关闭"键，停止各组件的运行，关闭主操作界面，退出化学工作站，及其他窗口，关闭计算机。

2.6.3 关掉 Agilent 1200 及电脑电源开关。

五、注意事项：

1. 氘灯是易耗品，应最后开灯，不分析样品即关灯。

2. 开机时，打开排气阀，100% 水，泵流量 5ml/min，若此时显示压力 >10bar，则应更换排气阀内过滤白头。

3. 流动相使用前必须过滤，不要使用多日存放的蒸馏水（易长菌）。

4. 流动相使用前必须进行脱气处理，可用超声波振荡 10~15min。

5. 配制 90% 水 +10% 异丙醇，以每分 2~3 滴的速度虹吸排出，进行泵密封垫清洗，溶剂不能干涸。

编写 **Drafting**	审核 **Reveiw**	批准 **Approval**	批准日期 **Approval Date**

参考文献

[1] 中华人民共和国卫生和计划生育委员会.《药品生产质量管理规范（2010 年修订）》：（卫生部令第 79 号）［S/OL］.［2010 - 10 - 19］. http://www.nhfpc.gov.cn/zhuzhan/wsbmgzl/201102/e1783dd3c9684f0cb875d71170a96d17.shtml.

[2] 国家食品药品监督管理局药品认证管理中心. 药品 GMP 指南–质量控制实验室与物料系统［M］. 北京：中国医药科技出版社，2011.

[3] 国家食品药品监督管理局药品认证管理中心. 药品 GMP 指南–质量管理体系［M］. 北京：中国医药科技出版社，2011.

[4] 国家药典委员会. 中华人民共和国药典（2015 年版）［M］. 北京：中国医药科技出版社，2015.

[5] 中国药品生物制品检定所，中国药品检验总所. 中国药品检验标准操作规范（2010 年版）［M］. 北京：中国医药科技出版社，2010.

[6] 中国药品生物制品检定所，中国药品检验总所. 药品检验仪器操作规程（2010 年版）［M］. 北京：中国医药科技出版社，2010.

[7] 赵斌. 药物检验工培训教程［M］. 北京：化学工业出版社，2012.

[8] 梁生旺. 中药制剂分析［M］. 北京：中国中医药出版社，2003.

[9] 孙莹. 药物分析［M］. 北京：人民卫生出版社，2013.

[10] 李好枝. 体内药物分析（第二版）［M］. 北京：中国医药科技出版社，2003.

[11] 梁颖. 药物检验技术［M］. 北京：化学工业出版社，2011.

[12] 杭太俊. 药物分析（第七版）［M］. 北京：人民卫生出版社，2011.

[13] 张骏. 药物分析［M］. 第 2 版. 北京：高等教育出版社，2014.

第一章 药品检验基本知识

一、单选题

1. A 2. D

二、配伍选择题

1. D 2. A 3. C 4. A 5. B

三、多项选择题

1. ABCDE 2. ABCDE

四、简答题 略

第二章 药品质量标准

一、单选题

1. B 2. C 3. D 4. C 5. B 6. A 7. E

二、配伍选择题

1. E 2. C 3. A 4. D 5. B 6. B 7. D 8. A 9. C 10. E

三、多项选择题

1. BCD 2. BDE 3. ABD 4. ABCDE 5. CD 6. ABCDE 7. ABE

第三章 药物性状与鉴别技术

一、单选题

1. B 2. A 3. D 4. B 5. C 6. B 7. C 8. E 9. A 10. C 11. B 12. B 13. C

二、配伍选择题

1. C 2. B 3. E 4. D 5. A 6. C 7. B 8. D 9. E 10. A

三、多项选择题

1. AE 2. ACE 3. CD 4. ABDE 5. ABCDE 6. AB

四、简答题 略

五、计算题

比旋度为21.06°，符合规定

第四章 药物的杂质检查

一、单选题

1. C 2. D 3. A 4. E 5. D 6. B 7. B 8. C 9. C 10. B 11. D

二、多项选择题

1. ABC 2. CD 3. ABCDE 4. ABC 5. CDE

三、简答题 略

四、计算题

1. 2.0ml　　2. 2.0g　　3. 0.02%

第五章　药物制剂检查技术

一、单选题

1. C　2. D　3. C　4. A　5. B　6. B，C，A　7. C　8. A　9. D　10. C　11. D　12. B
13. D

二、配伍选择题

1. B　2. E　3. B　4. C　5. A　6. B　7. C　8. D　9. E

三、多项选择题

1. ABC　2. ACE　3. ABE　4. ABCD　5. ABCDE　6. ABCE　7. AD

四、简答题　略

五、计算题

1. 0.2223~0.2583，三片超出，不合格

2. 0.5825~0.5271，一支超出，另取10支复试

第六章　药物含量测定技术

一、单选题

1. B　2. B　3. B　4. C　5. C　6. A　7. D　8. B　9. A　10. B　11. B

二、配伍选择题

1. A　2. C　3. B　4. D　5. A　6. D　7. E　8. B　9. C

三、多项选择题

1. CE　2. ABCE　3. BCE　4. ABC　5. ACD

四、简答题　略

五、计算题

1. 98.54%　2. 101.7%　3. 101.0%　4. 99.72%　5. 100.5%　6. 100.1%

7. 100.2%　8. 98.30%　9. 42.69%

第七章　中药制剂检验技术

一、单选题

1. C　2. C　3. C　4. C　5. D

二、配伍选择题

1. A　2. B　3. C　4. D　5. E

三、多项选择题

1. ABCDE　2. ABCDE　3. ABCDE　4. ABCD

四、简答题　略

第八章　药物生物检定技术简介

一、单选题

1. A　2. B　3. A　4. A　5. B　6. D　7. D　8. C

二、配伍选择题

1. A　2. D　3. B　4. C　5. E　6. A　7. B　8. A　9. E

三、多项选择题

1. ABCD　2. BCDE　3. ABDE　4. ABC　5. ABCDE

第九章　典型药物分析

一、单选题

1. C　2. E　3. D　4. D　5. C　6. C　7. A　8. C　9. A　10. D　11. C　12. B　13. C
14. D　15. A　16. E　17. A　18. D　19. C　20. A　21. B　22. A　23. B　24. C　25. A
26. B　27. D　28. E　29. B　30. B　31. A　32. D　33. B　34. D

二、配伍选择题

1. B　2. A　3. C　4. D　5. A　6. D　7. E　8. B　9. C　10. A　11. A　12. C　13. D
14. B　15. E　16. A　17. D　18. B　19. B　20. E　21. A　22. C　23. A　24. E　25. D
26. A　27. C　28. B　29. B　30. A　31. C　32. D　33. A　34. B　35. C

三、多项选择题

1. BDE　2. ABCD　3. BD　4. AD　5. AB　6. ABCD　7. BCE　8. AC　9. ABCD
10. ABCE　11. BCD　12. CD　13. ABCDE　14. BE　15. BCE　16. ABE　17. BCDE
18. AD　19. CE　20. ACE　21. ACD　22. AE　23. ABCDE　24. CD

四、简答题　略

第十章　体内药物分析

一、单选题

1. A　2. D　3. D　4. A　5. C

二、多项选择题

1. ABC　2. ABCDE

教学大纲

（供药品生产技术专业用）

一、课程性质与任务

药物检测技术是高职高专院校药品生产技术专业一门重要的专业课程。通过本门课程学习，使学生树立药品质量第一的观念，掌握常用药品检验方法的原理、适用范围；培养学生具有较强的动手能力，能够独立按照药品质量标准的要求实施药品检验，在此过程中培养学生具有严谨、踏实的工作作风和实事求是的工作态度，为今后从事药品检验工作打下基础。

二、课程教学目标

（一）知识目标

1. 掌握《中国药典》的体例及使用方法。
2. 掌握常用容量仪器的用途、使用方法、注意事项。
3. 掌握常用物理常数及其测定方法的基本原理。
4. 掌握杂质检查方法及检查意义。
5. 掌握药物制剂质量检查项目及检查方法。
6. 掌握容量分析法的基本原理及在含量测定中的应用。
7. 掌握紫外-可见分光光度法、红外分光光度法、薄层色谱法、高效液相色谱法、气相色谱法的基本原理、适用范围。
8. 掌握药物结构-性质-分析方法对应关系。
9. 熟悉药品质量标准制定的方法。
10. 熟悉分析方法验证项目。
11. 熟悉生物检定技术与方法。
12. 熟悉中药制剂分析技术。
13. 了解体内药物分析方法。
14. 了解药物分析方法的进展与趋势。

（二）能力目标

1. 能够查阅《中国药典》，对药品质量标准进行解读，选择正确仪器完成药品鉴别、检查、含量测定。
2. 能够正确操作紫外分光光度计、高效液相色谱仪，按照操作规程准确完成药品质量检测，做好紫外分光光度计、高效液相色谱仪的日常维护。
3. 能够做好药品质量检测原始数据记录，出具药品检验报告。
4. 能够掌握分析方法特点及其适用范围。
5. 能够根据药物结构分析其具有性质，选择对应分析方法。

（三）素质目标

1. 明确药物分析工作者的主要工作及责任。
2. 具备耐心、细心、踏实、诚信的工作作风。
3. 熟悉相关的药品质量管理规范，初步了解企业管理模式。
4. 具备一定的实验技巧，娴熟的操作技能。
5. 具有团队协作、与人沟通的能力。

三、教学时间分配

教学内容	学时数		
	理论	实践	合计
第一章 药品检验基本知识	2		2
第二章 药品质量标准	4		4
第三章 药物性状与鉴别技术	6		6
第四章 药物杂质检查技术	6		6
第五章 药物制剂检查技术	8		8
第六章 药物含量测定技术	8		8
第七章 中药制剂检验技术	2		2
第八章 药物生物检定技术	2		2
第九章 典型药物分析	9		9
第十章 体内药物分析	1		1
实训项目		48	48
合　计	48	48	96

四、教学内容与要求

章	教学内容	教学要求	教学活动建议	参考学时	
				理论	实践
第一章 药品检验基本知识	第一节 药品检验的工作性质与任务		理论讲授	2	
	一、药品检验的工作性质	了解	多媒体演示		
	二、药品检验的任务	熟悉	讨论		
	第二节 药品检验的基本程序	掌握			
	一、取样				
	二、检验				
	三、留样				
	四、检验报告				
	第三节 常用玻璃仪器				
	一、常用玻璃仪器	熟悉			
	二、常用玻璃仪器洗涤方法				
	三、常用容量仪器的使用与注意事项	掌握			
	四、容量仪器校正				
	第四节 实验室记录基本要求				
	一、实验室记录要求	熟悉			
	二、原始数据管理	掌握			

章	教学内容	教学要求	教学活动建议	参考学时	
				理论	实践
第二章 药品质量 标准	第一节　药品质量标准与药典		理论讲授 多媒体演示 讨论	4	
	一、药品质量标准	掌握			
	二、我国现行药品质量标准	熟悉			
	第二节　《中国药典》				
	一、历史沿革	了解			
	二、基本结构和主要内容	掌握			
	第三节　药品质量标准的制定				
	一、制定药品质量标准的目的	熟悉			
	二、制定药品质量标准的原则				
	三、药品质量标准的内容	掌握			
	四、分析方法验证				
	第四节　检验标准操作规范与操作规程	了解			
	一、中国药品检验标准操作规范				
	二、药品检验仪器操作规程				
第三章 药物性状与 鉴别技术	第一节　药物性状	熟悉	理论讲授 多媒体演示 讨论	6	
	一、外观、臭、味				
	二、溶解度				
	三、物理常数				
	第二节　药物物理常数测定法				
	一、相对密度测定法	掌握			
	二、熔点测定法				
	三、旋光度测定法				
	四、折光率测定法	熟悉			
	五、pH 测定法				
	六、制药用水电导率测定法	了解			
	第三节　药物鉴别技术	掌握			
	一、显微鉴别法				
	二、化学鉴别法				
	三、光谱鉴别法				
	四、色谱鉴别法				

章	教 学 内 容	教学要求	教学活动建议	参考学时	
				理论	实践
第四章 药物的杂质 检查	第一节 概述		理论讲授 多媒体演示 讨论	6	
	一、药物中杂质的来源与分类	熟悉			
	二、杂质限量	掌握			
	三、药物的杂质检查方法				
	第二节 一般杂质检查				
	一、氯化物检查法	掌握			
	二、硫酸盐检查法				
	三、铁盐检查法				
	四、重金属检查法				
	五、砷盐检查法				
	六、干燥失重测定法	了解			
	七、水分测定法				
	八、炽灼残渣检查法				
	九、易炭化物检查法				
	十、溶液颜色检查法				
	十一、澄清度检查法				
	十二、残留溶剂测定法				
	十三、甲醇量检测法				
	第三节 特殊杂质检查	了解			
	一、物理法				
	二、化学法				
	三、光谱法				
	四、色谱法				
第五章 药物制剂 检查技术	第一节 重量差异检查法		理论讲授 多媒体演示 讨论	8	
	一、基本概念	掌握			
	二、仪器用具	熟悉			
	三、操作方法	掌握			
	四、结果判断				
	五、注意事项				
	第二节 装量检查法				
	一、基本概念	掌握			

章	教 学 内 容	教学要求	教学活动建议	参考学时 理论	实践
	二、仪器用具	熟悉			
	三、操作方法	掌握			
	四、结果判断				
	五、注意事项				
	第三节 装量差异检查法				
	一、基本概念	掌握			
	二、仪器用具	熟悉			
	三、操作方法	掌握			
	四、注意事项				
	第四节 崩解时限检查法				
	一、基本概念	掌握			
	二、仪器用具	熟悉			
	三、操作方法	掌握			
第五章 药物制剂 检查技术	四、注意事项				
	第五节 溶出度与释放度测定法	掌握			
	一、基本概念				
	二、仪器装置				
	三、测定方法				
	四、结果判定				
	五、注意事项				
	第六节 含量均匀度检查法	掌握			
	一、基本概念				
	二、检查与结果判定				
	第七节 可见异物检查法	掌握			
	一、基本概念				
	二、检查方法				
	第八节 不溶性微粒检查法	熟悉			
	一、基本概念				
	二、检查方法				

章	教学内容	教学要求	教学活动建议	参考学时	
				理论	实践
第六章 药物含量 测定技术	第一节 容量分析法 一、概述 二、中和法 三、氧化还原法 四、非水溶液滴定法	掌握	理论讲授 多媒体演示 讨论	8	
	第二节 光谱分析法 一、紫外-可见分光光度法 二、原子吸收分光光度法	掌握			
	第三节 色谱分析法 一、高效液相色谱法 二、气相色谱法 三、液-质联用技术	掌握			
第七章 中药制剂 检验技术	第一节 中药制剂分析概述 一、中药制剂分析特点 二、影响中药制剂质量因素 三、中药制剂分析发展概况	了解	理论讲授 多媒体演示 讨论	2	
	第二节 中药制剂分析基本程序 一、取样 二、供试品前处理 三、供试品分析 四、检验报告	熟悉			
第八章 药物生物 检定技术	第一节 无菌检查法 一、概述 二、培养基 三、方法适用性试验 四、无菌检查法 五、无菌检查结果判断	熟悉 了解	理论讲授 多媒体演示 讨论	2	
	第二节 微生物限度检查 一、概述 二、供试品制备 三、菌种及培养基 四、方法验证	熟悉 了解			

章	教学内容	教学要求	教学活动建议	参考学时 理论	参考学时 实践
第八章 药物生物 检定技术	五、微生物限度检查方法				
	第三节 抗生素微生物检定法				
	一、概述	熟悉			
	二、管碟法	了解			
	三、浊度法				
	第四节 生化药物效价的生物测定法				
	第五节 药品安全性检查	熟悉			
	一、异常毒性检查法				
	二、热原检查				
	三、细菌内毒素检查				
	四、升压及降压物质检查				
	五、过敏反应检查法				
第九章 典型药物 分析	第一节 芳酸类药物分析	掌握	理论讲授 多媒体演示 讨论	9	
	一、结构与性质				
	二、分析示例				
	第二节 胺类药物分析	掌握			
	一、结构与性质				
	二、分析示例				
	第三节 磺胺类药物分析	掌握			
	一、结构与性质				
	二、分析示例				
	第四节 巴比妥类药物分析	掌握			
	一、结构与性质				
	二、分析示例				
	第五节 杂环类药物分析	掌握			
	一、结构与性质				
	二、分析示例				
	第六节 生物碱类药物分析	掌握			
	一、结构与性质				
	二、分析示例				
	第七节 甾体激素类药物分析	掌握			
	一、结构与性质				
	二、分析示例				

续表

章	教学内容	教学要求	教学活动建议	参考学时	
				理论	实践
第九章 典型药物 分析	第八节　维生素类药物分析	掌握			
	一、结构与性质				
	二、分析示例				
	第九节　抗生素类药物分析	掌握			
	一、结构与性质				
	二、分析示例				
第十章 体内药物 分析	第一节　概述	了解	理论讲授 多媒体演示 讨论	1	
	一、体内药物分析的性质与任务				
	二、体内药物分析的特点与发展趋势				
	三、生物样品的种类	熟悉			
	四、生物样品的采集				
	五、生物样品的贮存				
	六、生物样品的预处理				
	第二节　体内药物分析常用分析方法	熟悉			
	一、免疫分析法				
	二、色谱分析法				
实训项目	实训项目一　常用玻璃仪器洗涤与容量仪器 校正	熟练掌握	技能实践		2
	实训项目二　布洛芬质量检测	熟练掌握			3
	实训项目三　对乙酰氨基酚片质量检测	熟练掌握			4
	实训项目四　复方磺胺嘧啶片质量检测	熟练掌握			4
	实训项目五　诺氟沙星胶囊质量检测	熟练掌握			4
	实训项目六　硫酸阿托品质量检测	熟练掌握			3
	实训项目七　黄体酮注射液质量检测	学会			4
	实训项目八　维生素C泡腾颗粒质量检测	熟练掌握			4
	实训项目九　头孢氨苄片质量检测	熟练掌握			4
	实训项目十　硫酸庆大霉素缓释片质量检测	学会			4
	实训项目十一　复方丹参片质量检测	熟练掌握			4
	实训项目十二　排石颗粒质量检测	熟练掌握			4
	实训项目十三　综合设计实验	学会			4

五、大纲说明

（一）适应专业及参考学时

本教学大纲主要供高职高专院校药品生产技术专业教学使用。总学时为96学时，其中理论教学为 48 学时，实践教学 48 学时。

（二）教学要求

1. 理论教学部分具体要求分为三个层次，分别是：掌握，要求学生在掌握理论、概念基础上，可以灵活运用知识指导实际工作并解决相关问题，做到学以致用、融会贯通。熟悉，要求学生领会基本理论、概念、意义，帮助理解其在实际工作中的应用。了解，要求学生能够记住所学知识要点，可根据实际情况分析识别问题。

2. 实践教学部分具体要求分为两个层次，分别是：熟练掌握，能够熟练运用所学会的技能，合理应用理论知识，独立进行实验操作，并能够全面分析实验结果和操作要点，正确书写检验原始记录和报告。学会，在教师的指导下，能够正确地完成技能操作，说出操作要点和应用目的等，并能够独立完成检验原始记录。

（三）教学建议

1. 本大纲遵循了职业教育的特点，降低了理论难度，突出了技能实践的特点。

2. 教学内容上要注意国家管理规范与操作规程的具体要求，重视理论联系实际，重点突出分析技术在实际工作中的应用。特别要将实际工作中实施的操作规程融入实践教学中，以岗位标准作为教学内容，增强学生规范和岗位工作意识。

3. 教学方法上要充分把握学科特点和学生的认知特点，建议采用互动等教学方法，引导学生通过分析得出结论，通过实训项目运用不断加深理解。合理运用录像、多媒体课件等来加强直观教学，以培养学生的正确思维能力和分析归纳能力，逐步形成专业思维方式。同时教学中要注意结合教学内容，对学生进行环境保护、防火防毒安全意识等教育。

4. 考核方法可采用知识考核与技能考核，集中考核与日常考核相结合的方法，具体可采用：考试、提问、作业、测验、实践、综合评定等多种方法。